受験生の皆さんへ

　過去の問題に取り組む目的は、(1)出題傾向(2)出題方式(3)難易度(4)合格点を知り、これからの受験勉強に役立てることにあります。出題傾向などがつかめれば目的は達成したことになりますが、それを一歩深く進めるのが、受験対策の極意です。

　せっかく志望校の出題と取り組むのですから、本番に即した受験対策の場に活用すべきです。どうするのか。

　第一は、実際の入試と同じ制限時間を設定して問題に取り組むこと。試験時間が六十分なら六十分以内で挑戦し、時間配分を感覚的に身に付ける訓練です。

　二番目は、きっちりとした正答チェック。正解出来なかった問題は、正解できるまで、徹底的に攻略する心構えが必要です。間違えた場合は、単なるケアレスミスなのか、知識不足が原因のミスなのか、考え方が根本的に間違えていたためのミスなのか、きちんと確認して、必ず正解が書けるようにしておく。

　正答が手元にある過去問題にチャレンジしながら、正解できなかった問題をほったらかしにする受験生もいます。そのような受験生に限って、他の問題集をやっても、間違いを放置したまま、次の問題、次の問題と単に消化することだけに走っているのではないかと思います。過去問題であれ問題集であれ、間違えた問題は、正解できるまで必ず何度も何度も繰り返しチャレンジする。これが必勝の受験勉強法なことをお忘れなく。

入試問題検討委員会

【本書の内容】

1. 本書は過去 10 年間の問題と解答を収録しています。医学科の試験問題です。
2. 英語・数学・物理・化学・生物の問題と解答を収録しています。尚、大学当局より非公表の問題は掲載していません。
3. 当社の本書解説執筆陣は、現在直接受験生を教育指導している、すぐれた現場の先生方です。
4. 本書は問題と解答用紙の微細な誤りをなくすため、実物の入試問題を各大学より提供を受け、そのまま画像化して印刷しています。

　尚、本書発行にご協力いただきました先生方に、この場を借り、感謝申し上げる次第です。

日 本 医 科 大 学

平成30年度

問　題　と　解　答

英　語

問題

| 前期 |

[I]　設問に答えよ。

> 解答用紙（マークシート）に記入すること。（各問に通し番号がついているので対応する欄に解答せよ。）

1.　名詞としての用法を持たない単語を(a)〜(d)から1つ選べ。

- (a)　decay
- (b)　ache
- (c)　sneeze
- (d)　appoint

2.　動詞としての用法を持たない単語を(a)〜(d)から1つ選べ。

- (a)　influence
- (b)　benefit
- (c)　diagnosis
- (d)　conduct

3.　名詞としての用法，および動詞としての用法を両方持つ単語を(a)〜(d)から1つ選べ。

- (a)　review
- (b)　assume
- (c)　distort
- (d)　pursue

4.　下線部の発音がほかの3つと異なる単語を(a)〜(d)から1つ選べ。

- (a)　pulse
- (b)　shot
- (c)　stomach
- (d)　flood

5. 下線部の発音がほかの 3 つと異なる単語を (a)～(d) から 1 つ選べ。

   (a)   br<u>ea</u>the

   (b)   ingr<u>e</u>dient

   (c)   proc<u>e</u>dure

   (d)   dr<u>ea</u>dful

6. 最も強く発音される部分が第一音節にあるものを (a)～(d) からすべて選べ。

   (a)   ap-pe-tite

   (b)   e-co-lo-gy

   (c)   in-tense

   (d)   bi-o-lo-gy

7. 最も強く発音される部分が第二音節にあるものを (a)～(d) からすべて選べ。

   (a)   ex-e-cute

   (b)   dy-nam-ic

   (c)   ob-jec-tive

   (d)   vom-it

8. 最も強く発音される部分が第三音節にあるものを (a)～(d) からすべて選べ。

   (a)   in-ter-ven-tion

   (b)   fre-quen-cy

   (c)   eu-tha-na-sia

   (d)   al-ter-na-tive

[II]　*Read the text and answer the questions that follow.*

解答用紙（マークシート）に記入すること。各問に通し番号がついているので対応する欄に解
答すること。

For years, it has almost become common sense to stretch before exercising. ☐ A ☐ the sport, it is usual to see people spending ten or twenty minutes sitting on the floor, doing what is known as *static stretching*. Static stretching is performed by moving a part of your body into a certain position at the limit of its comfortable range of motion, and then holding it there for a certain amount of time—for example, 30 seconds. Stretching like this loosens tight muscles and improves the (1)range of motion of the body part. It has long been assumed that static stretching before exercising, therefore, leads to better performance and reduces the chance of injury.

However, research seems to (2)disagree with this. A recent study published in the *Scandinavian Journal of Medicine and Science in Sports*, which compiled the results of 104 previous studies, concluded that conventional stretching resulted in weakening of the stretched muscles. In particular, strength, defined as the total force the muscle is able to produce, weakens by about 5.5% and power, defined as the force that a muscle is able to produce quickly, weakens by about 2%. This means that whether you are lifting weights or sprinting, your performance will be reduced after static stretching. Another study, published in the *Journal of Strength and Conditioning*, tested young men who were all fit, squatting a barbell on their shoulders with their legs. This study confirmed the previous research, finding that on average the subjects could squat 8.3% less weight if they preceded it with static stretching. Similarly, research has not found any reduction in the rate of injuries after performing static stretches. It is unclear exactly what the mechanism is that causes this reduction in performance, but one possibility is that static stretching relaxes the muscles too much, which prevents them from contracting maximally afterward.

So, if the commonly practiced stretching method ☐ B ☐ affects performance, what should we do, if anything, before starting physical activities? The current recommendation is to do dynamic stretching, rather than static stretching. Dynamic stretching, which is sometimes referred to as *mobility drills*, means to move the body in a way that (3)resembles how it will be used in the sport. For example, to prepare for squatting a heavy barbell, you would squat a light barbell. To prepare for sprinting fast, you would ☐ C ☐. This loosens the joints involved in the exercise, prepares the sympathetic nervous system, and increases blood flow to the muscles, which prepares the muscles for more intense activity afterward and decreases the risk of injury, without the decrease in performance that static stretching causes.

1　Although dynamic stretching can help to warm up the muscles in preparation for exercise, it does not help to increase range of motion. For any given sport, it is necessary to have sufficient range of motion to perform the movements required in that sport in order to maximize performance and avoid injuries to muscles. Gymnasts, for example, require a high degree of flexibility in their sport, and static stretching, especially PNF stretching, is effective in achieving this—as long as it is not done immediately prior to practicing the sport. PNF (Proprioceptive Neuromuscular Facilitation) is a type of static stretching with two phases, and usually requires another person, like a coach, to help. In the first phase, the coach moves the athlete's body part to the limit of its comfortable range of motion where the muscle contracts naturally to prevent injury.　2　This position is held for 30 seconds or so while the athlete tries to relax the muscle as much as possible. For example, the athlete might lay on her back, while the coach lifts her leg up toward her head.　3　So, in this phase, she would tense the back of her leg to push against the coach, trying to return her leg to the floor, while the coach holds the leg in position. This muscle tension is kept for a few seconds.　4　Then, the athlete relaxes, and the coach will be able to push the leg slightly farther with the increased range of motion. The exact mechanism behind this process is also not clearly known, but it appears that it tells your brain that the stretch reflex does not need to be applied at that body position, and therefore allows the muscle to be elongated further.

9. *Which of the following would best fill space*　A　*?*

- (a)　Were it not for
- (b)　According to
- (c)　In spite of
- (d)　Regardless of

10. *Which of the following would best fill space*　B　*?*

- (a)　adversely
- (b)　positively
- (c)　insignificantly
- (d)　differentially

11. *In which one of the following is the word* "range", *marked (1) in the text, used in the sense that it is used in the text?*

(a) The average age <u>range</u> was between 35 and 45.

(b) The enemy opened fire at close <u>range</u>.

(c) The area offers a <u>range</u> of activities.

(d) The mountain <u>range</u> stretches from the southern border to the northern border.

12. *Which of the following is the closest in meaning to the phrase* "disagree with", *marked (2) in the text?*

(a) retrieve

(b) contradict

(c) subtract

(d) inhibit

13. *Choose ALL of the statements that are true about static stretching, according to the article.*

(a) Static stretching does not prevent muscle injury.

(b) Static stretching does not enhance flexibility.

(c) Static stretching can induce a loss of muscle power.

(d) Static stretching can impair muscle strength.

14. *Which of the following would best fill space* [C]*?*

(a) do light calisthenics

(b) sprint at maximum intensity

(c) run at a slower pace

(d) perform static stretches

15. *Where should the following sentence be placed in the article? Choose the number corresponding to the location.*

In the second phase, the athlete voluntarily contracts the muscle as much as possible.

(a) | 1 |
(b) | 2 |
(c) | 3 |
(d) | 4 |

16. *Which one of the following would be recommended for a baseball pitcher as a warm-up prior to actual performance?*

(a) To hold a pose like touching your toes for several seconds.

(b) To perform squats with a barbell, increasing the weight gradually.

(c) To play catch with another player, throwing the ball without using full force.

(d) To bring one arm across the body, pulling it gently with the other arm.

17. *What would be the best title for this article?*

(a) The Advantages of PNF Stretching

(b) A Guide to Stretching for Gymnasts

(c) Static and Dynamic Stretching Techniques

(d) To Stretch or Not to Stretch?

18. *Which of the following is the closest in meaning to the word "resembles", marked (3) in the text?*

(a) derides

(b) stimulates

(c) mimics

(d) allocates

19. *Which of the following statements would the author most likely agree with?*

(a) Scientists have not yet identified the mechanism behind stretching.

(b) PNF stretching decreases blood flow to the muscles.

(c) Dynamic stretching is useful for increasing range of motion.

(d) Dynamic stretching consists of two stages.

20. *Which one of the following conclusions can be drawn from the article?*

(a) Warming up is not necessary for sports.

(b) Static stretching should never be done before working out.

(c) Athletes should use the stretching techniques that they are most familiar with.

(d) Traditional stretching techniques are the most effective.

[III] 次の英文を読み，設問に答えよ。解答用紙（記述用）に記入すること。

When it comes to evaluating information that flows across social channels or pops up in a Google search, young and otherwise digital-savvy students can easily be duped, finds (1)<u>a new report</u> from researchers at Stanford Graduate School of Education. The report, released this week by the Stanford History Education Group (SHEG), shows a dismaying inability by students to reason about information they see on the Internet, the authors said. Students, for example, had a hard time distinguishing advertisements from news articles or identifying where information came from. "Many people assume that because young people are fluent in social media they are equally perceptive about what they find there," said Professor Sam Wineburg, the lead author of the report and founder of SHEG. "Our work shows (2)<u>the opposite to be true.</u>"

The researchers began their work in January 2015, well before the most recent debates over fake news and its influence on the presidential election. The scholars tackled the question of "civic online reasoning" because there were few ways to assess how students evaluate online information and to identify approaches to teach the skills necessary to distinguish credible sources from unreliable ones. The authors worry that democracy is threatened by the ease at which disinformation about civic issues is allowed to spread and flourish. "Many of the materials on web credibility were state-of-the-art in 1999. So much has changed but many schools are stuck in the past," said Joel Breakstone, the director of SHEG, which has designed social studies curriculum that teaches students how to evaluate primary sources. That curriculum has been downloaded 3.5 million times, and is used by several school districts.

The new report covered news literacy, as well as students' ability to judge Facebook and Twitter feeds, comments left in readers' forums on news sites, blog posts, photographs and other digital messages that shape public opinion. The assessments reflected key understandings the students should possess such as being able to find out who wrote a story and whether that source is credible. The authors drew on the expertise of teachers, university researchers, librarians and news experts to come up with 15 age-appropriate tests—five each for middle school, high school and college levels. "In every case and at every level, we were taken aback by students' lack of preparation," the authors wrote.

In middle school they tested basic skills, such as the trustworthiness of different tweets or articles. One assessment required middle schoolers to explain why they might not trust an article on financial planning that was written by a bank executive and sponsored by a bank. The researchers found that many students did not cite authorship or article sponsorship as key reasons for not believing the article.

Another assessment had middle school students look at the homepage of *Slate*. They were asked to identify certain bits of content as either news stories or advertisements. The students were able to identify a traditional ad—one with a coupon code—from a news story pretty easily. But of the 203 students surveyed, more than 80 percent believed a native ad, identified with the words "sponsored content," was a real news story.

At the high school level, one assessment tested whether students were familiar with key social media conventions, including the blue checkmark that indicates an account was verified as legitimate by Twitter and Facebook. Students were asked to evaluate two Facebook posts announcing Donald Trump's candidacy for president. One was from the verified Fox News account and the other was from an account that looked like Fox News. Only a quarter of the students recognized and explained the significance of the blue checkmark. And over 30 percent of students argued that the fake account was more trustworthy because of some key graphic elements that it included.

The assessments at the college level focused on more complex reasoning. In one assessment, college students had to evaluate website credibility. The researchers found that high production values, links to reputable news organizations and polished "About" pages had the ability to sway students into believing without very much skepticism the contents of the site.

問 1　下線部(1)が何を調べたものであるかを示すように, [　　]内の英語を並べ替えて次の英文を完成させよ。解答用紙のそれぞれのカッコ内に, 「/」で区切られた英語を書き入れること。

In this study Stanford researchers evaluated (　　) (　　) (　　) (　　) (　　) (　　) (　　) information sources.
[the credibility / students / of / well / can / how / judge]

問 2　下線部(2)は具体的にはどのようなことを述べているか。文脈に照らして日本語で説明せよ。

問3　本文では，研究チームによって行われた学生向けの調査が紹介されている。このことに関して，次の設問に答えよ。

(1)　本文で実際に結果が紹介されている評価テストの数を書け。

(2)　そのうち3番目の評価テストではどのような方法が取られたかを日本語で要約せよ。

問4　本文で述べられている調査に関してその内容に合わないものを次の(1)～(5)から2つ選び，その番号を書け。さらにそれぞれそのように判断した理由を，本文の具体的な内容に照らして日本語で説明せよ。

(1)　This study was initiated because the researchers were concerned about widespread coverage of fake news related to the recent presidential election.

(2)　The study used a total of 15 tests covering a variety of forms of digital information that impact public opinion.

(3)　The researchers found that many middle school students were unable to tell the difference between an advertisement and a news story.

(4)　The study results at the high school level indicate that students tend to pay more attention to the sources of social media posts than on their content.

(5)　The results of the assessment at the college level suggest that students can be easily misled by the appearance of website articles.

[**IV**]　設問に答えよ。解答用紙（記述用）に記入すること。

問 1　次の英文において，[1]～[5]に入れるのに最もふさわしい動詞を次の語群から選び，必要ならば適切な形に直して 1 語で書け。なお，同じ語を繰り返して選ばないこととする。

attract	crawl	derive	evolve	expose
keep	learn	look	react	show

　　　Most people living in modern cities have never come across a dangerous spider or snake, but they would still feel disgusted at the thought of a spider [1] up their arm. In a recent study, small infants were [2] pictures of spiders, snakes, flowers, and fish. The infants [3] to the pictures of spiders and snakes with bigger pupils, which indicates that they were feeling stress. These results imply that fear of spiders and snakes [4] in humans long ago, and is not [5] in childhood.

問 2　次の英文において，下線部(1)～(10)のうち 5 か所に文法的な誤りがある。誤りの番号をそれぞれ解答欄に書き，正しい英語に直した単語 1 語を矢印の右側に書け。

　　　Substances that are added to food to maintain or improve the (1)safety, (2)fresh, taste, texture, or appearance of food are known as food additives. Some food additives have been in use for (3)century for preservation—such as salt (in meats such as bacon or dried fish), sugar (in marmalade), or sulfur dioxide (in wine).

　　　Many different food additives have been (4)developed over time to meet the needs of food production, as making food on a large scale is very different from making it at home. Additives are needed to ensure (5)processed food remains (6)safely and in good condition throughout its journey from factories or industrial kitchens, during transportation to warehouses and shops, and finally to (7)consume.

　　　Food additives can be derived from plants, animals, or minerals, or they can be (8)synthetic. They are added (9)intentionally to food to perform certain (10)technologically purposes which people often take for granted.

［ **V** ］　下記の指示に従って英文を書け。解答用紙（記述用）に記入すること。

If you could change one aspect of your personality, what would that be? Use specific reasons and examples to explain your answer.

使用著作物:

An article by Brooke Donald from the Stanford Graduate School of Education website (https://ed.stanford.edu/news-center/), November 22, 2016 (accessed June 2017), with slight modifications.

A summary based on an article from the *Science Daily* website (https://www.sciencedaily.com/releases/2017/10/171019110953.htm), October 19, 2017 (accessed October 2017).

An article from the World Health Organization website (http://www.who.int/mediacentre/factsheets/food-additives/en/), July 2017 (accessed August 2017), with slight modifications.

数 学

問題

前期

30年度

[I] x の 3 次方程式 $x^3 + 6x^2 - px - q = 0$ (ただし p, q は実数の定数) が相異なる 3 つの実数解を
もち，それらを適当に並べると等比数列になるという。1 つの解が 4 であるとき，他の 2 つの解
と p, q の値を求めよ。解答欄には答えのみを記入せよ。

[II] 　1 から 6 までの番号をつけた 6 枚のカードから同時に 3 枚を取り出す。引いたカードに書か
れている数字を a, b, c とする。O を原点とする xy 平面において 3 点 $(a, a^2), (b, b^2), (c, c^2)$ を頂
点とする三角形の面積を S とするとき，以下の各問いの答えのみを解答欄に記せ。

　問 1 　S を a, b, c を用いて表せ。

　問 2 　S の最大値と最小値を求めよ。

　問 3 　S が偶数となる確率を求めよ。

[**III**]　次の等式を満たす $x > -1$ において定義された微分可能な関数 $f(x)$ を求めよ。

$$f(x) = \log(x + 1) + \int_0^x f(x - t) \sin t\, dt$$

[**IV**]　複素数 $z\ (z \neq 0, 2)$ に対して

$$w = \frac{1}{|z|^2 - 2z}$$

とおく。 複素数 w が純虚数であるときに z が動く複素数平面上の図形を C として，以下の各問いに答えよ。

問 1　図形 C を複素数平面上に図示せよ。

問 2　C 上の z に対して，複素数平面上の 3 点 $\dfrac{5}{6}, z, z^2$ を頂点とする三角形の面積を $S(z)$ とする。このとき，$S(z)$ の最大値と，最大値を与える z の値をそれぞれ求めよ。

[V] C は 2 点 A, B を焦点とする楕円とし，$AB = 2\sqrt{3}$, C の長軸の長さが 4 であるとする。C 上の点で長軸上にない点を P とする。直線 PA が P と異なる点で C と交わる点を Q とし，直線 PB が P と異なる点で C と交わる点を R とする。また線分 AR と線分 BQ の交点を S とする。$\vec{a} = \overrightarrow{PA}$, $\vec{b} = \overrightarrow{PB}$ とし，$l = |\vec{a}|$ とおくとき，以下の各問いに答えよ。

問1 l の値の範囲を求めよ (答えのみでよい)。

問2 $\overrightarrow{PQ} = (1+s)\vec{a}$, $\overrightarrow{PR} = (1+t)\vec{b}$ を満たす実数 s, t を，l を用いて表せ。

問3 $\overrightarrow{PS} = u\vec{a} + v\vec{b}$ を満たす実数 u, v を，l を用いて表せ。

問4 三角形 SAB の面積を T_1，三角形 SQR の面積を T_2 とする。$8T_1 = 3T_2$ を満たす l の値を求めよ。

物　理

問題
前期

30年度

[Ⅰ]　地球の周りを半径 r で等速円運動する人工衛星 P がある。これを点 A で加速し，図の点線で示すような楕円（だえん）軌道に移す。破線 AB は楕円の長軸であり，地球の中心 O から B までの距離を R とする。下記の文章の ▢ に適した答えを記せ。なお，地球の質量を M，万有引力定数を G，円周率を π とする。

　　等速円運動をしているときの P の速さは ア であり，周期は イ である。楕円軌道に入ったとき，面積速度一定の法則から，（点 B での速さ）÷（点 A での速さ）＝ ウ となる。このこととエネルギー保存則から，（点 A での速さ）÷（等速円運動をしているときの P の速さ）＝ エ である。最後に，（楕円軌道の周期）÷（等速円運動をしているときの P の周期）＝ オ となる。

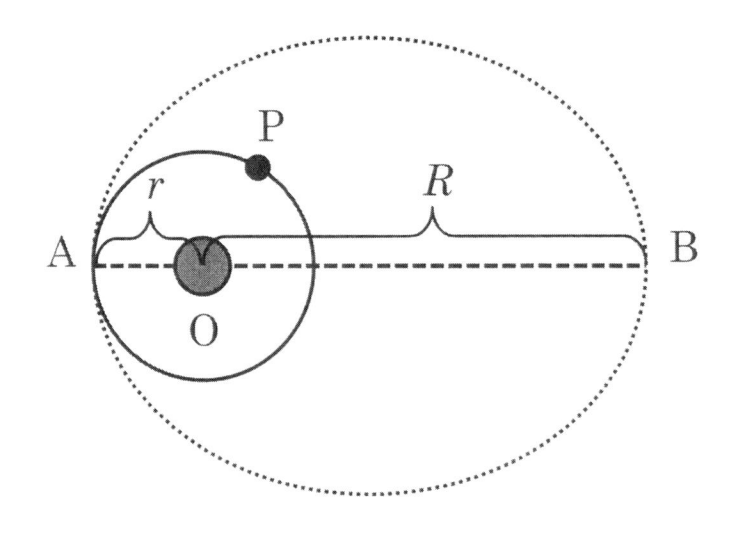

図

[Ⅱ]　全く同じ平行金属板 A，B，C，2 つのスイッチS_1，S_2，電圧 V の電池が，図 1 のように接続されている。はじめ，AB 間の距離は d で，BC 間の距離は $2d$ であった。平行金属板 C は固定されているが，平行金属板 A，B は，互いに平行を保ったまま，金属板間の距離を外力によって図の上下方向に変化させることが可能である。平行金属板の面積は a であり，平行金属板間における誘電率は ε とする。下記の文章の　　　に適した答えを記せ。なお，電位に関しては，接地している部分の電位をゼロとする。

　　はじめ，図 1 のように，2 つのスイッチS_1，S_2 は開いていて，このとき 3 つの金属板の電荷はすべてゼロであった。スイッチS_1だけを閉じて，十分に時間が経った後に再びスイッチS_1を開き，その後外力によって金属板 A をゆっくりと金属板 B から距離 $2d$ になるまで引き離した（このとき，金属板 B は固定しておく）。外力が仕事をしている間に金属板 A と金属板 B との間に働いている引力の大きさは　ア　である。次に，スイッチS_1，S_2 を同時に閉じた（したがって，図 2 のようになった）。このとき，平行金属板 B に蓄えられている電荷は　イ　である。2 つのスイッチを閉じたまま，今度は金属板 B を，外力によって金属板 C の方向に距離 d だけゆっくりと動かした（このとき，金属板 A は固定しておく）。金属板 B の移動時に電池のした仕事は　ウ　であり，外力がした仕事は　エ　である。最後に，スイッチS_1だけを再び開き，その後に金属板 B を元の位置まで戻した（このとき，金属板 A は固定しておく）。金属板 B の電位は　オ　となる。

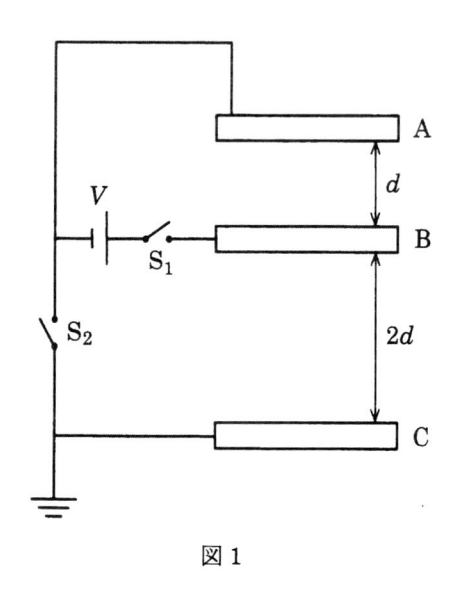

図 1

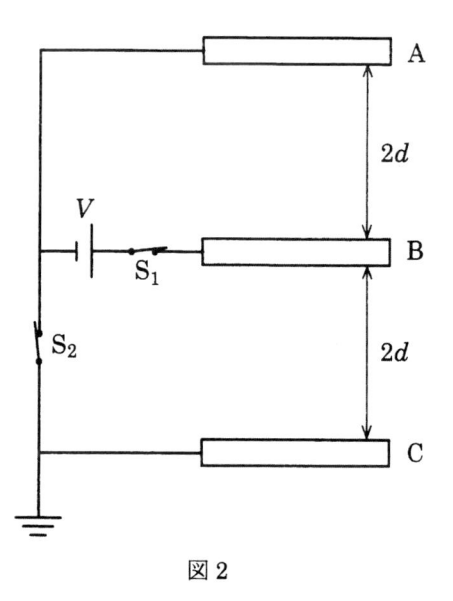

図 2

[**III**]　単原子分子の理想気体 n モルをシリンダー内に入れて，ある状態 A から B，C，D を経て A に戻る図 1 のような熱機関を考える。状態 A での温度は T_1，状態 C での温度は T_2 となっており，状態間の変化は非常にゆっくりしているとする。下記の文章の ☐ に適した答えを記せ。ただし，気体定数を R とし，図 2 にあるように，関数 $1/x$ の x_A から x_B までの面積は $\log(x_B/x_A)$ となることを使ってよい。ここで対数の底は e である。また，単原子分子の断熱過程に関しては，$PV^{5/3} =$ 一定となることを使ってよい。ここで P は圧力，V は体積である。

　状態 A を等温過程で状態 B まで変化させた。このとき体積が V_A から V_B まで変化したとすると，気体が吸収する熱量は ☐ ア ☐ である。状態 B から断熱過程で体積 V_C の状態 C まで変化させると，そのとき気体になされる仕事は ☐ イ ☐ である。状態 C から体積 V_D の D までは等温過程で変化させ，このとき気体から熱が放出される。最後に，状態 D から A までは断熱過程で変化させた。このとき，V_A/V_D を温度のみを使って表すと ☐ ウ ☐ となり，これは V_B/V_C と同じになる。この結果から，（状態 A から B に変化する際に気体が吸収する熱量）÷（状態 C から D に変化する際に気体から放出される熱量）は温度のみを用いて ☐ エ ☐ となる。よって，この熱機関の熱効率は温度のみを用いて ☐ オ ☐ と書ける。

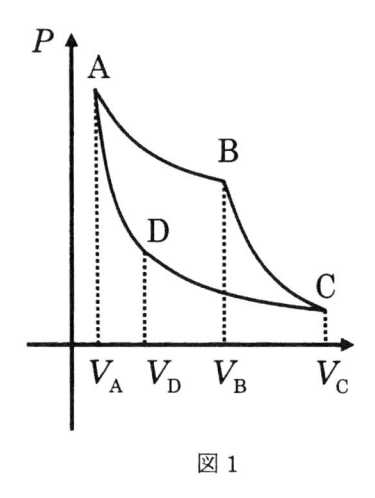

図 1

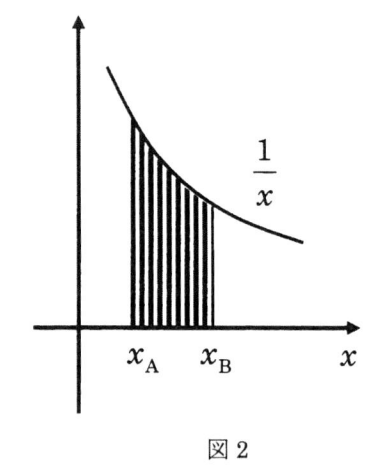

図 2

[**IV**]　下記の文章の 　　　 に適した答えを記せ。ただし，プランク定数を $6.6×10^{-34}$ J·s，真空中の光の速さを $3.0×10^8$ m/s，電子の質量を $9.1×10^{-31}$ kg，および電気素量を $1.6×10^{-19}$ C とする。また，　エ　以外の解答欄には 2 桁の精度で $1.2×10^3$ のように答えよ。

　　X 線管のフィラメントを加熱すると，そこから熱電子が放出される。この X 線管の中にある 2 つの電極間に 41 キロボルトの電圧をかけると，陽極に向かう電子流が生じ，2.0 ミリアンペアの電流が流れる。このとき，X 線管で消費される電力は，フィラメントの加熱に要する分を除けば 　ア　 ワットである。個々の電子が陽極に衝突するときの運動エネルギーの最大値は 　イ　 ジュールであり，毎秒 　ウ　 個の電子が衝突して X 線が発生する。電子 1 個のもつエネルギーがどれだけ X 線光子のエネルギーになるかに応じて，発生する X 線の波長は様々な値となるが，この X 線のことを 　エ　 X 線という。この X 線管から発生する X 線の最短波長は，　オ　 メートルである。

化　学

問題

前期

30年度

必要があれば，以下の数値を用いよ。

原子量　　H：1.00　　C：12.0　　N：14.0　　O：16.0　　Na：23.0　　K：39.0　　Cl：35.4
Cr：52.0　Ag：108

対数値　　$\log_{10} 2 = 0.30$　$\log_{10} 3 = 0.48$

平方根　　$\sqrt{2} = 1.41$　　　$\sqrt{10} = 3.16$

[I]　図の実線と点線は，0.010 mol/L の Cl^- を含む水溶液と 0.0010 mol/L の CrO_4^{2-} を含む水溶液にそれぞれ Ag^+ が加えられたときの Ag^+ 濃度 $[Ag^+]$ 〔mol/L〕と陰イオン濃度 $[X]$ 〔mol/L〕の関係を示したものである。ここで，X は Cl^- または CrO_4^{2-} である。

　例えば，0.010 mol/L Cl^- 溶液において $[Ag^+]$ が A 点の濃度よりも低いときは，AgCl の沈殿は生じないため $[Cl^-]$ が 0.010 mol/L に保たれる。$[Ag^+]$ が A 点の濃度に達すると AgCl 沈殿が生じはじめ，さらに Ag^+ が加えられると AgCl 沈殿が生成することによって液相の $[Cl^-]$ が低下する。したがって，図の線分 AB は AgCl 沈殿と溶液が平衡状態にあるときの $[Ag^+]$ と $[Cl^-]$ の関係を表している。同様に CrO_4^{2-} 溶液に Ag^+ を加えていくと，$[Ag^+]$ が C 点の濃度よりも低いときは $[CrO_4^{2-}]$ が 0.0010 mol/L に保たれるが，C 点の濃度を越える量の Ag^+ が加えられると Ag_2CrO_4 沈殿が生成して $[CrO_4^{2-}]$ が低下する。

　これらの沈殿生成平衡を利用して溶液中の Cl^- 濃度を滴定によって求めることができる。いま，生理食塩水をホールピペットで 5.0 mL とり，0.50 mol/L K_2CrO_4 溶液 $\boxed{x}$ mL と純水 20.0 mL を加えた。ここに 0.020 mol/L $AgNO_3$ 水溶液を (ア)ビュレットから滴下し，滴定溶液中の (イ)沈殿の色が変化したところを終点とした。以下の問いに答えよ。なお，数値の答えはすべて有効数字 2 桁で求めること。

問1　AgCl と Ag_2CrO_4 の溶解度積をそれぞれ求めよ。単位も書くこと。

問2　0.010 mol/L の Cl^- と 0.0010 mol/L の CrO_4^{2-} が共存する溶液に Ag^+ を加えていくと AgCl が先に沈殿しはじめる。さらに Ag^+ を加えていき Ag_2CrO_4 の沈殿が生成しはじめたとき，元々溶けていた Cl^- の全物質量の何%が溶液中に残っているか。

問3　Cl^- を含む溶液に，溶液中の Cl^- と等しい物質量の Ag^+ が加えられて AgCl の沈殿が生じたとき，平衡状態で溶液中の $[Ag^+]$ は何 mol/L になるか。

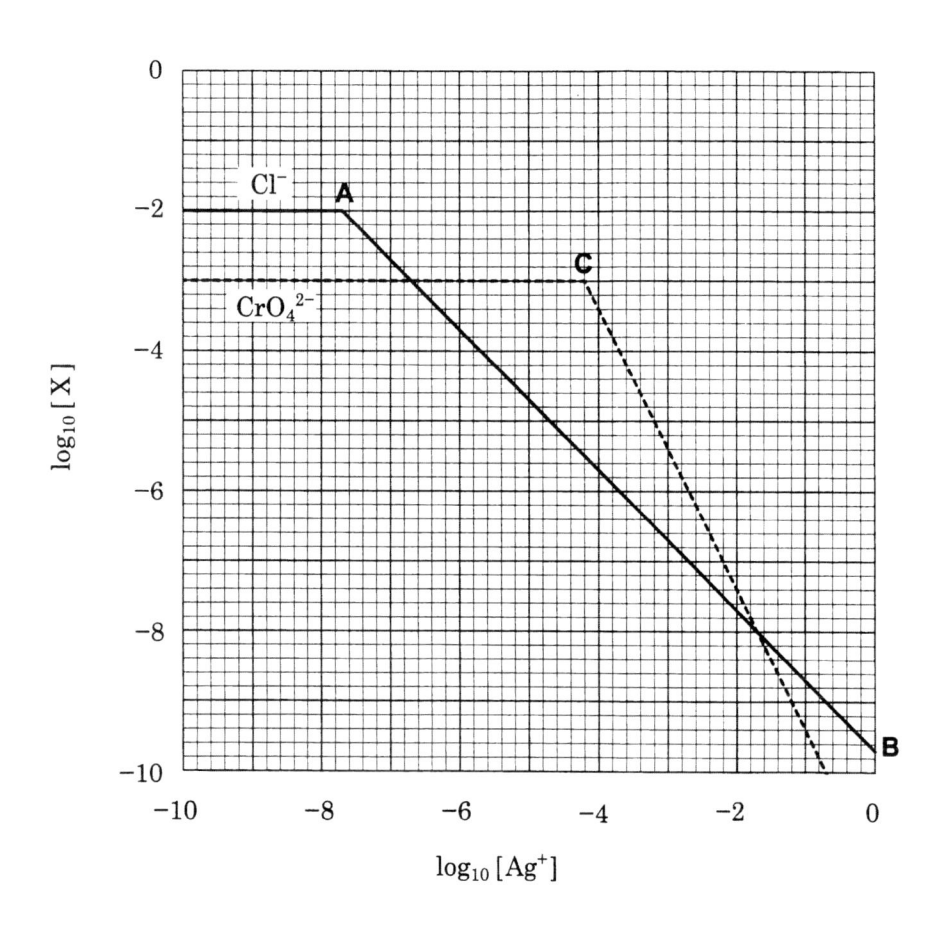

図　沈殿生成平衡における Ag^+ 濃度と陰イオン濃度の関係

X： Cl^-（0.010 mol/L）または CrO_4^{2-}（0.0010 mol/L）

（　）内は初濃度

問 4　問 3 で求めた $[Ag^+]$ になったときに Ag_2CrO_4 の沈殿が生成しはじめるためには，溶液の $[CrO_4^{2-}]$ は何 mol/L である必要があるか。

問 5　下線 (ア) では褐色ビュレットを用いるべきである。その理由を述べよ。

問 6　下線 (イ) では沈殿は何色から何色に変化するか。

問 7　生理食塩水中の Cl^- 濃度の正しい滴定値を得るために，空欄中の x に最も適した値を求めよ。ただし，生理食塩水の NaCl 濃度を $9.00\,g/L$ とする。

問 8　CrO_4^{2-} を共存させて Cl^- を Ag^+ で滴定する際，(1)〜(3) のような試料溶液をそのまま滴定すると正しい結果が得られない。その理由をそれぞれ述べよ。

(1)　HNO_3 によって強酸性になっている試料溶液
(2)　NaOH によって強アルカリ性になっている試料溶液
(3)　NH_3 によってアルカリ性になっている試料溶液

[II] 空欄 ア ～ ケ に適当な式, または数値を入れて文章を完成させよ。なお, 気体定数は R で示せ。

温度 T〔K〕において, ピストンの付いた容器の中に物質量 n〔mol〕の N_2O_4(気)を入れ, 平衡になるまで放置した。容器の中では次の平衡が成立する。

$$N_2O_4(気) \rightleftarrows 2\,NO_2(気) \tag{1}$$

平衡時における N_2O_4(気)と NO_2(気)のモル濃度の和を C〔mol/L〕, 同じく平衡時における N_2O_4(気)の解離度を a とする。仮に, (1)式の解離が起こらないと仮定したときの N_2O_4(気)のモル濃度を C_0〔mol/L〕とすると, C は a を用いて次の式のように表すことができる。

$$C = \left(\boxed{\text{ア}} \right) C_0 \tag{2}$$

また, (1)式の濃度平衡定数を K_c として, a と C を用いて K_c を表すと次のようになる。

$$K_c = \frac{4a^2}{\boxed{\text{イ}}}\,C \tag{3}$$

(3)式を a について解くと次の式が得られる。

$$a = \sqrt{\boxed{\text{ウ}}} \tag{4}$$

(4)式より, C の値が 0 に近づくと a の値は $\boxed{\text{エ}}$ に近づくことがわかる。容器の容積を V〔L〕とすると C_0 は,

$$C_0 = \frac{\boxed{\text{オ}}}{V} \tag{5}$$

と表すことができるので, 平衡時における容器内の全圧を P とすれば, (2)式から次の式を導くことができる。

$$\frac{\boxed{\text{オ}}}{V} = \boxed{\text{カ}}\,P \tag{6}$$

ところで, 実在気体と理想気体のずれを表す指標 Z は次の式で表される。

$$Z = \boxed{\text{キ}} \tag{7}$$

一般に，一定温度の下では P の値が 0 に近づくにつれて，実在気体の Z の値は　ク　に近づく。しかし，N_2O_4(気)を容器に入れて一定温度の下で P の値を 0 に近づけていくと，Z の値が　ケ　に近づくことが(6)式と(7)式からわかる。

[Ⅲ]　文章を読んで問いに答えよ。

　図に示すような元素分析装置を用いて，試料として炭素，水素，酸素からなる化合物 **X** の元素分析を行った。適当な物質 **B**，**C**，**D** を元素分析装置に設置し，装置に気体 **A** を流しながら，90.0 mg の化合物 **X** を燃焼管で燃焼させたところ，**C** の質量が 54.0 mg 増加し，**D** の質量が 132 mg 増加した。

　なお，化合物 **X** は不斉炭素原子をもち，炭酸水素ナトリウム水溶液に溶解する性質を示した。また，化合物 **X** の分子量は 100 以下であった。

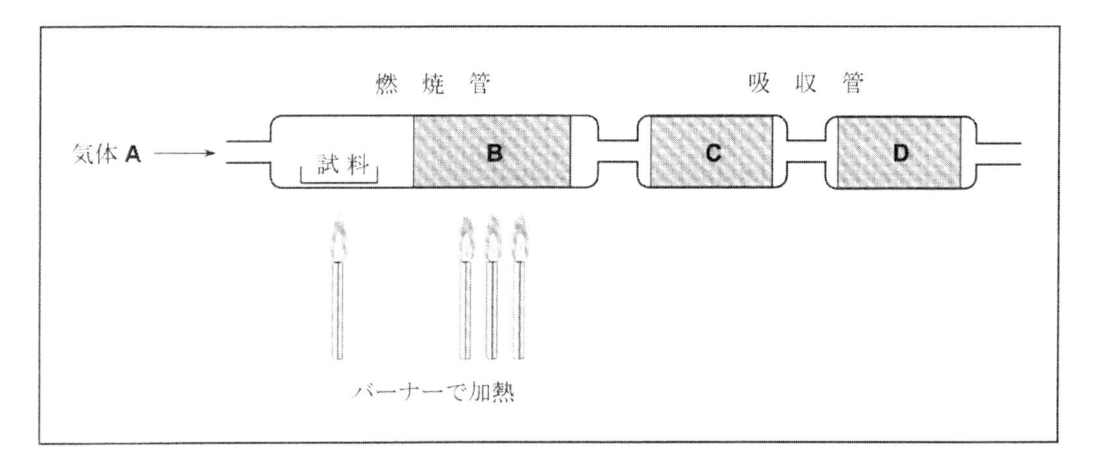

図　元素分析装置

問 1 A、B、C、D に最も適した物質を（あ）〜（さ）の中から選び記号で答えよ。

（あ） 乾燥したヘリウム

（い） 乾燥した窒素

（う） 乾燥した酸素

（え） 塩化カルシウム

（お） 水酸化ナトリウム

（か） 炭酸ナトリウム

（き） ソーダ石灰

（く） 酸化カルシウム

（け） 酸化亜鉛

（こ） 酸化鉄 (II)

（さ） 酸化銅 (II)

問 2 B を用いる目的は何か。15 文字以内で答えよ。

問 3 化合物 X の組成式を書け。

問 4 化合物 X の構造式および名称を答えよ。

問 5 化合物 X を重合すると、生体内あるいは自然環境の中で微生物により安全な物質に分解される高分子化合物が得られる。このような性質をもつ高分子化合物を何というか。

問 6 化合物 X を重合した高分子化合物は、微生物によって最終的に 2 つの物質に分解される。この 2 つの物質をそれぞれ化学式で書け。

[IV]　文章を読んで問いに答えよ。

4種類の油脂 **1**〜**4** がある。**1**〜**4** は以下の (1)〜(13) の性質を示した。

(1)　**1**〜**4** の組成式はすべて同じであった。

(2)　**1**〜**4** に含まれる C＝C 結合はすべてシス形であった。

(3)　**1**〜**4** にヨウ素を反応させると，それぞれ油脂 1 分子あたり 4 分子のヨウ素が付加した。

(4)　**2，3，4** は不斉炭素原子をもっていたが，**1** はもっていなかった。

(5)　**1**〜**4** を加水分解して得られた脂肪酸は，全部で 4 種類であった。

(6)　**1**〜**4** を加水分解して得られた脂肪酸には，カルボキシ基の炭素から数えて 4 番目の炭素までの間に C＝C 結合はなかった。

(7)　**1**〜**4** を加水分解して得られた脂肪酸の混合物に，触媒を用いて C＝C 結合に水素を完全に付加すると，すべて $CH_3(CH_2)_{16}COOH$ となった。

(8)　**1，3，4** を加水分解するとそれぞれ 2 種類の脂肪酸が得られたが，**2** を加水分解すると 3 種類の脂肪酸が得られた。

(9)　**1，4** を加水分解すると同じ 2 種類の脂肪酸が同じ比率で得られた。

(10)　**1，4** を加水分解して得られた脂肪酸のうち 1 つは **2** を加水分解しても得られたが，その脂肪酸は **3** を加水分解しても得られなかった。

(11)　**2，3** を加水分解して得られた脂肪酸のうち 1 つは飽和脂肪酸であり，これは **1，4** を加水分解しても得られなかった。

(12)　**1，4** を加水分解して得られた脂肪酸の混合物に，硫酸酸性の過マンガン酸カリウム水溶液を作用させて酸化すると，$CH_3(CH_2)_4COOH$，$CH_3(CH_2)_7COOH$，$HOOCCH_2COOH$，$HOOC(CH_2)_7COOH$ の 4 種類のカルボン酸が得られた。

(13)　**2** を加水分解して得られた脂肪酸のうち **1，3，4** からは得られなかったものに，硫酸酸性の過マンガン酸カリウム水溶液を作用させて酸化すると，CH_3CH_2COOH，$HOOCCH_2COOH$，$HOOC(CH_2)_7COOH$ の 3 種類のカルボン酸が得られた。

なお，C＝C 結合を含む化合物に硫酸酸性の過マンガン酸カリウム水溶液を作用させて酸化すると，以下のような反応が進行する。

$$\begin{array}{c} R^1 \\ R^2 \end{array} C = C \begin{array}{c} R^3 \\ H \end{array} \xrightarrow{KMnO_4} \begin{array}{c} R^1 \\ R^2 \end{array} C = O \ + \ O = C \begin{array}{c} R^3 \\ OH \end{array}$$

（R^1，R^2，R^3 はアルキル基である）

解答の際にはシス-トランス異性体を区別せず，下の例のように書け。

例
HOOCCH=CHCOOH

問 1　**2** を加水分解して得られる脂肪酸のうち，**1**，**4** を加水分解しても得られるものの構造式を書け。

問 2　**2** を加水分解して得られる脂肪酸のうち，**1**，**3**，**4** のどれを加水分解しても得られないものの構造式を書け。

問 3　**1** の構造式を書け。

問 4　**3** の構造式を書け。

問 5　**2**，**3** を加水分解して共通に得られた脂肪酸の融点は 71℃ であった。また，問 1 で答えた脂肪酸の融点は 13℃，問 2 で答えた脂肪酸の融点は −11℃ であった。以上のことからわかる脂肪酸の構造と融点の関係を答えよ。また，そうなる理由も書け。

生 物

問題

前期

[Ⅰ] 動物の器官形成に関する下記の文章を読み，各問いに答えよ。

　脊椎動物の胚では，原腸形成によって3つの胚葉が区分される。中胚葉からは最初に ア が
つくられ，その両側の中胚葉は， ア に近い方から イ ，腎節， ウ へと分かれる。
発生の過程で ア は，その背側にある神経管や，腹側にある腸管にさまざまな影響を及ぼし，
器官形成に重要な役割を果たしている。例えば，すい臓は ①将来十二指腸になる部域の腸管の一
部が膨らんでつくられるが，②この膨らみ（すい芽という）の形成には， ア と，腸管近くに
形成される大動脈が必要であることが報告されている。すい芽はやがてすい臓へと分化し，消化
を助けるすい液や種々のホルモンを分泌するようになる。成体では，ベイリスとスターリングに
より発見された エ とよばれるホルモンが，すい液の分泌を促進することが知られている。

問1　文中の ア ～ エ にあてはまる語句を入れよ。

問2　イ ，ウ から分化するものを，以下の(あ)～(け)より2つずつ選び，それぞれ記号
　　で答えよ。

　　(あ) 心臓　　　(い) 脊髄　　　(う) 脊椎骨　　　(え) 骨格筋　　　(お) 大動脈
　　(か) 輸尿管　　(き) 眼の網膜　(く) 気管の上皮　(け) 皮膚の表皮

問3　エ を分泌する器官をⅠ群より，エ の分泌を促進するものをⅡ群より1つずつ選
　　び，それぞれ記号で答えよ。

　　Ⅰ群：(あ) 胃　　(い) 十二指腸　　(う) すい臓　　(え) 肝臓　　(お) 脳下垂体

　　Ⅱ群：(a) 胃酸　　(b) 胆汁　　(c) すい液　　(d) 視床下部の放出ホルモン

問4　下線部②の　ア　と大動脈の働きを調べるため，マウスの胚を使って以下の各実験を行った。ただし，タンパク質Qとタンパク質Rは　ア　からのみ分泌されるタンパク質であり，腸管がすい芽を形成するためには，腸管での遺伝子Sの発現が不可欠であるとする。

【実験1】　大動脈が形成される前のマウス8日胚において，下線部①の腸管では遺伝子Tが発現し，遺伝子Sは発現していなかった。この腸管を摘出し，タンパク質Qを培養液に加えて培養したところ，遺伝子Sも遺伝子Tも発現に変化はなかった。これに対し，タンパク質Rを加えて培養した場合には，遺伝子Sは発現しなかったが，遺伝子Tの発現は急激に低下した。さらに培養を続けたが，タンパク質Qを加えて培養した場合も，③タンパク質Rを加えて培養した場合も，すい芽は形成されず，腸管はすべて十二指腸に分化した。

【実験2】　実験1と同様，マウス8日胚から下線部①の腸管を摘出し，タンパク質Q，タンパク質Rのいずれかを培養液に加えて培養した。その後，別のマウス10日胚より形成されたばかりの大動脈の一部を摘出し，腸管の近くに置いてさらに培養を続けた。タンパク質Rを加えて培養した場合には，大動脈近くの部位の腸管では遺伝子Sが発現し，その部位の腸管が大動脈に向かって膨らみ，すい芽が形成された（下図）。これに対し，④タンパク質Qを加えて培養した場合には，腸管で遺伝子Sは発現せず，培養を続けてもすい芽は形成されなかった。

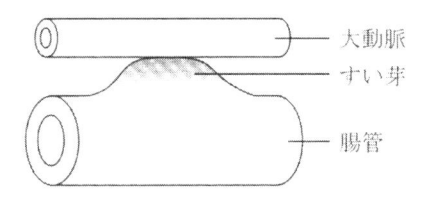

図　腸管と大動脈の培養

【実験3】　マウス8日胚の生体内において，タンパク質Qのみを阻害する物質を腸管近くに投与した。その後，発生が進み大動脈が形成されると，大動脈近くの腸管が膨らんですい芽が形成された。これに対し，タンパク質Rのみを阻害する物質を生体内投与した場合には，大動脈が形成されても，すい芽は形成されなかった。

(1) 下線部③および下線部④では，すい芽の形成はなぜ起こらなかったのか。この原因として
最も適切なものを以下の(あ)〜(く)より1つずつ選び，それぞれ記号で答えよ。

(あ) 大動脈が近くになかったので，その作用を受けられなかった。

(い) ｜ ア ｜ が近くになかったので，その作用を受けられなかった。

(う) 遺伝子Sが発現しなかったため，大動脈の作用を受けられなかった。

(え) 遺伝子Sが発現しなかったため，｜ ア ｜ の作用を受けられなかった。

(お) 遺伝子Tの発現が低下したため，大動脈の作用を受けられなかった。

(か) 遺伝子Tの発現が低下したため，｜ ア ｜ の作用を受けられなかった。

(き) 遺伝子Tの発現が低下しなかったため，大動脈の作用を受けられなかった。

(く) 遺伝子Tの発現が低下しなかったため，｜ ア ｜ の作用を受けられなかった。

(2)【実験3】において，(i)タンパク質Qのみを阻害する物質，または(ii)タンパク質Rのみを
阻害する物質を生体内投与した場合，腸管での遺伝子Sおよび遺伝子Tの発現はどのようで
あったか。以下の(あ)〜(え)よりあてはまるものを1つずつ選び，それぞれ記号で答えよ。
同じ記号を何度用いてもよい。

(あ) 上昇した。

(い) 低下した。

(う) 高いまま維持された。

(え) 発現しないままであった。

(3)【実験1】〜【実験3】の結果から，すい芽の形成に必要な現象を以下の(あ)〜(き)より4つ
選び，正常な発生過程で早く起こる順に，左から右へと記号を並べよ。

(あ) 腸管で遺伝子Sの発現が上昇する。

(い) 腸管で遺伝子Tの発現が低下する。

(う) 腸管で遺伝子Tの発現が維持される。

(え) 大動脈が形成され，腸管に作用する。

(お) 大動脈が形成され，｜ ア ｜ に作用する。

(か) ｜ ア ｜ からタンパク質Qが分泌される。

(き) ｜ ア ｜ からタンパク質Rが分泌される。

問5　成体のすい臓において，ランゲルハンス島の(1) A 細胞，(2) B 細胞，および(3)ランゲル
　　ハンス島以外の細胞から主として分泌されるものを I 群より 1 つずつ，その物質にあてはまる
　　ものを II 群より 2 つずつ選び，それぞれ記号で答えよ。同じ記号を何度用いてもよい。

　　I 群：(あ) アドレナリン　　　(い) インスリン　　　(う) グルカゴン　　　(え) トリプシン
　　　　　(お) ビリルビン　　　　(か) ペプシン　　　　(き) 糖質コルチコイド

　　II 群：(a) 血液中に分泌される。
　　　　　(b) 排出管（すい管）を通って分泌される。
　　　　　(c) 最適 pH は約 2 である。
　　　　　(d) 最適 pH は約 8 である。
　　　　　(e) タンパク質の合成を促進する。
　　　　　(f) グリコーゲンの分解を促進する。
　　　　　(g) グリコーゲンの合成を促進する。
　　　　　(h) タンパク質からの糖の合成を促進する。

問6　すい臓から分泌されるホルモンは，どのようにして標的細胞に情報を伝えるか。この過程
　　で起こる現象を，以下の(あ)～(か)より 3 つ選び，早く起こる順に，左から右へと記号を並べ
　　よ。

　　(あ) ホルモンが細胞膜を通過する。
　　(い) ホルモンが，細胞膜にある受容体と結合する。
　　(う) 受容体の構造が変化し，別の分子を活性化する。
　　(え) ホルモンと受容体の複合体が，核内で DNA に結合する。
　　(お) ホルモンが，細胞質基質や核内にある受容体と結合する。
　　(か) 細胞内の情報伝達物質を介して，化学反応が促進される。

[Ⅱ]　細胞の形と運動に関する下記の文章を読み，各問いに答えよ。

　　真核細胞の細胞質基質には，さまざまな形をした繊維状の構造が張りめぐらされている。この構造は　ア　とよばれ，細胞の形の保持などにかかわる。
　　ア　は，微小管，アクチンフィラメント，中間径フィラメントに分けられる。微小管は，イ　とよばれる球状のタンパク質が集まって管状の構造となったものであり，細胞分裂の際には紡錘体を形成する。アクチンフィラメントは細い繊維であり，骨格筋では筋原繊維の主成分として筋収縮にかかわる。中間径フィラメントは，微小管とアクチンフィラメントの中間の太さの繊維である。ATP を分解して得られるエネルギーを利用して　ア　に沿って移動するタンパク質は，　ウ　タンパク質とよばれ，細胞小器官や物質の輸送などを行う。

問1　文中の　ア　～　ウ　にあてはまる語句を入れよ。

問2　中間径フィラメントがかかわる現象として適切なものを，以下の(あ)～(お)より1つ選び，記号で答えよ。

　　(あ) べん毛や繊毛の運動　　　(い) 原形質流動　　　(う) アメーバ運動
　　(え) 核の形の維持　　　　　　(お) 中心体の形成

問3　　ウ　タンパク質のうち，微小管の上を動くものを，以下の(あ)～(か)より2つ選び，記号で答えよ。

　　(あ) カドヘリン　　　　　　(い) キネシン　　　　　(う) サイトカイン
　　(え) シャペロン　　　　　　(お) ダイニン　　　　　(か) ヘモグロビン

問4　微小管は，どこに付着して紡錘体を形成するのか。以下の(あ)～(お)より1つ選び，記号で答えよ。

　　(あ) キアズマ　　　　　　(い) ゴルジ体　　　　　(う) 細胞膜
　　(え) テロメア　　　　　　(お) 動原体

問 5　下線部では，| エ | と | オ | が規則正しく交互に配列しており，| エ | の中央に Z 膜とよばれる仕切りがある。この Z 膜と Z 膜の間を | カ | という。| キ | は，| オ | にのみ存在する。

　　　| エ | ～ | キ | にあてはまるものを I 群より 1 つずつ選び，それぞれ記号で答えよ。また，筋収縮において，II 群の(a)～(e)の現象はどの順に起こるか。現象が起こる順に，(a)から始めて左から右へと記号を並べよ。

I 群：(あ) T 管　　　　　　　(い) サルコメア　　　　　(う) テロメア
　　　(え) 暗帯　　　　　　　(お) 明帯　　　　　　　　(か) 筋小胞体
　　　(き) ゴルジ体　　　　　(く) アクチンフィラメント
　　　(け) トロポミオシン　　(こ) ミオシンフィラメント

II 群：(a) 筋小胞体から Ca^{2+}が細胞質基質へ放出される。
　　　(b) ミオシン頭部がアクチンフィラメントと結合する。
　　　(c) ミオシン頭部が屈曲して，アクチンフィラメントを動かす。
　　　(d) ミオシン頭部に ATP が結合し，ミオシン頭部がアクチンフィラメントから離れる。
　　　(e) トロポミオシンの働きが抑制され，アクチンフィラメントのミオシン頭部との結合部位が露出する。

[**III**] ウイルスの感染と生体の防御機構に関する下記の文章を読み，各問いに答えよ。

　インフルエンザウイルスは細胞に侵入すると，その細胞（宿主細胞という）の核内にウイルスの核酸を移行させる。そして，宿主細胞のシステムを利用して，ウイルスを構成する核酸やタンパク質をつくらせることで増殖する（図1）。増殖したウイルスは宿主細胞の外へ出て，呼吸器などの炎症を引き起こすが，ウイルスの増殖速度が速いほど，より早期に症状があらわれる。インフルエンザウイルスの種類によっては，感染した個体を死に至らしめる場合もある。

　動物の細胞内では多種類の脂質が合成されており，まだ機能がわかっていないものも多い。脂質の原料となる脂肪酸としてはドコサヘキサエン酸（DHA）やアラキドン酸などがあり，それぞれを基質とする酵素も何種類か知られている。各脂肪酸に異なる酵素が働きかけることで，異なる脂質が合成される。なかでも脂質 A は DHA から酵素 E によって合成されるが，脂質 A の量はインフルエンザウイルスが感染した細胞で減少することがわかっている。そこで，脂質 A とインフルエンザウイルスとの関連を，マウスの個体や培養細胞を用いた以下の各実験により調べた。ただし，脂質 A を合成することができる酵素は，酵素 E のみとする。

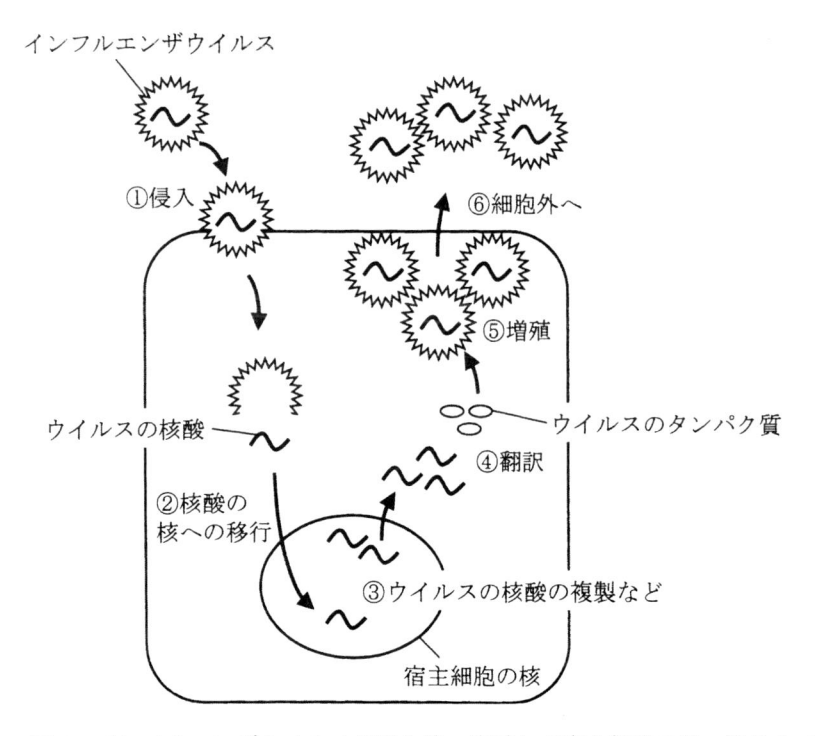

図 1　インフルエンザウイルスが侵入後，増殖して宿主細胞の外へ出るまでの模式図

【実験1】　マウスにインフルエンザウイルスを感染させると，8 日以内にすべての個体が死亡した。しかし，脂質 A を感染の 12 時間前にあらかじめマウスに投与しておいたところ，40%の個体は 8 日以降も生存し続けた。次に，新たに用意したマウスにインフルエンザウイルスを感染させ，2 日後に脂質 A を投与したところ，30%の個体は 8 日以降も生存し続けた。なお，脂質 A のかわりに DHA を投与した個体は，投与したタイミングにかかわらず 8 日以内にすべて死亡した。

【実験2】　マウスにインフルエンザウイルスを感染させ，24 時間後に肺での酵素 E の発現量と活性を調べたところ，感染させていないマウスに比べて発現量は大幅に減少していたが，分子あたりの酵素活性に変化はなかった。

【実験3】　マウスの培養細胞にインフルエンザウイルスを侵入させた後，通常の培養液で培養すると，5 時間でウイルスの核酸がすべて核内に移行した。侵入から 12 時間後にはウイルスの RNA やタンパク質は細胞質で検出されなかったが，24 時間後にはこれらが細胞質で検出されるようになり，ウイルスも増殖していた。次に，ウイルス侵入直後の培養細胞を脂質 A を加えた培養液で培養すると，同様に 5 時間でウイルスの核酸がすべて核内に移行した。しかし，侵入から 24 時間経過しても，細胞質でウイルスの RNA やタンパク質は検出されず，ウイルスも増殖していなかった。

【実験4】　RNA の核外への移行には，何種類かの核タンパク質が関与していることが知られている。そこで，RNA の核外輸送に関与していると考えられる核タンパク質1と核タンパク質2について，インフルエンザウイルスの RNA と結合するかどうかを調べた。ウイルスから抽出した RNA を，核タンパク質1か核タンパク質2のいずれか，あるいは両方と混和してから電気泳動にかけた後，RNA を検出した（図2）。この実験では，ウイルスの RNA の分子サイズはすべてのサンプルで同じであるが，タンパク質と結合した RNA は大きな分子サイズのものとして検出される。

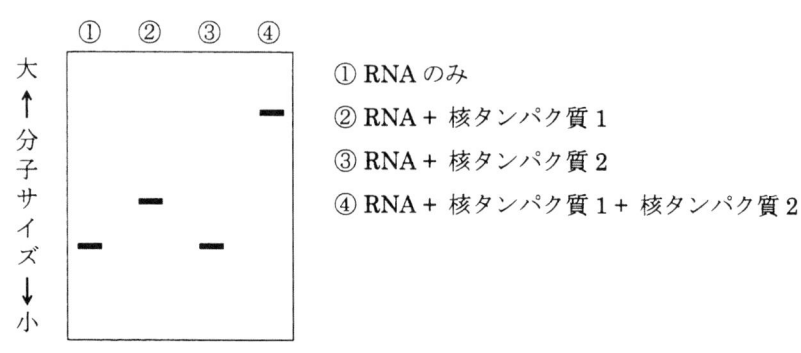

① RNA のみ
② RNA + 核タンパク質1
③ RNA + 核タンパク質2
④ RNA + 核タンパク質1 + 核タンパク質2

図2　電気泳動後に RNA を検出した結果　RNA は 1 本のバンド（▬）として検出される。①と③で検出された RNA の分子サイズは同じである。

【実験5】　核タンパク質1のみを発現しないようにした培養細胞 N1 と，核タンパク質2のみを発現しないようにした培養細胞 N2 を，それぞれ作製した。これらの培養細胞にインフルエンザウイルスを侵入させた後，通常の培養液で培養すると，5 時間でウイルスの核酸がすべて核内に移行した。しかし，どちらの培養細胞でも，侵入から 24 時間後に，細胞質でウイルスの RNA やタンパク質は検出されず，ウイルスも増殖していなかった。

【実験6】　培養細胞にインフルエンザウイルスを侵入させた後，通常の培養液あるいは脂質 A を加えた培養液で培養した。侵入から 12 時間後に，核タンパク質1に結合しているウイルスの RNA の量を比較したところ，脂質 A を加えた培養液で培養した細胞では，通常の培養液で培養した細胞よりも，核タンパク質1に結合している RNA の量が少なかった。

【実験7】　酵素 E のみを発現しないようにした培養細胞 E を作製した。この培養細胞にインフルエンザウイルスを侵入させた後，通常の培養液で培養すると，5 時間でウイルスの核酸がすべて核内に移行した。侵入から 12 時間後にはウイルスの RNA やタンパク質が細胞質で検出されるようになり，ウイルスも増殖していた。

【実験8】　培養細胞を通常の培養液あるいは脂質 A を加えた培養液で 24 時間培養し，核と細胞質に分画後，それぞれの画分から RNA を抽出した。脂質 A の有無によって各画分に存在する RNA の種類や量が変わるかどうかを調べたところ，違いはみられなかった。さらに，インフルエンザウイルスを侵入させた直後の培養細胞を用いて同様の実験を行い，培養細胞由来の RNA のみを解析したところ，同じ結果を得た。

問1　脂質 A はどのようにインフルエンザウイルスの増殖を抑制するのか。正しく説明しているものを以下の(あ)〜(き)より 1 つ選び，記号で答えよ。

(あ)　ウイルスの RNA を分解する。

(い)　酵素 E の発現を高めて，脂質 A をさらに合成させる。

(う)　ウイルスの RNA と核タンパク質1の結合を阻害する。

(え)　ウイルスの RNA と核タンパク質2の結合を阻害する。

(お)　ウイルスの核酸が宿主細胞の核内へ移行するのを阻害する。

(か)　ウイルスの核酸が宿主細胞の核内で RNA へ転写されるのを阻害する。

(き)　ウイルスの RNA が宿主細胞の細胞質でタンパク質へ翻訳されるのを阻害する。

問 2　脂質 A をインフルエンザの感染前に予防薬として投与したときと，感染してから治療薬として投与したときの効果を比較し，得られる結論として最も適切なものを以下の（あ）〜（お）より 1 つ選び，記号で答えよ。また，その根拠となる結果を得た実験番号を 1 つ選び，数字で答えよ。

（あ）予防薬として投与したときのみ効果がある。

（い）治療薬として投与したときのみ効果がある。

（う）予防薬として投与しても，治療薬として投与しても等しい効果がある。

（え）予防薬として投与したほうが効果は高いが，治療薬として投与しても一定の効果がある。

（お）治療薬として投与したほうが効果は高いが，予防薬として投与しても一定の効果がある。

問 3　核タンパク質とインフルエンザウイルスの RNA の結合について，正しく述べているものを以下の（あ）〜（き）より 3 つ選び，記号で答えよ。

（あ）核タンパク質 1 は，ウイルスの RNA と直接結合することができる。

（い）核タンパク質 1 は，ウイルスの RNA と直接結合することができない。

（う）核タンパク質 2 は，ウイルスの RNA と直接結合することができる。

（え）核タンパク質 2 は，ウイルスの RNA と直接結合することができない。

（お）核タンパク質 1 は，ウイルスの RNA と核タンパク質 2 が形成した複合体に結合することができる。

（か）核タンパク質 2 は，ウイルスの RNA と核タンパク質 1 が形成した複合体に結合することができる。

（き）核タンパク質 1 と核タンパク質 2 が複合体を形成すると，ウイルスの RNA と結合することができなくなる。

問 4　インフルエンザウイルスが感染した細胞で，脂質 A の量が減少する理由として最も適切なものを，以下の（あ）〜（お）より 1 つ選び，記号で答えよ。

（あ）脂質 A が分解されるから。

（い）DHA の合成が促進されるから。

（う）酵素 E の発現が抑制されるから。

（え）酵素 E の活性が阻害されるから。

（お）酵素 E の発現が抑制され，活性も阻害されるから。

問 5　インフルエンザウイルスの RNA の核外への移行について正しく述べているものを，以下の(あ)〜(え)より 1 つ選び，記号で答えよ。

（あ）核タンパク質 1 がなくても核タンパク質 2 があれば，核外へ移行できる。

（い）核タンパク質 2 がなくても核タンパク質 1 があれば，核外へ移行できる。

（う）核タンパク質 1 と核タンパク質 2 の両方がないと，核外へ移行できない。

（え）核タンパク質 1 および核タンパク質 2 とは関係なく，核外へ移行できる。

問 6　実験 8 から導き出される結論として，最も適切なものを以下の(あ)〜(お)より 1 つ選び，記号で答えよ。

（あ）脂質 A が核外への移行を阻害するのは，ウイルスの RNA のみである。

（い）脂質 A が核外への移行を阻害するのは，宿主細胞の RNA のみである。

（う）脂質 A が核外への移行を阻害するのは，ウイルスの RNA と宿主細胞の RNA の両方である。

（え）脂質 A は，インフルエンザウイルスが感染した宿主細胞の遺伝子発現を活性化する。

（お）脂質 A は，インフルエンザウイルスが感染した宿主細胞の遺伝子発現を抑制する。

問 7　酵素 E のみを発現しないようにしたマウス E を作製した。このマウス E と野生型マウスをそれぞれインフルエンザウイルスに感染させると，どのような結果になるか。以下の(あ)〜(う)より 1 つ選び，記号で答えよ。また，その理由を説明せよ。ただし，これらのマウスでは免疫系の働きに違いはないものとする。

（あ）生存率が 0% になるのは，マウス E の方が野生型マウスより早い。

（い）生存率が 0% になるのは，マウス E の方が野生型マウスより遅い。

（う）生存率が 0% になるのは，マウス E と野生型マウスで同じである。

英　語

問題

後期

30年度

[I]　次の英文を読み，設問に答えよ。解答用紙（記述用）に記入すること。

It's a myth that humans only use 10% of their brains. "That idea is not only inaccurate, it doesn't make any sense," says Earl Miller, a professor of neuroscience at the Picower Institute for Learning and Memory at the Massachusetts Institute of Technology. "Even the simplest behaviors engage much of our brain."

But while that old 10% dictum is bogus, it's true that many of us have some untapped reserves of mental acuity that, if harnessed, could sharpen our powers of insight and analysis. The key to accessing those reserves, Miller says, is to stay focused. "　A　."

Distractions are powerful drains on the brain's ability to focus, and one of the best ways to get more from your mind is to give yourself the gift of uninterrupted stretches of time.

Think of your mind as a muscle that can be strengthened with exercise. But the latest science suggests that "exercise" doesn't mean app-based brain games or activities like Sudoku, but bouts of prolonged, uninterrupted concentration, Miller says. Put simply, a distracted brain is a dumb brain. Unfortunately, "our brains are curious and are always interested in what's going on around us, so it's very hard to ignore all that and to stay focused."

Distractions are ubiquitous, popping up as email alerts, text messages and social network updates. "People think that they can multitask and check these things without losing their focus, but we have lots of studies showing that task-switching leads to mistakes and back-tracking, and that it wastes a lot of time," Miller says. And all of these interruptions seem to be getting in the way of more creative, profound insights. When your brain is bombarded by distraction, "your thoughts are more superficial, and you're not getting as far down that path to where new ideas emerge."

Other experts agree. Switching between tasks can result in a phenomenon called "(1)attention residue," according to the work of Sophie Leroy, assistant professor of business at the University of Washington. When you ask your brain to quickly shift from one task to another, it struggles to cleanly discard the first and move on to the next. "Let's say I work on a project right up until I have a meeting," she says. "I may be at the meeting, but my brain is still trying to find closure on that project I was working on, so questions and ruminations about that project are interfering with my ability to concentrate."

The more tasks you ask your brain to perform in a short period of time, the more that cognitive clutter accumulates, and the more your performance declines. Calvin Newport, associate professor of computer science at Georgetown University and author of the book *Deep Work*, puts that performance decline in real-world terms. "Anecdotally, it seems like most people experience a 50% drop in productivity and cognitive capacity when in a state of distraction," he says. And even though a quick peek at your inbox or social feed only takes a second, "the duration of those checks does not correlate to the magnitude of the distraction," Newport says.

Newport realized just how much those quick checks were tanking his brain's performance when he wrote his last book. In an effort to be more productive, he started scheduling blocks of time to check his phone or email, while committing the rest of his day solely to his book or his research duties as an academic. "I should have had less time for my usual work because I was also researching and writing this book," he says. "But the number of peer-reviewed papers I published that year went up by a factor of two."

One of the best ways to sharpen your focus—and therefore enhance your brainpower—is to schedule this sort of uninterrupted time to focus on the cognitive tasks that matter to you. "It's not uncommon for people who do this to talk about their productivity increasing," Newport says.

It's also important to complete one mental task before moving on to another. "If you have a meeting at 11, most of us will work until 10:59 and then rush to the meeting," Leroy says. "That doesn't give the brain time to figure out what it's accomplished or what else needs to be done, and so there's no closure." Your brain needs that closure, she says, in order to transition effectively to its next chore. She recommends taking some time between mental tasks—even a minute or two—to consider the work your brain just performed. "Write down where you are and what you want to do when you return to the task," she says.

Another simple-sounding—yet challenging—recommendation is to inject more boredom into your life. "Don't pull out the phone when standing in line, and if you're sitting alone somewhere, try it without looking at a screen," Newport says. Most of us need these breaks if we hope to stay focused on anything for longer than a few minutes. "The brain has to be comfortable not getting some shiny new stimuli from a device every few seconds," he says.

問1 　　A　　に入れるのにふさわしい文となるように，[　　]内の英語を並べ替えて次の英文を完成させよ。解答用紙のそれぞれのカッコ内に，「/」で区切られた英語を書き入れること。

The main (　　) (　　) (　　) (　　) (　　) (　　) distraction.
[our / is / cognition / that / thing / impedes]

問2 　下線部(1)はどのような状況を示すのか。日本語で説明せよ。

問3　本文では，取り挙げた問題を解決するために一般の人々が日常，個々人で具体的に行うことができる方法が示唆されている。このことに関して，次の設問に答えよ。

(1)　自分の体験に基づいた解決策を示している研究者の名前を書け。姓のみ書くこと。
　例：John Smith → Smith

(2)　その解決策の内容を本文の趣旨に即して日本語で書け。

問4　本文の内容に合わないものを次の(1)～(5)から2つ選び，その番号を書け。さらにそれぞれそのように判断した理由を，本文の具体的な内容に照らして日本語で説明せよ。

(1) The reason our brain is easily distracted is that it is naturally alert to interpreting sensory input.

(2) The results of recent research question the effectiveness of playing so-called brain-training games in promoting extended concentration.

(3) Short interruptions while working on something can inspire moments of breakthroughs in creative thinking.

(4) According to Leroy, the issue of attention residue can be eased by organizing your work schedule and securing periods of uninterrupted time.

(5) Our work performance is expected to improve if we devote ourselves to one task over an extended period of time, while eliminating the urge to multitask.

[**II**]　設問に答えよ。解答用紙（記述用）に記入すること。

問 1　次の英文において，1〜5に入れるのに最もふさわしい動詞を次の語群から選び，必要ならば適切な形に直して1語で書け。なお，同じ語を繰り返して選ばないこととする。

arise	associate	color	compare	descend
explain	limit	pass	predict	settle

Researchers in Denmark have recently determined that all people with blue eyes ☐1 from one common ancestor. The majority of humans have brown or green eyes, and the variation between brown and green can be ☐2 by variations in the amount of melanin in the iris of the eye. On the other hand, people with blue eyes have a genetic mutation that ☐3 the production of melanin in the iris. In blue eyes, the amount of melanin varies very little, which indicates that this ☐4 from a mutation in a single person between 6,000 and 10,000 years ago. In the paper, the researchers noted that this mutation has neither a positive nor negative effect on survival, which allowed it to be ☐5 down in a subsection of the population.

問 2　次の英文において，下線部(1)〜(10)のうち5か所に文法的な誤りがある。誤りの番号をそれぞれ解答欄に書き，正しい英語に直した単語1語を矢印の右側に書け。

Dementia is a syndrome, not a disease itself, (1)consisting of a group of symptoms associated with a progressive decline in mental function, while (2)conscious is not affected. It occurs (3)primary in people over 65, but is not a part of normal aging. It is characterized by multiple cognitive impairment, including problems with language, difficulty (4)completing simple calculations, changes in personality and (5)behavior, and (6)lose of memory. When symptoms are (7)seriously enough to interfere with a person's (8)independence and daily activities, she or he is considered to be developing dementia. Its impact on people can be physical, (9)psychology, social and (10)economic.

[**III**]　下記の指示に従って英文を書け。解答用紙（記述用）に記入すること。

Do you think that people can learn better by themselves, or that it is better to have a teacher?
Use specific reasons and examples to explain your answer.

[**IV**]　設問に答えよ。

> 解答用紙（マークシート）に記入すること。（各問に通し番号がついているので対応する欄に
> 解答せよ。）

1.　名詞としての用法を持たない単語を(a)〜(d)から 1 つ選べ。

- (a)　delay
- (b)　struggle
- (c)　inherit
- (d)　reply

2.　動詞としての用法を持たない単語を(a)〜(d)から 1 つ選べ。

- (a)　choice
- (b)　measure
- (c)　highlight
- (d)　function

3.　名詞としての用法，および動詞としての用法を両方持つ単語を(a)〜(d)から 1 つ選べ。

- (a)　ban
- (b)　predict
- (c)　disturb
- (d)　hinder

4.　下線部の発音がほかの 3 つと異なる単語を(a)〜(d)から 1 つ選べ。

- (a)　typh<u>oo</u>n
- (b)　w<u>oo</u>l
- (c)　sm<u>oo</u>th
- (d)　st<u>oo</u>l

5. 下線部の発音がほかの 3 つと異なる単語を (a)〜(d) から 1 つ選べ。

(a)　s<u>ou</u>r

(b)　enc<u>ou</u>nter

(c)　fr<u>ow</u>n

(d)　c<u>ou</u>rt

6. 最も強く発音される部分が第一音節にあるものを (a)〜(d) からすべて選べ。

(a)　an-xi-e-ty

(b)　pri-or-i-ty

(c)　al-ler-gy

(d)　kid-ney

7. 最も強く発音される部分が第二音節にあるものを (a)〜(d) からすべて選べ。

(a)　ex-cel

(b)　con-se-quence

(c)　in-jec-tion

(d)　nour-ish-ment

8. 最も強く発音される部分が第三音節にあるものを (a)〜(d) からすべて選べ。

(a)　si-mul-ta-ne-ous

(b)　an-ti-bi-o-tic

(c)　am-bi-gu-ous

(d)　to-le-rance

[V]　*Read the text and answer the questions that follow.*

解答用紙（マークシート）に記入すること。各問に通し番号がついているので対応する欄に解答すること。

What do screaming Justin Bieber fans and dignified Beethoven buffs have in common? They might argue that it's not much, but they've both been trained to (1)appreciate certain combinations of notes, like a perfect fifth chord, that musicians in all genres have long deployed because they were considered universally pleasurable—until now.

According to a study coauthored by an MIT professor and published Wednesday in the scientific journal *Nature*, what makes a chord sound good or not—what makes it consonant or dissonant, in scientific parlance—is not some preference hardwired into our brains. We aren't born with a taste for some chords over others. Rather, study author Josh McDermott said, our tastes are shaped by the music we're exposed to.　⎡ 1 ⎤　And because nearly everyone is exposed to Western music, whether pop songs or symphonies, people have wrongly come to believe that there is a shared, universal standard for what makes music sound good.

To test this theory, McDermott and coauthor Ricardo Godoy, an anthropologist at Brandeis, flew, bused, and then canoed to visit the Tsimane tribe in the Bolivian Amazon, ⎡ A ⎤ members had almost zero exposure to Western music. The researchers played classically harmonious chords, like the perfect fifth of B and F#, along with classically unharmonious ones, like the minor second of D# and E, which rings with a melancholy feel.

To their surprise, the tribe members rated both chords equally likable. In other words, the supposed innate preference for certain types of music is anything but. "It raises the possibility that things vary a lot more from culture to culture than people might have wanted to accept," McDermott said. "And it really (2)underscores the importance of looking at the music of other cultures if we really want to understand what music is all about." "There's often a tendency to assume that structures that are important in Western music are just important, period," he said.　⎡ 2 ⎤

The results were surprising, McDermott said, because the scientific community has long hypothesized that musical preferences might be rooted in biology. His and Godoy's findings (3)buoy the theories of less scientific groups, like musicians and composers, who have maintained that taste in music is a cultural creation.

(4)The new study is one of the most conclusive ever performed on the issue of consonance and dissonance, McDermott said, but many questions remain.　⎡ 3 ⎤　He doesn't know, for example, at what age these learned preferences start manifesting themselves, or if those exposed to just Eastern music show the same preferences. In fact, Godoy said, they don't even know why those exposed to Western music learn to prefer consonance—they just know that they do.

Finding another group like the Tsimane to conduct follow-up studies, though, might be difficult. "It would have been a lot easier to do all this 40 years ago, before Western music had sort of taken over the world via the Internet," McDermott said. "It's getting pretty hard to find people that don't have a lot of exposure to Western music. It's pretty much ubiquitous." Godoy put it in more stark terms: "We need a little more focus on trying to do good experiments and get good data on how people from these societies interpret sounds, before they vanish forever."

But as tribes and populations evolve, so ⬚B⬚ music tastes. According to Susan Rogers, an associate professor at Berklee College of Music who has studied music cognition, the findings demonstrate how fluid musical preferences can be. ⬚4⬚ Over many millennia, she said, humans have learned to find consonance beautiful—but "it could go another way," she said. "Music is constantly evolving; we experiment all the time. Future generations may not regard the difference between consonance and dissonance to be as meaningful as we find it today."

Summary

Recent research ⬚ア⬚ some of the long-held theories about human taste in music. In one study, researchers found that preference for consonant sounds was ⬚イ⬚ among the Tsimane tribe. This seems to imply that musical taste comes from ⬚ウ⬚ rather than something ⬚エ⬚.

9. *Choose from the following to best fill* ⬚ア⬚ *to complete the summary.*

   (a)   challenges

   (b)   reveals

   (c)   advances

   (d)   confirms

10. *Choose from the following to best fill* ⬚イ⬚ *to complete the summary.*

   (a)   prevalent

   (b)   dominant

   (c)   absent

   (d)   inevitable

11. *Choose from the following to best fill* ウ *to complete the summary.*

   (a)   cultural

   (b)   biology

   (c)   expose

   (d)   familiarity

12. *Choose from the following to best fill* エ *to complete the summary.*

   (a)   culture

   (b)   cultural

   (c)   biology

   (d)   biological

13. *In which one of the following is the word "appreciate", marked (1) in the text, used in the sense that it is used in the text?*

   (a)   I <u>appreciate</u> this opportunity to put my point of view to the committee.

   (b)   They don't have any confidence that houses will <u>appreciate</u> in value.

   (c)   We <u>appreciate</u> the need for immediate action.

   (d)   Her employer does not fully <u>appreciate</u> her abilities.

14. *Which of the following would best fill* A *?*

   (a)   whose

   (b)   which

   (c)   to whom

   (d)   that

15. *Which of the following is the closest in meaning to the word* "underscores", *marked (2) in the text?*

    (a)   undermines

    (b)   emphasizes

    (c)   exaggerates

    (d)   illustrates

16. *Which of the following can best be used instead of* "buoy", *marked (3) in the text?*

    (a)   strengthen

    (b)   cast doubt on

    (c)   conclude that

    (d)   support

17. *Which of the following would best fill* B *?*

    (a)   do

    (b)   as

    (c)   that

    (d)   likely

18. *Where should the following statement be placed in the article? Choose the number corresponding to the location.*

"Our results provide a pretty strong cautionary note of one example where that is pretty clearly not the case."

    (a)   1

    (b)   2

    (c)   3

    (d)   4

19. *Choose ALL of the statements that are true about the tribe, according to the article.*

(a) The Tsimane tribe tends to value pop songs over symphonies.

(b) The Tsimane tribe is minimally influenced by Western culture.

(c) The Tsimane people grow up in an environment where dissonance is favored to consonance.

(d) The Tsimane people reside in a remote location in Bolivia.

20. *Which of the following can be inferred about "The new study", marked (4) in the text? Choose ALL that are true.*

(a) This study has clearly shown why consonance is preferred to dissonance among people exposed to Western music.

(b) This study has conclusively proved when musical tastes are manifested in humans.

(c) This study has stronger conclusions than most previous studies.

(d) This study has shown that people exposed to Eastern and Western music show the same preferences.

使用著作物:

An article by Markham Heid from the *TIME* Health website (http://time.com/time-health/), June 14, 2017 (accessed August 2017), with slight modifications.

An original text based on a 2008 article by Hans Eiberg et al. in the journal *Human Genetics*, Vol. 123 (2), pages 177-187.

An article by Vivian Wang from the *The Boston Globe* website (https://www.bostonglobe.com/), July 13, 2016 (accessed August 2017), with slight modifications.

数 学

問題

30年度

後期

[I] a, b, c はいずれも 1 以上 9 以下の自然数とする。自然数 N を 11 進法で表すと 3 桁の数 $abc_{(11)}$ となり，13 進法で表すと 3 桁の数 $cab_{(13)}$ となるという。a, b, c の値を求めよ。また N を 10 進法で表せ。解答欄には答えのみを記入せよ。

[**II**]　O を原点とする座標空間において 2 点 A$(3\sqrt{3}-3, 3\sqrt{3}+2, 0)$, B$(6, -6\sqrt{3}-1, 6\sqrt{2})$ と平面 $\alpha : \sqrt{3}x - y - \sqrt{2}z = 1$ がある。また直線 AB と α との交点を P, α に関して B と対称な点を Q とするとき，以下の各問いの答えのみを解答用紙に記入せよ。

問1　P の座標を求めよ。

問2　B から平面 α に垂線 BH を下ろすとき，$\overrightarrow{BH}$ を求めよ。

問3　$\overrightarrow{PQ}$ を求めよ。

問4　$\cos \angle BPQ$ の値を求めよ。

[**III**] 　複素数 z に対して

$$\frac{(1+i)(z+3i)}{z+4-i}$$

が実数となるとき，z の動く複素数平面上の図形を図示し，絶対値 $|z|$ の最大値，最小値を求めよ。

[**IV**]　O を原点とする xy 平面において，次の 2 曲線を考える：

$$C_1 : \frac{x^2}{4} + \frac{y^2}{3} = 1 \quad (x \geqq 0, y \geqq 0), \qquad C_2 : y = -x^3 + \frac{7}{2}x$$

以下の各問いに答えよ。なお答えの数値は有理化すること。

問1　C_1 と C_2 の交点の x 座標を全て求めよ。

問2　C_1 と C_2 で囲まれる部分の面積を求めよ。

[Ⅴ]　以下の各問いに答えよ。

問1　次の極限値を求めよ。

$$\lim_{n \to \infty} \sum_{k=1}^{n} \frac{k}{\sqrt{n^4 + k^2(n-1)^2}}$$

問2　すべての自然数 k と $0 \leq x \leq 1$ を満たすすべての実数 x に対して次の不等式が成り立つことを証明せよ。

$$x^k - \frac{k}{6}x^{k+2} \leq \sin^k x \leq x^k$$

ただし $\sin^k x = (\sin x)^k \ (k = 1, 2, \cdots)$ とする。

問3　次の極限値を求めよ。

$$\lim_{n \to \infty} \prod_{k=1}^{n} \left\{ \left(1 + kn^{k-1}\sin^k\left(\frac{1}{n}\right) \right)^{\frac{k}{n^2}} \right\}$$

ただし数列 a_k に対して

$$\prod_{k=1}^{n} a_k = a_1 \times a_2 \times \cdots \times a_n$$

である。

物　理

問題

後期

30年度

[I]　質量 $2m$ の三角柱 ABC が，図のように水平面上に静止している。斜面 AB 上に質量 m の小さな直方体を静かに置くと，この直方体は斜面から離れることなく，斜面に沿って摩擦なしになめらかにすべり落ちる。このとき，三角柱 ABC が水平面上を動かない場合と摩擦なしになめらかに動く場合に分けて考える。下記の文章の ☐ に適した答えを記せ。なお，水平面上に固定した座標系で一貫して考え，図の右向きを x 成分の正の方向，上向きを y 成分の正の方向とする。また，斜面 AB の水平面からの角度を $\pi/4$ (ラジアン)，重力加速度を g とする。

(1)　三角柱 ABC が水平面上を動かない場合，直方体が受ける力の x 成分は ☐ ア ☐ である。また，直方体が斜面上をすべるので，(直方体の加速度の y 成分) ÷ (直方体の加速度の x 成分) ＝ ☐ イ ☐ という関係がある。

(2)　三角柱 ABC が摩擦なしになめらかに水平面上を動く場合，直方体が三角柱 ABC の斜面 AB から受ける垂直抗力の大きさは，$\sqrt{2} \times$ ☐ ウ ☐ である。このとき，直方体の加速度の y 成分の大きさは，三角柱 ABC の加速度の大きさの ☐ エ ☐ 倍である。また，直方体が静かに置かれた位置からすべり始め，高さ h だけ低くなったとき，三角柱 ABC の運動エネルギーは，直方体の位置エネルギーの減少分の ☐ オ ☐ 倍である。

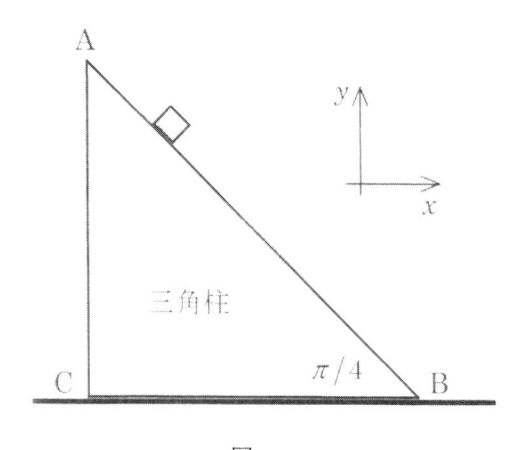

図

[**II**]　下記の(1)および(2)の文章の □ に適した答えを記せ。ただし，空気の透磁率を μ とし，電子の電荷と質量はそれぞれ e，m とし，円周率を π とする。

(1)　図 1 のように，十分長い直線導線に電流 I が矢印の向きに流れている。電流 I から d 離して，1 辺 L の正方形コイルを平行に置き，矢印の向きに電流 i を流す。このとき電流 I が作る，辺 AB の位置での磁束密度の大きさは ア である。また，コイルが全体として磁場から受ける力の大きさは ア × イ である。ただし，電流 i が作る磁場は考えなくてよい。

(2)　図 2 のように，z 軸の正の方向に向いた磁場があり，その磁束密度の大きさは z 軸からの距離のみで決まるとする。z 軸を中心軸とする半径 r の円周上での磁束密度の大きさを B_r とする。この円周上を電子が円運動しているとき，その速度は ウ である。次にこの円軌道の内部での磁束密度の大きさの平均を $\bar{B}$ とし，$\bar{B}$ を Δt の時間間隔で $\Delta\bar{B}$ だけ増加させて電子を加速した。このとき半径 r の円軌道上に生じる電場の大きさは エ である。そのときに，Δt の時間間隔における B_r の増加率 $\Delta B_r/\Delta t$ が，$\Delta\bar{B}/\Delta t$ の オ 倍であると，電子が加速しても円軌道の半径は変化しない。

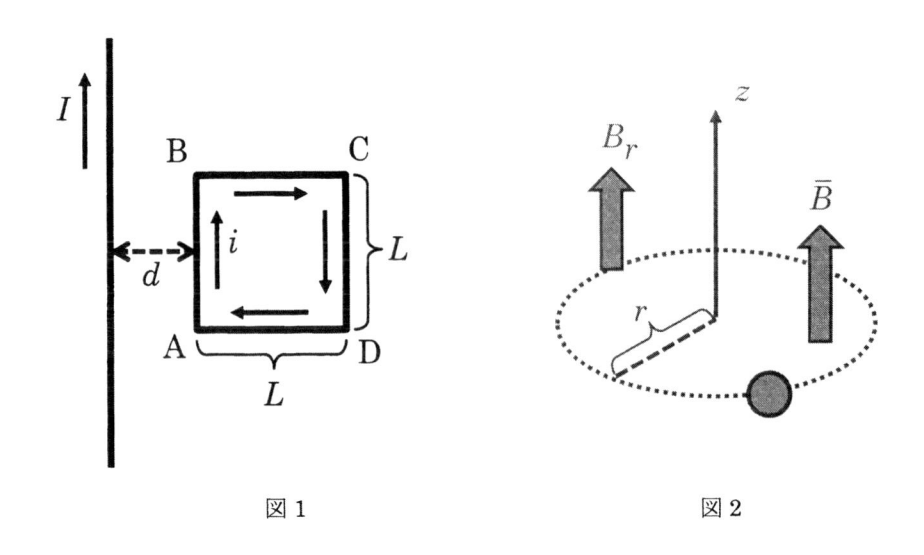

図 1　　　　　　　　　　　　　図 2

[**III**]　下記の(1)および(2)の文章の □ に適した答えを記せ。ただし，重力加速度を g，円周率を π とする。なお，答えに平方根が現れた場合，それを開く必要はない。また，□ エ □ では円柱の屈折率 n だけを用いて答えよ。

(1) 図1のように，長さ L の糸の一端が天井の点 O に固定されている。糸の先端につけたおもりが，鉛直方向(ON 方向)に対して角度 θ を保って，等速円運動をしている。おもりの円運動の角速度は □ ア □ である。また，おもりの円運動の周期は □ イ □ である。

(2) 　図2のように，屈折率 n $(n>1)$ の均質な透明物質で作られた円柱がある。その半径は r である。周囲の空気の屈折率は1とする。その中心軸上，軸に垂直な面 A から d だけ離れた位置に点光源 S がある。いま，点光源 S から発し，面 A から円柱に入った光がすべて面 B に到達する条件を考える(光が円柱を作る物質に吸収されることはないと考える)。図3は，円柱を真横から見た図を拡大した一部であり，面 A から入った光の屈折の様子を表したものである。光が円柱の側面で全反射するときには，面 A での屈折角 a を用いて，□ ウ □ ≧1 という条件を満たす必要がある。面 A を通過した光のすべてが，面 B を通過するための条件は，$(d \div r)^2 >$ □ エ □ である。また，d の値にかかわらず，面 A から入った光が面 B に到達するためには，円柱の屈折率が，$n>$ □ オ □ であればよい。

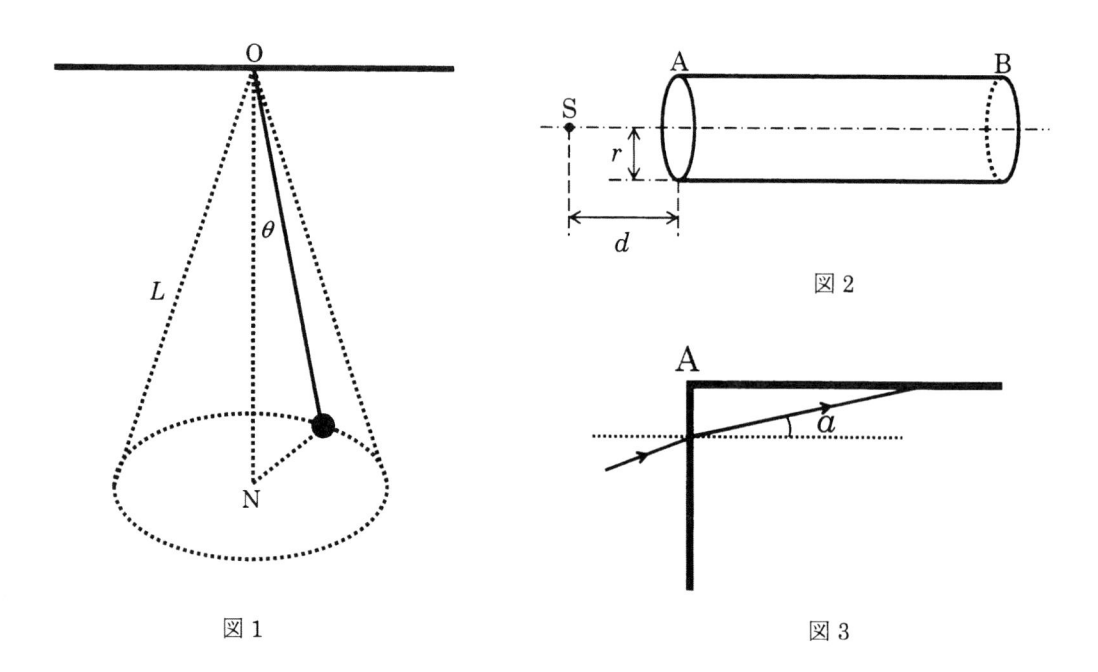

図1

図2

図3

［IV］ 振動数 ν_1 の X 線が静止している質量 m の電子に衝突し，x 軸となす角 θ で散乱した X 線の振動数は ν_2 となり，x 軸となす角 ϕ で跳ね飛ばされた電子の速さは v となった（下の図）。下記の文章の［　　　］に適した答えを記せ。ただし，プランク定数を h，真空中の光の速さを c とする。［ウ］と［エ］は式で答えよ。

　振動数 ν_1 の光子のもつ運動量は［ア］であるから，x 方向の運動量保存則から，［ア］＝［イ］が得られる。y 方向の運動量保存則からは，［ウ］が得られる。さらにエネルギー保存則から，［エ］となる。ここで，$\Delta\lambda$ ＝（衝突後の光の波長）－（衝突前の光の波長）として，$\Delta\lambda$ が衝突前の光の波長より十分小さいとすると，$\Delta\lambda \fallingdotseq$［オ］となる。ただし，［オ］を答えるとき，$v$，$\phi$，$\nu_1$，$\nu_2$ は使ってはならない。

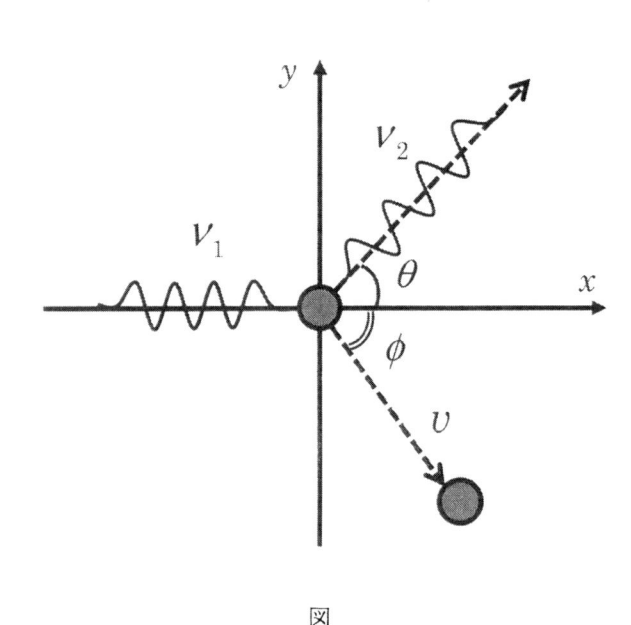

図

化　学

問題

後期

30年度

必要があれば，以下の数値を用いよ。

　原子量　H：1.00　C：12.0　O：16.0

[Ⅰ]　中和滴定では，アルカリ標準溶液として水酸化ナトリウム水溶液が広く用いられる。しかし，水酸化ナトリウムの固体は空気中の二酸化炭素を吸収してできた炭酸ナトリウムを含み，また，その潮解性に起因して水分を吸収しやすいので，固体の質量を量って正確な濃度の水酸化ナトリウム溶液を得ることができない。そのため，水酸化ナトリウム溶液の使用にあたっては，炭酸塩を含まない水酸化ナトリウム溶液を調製した後，適当な標準溶液で滴定して水酸化ナトリウム濃度が決定される。また，調製された溶液は二酸化炭素の吸収を防ぐためにソーダ石灰管を接続した容器で保存する必要がある。

　　水酸化ナトリウム標準溶液が二酸化炭素を吸収すると中和滴定の結果がどのような影響を受けるかを確認するため，いくつかの実験を行った。(1)～(4)を読んで問いに答えよ。なお，滴定中，空気中から溶液に吸収される二酸化炭素の量は無視でき，また，溶液から二酸化炭素は逃げないものとして考えよ。

(1)　部分的に二酸化炭素と反応してできた炭酸ナトリウムを含む水酸化ナトリウムの固体を量りとり，同質量の純水に溶解した。これを密閉したポリエチレンびんに数日間保管したところ，(ア)炭酸ナトリウムがすべて結晶として析出した。その上澄み液の一部をとり，(イ)純水で希釈してアルカリ溶液Aとした。続いてアルカリ溶液Aの一部を取り，二酸化炭素をある時間通じてアルカリ溶液Bとした。

(2)　アルカリ溶液Bを(ウ)10.0 mLとり，フェノールフタレイン溶液を数滴加えた。この溶液に0.100 mol/L塩酸を(エ)滴下したら，(オ)溶液の変色が起こるまでに10.3 mLを要した。次に，この溶液にメチルオレンジ溶液を数滴加えて滴定を続けたところ，はじめから11.5 mLの塩酸を滴下したところで(カ)溶液の色が変化した。

(3)　0.100 mol/L塩酸を10.0 mLとり，(イ)純水を加えて溶液の全量を100 mLとした。この溶液にアルカリ溶液Aを少量ずつ滴下して溶液のpHを測定したところ，図1の滴定曲線が得られた。一方，アルカリ溶液Bを滴下したときには，図2の滴定曲線が得られた。

(4)　0.100 mol/L酢酸を10.0 mLとり，(イ)純水を加えて溶液の全量を100 mLとした。この溶液にアルカリ溶液Bを少量ずつ滴下して溶液のpHを測定したところ，図3の滴定曲線が得られた。

なお，図1〜3の点a〜dは中和点である。

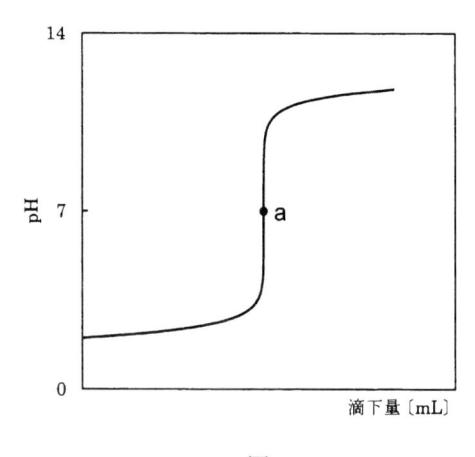

図1

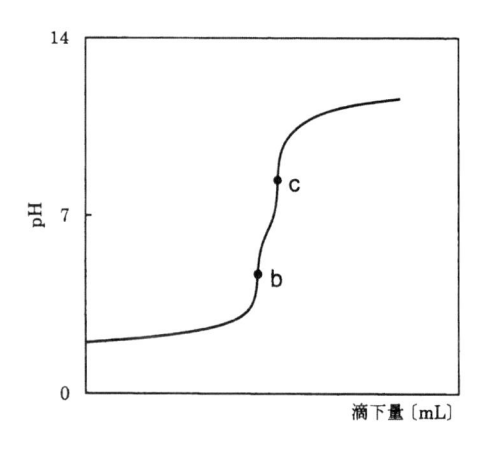

図2

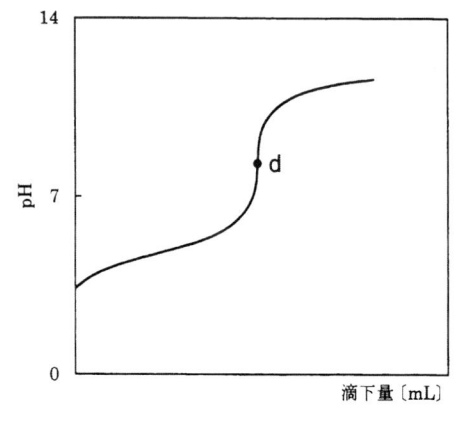

図3

問 1　下線(ア)は，水酸化ナトリウムの濃厚水溶液中では純水中に比べて炭酸ナトリウムの溶解度が著しく低下することを示している。溶解度が低下する理由を述べよ。

問 2　下線(イ)の純水は二酸化炭素を含まないものである必要があるが，純水として通常用いられる蒸留水には保管中に空気中の二酸化炭素が溶け込んでしまう。下線(イ)の純水として用いるのに適した水を得るには，蒸留水にどのような処理をして二酸化炭素を除去したらよいか。

問 3　下線(ウ)および(エ)で用いるのに最も適したガラス器具の名称をそれぞれ書け。

問 4　下線(オ)および(カ)の変色は，それぞれ何色から何色への変化か。

問 5　アルカリ溶液 B に溶けている水酸化ナトリウムと炭酸ナトリウムの濃度〔mol/L〕をそれぞれ有効数字 2 桁で求めよ。

問 6　図 2 において，滴定開始から点 b までの間で起こっている反応の反応式をすべて書け。

問 7　図 2 の点 b から点 c の間で起こる反応によって生成する塩の組成式をすべて書け。

問 8 図 1, 2 および 3 において滴定開始から a, b, c および d の各点までに要したアルカリ溶液の滴下量に関する (あ)〜(け) の記述のうち正しいものをすべて選び, 記号で答えよ。

(あ) 点 b は, 点 a と滴下量が一致する。

(い) 点 c は, 点 a と滴下量が一致する。

(う) 点 b も点 c も, 点 a とは滴下量が一致しない。

(え) 点 b の滴下量は 10.3 mL である。

(お) 点 c の滴下量は 11.5 mL である。

(か) 点 b の滴下量は 10.3 mL ではなく, 点 c の滴下量は 11.5 mL ではないが, 点 b と点 c の滴下量の差は 1.2 mL である。

(き) 点 d の滴下量は, フェノールフタレインを指示薬にして (4) と同じ条件で 0.100 mol/L 酢酸 10.0 mL をアルカリ溶液 A で滴定した終点の滴下量と一致する。

(く) 点 d の滴下量は, フェノールフタレインを指示薬にして (4) と同じ条件で 0.100 mol/L 酢酸 10.0 mL をアルカリ溶液 A で滴定した終点の滴下量より大きい。

(け) 点 d の滴下量は, フェノールフタレインを指示薬にして (4) と同じ条件で 0.100 mol/L 酢酸 10.0 mL をアルカリ溶液 A で滴定した終点の滴下量より小さい。

[**II**] 　気体の状態方程式は成立するが，アボガドロ定数が現実の値と異なる仮想世界を考える。気体はすべて理想気体とし，現実の世界の気体定数を $R = 8.30 \times 10^3$ Pa·L/(K·mol)，現実の世界のアボガドロ定数を $N_A = 6.00 \times 10^{23}$ /mol として問いに答えよ。

問1　気体に関する基本的な法則の1つに「同温・同圧の下では，気体の種類によらず，同体積の気体には同数の分子が含まれる」というものがある。この法則の名称を書け。また，以下の問いでは，この法則が現実世界でも仮想世界でも共通して成り立つと仮定せよ。

問2　圧力が 1.00×10^5 Pa，温度が 300 K のとき，仮想世界の気体のモル体積は 33.0 L/mol であるとする。仮想世界の気体定数を R' として，R' の値を Pa·L/(K·mol) の単位で有効数字2桁で求めよ。

問3　現実世界において，物質量 n 〔mol〕の気体の圧力，温度，体積が P 〔Pa〕，T 〔K〕，V 〔L〕であるとする。一方，仮想世界においては，同じ P，T，V の条件における気体の物質量は n' 〔mol〕であるとする。n' を n，R，R' を用いた等式で示せ。

問4　仮想世界のアボガドロ定数の値を有効数字2桁で求めよ。

問5　仮想世界における炭素の原子量を有効数字2桁で求めよ。ただし，現実世界における炭素の原子量は 12.0 とせよ。また，炭素原子1個の質量は仮想世界も現実世界も同じとせよ。

[**III**]　文章を読んで問いに答えよ。

　硫酸酸性の二クロム酸カリウム ($K_2Cr_2O_7$) 溶液中で，アルコールの酸化反応を行った。1-プロパノール (プロパン-1-オール) は，　ア　を経て　イ　まで酸化された。この反応において，(1)1-プロパノール 3 mol をすべて　ア　に酸化するには，二クロム酸カリウム 1 mol と硫酸 4 mol を必要とした。同様に 3 mol の　ア　をすべて　イ　に酸化するのにも二クロム酸カリウム 1 mol と硫酸 4 mol を要した。また，2-ブタノール (ブタン-2-オール) の反応では，　ウ　が生成した。

　一方，直鎖状の炭素骨格をもつアルコール **A** を，同様の反応により完全に酸化したところ化合物 **B** が生成した。(2)この反応においてケトン化合物は生成せず，3 mol のアルコール **A** に対し二クロム酸カリウム 4 mol と硫酸 16 mol が消費された。

　さらに，化合物 **B** とヘキサメチレンジアミンの混合物を加熱したところ，ナイロン 66 が生成した。

問 1　　ア　と　イ　にあてはまる化合物名を書け。

問 2　　ウ　にあてはまる化合物名を書け。

問 3　下線 (1) を反応式で示せ。

問 4　下線 (2) からわかるアルコール **A** の特徴を答えよ。

問 5　アルコール **A** にあてはまる構造式を書け。

問 6　化合物 **B** の名称を書け。

[Ⅳ] 文章を読んで問いに答えよ。

　エタノールを濃硫酸とともに約 130〜140℃に加熱すると主として ┃ ア ┃ が生じ，約 160〜170℃に加熱すると主として ┃ イ ┃ が生じる。しかし，これらの反応はそれぞれ ┃ ア ┃ と ┃ イ ┃ のみが生成するのではなく，どちらも ┃ ア ┃ と ┃ イ ┃ の混合物として生成する。

　2-ブタノールを濃硫酸とともに加熱すると，(1)分子内での脱水反応が優先して起こってしまう。したがって，2-ブタノール二分子が脱水したエーテルを合成するには，この方法はふさわしくない。

　また，非対称なエーテルを合成する場合にも，2 種類のアルコールを濃硫酸とともに加熱するのは効率的な方法ではない。(2)エチルメチルエーテルのような非対称なエーテルを合成したい場合には，①式のような反応をすると効率よく得ることができる。またこのような反応を用いれば，②式のようにフェニルプロピルエーテルを合成することもできる。

$$CH_3CH_2Cl + CH_3ONa \longrightarrow CH_3CH_2\text{-}O\text{-}CH_3 + NaCl \qquad ①$$

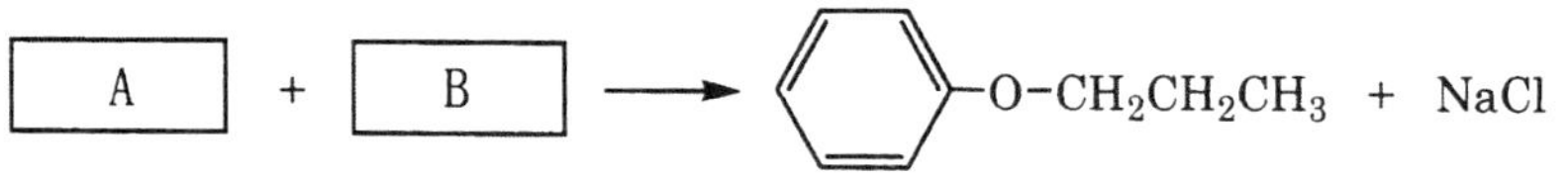

$$\boxed{\quad A \quad} + \boxed{\quad B \quad} \longrightarrow \langle\!\!\bigcirc\!\!\rangle\text{-}O\text{-}CH_2CH_2CH_3 + NaCl \qquad ②$$

　分子内にハロゲンがついた炭素とヒドロキシ基のついた炭素が両方存在する場合には，分子内で①式のような反応が起こることがある。例えば，2-クロロエタノール($ClCH_2CH_2OH$)に，塩基を用いて分子内でエーテル結合を形成させると，(3)エチレンオキシドができる。エチレンオキシドは立体的なひずみにより不安定なため，酸を用いて水と反応させると開環して ┃ ウ ┃ ができる。

　下の化合物 1 と 2 に塩基を用いて①式のような反応をしたところ，得られた生成物の中に化合物 3 があった。分析の結果，化合物 3 は炭素，水素，酸素のみからなる化合物で，ヒドロキシ基をもっていないことがわかった。化合物 3 を 18.0 mg とり完全燃焼させたところ，二酸化炭素が 44.0 mg，水が 10.8 mg 生じた。また化合物 3 の分子量は 360 であった。

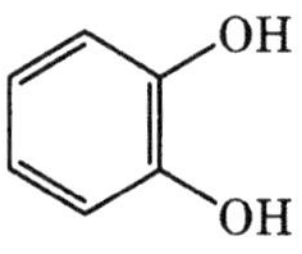

Cl-CH₂CH₂-O-CH₂CH₂-Cl

　　　　1　　　　　　　　　　　　　　2

問1　　ア　～　ウ　にあてはまる化合物名を書け。

問2　　A　,　B　にあてはまる構造式を書け。A，B の順序は問わない。

問3　下線(1)のような 2-ブタノールの分子内脱水反応で，生成する可能性のある化合物の構造
　　式をすべて書け。立体異性体がある場合は区別して書くこと。

問4　下線(2)に関して，エタノールとメタノールの混合物を濃硫酸とともに加熱したとき，エチ
　　ルメチルエーテル以外に生成する可能性のあるエーテルの構造式をすべて書け。

問5　下線(3)エチレンオキシドの構造式を書け。

問6　化合物 3 の分子式および構造式を書け。

問7　過マンガン酸カリウムはベンゼンに溶解しない。しかし，化合物 3 を溶かしたベンゼンに
　　過マンガン酸カリウムを加えると溶解して紫色の溶液となる。この理由を説明せよ。

生　物

問題

後期

30年度

[I]　生物の分類と進化に関する下記の文章を読み，各問いに答えよ。

　　生物は種を基本単位として分類され，近縁の種をまとめて属へ，さらに上位の階級として科，目，　ア　，　イ　，界へと，段階的に分類される。近年，異なる生物の間で遺伝子の塩基配列やタンパク質のアミノ酸配列を比較することにより，生物の系統関係を明らかにすることが可能になった。DNA には一定の確率で突然変異が起こるが，突然変異の大部分は，自然選択に対して有利でも不利でもなく，遺伝的浮動により集団内に広がる。このため，2 つの種において共通の起源をもつ遺伝子やタンパク質を比較すると，種が分かれてからの時間にほぼ比例して DNA の塩基配列やアミノ酸配列の変化は大きくなる傾向がある。このような塩基配列やアミノ酸配列の変化の速度は　ウ　とよばれ，これを利用して 2 つの種がいつ分岐したのかを推測することができる。この手法によりウーズは，rRNA の塩基配列を解析し，生物全体を細菌ドメイン，　エ　ドメイン，原生生物界を含む　オ　ドメインの 3 つに分類した。ドメインは，界よりも上位の分類階級である。

　　同様の手法を用いて，霊長類の系統関係を明らかにするため，この動物群に共通して存在するタンパク質 P のアミノ酸配列を調べた。下表は，動物間で異なるアミノ酸の数をまとめたものである。

ヒト					
ゴリラ	12				
ボノボ	10	12			
ニホンザル	42	42	42		
オランウータン	24	24	24	42	
	ヒト	ゴリラ	ボノボ	ニホンザル	オランウータン

表　タンパク質 P における動物間で異なるアミノ酸の数

　　この表の結果から，下図のような分子系統樹を作成した。ただし，アミノ酸の変化はどの動物でも一定の速度で起こり，同じ場所での 2 回以上のアミノ酸の変化は起こらなかったものとする。

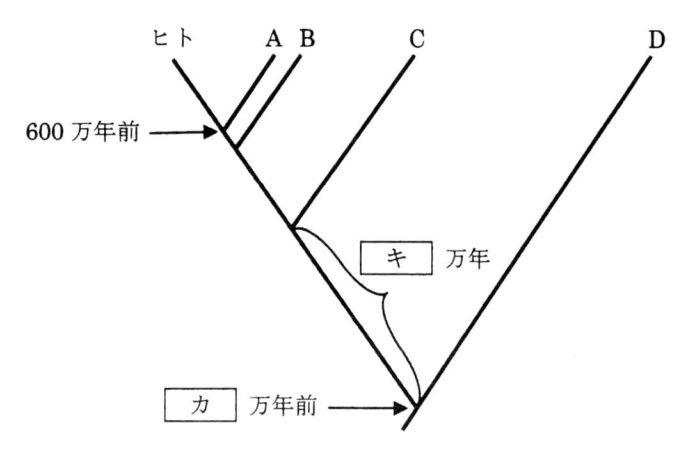

図　霊長類の分子系統樹

問 1　文中の　ア　～　オ　にあてはまる語句を漢字で入れよ。ただし，ア，イ　には漢字 1 文字を入れること。また，エ，オ　に含まれる生物を，以下の(あ)～(き)より 2 つずつ選び，それぞれ記号で答えよ。

(あ) 乳酸菌　　　　(い) 大腸菌　　　　(う) 超好熱菌　　　　(え) メタン菌
(お) アメーバ　　　(か) ソラマメ　　　(き) シアノバクテリア

問 2　オ　の生物において，以下の(あ)～(く)より，(1) rRNA が細胞内で合成される部位を 1 つ，(2) 合成された rRNA が細胞内で働く部位をすべて選び，それぞれ記号で答えよ。

(あ) 液胞　　　　　(い) 中心体　　　　(う) 核小体　　　　(え) ゴルジ体
(お) リソソーム　　(か) リボソーム　　(き) 滑面小胞体　　(く) 粗面小胞体

問 3　文中の下線部の考えは何説に基づいているか。最もあてはまる説の名称を I 群より，その提唱者を II 群より 1 つずつ選び，それぞれ記号で答えよ。

I 群：(あ) 共生説　　　　(い) 中立説　　　　(う) 用不用説　　　(え) 自然選択説
　　　(お) 突然変異説　　(か) 発生反復説　　(き) 中規模かく乱説

II 群：(a) コンネル　　　(b) ヘッケル　　　(c) ラマルク　　　(d) 木村資生
　　　(e) ダーウィン　　(f) ド フリース　　(g) マーグリス

問 4 表中の各動物は，図の A〜D のどれに相当するか。あてはまるものを 1 つずつ，それぞれ記号で答えよ。

　　また，ヒトと A が 600 万年前に分岐したとするとき，D が，D 以外の動物共通の祖先から分岐したのは ☐ カ ☐ 万年前であり，さらに，この分岐から ☐ キ ☐ 万年後に，C が，C 以外の動物共通の祖先から分岐したと推測される（図参照）。☐ カ ☐，☐ キ ☐ にあてはまる数をそれぞれ整数で答えよ。ただし，2 つの動物が分岐した後の年数は，動物間で異なるアミノ酸の数と比例するものとする。

問 5 ヒトと下記①〜④の生物に共通して存在するタンパク質を，I 群よりすべて選び，それぞれ記号で答えよ。また，ヒトにおいて I 群の各タンパク質にあてはまる記述を，II 群より 2 つずつ選び，それぞれ記号で答えよ。同じ記号を何度用いてもよい。

① 酵母菌　　② 根粒菌　　③ ゾウリムシ　　④ ウサギ

I 群：（あ）ヒストン　　（い）MHC（主要組織適合抗原）　　（う）RNA ポリメラーゼ

II 群：(a) 細胞の核に存在する。
　　　 (b) 細胞の外に分泌される。
　　　 (c) 細胞膜を貫いて存在する。
　　　 (d) 中心体の主要タンパク質である。
　　　 (e) リボソームの主要タンパク質である。
　　　 (f) ヌクレオソームの主要タンパク質である。
　　　 (g) B 細胞の受容体により認識される。
　　　 (h) T 細胞の受容体により認識される。
　　　 (i) RNA のヌクレオチド鎖を 3'→5'の方向に合成する。
　　　 (j) RNA のヌクレオチド鎖を 5'→3'の方向に合成する。

問6 霊長類の分類階級を I 群より 1 つ選び，記号で答えよ。また，このグループの動物に共通してあてはまる記述を II 群よりすべて選び，記号で答えよ。

I 群：（あ）属　　　（い）科　　　（う）目　　　（え）　ア　　　（お）　イ

II 群：（a）外骨格をもつ。

　　　（b）立体視ができる。

　　　（c）旧口動物である。

　　　（d）独立栄養生物である。

　　　（e）2 心房 1 心室である。

　　　（f）直立二足歩行をする。

　　　（g）胎盤を使って発生する。

　　　（h）羊膜に包まれて発生する。

　　　（i）DNA は細胞の核にだけ存在する。

[II]　神経系に関する下記の文章を読み，各問いに答えよ。

　　静止状態の神経細胞（ニューロン）では，細胞の内側は外側に対して電位が　ア　なっている。この電位差は，ナトリウムポンプにより　イ　が細胞外へ，　ウ　が細胞内へそれぞれ輸送されることと，開いた状態にある電位非依存性の　エ　チャネルにより　エ　が細胞外へ流出することにより生じる。ニューロンが刺激を受けると，静止時には閉じていた　オ　チャネルが開き，　オ　が細胞内に流入する。これにより，細胞の内側は外側に対して電位が　カ　なる。　オ　チャネルはすぐに閉じ，遅れて開いた電位依存性の　キ　チャネルにより　キ　が細胞外に流出することで，電位はもとに戻る。このような電位変化を活動電位とよび，活動電位が発生することを興奮という。興奮は軸索に沿って伝わり（伝導），神経終末（軸索の末端）まで達すると，シナプス小胞内の神経伝達物質がシナプス間隙へと放出され，隣接する細胞に受容される。神経伝達物質が興奮性の場合は，受容した細胞の陽イオンチャネルが開き，脱分極に向かう電位が生じる。このような電位変化を興奮性シナプス後電位（EPSP）という。神経伝達物質が抑制性の場合は，受容した細胞の　ク　チャネルが開き，過分極に向かう電位が生じる。このような電位変化を抑制性シナプス後電位（IPSP）という。

　　アメフラシは，背中のえらに続く水管から海水を出し入れすることで呼吸している。この水管に接触刺激を与えると，えら引っ込め反射を起こすが，繰り返し刺激を与えると，次第にえらを引き込まなくなる。このような学習を　ケ　という。このしくみは以下のように説明できる。水管の感覚ニューロンは，えら引っ込め反射に関する運動ニューロンとシナプスを形成している。水管への接触刺激により感覚ニューロンが興奮し，運動ニューロンに EPSP が生じることで，えら引っ込め反射が起こる。しかし，繰り返しこの反応が生じると，感覚ニューロンからの神経伝達物質の放出が減少して運動ニューロンの EPSP が小さくなるため，反応が生じにくくなる。　ケ　を生じた個体に対して，尾部など別の部位に刺激を与えたのち水管を触ると，えら引っ込め反射を再び起こすようになる。これを　コ　という。

問 1　文中の　ア　〜　コ　にあてはまる語句を，以下の(あ)〜(け)より 1 つずつ選び，それぞれ記号で答えよ。同じ記号を何度用いてもよい。

　(あ) 正に　　　(い) 負に　　　(う) 等しく　　　(え) Na⁺　　　(お) K⁺　　　(か) Cl⁻
　(き) 慣れ　　　(く) 脱慣れ　　　(け) 刷込み

問 2　興奮が起こる最小限の刺激の強さをあらわす語句を，漢字 2 文字で答えよ。

問3　下線部の原因として最も適切なものを，以下の(あ)〜(え)より1つ選び，記号で答えよ。

（あ）感覚ニューロンの活動電位の最大値が小さくなる。

（い）感覚ニューロンの神経終末での cAMP の合成が高まる。

（う）感覚ニューロンの神経終末での Ca^{2+} の流入量が減少する。

（え）感覚ニューロンの神経終末とシナプスを形成している介在ニューロンからセロトニンが放出される。

問4　以下の(a)〜(e)の各受容器に対する適刺激を，以下の(あ)〜(け)よりそれぞれ1つずつ選び，記号で答えよ。

(a) コルチ器　　　(b) 半規管　　　(c) 嗅上皮　　　(d) 味覚芽　　　(e) 皮膚の圧点

（あ）可視光　　　（い）からだの傾き　　　（う）からだの回転　　　（え）音波（空気の振動）

（お）空気中の化学物質　　　（か）液体中の化学物質　　　（き）接触による圧力

（く）強い圧力・熱など　　　（け）低い温度

問5　ヒトの屈筋反射について，各問いに答えよ。(1) I 群の語句をすべて用いて反射弓を完成させよ。ただし，(あ)から始めて，左から右へと記号を並べること。(2)この反射弓において，脊髄の腹根を通るものを I 群から1つ選び，記号で答えよ。(3)反射中枢を II 群より1つ，これと同じ部位が反射中枢である反射を III 群より1つ選び，それぞれ記号で答えよ。

I 群：（あ）受容器　　　（い）効果器　　　（う）運動ニューロン　　　（え）感覚ニューロン
　　　（お）介在ニューロン

II 群：（あ）脊髄　　　（い）延髄　　　（う）小脳　　　（え）中脳

III 群：（あ）瞳孔反射　　　（い）唾液分泌　　　（う）膝蓋腱反射

[III]　遺伝子の発現調節と細胞の分化に関する下記の文章を読み，各問いに答えよ。

　表皮には未分化な状態の細胞（未分化細胞）が存在し，その一部は角化細胞へと分化し，ケラ
チンを発現するようになる。細胞が分化する過程では，調節タンパク質によりその標的遺伝子の
発現が抑制または促進されることで，細胞がそれぞれ特有の形や働きをもつようになる。

　転写によりつくられる RNA には，タンパク質に翻訳される mRNA と，tRNA や rRNA のよう
な翻訳されない RNA（非翻訳 RNA）がある。近年，tRNA や rRNA 以外にも多種類の非翻訳 RNA
が見つかり，細胞内でさまざまな働きをしていることがわかってきた。ある種の非翻訳 RNA は，
それ自身と相補的な塩基配列をもつ mRNA の分解を促進または抑制することで，その遺伝子の発
現を調節している。

　非翻訳 RNA と細胞の分化の関連について調べるために，マウス表皮の未分化細胞（MP 細胞）
を用いて，以下の実験を行った。この未分化細胞は，培養液 C で培養すると角化細胞に分化する
が，培養液 D で培養すると未分化のままである。ただし，細胞は実験中は増えたり死んだりせず，
細胞の数は変わらないものとする。また，遺伝子 A からつくられる調節タンパク質 A は，DNA
と結合する領域をもつが，遺伝子 A の角化細胞への分化における役割はわかっていない。

【実験1】　MP 細胞を培養液 C で培養し，発現が変動する RNA を調べたところ，遺伝子 A の mRNA
　　の発現量が培養 3 日後に約 40 倍に増加することがわかった。また，ある非翻訳 RNA（これを
　　非翻訳 RNA-X という）の発現量は減少し，別の非翻訳 RNA（これを非翻訳 RNA-Y という）
　　の発現量は増加していた（図 1）。ケラチン遺伝子の mRNA の発現は，培養 3 日後には検出さ
　　れず，6 日後に検出された。

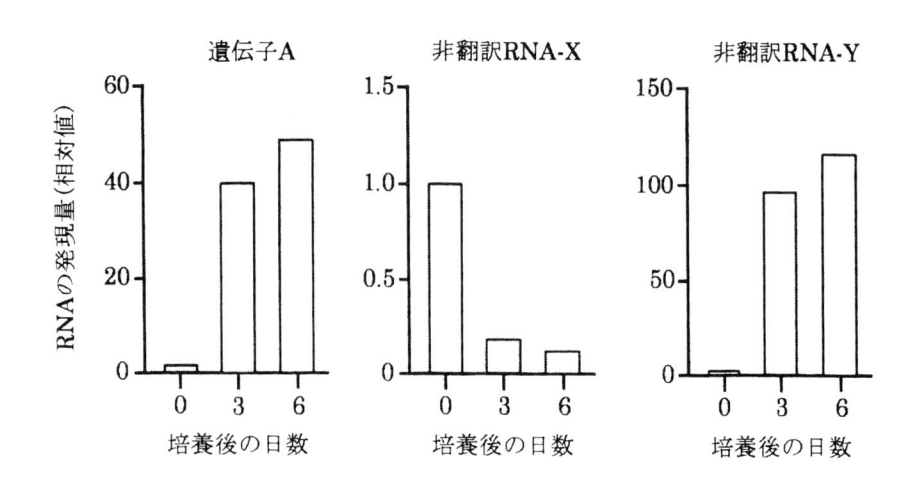

　　図 1　培養 3 日後と 6 日後の RNA の発現変動　培養を開始した日を 0 日後とし，その時
　　の RNA の発現量を 1 とする。

【実験2】　MP 細胞を培養液 D で培養し，培養 3 日後と 6 日後に遺伝子 A の mRNA，非翻訳 RNA-X，非翻訳 RNA-Y の発現量を調べたところ，いずれも変化しなかった。また，ケラチン遺伝子の mRNA の発現は，全培養期間において検出されなかった。

【実験3】　培養液 C に遺伝子 A の発現を抑制する薬剤を加えて MP 細胞を培養したところ，ケラチン遺伝子の mRNA の発現は培養 6 日後でも検出されなかった。

【実験4】　調節タンパク質 A を MP 細胞の核に導入して培養液 D で培養したところ，ケラチン遺伝子の mRNA の発現が培養 6 日後に検出された。一方，DNA と結合する領域を除いた調節タンパク質 A の変異体を MP 細胞の核に導入して培養液 D で培養したところ，ケラチン遺伝子の mRNA の発現は培養 6 日後でも検出されなかった。

【実験5】　培養液 D に非翻訳 RNA-X の発現を抑制する薬剤を加えて，MP 細胞を培養したところ，遺伝子 A の mRNA の発現量は培養 3 日後と 6 日後のどちらも約 5 倍の増加にとどまった。しかし，非翻訳 RNA-Y の発現量は変化しなかった。
　　次に，非翻訳 RNA-Y を常に発現する MP-Y 細胞を作製した。これを培養液 D で培養したところ，遺伝子 A の mRNA の発現量は培養 3 日後と 6 日後のどちらも変化しなかった。ところが，培養液 D に非翻訳 RNA-X の発現を抑制する薬剤を加えて，MP-Y 細胞を培養したところ，遺伝子 A の mRNA の発現量が培養 3 日後に約 40 倍に増加した。

【実験6】　培養液 C に非翻訳 RNA-Y の発現を抑制する薬剤を加えて，MP 細胞を培養したところ，遺伝子 A の mRNA の発現量は培養 3 日後と 6 日後のどちらも約 5 倍の増加にとどまった。非翻訳 RNA-X の発現量は図 1 と同様に減少した。

【実験7】　遺伝子 A と非翻訳 RNA-X および非翻訳 RNA-Y の塩基配列を比較したところ, 非翻訳 RNA-Y のみが遺伝子 A と相補的な塩基配列 (配列 A') をもつことがわかった。そこで, 非翻訳 RNA-Y を 4 つの領域に分けて, 図 2 のように 6 種類の RNA (RNA-Y1～Y6) を人工的に合成した。RNA-Y1～Y6 のいずれかと遺伝子 A の mRNA を試験管内で混和し, 10 分後に結合しているかを調べた。その結果, RNA-Y1, Y2, Y3, Y5 は遺伝子 A の mRNA と結合したが, RNA-Y4 と Y6 は結合しなかった。ただし, この実験では, 配列 A'を含む人工 RNA のみが結合したものとする。

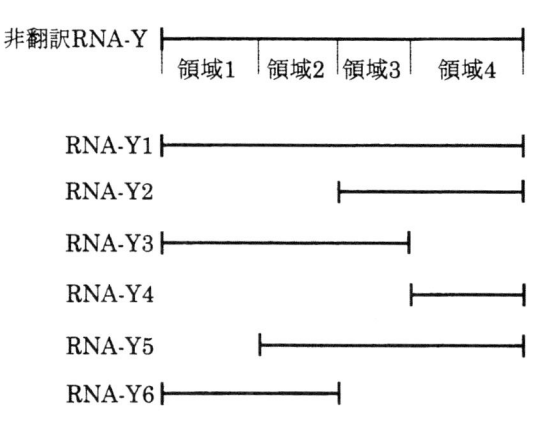

図 2　人工合成した RNA　├───┤ は該当する領域を含むことを示す。

【実験8】　遺伝子 A の mRNA と非翻訳 RNA-X あるいは非翻訳 RNA-Y (図 2 の RNA-Y1) を試験管内で混和し, 3 時間後と 6 時間後に遺伝子 A の mRNA の量を測定した。図 3 は, その結果を示している。

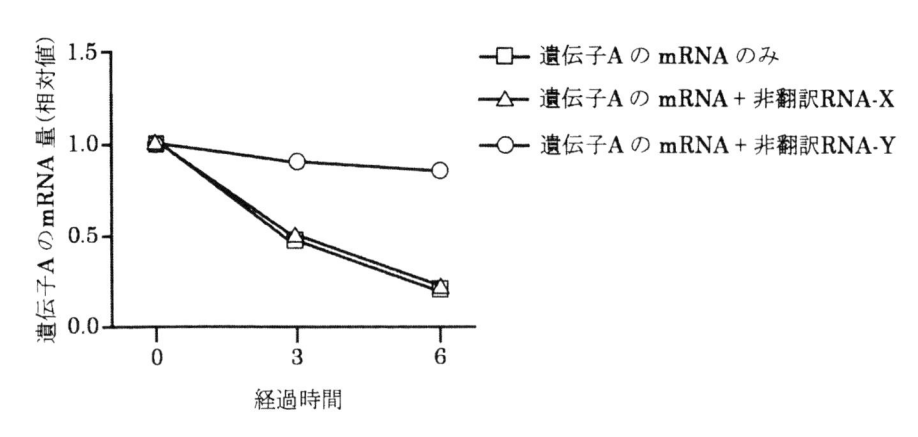

図 3　非翻訳 RNA 混和後の遺伝子 A の mRNA 量

問 1　未分化細胞が角化細胞に分化する過程でどのようなことが起こるか。最も適切なものを以下の(あ)〜(か)より 2 つ選び，記号で答えよ。

(あ)　遺伝子 A の転写が促進される。
(い)　遺伝子 A の転写が抑制される。
(う)　調節タンパク質 A が非翻訳 RNA-X と結合する。
(え)　調節タンパク質 A が非翻訳 RNA-Y と結合する。
(お)　調節タンパク質 A によりケラチン遺伝子が発現するようになる。
(か)　調節タンパク質 A によりケラチン遺伝子が発現しなくなる。

問 2　非翻訳 RNA-X と非翻訳 RNA-Y は，遺伝子 A の発現をそれぞれどのように制御しているか。最も適切なものを以下の(あ)〜(か)より 1 つずつ選び，それぞれ記号で答えよ。同じ記号を用いてもよい。

(あ)　遺伝子 A の転写を促進する。
(い)　遺伝子 A の転写を抑制する。
(う)　遺伝子 A の mRNA の分解を促進する。
(え)　遺伝子 A の mRNA の分解を抑制する。
(お)　調節タンパク質 A の分解を促進する。
(か)　調節タンパク質 A の分解を抑制する。

問 3　非翻訳 RNA-Y の領域 1〜4 のうち，配列 A' を含む領域はどれか。最も適切なものを以下の(あ)〜(か)より 1 つ選び，記号で答えよ。

(あ)　領域 1　　　　(い)　領域 2　　　　(う)　領域 3　　　　(え)　領域 4
(お)　領域 1 と領域 2 と領域 3　　　　(か)　領域 2 と領域 3 と領域 4

問 4　図 2 の RNA-Y2〜Y6 のいずれかと遺伝子 A の mRNA を混和し，実験 8 と同じ実験を行った。RNA-Y2 あるいは RNA-Y3 を用いた場合は下図の折線 P，RNA-Y4 を用いた場合は折線 Q という結果を得た。RNA-Y5 あるいは RNA-Y6 を用いた場合の結果を示すのは，折線 P，Q のどちらか。それぞれ記号で答えよ。同じ記号を用いてもよい。また，それらの結果となった理由を説明せよ。

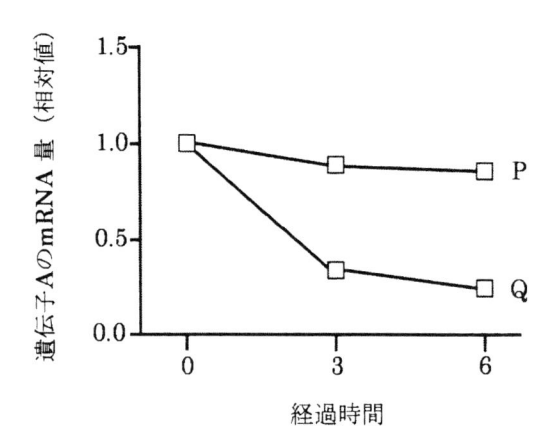

英　語

解答

30年度

I

〔解答〕

1. (d)　2. (c)　3. (a)　4. (b)
5. (d)　6. (a)　7. (b), (c)　8. (a), (c)

〔出題者が求めたポイント〕

1. appoint の名詞形は appointment。
2. diagnosis の動詞形は diagnose。
3. assume の名詞形は assumption、distort の名詞形は distortion、pursue の名詞形は pursuit。
4. pulse, stomach, flood は[ʌ]、shot は[ɑ]。
5. breathe, ingredient, procedure は[iː]、dreadful は[e]。
6. e-co-lo-gy, in-tense, bi-o-lo-gy は第2音節にアクセント。
7. ex-e-cute と vom-it は第1音節にアクセント。
8. fre-quen-cy は第1音節にアクセント、al-ter-na-tive は第2音節にアクセント。

II

〔解答〕

9. d　10. a　11. a　12. b　13. c, d　14. c
15. c　16. c　17. d　18. c　19. a　20. b

〔出題者が求めたポイント〕

9. 選択肢訳
(a) Were it not for ～「もし～がなければ」。
(b) According to ～「～によれば」。
(c) In spite of ～「～にもかかわらず」。
(d) Regardless of ～「～に関係なく」。
10. 選択肢訳
(a) adversely「不利に」。adversely affect ～「～に悪影響を与える」。
(b) positively「前向きに」。
(c) insignificantly「わずかに」。
(d) differentially「差別的に」。
11. 選択肢訳
(a) 平均年齢の範囲は、35歳から45歳の間だった。
(b) 敵は、近距離から発砲を始めた。
(c) この地域は、様々な活動を提供する。
(d) その山脈は、南の国境から北の国境まで伸びている。
12. 選択肢訳
(a) retrieve「回収する」。
(b) contradict「矛盾する」。
(c) subtract「引き算する」。
(d) inhibit「妨げる」。
13. 選択肢訳
(a) 静的ストレッチは筋肉の損傷を防がない。
(b) 静的ストレッチは柔軟性を高めない。
(c) 静的ストレッチは筋力のパワー低下を引き起こしうる。

(d) 静的ストレッチは筋肉の強さを損なうことがある。
14. 選択肢訳
(a) 軽い健康体操をする
(b) 最高の激しさでダッシュする
(c) より遅いペースで走る
(d) 静的ストレッチを行う
15. 第1段階の後、第2段階へと話が進むので、[3]が正解。
16. 設問訳　次のどれが、野球のピッチャーが実際に投げる前のウオーミングアップとして推奨されるか？
(a) 自分のつま先に数秒間触れる姿勢を保つ。
(b) 徐々に重さを増やしながら、バーベルスクワットをする。
(c) 最大の力を使わないでボールを投げながら、他の選手とキャッチボールをする。
(d) 一方の手をもう一方の手でやさしく引っ張り、体の前で交差させる。
17. 設問訳　この記事の最善の表題は何か？
(a) PNF ストレッチの利点
(b) 体操選手向けのストレッチガイド
(c) 静的、動的ストレッチ技術
(d) ストレッチすべきか、すべきでないか？
18. 選択肢訳
(a) derides「あざ笑う」。
(b) stimulates「刺激する」。
(c) mimics「よく似る」。
(d) allocates「割り当てる」。
19. 設問訳　次のどの文に、筆者は最も合意しそうか？
(a) 科学者たちは、まだストレッチの背後にあるメカニズムを特定していない。
(b) PNF ストレッチは筋肉への血流を減らす。
(c) 動的ストレッチは可動域を広げるのに役立つ。
(d) 動的ストレッチは2つの段階から成る。
20. 設問訳　次のどの結論がこの記事から導かれうるか？
(a) ウオーミングアップは運動に必要ない。
(b) 静的ストレッチは、運動の前になされるべきではない。
(c) 運動選手は、自分が最もよく知っているストレッチ技術を用いるべきだ。
(d) 伝統的ストレッチ技術が最も効果的だ。

〔全訳〕

　長年にわたり、運動する前にストレッチをすることはほとんど常識となっている。スポーツの種類に関係なく、静的ストレッチの名で知られることをしながら、床に座って10分ないし20分過ごしている人々をよく見かける。静的ストレッチは、身体の一部を、特定の快適な運動範囲の限界位置まで動かし、次にそれを一定の時間—例えば30秒—保持することによって行われる。このように伸ばすと、緊張した筋肉が緩み、身体部分の可

動(1)範囲が改善される。それゆえ、運動前の静的ストレッチは、より良好なパフォーマンスをもたらし、怪我の可能性を低減すると、長年考えられてきた。

しかし、研究はこれと(2)一致しないようだ。『Scandinavian Journal of Medicine and Science in Sports』誌に掲載された最近の研究は、104 件の先行研究の結果をまとめ、従来のストレッチは、伸ばした筋肉を弱めると結論づけた。特に、筋肉が生み出せる力の合計として定義される「強さ」は約 5.5%、筋肉がすぐに生み出せる力として定義される「パワー」は約 2% 低下する。これは、重量挙げであろうと短距離走であろうと、静的ストレッチの後、パフォーマンスが低下することを意味する。『Journal of Strength and Conditioning』誌に掲載された別の研究は、肩にバーベルをのせてスクワット運動をする、全く健康な若者を調査した。この研究は先行研究を追認し、事前に静的ストレッチを行った場合、平均してバーベル重量 8.3% 減のスクワットになることが確認された。同様に、研究によると、静的ストレッチを行った後、負傷率の低下も見られなかった。このパフォーマンスの低下を引き起こすメカニズムが一体何なのか明らかではないが、静的ストレッチが筋肉を過剰にリラックスさせるため、その後最大限に収縮しなくなる可能性がある。

では、もし普通に行うストレッチのやり方がパフォーマンスに悪影響を及ぼすなら、身体活動を始める前に、仮にやるなら何をすべきなのか？　現在の推奨されているのは、静的ストレッチではなく動的ストレッチを行うことだ。動的ストレッチとは、モビリティドリルと呼ばれることもあり、スポーツにおける動き(3)似たやり方で体を動かすことを意味する。例えば、重いバーベルでスクワットをする準備に、軽いバーベルでスクワットをする。速いスピードで走る準備に、より遅いペースで走る。これは運動に関わる関節を緩め、交感神経系を準備し、筋肉への血流を増加させ、静的ストレッチが引き起こすパフォーマンスの低下を伴うことなく、その後のより激しい活動のために筋肉を準備し、怪我のリスクを減少させる。

動的ストレッチは、運動準備のために筋肉を暖めるのに役立つが、可動域を広げるのには役立たない。どのスポーツでも、パフォーマンスを最大限に引き出し、筋肉の損傷を避けるためには、スポーツに必要な動作を実行するのに十分な可動域が必要だ。例えば、体操選手はそのスポーツにおいて高度の柔軟性が必要であり、静的ストレッチ、特に PNF ストレッチはこれを達成するのに有効だ。ただし、スポーツを実践する直前に行わない限りだが。PNF(固有受容性神経筋促通法)は、2 つ段階を持つ静的ストレッチの一種であり、通常はコーチのような別の人の手助けが必要だ。第 1 段階でコーチは、運動選手の体の部分を、怪我を防ぐために筋肉が自然に収縮する運動範囲における快適な限界まで動かす。この姿勢は、運動選手ができるだけ筋肉をリラックスさせようとする間、30 秒間ほど保持される。例えば、運動選手が仰向けに横たわり、コーチは彼女の足を頭の方に持ち上げる。第 2 段階では、運動選手は自発的に筋肉をできる限り収縮させる。なので、この段階では、コーチは足を所定の位置に保持しながら、彼女は脚の裏側を引き締めて足を床に戻そうとする。この筋肉緊張は数秒間維持される。その後、運動選手はリラックスし、コーチは、可動域が広がった足をさらに少し動かすことができる。このプロセスの背後にある正確なメカニズムも明確には分かっていないが、このストレッチは、体の部位に伸張反射を用いる必要がないということを脳に伝えることで、筋肉をさらに伸ばすことができるようだ。

Ⅲ
〔解答〕
問 1
~ how well students can judge the credibility of ~
問 2
若者はソーシャルメディアに慣れているので、そこにある情報もよく理解していると思われているが、実はそうではないこと。
問 3
(1) 4 つ。
(2) ドナルド・トランプの大統領選出馬を発表する、ひとつは本物のフォックスニュースのアカウント、もうひとつは偽のアカウントの、2 つの Facebook の投稿を学生に見せ、本物であることを示す、青いチェックマークに、学生が気づくかどうかを調べた。
問 4
(1) この研究が始まったのは、大統領選のフェイクニュースが広まった後ではなく、フェイクニュースとその大統領選挙への影響に関する議論が始まるずっと以前のことだったから。
(4) 高校レベルの学生で、本物のアカウントを示す青のチェックマークに気づいた者は全体の 4 分の 1 しかおらず、さらに、30% 以上の生徒が、図表に騙されて偽アカウントを信頼できると主張しているから。

〔出題者が求めたポイント〕
問 1
evaluated の目的語節を作る、how ～ を考え、students can judge the credibility の SVO を見抜く。
問 2
the opposite「その逆」なので、前文の反対の内容をまとめる。
問 3
中学生の評価テストが 2 つ、高校生が 1 つ、大学生が 1 つで、計 4 つになる。
問 4 選択肢訳
(1) この研究が始められたのは、最近の大統領選に関する偽ニュースの報道の広がりについて、研究者たちが心配したから。
(2) この研究は、世論に影響を与える様々な形態のデジタル情報をカバーする計 15 のテストを用いた。
(3) 研究者は、多くの中学生が広告とニュース記事の違いが分からないことを発見した。

(4) 高校レベルの研究結果は、学生がソーシャル・メディアの内容よりも、その情報源により注意を払う傾向にあることを示している。

(5) 大学レベルの評価テストの結果は、学生がネット記事の見た目に容易に欺かれることを示唆している。

〔全訳〕

ソーシャルチャンネルに流れる情報や Google 検索で不意に現れる情報を評価する際に、若くてデジタルに精通しているはずの学生が簡単に騙される可能性があることを、スタンフォード大学教育大学院の研究者による新らたなレポートが発見した。スタンフォード歴史教育グループ（SHEG）が今週発表したこの報告書は、学生がネット上で目にする情報を、悲惨なまでに論理的に考えられないことを示していると著者たちは語る。例えば、学生は、広告をニュース記事と区別したり、情報がどこから来たのかを特定するのに苦労した。SHEG の創設者である Sam Wineburg 教授は、「若者はソーシャルメディアに慣れているので、そこにあるものについても同様に理解していると、多くの人が思い込んでいる」と述べた。「我々の研究はその逆が事実であることを示している」。

研究者は 2015 年 1 月に作業を開始した。それは、フェイクニュースとその大統領選挙への影響に関する最近の議論が始まるずっと以前のことだった。学者たちは、「市民のネットにおける論理的思考」の問題に取り組んだ。というのも、学生がネット情報をどのように評価するかの査定法と、信頼できる情報源と信頼できない情報源の区別に必要なスキルの教授法が、ほとんどなかったからだ。著者たちは、市民問題に関する虚偽情報が、あまりに簡単に拡散し蔓延することによって、民主主義が脅かされていると懸念している。「ネットの信頼性に関する資料の多くは、1999 年には最先端のものだった。以来、とても多くのことが変わったが、多数の学校は過去に止まったままだ」と、一次資料の評価の仕方を学生に教える社会科のカリキュラムを作る、SHEG の指導者 Joel Breakstone は語った。そのカリキュラムは 350 万回ダウンロードされ、いくつかの学区で使用されている。

この新しい報告は、ニュース・リテラシー（ニュースの識別能力）、Facebook や Twitter の情報を判断する学生の能力、ニュースサイト上の読者フォーラムに残されたコメント、ブログの投稿、写真、世論を形成する他のデジタルメッセージをカバーしている。その評価テストは、記事を誰が書いたか、また、情報源が信頼できるかどうかを見抜く能力といった、学生が持つべき重要な理解力を示す。著者たちは、教師、大学の研究者、図書館員、ニュース専門家の専門知識を活用して、中学校、高校、大学の各段階に 5 つずつ、年齢に応じた 15 のテストを作成した。「全てのケースにおいて、あらゆるレベルで、学生の心構えが欠如していることに驚いた」と著者は書いた。

中学校では、様々なツイートや記事の信頼性など、基本的なスキルをテストした。ひとつの評価テストは中学生に、銀行幹部によって書かれ、銀行がスポンサーである、資金計画に関する記事を、なぜ信頼しないか、その理由を説明することを求めた。研究者は、多くの学生が筆者を信じない主な理由として、その記事の執筆者やスポンサーを挙げていないことを発見した。

もうひとつの評価テストで、中学生は Slate のホームページを見ていた。彼らは、あるコンテンツがニュース記事か広告のどちらなのかを特定するよう求められた。学生は、伝統的な広告 ― クーポン付のもの ― をニュース記事とかなり容易に区別することができた。しかし、調査対象の 203 人の学生のうち 80％以上は、「スポンサー付きコンテンツ」という言葉で識別されるネイティブ広告（記事のように見えるネット広告）が本当のニュース記事だと考えた。

高校レベルでは、学生が主要なソーシャルメディアの慣習 ― 例えば、青いチェックマークは、アカウントが Twitter や Facebook で正当なものだと確認されたことを示す ― に精通しているかどうかを検証した。学生は、ドナルド・トランプの大統領選への立候補を発表する 2 つの Facebook の投稿を評価するよう求められた。ひとつは検証済みのフォックスニュースのアカウントからのもので、もうひとつはフォックスニュースに見えるアカウントからのものだった。生徒の 4 分の 1 しか青色のチェックマークの重要性を認識し説明しなかった。生徒の 30％以上が、偽のアカウントの方が、中に含まれるいくつかの重要な図表部分のせいで信頼性が高いと主張した。

大学レベルでの評価テストは、より複雑な推論に焦点を当てた。ひとつの評価テストでは、大学生はサイトの信頼性を評価しなければならなかった。サイトの見栄えの良さ、評判の良い報道機関へのリンク、洗練された「About」ページによって、さほど疑念を抱かせることなく、学生にサイトの内容を信じさせることができることを研究者たちは発見した。

Ⅳ

〔解答〕

問 1

[1] crawling

[2] shown

[3] reacted

[4] evolved

[5] learned

〔全訳〕

近代都市に住むほとんどの人は、危険なクモやヘビに出くわしたことはないが、腕を這いあがるクモを考えただけで嫌な気持ちになるだろう。最近の研究で、幼児たちが、クモ、ヘビ、花、魚の写真を見せられた。幼児たちは、クモとヘビの写真に対しては瞳孔を開いて反応した。このことは、彼らがストレスを感じたことを示している。こうした結果は、クモとヘビに対する恐怖が、子供時代に学習されたのではなく、はるか昔にヒトの中で発達したことを示唆する。

問2

(2), (3), (6), (7), (10)

〔出題者が求めたポイント〕

(2) fresh → freshness
(3) century → centuries
(6) safely → safe
(7) consume → consumers
(10) technologically → technological

〔全訳〕

　食品の安全性、新鮮さ、味、質感、外観などを、維持あるいは改善するために食品に添加される物質は、食品添加物として知られている。食品添加物の中には、塩（ベーコンや乾燥魚などの肉の中）、砂糖（マーマレードの中）、または二酸化硫黄（ワイン中）など、保存のために何世紀にもわたって使用されてきたものがある。

　大規模に食品を作ることは、家庭で作ることは大いに異なるため、非常に様々な食品添加物が食料生産のニーズを満たすために開発されてきた。工場や工業用キッチンから、倉庫や店舗、そして最終的には消費者への輸送中全体において、加工食品を安全かつ良好な状態に維持するために、添加物が必要とされる。

　食品添加物は、植物、動物、または鉱物から得ることができ、あるいは合成することもできる。それは意図的に食物に加えられ、人々がしばしば当然のことと見なしている、特定の技術的目的を果たす。

Ⅴ

〔解答例〕

If I could change one aspect of my personality, I would change my shyness and quietness. The reason I think so is as follows. This is the age of communication, and those who speak a lot are welcome anywhere, and have an edge on those who do not when it comes to getting along in the world. If you are talkative and outgoing, you may be able to win many friends and find good job opportunities, which, I think, will lead to a happy and successful life. Luckily enough, I haven't had much trouble with my taciturn personality so far, but now is the time to reinvent myself to apply to the harsh real world.

【後　期】

Ⅰ

〔解答〕

問1　thing that impedes our cognition is
問2　ある作業から別の作業へ移行しようとするとき、脳が前の作業を完全に忘れ去ることができず、それに対する意識が残るため、次の作業への集中力が妨げられる状況。
問3
(1) Newport
(2) 電話やメールチェックのための時間帯を決め、残りの時間は執筆や研究など、集中力を要する仕事にあてる。
問4
(3) → たとえ短時間でも、集中をそがれるのは、創造的思考を促進するのではなく、妨げる要因だから。
(4) → 注意残余に対するLeroyの対策は小休止を取ることであり、集中のための時間帯を設けるよう主張しているのは、LeroyではなくNewportだから。

〔出題者が求めたポイント〕

問1　関係代名詞のthatを意識し、動詞のimpedesとisを使う場所を特定する。
問2　下線部(1)の次の文と、その後の具体例をまとめる。residue「残余」の説明を盛り込むこと。
問3　第8段落をまとめる。
問4　選択肢訳
(1) 我々の脳が容易に注意散漫になるのは、感覚に入ってくるものを解釈することに自ずと注意を払っているから。→ 第4段落最終文に一致
(2) 集中力を向上させようとして、いわゆる脳訓練ゲームを行うことの効果に対して、最近の研究結果は疑問を投げかけている。→ 第4段落第2文に一致
(3) 何かの作業をしながら短い中断をすることは、創造的思考におけるブレークスルーの瞬間を引き起こす。
(4) Leroyによれば、注意残余の問題は、仕事のスケジュールを整理し、邪魔されない時間を確保することで緩和され得る。
(5) 我々の仕事のパフォーマンスは、同時に複数のことをする衝動を排除し、長時間ひとつの仕事に没頭するならば、改善が期待される。→ 第9段落第1文に一致

〔全訳〕

　人間が脳の10%しか使用しないというのは神話だ。マサチューセッツ工科大学のPicower Institute for Learning and Memoryの神経科学教授であるEarl Miller氏は、「その考えは不正確なだけでなく、意味をなさない」と語る。「ごく単純な行動でさえ、脳の多くが関わっている」。

　しかし、その古い10%の見解は偽りだが、多くの人が、利用することで洞察力と分析力を鋭敏にする、未開発の知的余力を持っていることも事実だ。この余力にアクセスするための鍵は、集中し続けることだ。「私たちの認知を妨げる主なものは注意散漫なのです」。

気を散らすことは脳の集中力の大きな浪費であり、精神からより多くを得る最善の手段のひとつは、中断のない時間という贈り物を自分に与えることだ。

あなたの精神を、運動で強化できる筋肉と見なしなさい。しかし、最新の科学は、「運動」とはアプリベースの頭脳ゲームや「数独」のような活動を意味するのではなく、長時間の中断されない集中のことだと示唆している。簡単に言えば、気を散らす脳は愚かな脳だ。残念なことに、「私たちの脳は、常に私たちの周りで起こっていることに興味があるので、これらを全て無視し、集中し続けるのは非常に難しいのです」。

気を散らすものはいたるところにあり、メールアラート、テキストメッセージ、ソーシャルネットワークのアップデートとして不意に現れる。「人々は集中力を失わずに同時に複数の仕事をこなし、そのチェックを行うことができると思っているが、作業の切り替えによってミスややり直しが発生し、時間の浪費になることを示す研究が数多くある」と Miller は言う。そして、これらの中断のすべてが、より創造的で深遠な洞察の邪魔になるようだ。あなたの脳が注意散漫によって爆撃を受けるとき、「あなたの考えはより浅薄になり、新しいアイデアが出現するところまで道をたどって行けない」。

他の専門家も同意する。ワシントン大学の助教授、Sophie Leroy 氏の研究によれば、作業を切り替えることは、「注意残余」という現象をもたらす可能性がある。あなたが脳にある作業から別の作業へ素早く移行するように頼むと、脳は第 1 の作業をきれいに捨て去り、次の作業へ移動するのに四苦八苦する。「例えば、会議直前までプロジェクトの仕事をしているとしましょう」。と彼女は言う。「私は会議に出席しているかも知れませんが、脳はまだ私が取り組んでいたプロジェクトの結末を見つけようとしているので、そのプロジェクトに関する疑問や反芻が私の集中力を妨げるのです」。

あなたが脳に短時間で実行するよう求める作業が多ければ多いほど、認知の混乱が蓄積し、パフォーマンスが低下する。ジョージタウン大学のコンピューターサイエンス准教授であり、書籍『ディープワーク』の著者である、Calvin Newport 氏は、パフォーマンス低下を現実的な観点から述べている。「ついでに言えば、ほとんどの人は、注意散漫なときには生産性と認知能力が 50％ 低下するようです」と彼は言う。そして、受信トレイやソーシャルメディアのフィードを一瞥するのに、たとえほんの 1 秒しかかからなくても、「こうしたチェックにかかる時間の長さは、注意散漫の度合いと相関しないのです」と Newport は言う。

Newport は、彼の最後の本を書いたときに、この瞬間的チェックが脳のパフォーマンスをいかに低下させるかを実感した。より生産的になるよう、彼は電話やメールをチェックするための時間帯を予定に入れることにし、残りの時間は自分の本や学者としての研究任務に専念することにした。「私は通常業務にはあまり時間が割けなかったはずです。なぜなら、研究をしており、この本の執筆もしていたからです」と彼は言う。「しかし、

私がその年に発表した査読済み論文の数は、2 つの要因のうちのひとつによって増加したのです」。

あなたの焦点を鋭くし、それによってあなたの脳力を強化する最善の方法のひとつは、このような中断のない時間を予定に入れ、あなたにとって重要な認知的作業に集中することだ。「これを行う人々が、自分の生産性が向上したことついて話すのは珍しいことではありません」と Newport 氏は語る。

別の作業に行く前に、ひとつの知的作業を完了することも重要です。「11 時に会議があるなら、ほとんどの人は 10 時 59 分まで働き、その後会議に出かけます」と Leroy は言う。「こうすると、脳は何が達成されたか、何をする必要があるかを把握する時間が持てないので、締めくくりができません」。効果的に次の作業に移行するために、あなたの脳には締めくくりが必要なのです、と彼女は言う。彼女は、あなたの脳が今行った作業を検討するために、知的作業の間にある程度の時間 — たとえ 1、2 分でも — をとることを推奨している。「あなたがどこにいるのか、そして、作業に戻ったときに何をしたいのかを書き留めなさい」。

もうひとつの、単純に聞こえるが、挑戦しがいのある助言は、あなたの人生に退屈を注入することだ。「列に並んでいるとき、スマホを取り出さないこと。そして、どこかで一人座っているなら、スマホ画面を見ないで座っていること」と Newport は言う。我々の多くは、数分以上何かに集中し続けたいなら、こうした小休止が必要だ。「数秒ごとにデバイスから輝く新しい刺激を得ることがなければ、脳は快適であるに違いない」と彼は語る。

Ⅱ
問 1
〔解答〕
[1] descended
[2] explained
[3] limits
[4] arose
[5] passed

〔全訳〕
デンマークの研究者が最近、青い目を持つ全ての人は、1 人の共通祖先の子孫だと判定した。人間の大多数は茶色か緑色の目をしており、茶色と緑色との間の変動は、目の虹彩のメラニン量の変化によって説明される。一方、青い目を持つ人は、虹彩のメラニン生成を制限する遺伝的変異を持つ。青い目では、メラニン量の変動はほとんどなく、これは 6000 年から 1 万年前の 1 人の突然変異から生じたことを示している。論文で研究者が注目したのは、この突然変異が生存にプラスの影響もマイナスの影響も及ぼさなかったこと、そして、そのせいで集団の分派に伝わることができたことだ。

問 2
〔解答〕
(2), (3), (6), (7), (9)
〔出題者が求めたポイント〕
(2) conscious → consciousness
(3) primary → primarily
(6) lose → loss
(7) seriously → serious
(9) psychology → psychological
〔全訳〕
　認知症とは、病気そのものではなく、意識は影響を受けないものの、精神機能の漸進的低下に関連する一連の症状からなる症候群である。それは主に 65 歳以上の人々に起こるが、正常な老化の一部ではない。言語の問題、簡単な計算をすることの困難、性格や行動の変化、記憶喪失など、複数の認知障害が特徴だ。症状が重度で、人の自立や日常活動に支障をきたすような場合は、認知症を発症していると見なされる。それが人に与える影響は、肉体的、心理的、社会的、経済的なものがある。

Ⅲ
〔解答例〕
　I think that people can learn better by themselves. First, in today's world, internet access has made it possible to obtain almost any information about any matters or subjects. As long as you are active enough to search the information you need on the net, you can find the ways to teach yourself. Furthermore, many and varied video clips on the net function as instructors far more informative and up-to-date than the teachers you find at your school. Second, if you learn something from teachers, you have to pay tuition. Quite contrarily, self-teaching will cost you nothing at all.

Ⅳ
〔解答〕
1. c　2. a　3. a　4. b　5. d　6. d　7. a. c　8. a
〔出題者が求めたポイント〕
1. inherit の名詞形は inheritance。
2. choice の動詞形は choose。
3. predict の名詞形は prediction、disturb の名詞形は disturbance、hinder の名詞形は hinderance。
4. wool [u]、その他は[u:]
5. court [ɔ:]、その他は[au]
6. an-xí-e-ty　pri-ór-i-ty　ál-ler-gy　kíd-ney
7. ex-cél　cón-se-quence　in-jéc-tion　nóur-ish-ment
8. si-mul-tá-ne-ous　an-ti-bi-ó-tic　am-bí-gu-ous
　tó-ler-ance

Ⅴ
〔解答〕
9. a　10. c　11. d　12. d　13. d　14. a

15. b　16. d　17. a　18. b　19. b, d　20. c
〔出題者が求めたポイント〕
9. challenges「異議を唱える」。reveals「明らかにする」。advances「前進させる」。confirms「確認する」。
10. prevalent「普及している」。dominant「支配的な」。absent「不在の」。inevitable「避けられない」。
11. cultural「文化の」。biology「生物学」。expose「触れさせる」。familiarity「親しみ」。
12. culture「文化」。cultural「文化の」。biology「生物学」。biological「生物的な」。
13. 選択肢訳
(a) 私は、委員会に対して自分の見解を述べる今回の機会を感謝します。
(b) 彼らは、家の価値が上昇することに何の確信も抱いていない。
(c) 我々は、すぐに行動する必要性を理解している。
(d) 彼女の雇用主は、彼女の能力を十分に評価していない。
14. and its members を関係代名詞で表現するので、whose members が正解。
15. underscores「強調する」。undermines「むしばむ」。emphasizes「強調する」。exaggerates「誇張する」。illustrates「説明する」。
16. buoy「支える」。strengthen「強化する」。cast doubt on「疑う」。conclude that「結論を下す」。support「支える」。
17. so do music tastes. は、music tastes do, too. と同じ意味になる。
18. 挿入文訳「我々の結果は、このことが明確に事実と異なる一例だという、かなり強力な警告を提供している」。
19. 設問訳　この記事に照らして、部族について真である文を全て選べ。
選択肢訳
(a) Tsimane 族は、交響曲よりもポピュラー音楽に価値を置く傾向にある。
(b) Tsimane 族は、西洋文化の影響を最小限にしか受けていない。→ 第 3 段落第 1 文に一致
(c) Tsimane 族の人は、協和音よりも不協和音を好む環境で成長する。
(d) Tsimane 族の人は、ボリビアの遠隔地に住む。→ 第 3 段落第 1 文に一致
20. 設問訳　文中の下線部(4) "The new study" について、次のどれが推論されるか？　真であるものを全て選べ。
選択肢訳
(a) この研究は、西洋音楽に触れた人の間で、なぜ不協和音が協和音よりも好まれるかを明示した。
(b) この研究は、いつ音楽の好みが人間の中に現れるかを最終的に証明した。
(c) この研究は、ほとんどの先行研究よりも強い結論を持っている。→ 第 6 段落第 1 文に一致
(d) この研究は、東洋と西洋の音楽に触れた人が同じ嗜

好を見せることを示した。

〔全訳〕

叫ぶジャスティン・ビーバーのファンと威厳あるベートーヴェンのマニアが共有するものは何か？ 共有するものはほとんどないと主張するかも知れないが、彼らはどちらも、普遍的に好ましいと思われるがゆえに、あらゆるジャンルのミュージシャンが今日まで長年用いてきた、完全5度和音のような特定の音符の組み合わせを評価するように訓練されてきた。

マサチューセッツ工科大教授が共著した、科学雑誌『Nature』上で水曜日に発表された研究によると、和音の音を良いものにするかどうか ─ 科学用語で言うなら、それを協和音や不協和音にするもの ─ は、脳に組み込まれた生来の嗜好ではない。むしろ、我々の好みは、我々が触れている音楽によって形成されると、研究の著者 Josh McDermott は語った。ほとんどの人がポピュラー音楽や交響曲などの西洋音楽に触れているため、音楽の音を心地よく聞こえさせる、共通の普遍的基準が存在していると誤って思い込んでいる。

この理論を検証するために、McDermott と共著者であるブランダイス大学の人類学者である Ricardo Godoy が、飛行機、バス、そしてカヌーを乗り継いで、その成員が西洋音楽にほとんど触れたことのないボリビアのアマゾンにチマネ族を訪問した。研究者たちは、古典的に調子はずれの和音、例えば、憂うつな感じを奏でる D♯と E の短調2度とともに、完全5度の B と F♯といった、古典的に調和のとれた和音を演奏した。

彼らが驚いたことに、部族の成員はどちらの和音も同じように好しいと評価した。言い換えると、特定のタイプの音楽に対する生来の嗜好と思われたものは、全くそうではないのだ。「人々が受け入れようと思う以上に、文化ごとの違いがはるかに大きい可能性を提起している」と McDermott 氏は語った。「そしてこのことは、音楽の本質を本当に理解したいならば、他文化の音楽に目を向けることが重要だということを強く強調している」。「西洋音楽において重要な構造こそが正に重要なのだ、以上終わり、と決めてかかる傾向がしばしばある」と彼は語った。「我々の結果は、このことが明確に事実と異なる一例だという、かなり強力な警告を提供している」。

McDermott 氏は、結果は驚くべきものだと語った。なぜなら科学界は長年にわたり、音楽の嗜好が生来的なものに根差すとの仮説を立てていたからだ。彼と Godoy の発見は、これまで音楽の好みは文化が作るということを主張してきた、ミュージシャンや作曲家など、あまり科学的とは言えないグループの理論を支持している。

この新しい研究は、協和音と不協和音の問題に関するこれまでで最も決定的なもののひとつだと McDermott は述べているが、多くの疑問が残る。例えば、何歳のときにこれら学習された嗜好が現れ始めるのか、また、東洋の音楽に触れた人が同じ嗜好を示すかどうか、彼は知らない。実際、Godoy は、西洋音楽に触れた人々がなぜ協和音を好むのかさえ分からない ─ ただ彼らが好むということだけが分かっているのだ、と語った。

しかし、Tsimane 族のような別グループを見つけて後継研究を行うのは難しいかもしれない。McDermott 氏は、「40年前、欧米の音楽がインターネットを介して世界を乗っ取る前なら、ずっと簡単だったでしょう」と語った。「西洋音楽にあまり触れない人を見つけるのはかなり難しくなっています。どこにでもあるからです」。「良い実験を行うことに焦点を当て、それが永遠に消滅する前に、これらの社会が音をどのように解釈しているのかについて、より良いデータを得ることに焦点を当てる必要があります」。と Godoy はより厳しい言葉で語った。

しかし、部族や人々が進化するにつれて、音楽の好みも変化する。音楽認知を学んだバークリー音楽大学の准教授である Susan rogers によると、この発見は、音楽の嗜好がいかに流動的であるかを実証する。何千年もの時間をかけて、人間は協和音を美しいと思うようになってきたが、「それは別の方向に進む可能性もある」と彼女は語った。「音楽は絶えず進化し続けている。我々は常に実験している。未来の世代は、今日我々が思うほど協和音と不協和音の違いに意味を見出さないかも知れません」。

要旨

最近の研究は、音楽における人間の好みに関する長年の理論の一部に異論を唱えている。ある研究で研究者は、Tsimane 族の間では協和音に対する嗜好がないことを発見した。これは、音楽の好みが、生来的なものではなく、親しみに由来することを示唆しているようだ。

数　学

解答 30年度

I

〔解答〕

他の解は，-2，-8，$p=24$，$q=64$

〔出題者が求めたポイント〕

高次方程式

$x^3+ax^2+bx+c=0$ の解を α，β，γ とすると，

$\alpha+\beta+\gamma=-a$，$\alpha\beta+\beta\gamma+\gamma\alpha=b$

$\alpha\beta\gamma=-c$

α，β，γ が等比数列のとき，$\beta=r\alpha$，$\gamma=r^2\alpha$

4 が α のとき実数 r が存在しないことを確認して，

（γ が 4 のときも含まれる。r が逆数になる。）

β が 4 として，r，α，γ を求める。

〔解答のプロセス〕

$x^3+6x^2-px-q=0$　解を α，β，γ とする。

$\alpha+\beta+\gamma=-6$，$\alpha\beta+\beta\gamma+\gamma\alpha=-p$

$\alpha\beta\gamma=q$

α，β，γ が等比数列なので，r を公比として，

① 4，$4r$，$4r^2$ とする。

$4+4r+4r^2=-6$　より　$4r^2+4r+10=0$

$D=4^2-4\times4\times10=-144<0$

よって，実数 r は存在しない。

② $4r^{-1}$，4，$4r$ とする。

$4r^{-1}+4+4r=-6$　より　$4+10r+4r^2=0$

$2(2r+1)(r+2)=0$

$r=-\dfrac{1}{2}$　のとき，他の解は，-8，-2

$r=-2$　のとき，他の解は，-2，-8

従って，他の 2 つの解は，-2，-8

$p=-\{(-2)\cdot4+4\cdot(-8)+(-8)\cdot(-2)\}=24$

$q=(-2)\cdot4\cdot(-8)=64$

II

〔解答〕

問 1　$S=\dfrac{1}{2}|(a-b)(b-c)(c-a)|$

問 2　最大値　15，最小値　1

問 3　$\dfrac{2}{5}$

〔出題者が求めたポイント〕

平面図形と式，確率

問 1　$A(x_1,\ y_1)$，$B(x_2,\ y_2)$ とするとき，

$AB=\sqrt{(x_2-x_1)^2+(y_2-y_1)^2}$

直線 $AB:y=\dfrac{y_2-y_1}{x_2-x_1}(x-x_1)+y_1$

直線 $ax+by+c=0$ と　$(x_0,\ y_0)$ との距離は

$\dfrac{|ax_0+by_0+c|}{\sqrt{a^2+b^2}}$

S は底辺を AB，高さは直線 AB と点 C との距離で求める。

問 2・問 3

全部で ${}_6C_3=20$ 通りなので表にするとよい。

〔解答のプロセス〕

問 1　$AB=\sqrt{(b-a)^2+(b^2-a^2)^2}$

$=|b-a|\sqrt{1+(b+a)^2}$

直線 $AB:y=\dfrac{b^2-a^2}{b-a}(x-a)+a^2$

よって，$y=(b+a)x-ab$

$(b+a)x-y-ab=0$ と $(c,\ c^2)$ との距離は，

$\dfrac{|(b+a)c-c^2-ab|}{\sqrt{1+(b+a)^2}}=\dfrac{|c^2-(b+a)c+ab|}{\sqrt{1+(b+a)^2}}$

$=\dfrac{|(c-a)(c-b)|}{\sqrt{1+(b+a)^2}}$

$S=\dfrac{1}{2}|(b-a)|\sqrt{1+(b+a)^2}\dfrac{|(c-a)(c-b)|}{\sqrt{1+(b+a)^2}}$

$=\dfrac{1}{2}|(a-b)(b-c)(c-a)|$

問 2・問 3　$a<b<c$ とする。

a	b	c	$\|a-b\|$	$\|b-c\|$	$\|c-a\|$	S	
1	2	3	1	1	2	1	
1	2	4	1	2	3	3	
1	2	5	1	3	4	6	○
1	2	6	1	4	5	10	○
1	3	4	2	1	3	3	
1	3	5	2	2	4	8	○
1	3	6	2	3	5	15	
1	4	5	3	1	4	6	○
1	4	6	3	2	5	15	
1	5	6	4	1	5	10	○
2	3	4	1	1	2	1	
2	3	5	1	2	3	3	
2	3	6	1	3	4	6	○
2	4	5	2	1	3	3	
2	4	6	2	2	4	8	○
2	5	6	3	1	4	6	○
3	4	5	1	1	2	1	
3	4	6	1	2	3	3	
3	5	6	2	1	3	3	
4	5	6	1	1	2	1	

問 2　S の最大値は 15，　最小値は 1

問 3　表の右側○印は S が偶数のもの，8 通り

従って，$\dfrac{8}{{}_6C_3}=\dfrac{8}{20}=\dfrac{2}{5}$

III

〔解答〕

$f(x)=\dfrac{1}{2}(x^2+2x+3)\log(x+1)-\dfrac{3}{4}x^2-\dfrac{1}{2}x$

〔出題者が求めたポイント〕

微分法，積分法

$f(x) = \log(x+1) + y$ とおく。

$y = \int_0^x f(x-t)\sin t\,dt$ となるので，$x-t=u$ とする。

$\sin(\alpha-\beta) = \sin\alpha\cos\beta - \sin\beta\cos\alpha$

$\dfrac{d}{dx}\left\{\int_0^x f(u)g(u)du\right\} = f(x)g(x)$

を利用して，y'，y'' を求めると y'' は x についての関数となるので，積分で y'，y と求める。

$\int g'(x)f(x)dx = g(x)f(x) - \int g(x)f'(x)dx$

$x+1=t$ として積分するとよい。

〔解答のプロセス〕

$f(x) = \log(x+1) + y$ とする。

$y = \int_0^x f(x-t)\sin t\,dt$

$x-t=u$ とおく。 $t=0 \longrightarrow x$，$u=x \longrightarrow 0$

$t=x-u$ より $1 = -\dfrac{du}{dt}$ $\therefore$ $dt = -du$

$y = \int_x^0 f(u)\sin(x-u)(-du)$

$\quad = \int_0^x f(u)(\sin x\cos u - \sin u\cos x)du$

$\quad = \sin x\int_0^x f(u)\cos u\,du - \cos x\int_0^x f(u)\sin u\,du$

$y' = \cos x\int_0^x f(u)\cos u\,du + \sin x\{f(x)\cos x\}$

$\qquad\qquad + \sin x\int_0^x f(u)\sin u\,du - \cos x\{f(x)\sin x\}$

$\quad = \cos x\int_0^x f(u)\cos u\,du + \sin x\int_0^x f(u)\sin u\,du$

$y'' = -\sin x\int_0^x f(u)\cos u\,du + \cos x\{f(x)\cos x\}$

$\qquad\qquad + \cos x\int_0^x f(u)\sin u\,du + \sin x\{f(x)\sin x\}$

$\quad = -\left\{\sin x\int_0^x f(u)\cos u\,du - \cos x\int_0^x f(u)\sin u\,du\right\}$

$\qquad\qquad\qquad + f(x)(\cos^2 x + \sin^2 x)$

$\quad = -y + f(x)$

よって，$y'' = -y + \log(x+1) + y = \log(x+1)$

ここで，$x+1=s$ とおく。$y'' = \log s$

$y' = s\log s - \int s\cdot\dfrac{1}{s}ds = s\log s - s + C_1$

$y' = (x+1)\log(x+1) - (x+1) + C_1$

$x=0$ のとき，$y'=0$ より $-1 + C_1 = 0$

よって，$C_1 = 1$

$y' = (x+1)\log(x+1) - x$

$y' = s\log s - s + 1$

$y = \dfrac{1}{2}s^2\log s - \int\dfrac{1}{2}s^2\dfrac{1}{s}ds - \dfrac{1}{2}s^2 + s + C_2$

$y = \dfrac{1}{2}s^2\log s - \dfrac{3}{4}s^2 + s + C_2$

$y = \dfrac{1}{2}(x+1)^2\log(x+1) - \dfrac{3}{4}(x+1)^2 + x + 1 + C_2$

$\quad = \dfrac{1}{2}(x+1)^2\log(x+1) - \dfrac{3}{4}x^2 - \dfrac{1}{2}x + \dfrac{1}{4} + C_2$

$x=0$ のとき，$y=0$ なので，$\dfrac{1}{4} + C_2 = 0$

従って，$f(x) = \log(x+1) + y$ より

$f(x) = \dfrac{1}{2}(x^2 + 2x + 3)\log(x+1) - \dfrac{3}{4}x^2 - \dfrac{1}{2}x$

Ⅳ

〔解答〕

問1 $|z-1| = 1$，解答のプロセス参照

問2 S の最大値 $\dfrac{5\sqrt{15}}{32}$，$z = \dfrac{5}{4} \pm \dfrac{\sqrt{15}}{4}i$

〔出題者が求めたポイント〕

複素数，平面図形と式

問1 $z = x + yi$ としたとき，$|z|^2 - 2z = a + bi$ となるとき，$a=0$ のとき w は純虚数となる。

問2 $A\left(\dfrac{5}{6}\right)$，$B(z)$，$C(z^2)$ として，$z = x + yi$ となるとき，x，y を三角関数で表わす。

$z^2 = u + vi$ となるとき

$A\left(\dfrac{5}{6},\ 0\right)$，$B(x,\ y)$，$C(u,\ v)$ で S の求め方は，

〔Ⅱ〕の問1と同じである。

S を θ で微分して増減表をつくる。

$0 \le \theta \le \pi$ で考えればよい。

〔解答のプロセス〕

問1 $z = x + yi$ とする。

$|z|^2 - 2z$

$= (x+yi)(x-yi) - 2(x+yi)$

$= x^2 + y^2 - 2x - 2yi$

よって，

$x^2 + y^2 - 2x = 0$ より $(x-1)^2 + y^2 = 1$

複素数で表わすと $|z-1| = 1$

分母が0のときは除くので，$y=0$ で $x(x-2) = 0$

従って，$(0,\ 0)$，$(2,\ 0)$ は除く。次図

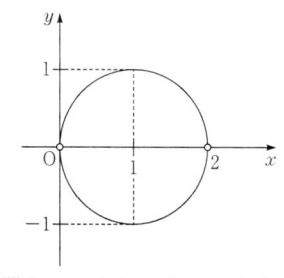

問2 $x = 1 + \cos\theta$，$y = \sin\theta$ とする。

$z = (1 + \cos\theta) + i\sin\theta$

$z^2 = (1+\cos\theta)^2 - \sin^2\theta + 2\sin\theta(1+\cos\theta)i$

$$= 2\cos\theta + 2\cos^2\theta + 2\sin\theta(1+\cos\theta)i$$

$A\left(\dfrac{5}{6},\ 0\right),\ \ B(1+\cos\theta,\ \sin\theta)$

$C(2\cos\theta+2\cos^2\theta,\ 2\sin\theta(1+\cos\theta))$　とする。

$$AB = \sqrt{\left(1+\cos\theta-\dfrac{5}{6}\right)^2 + (\sin\theta-0)^2}$$

$$= \sqrt{\dfrac{37}{36}+\dfrac{1}{3}\cos\theta}$$

直線 AB の方程式は，

$$y = \dfrac{\sin\theta}{1+\cos\theta-\dfrac{5}{6}}\left(x-\dfrac{5}{6}\right) = \dfrac{\sin\theta}{\dfrac{1}{6}+\cos\theta}\left(x-\dfrac{5}{6}\right)$$

よって，$x\sin\theta - \left(\dfrac{1}{6}+\cos\theta\right)y - \dfrac{5}{6}\sin\theta = 0$

直線 AB と点 C との距離 d を $d = \dfrac{d_1}{d_2}$ とすると，

$$d_1 = \Big|\sin\theta(2\cos\theta+2\cos^2\theta)$$
$$\qquad -\left(\dfrac{1}{6}+\cos\theta\right)2\sin\theta(1+\cos\theta) - \dfrac{5}{6}\sin\theta\Big|$$

$$= \left|\sin\theta\left(-\dfrac{1}{3}\cos\theta-\dfrac{7}{6}\right)\right|$$

$$= \dfrac{1}{6}\left|\sin\theta(2\cos\theta+7)\right|$$

$$d_2 = \sqrt{\sin^2\theta+\left(\dfrac{1}{6}+\cos\theta\right)^2} = \sqrt{\dfrac{37}{36}+\dfrac{1}{3}\cos\theta}$$

$$S = \dfrac{1}{2}\sqrt{\dfrac{37}{36}+\dfrac{1}{3}\cos\theta}\,\dfrac{\dfrac{1}{6}\left|\sin\theta(2\cos\theta+7)\right|}{\sqrt{\dfrac{37}{36}+\dfrac{1}{3}\cos\theta}}$$

$$= \dfrac{1}{12}|\sin\theta|(2\cos\theta+7)$$

図形 C は x 軸について対称なので，最大値を求めるので，$0<\theta<\pi$ で考えてもよい，$\sin\theta>0$

$$S = \dfrac{1}{12}\sin\theta(2\cos\theta+7)$$

$$\dfrac{dS}{d\theta} = \dfrac{1}{12}\{\cos\theta(2\cos\theta+7)-\sin\theta\cdot2\sin\theta\}$$

$$= \dfrac{1}{12}(4\cos^2\theta+7\cos\theta-2)$$

$$= \dfrac{1}{12}(4\cos\theta-1)(\cos\theta+2)$$

$\cos\theta = \dfrac{1}{4}$　となる $0\leqq\theta\leqq\pi$ を，$\theta=\alpha$ とする。

θ	0	$\cdots$	α	$\cdots$	π
$\cos\theta$	1	↘	$\dfrac{1}{4}$	↘	-1
$\dfrac{dS}{d\theta}$		$+$	0	$-$	
S		↗		↘	

α のとき，S は最大となる。

$$\cos\alpha = \dfrac{1}{4},\ \ \sin\alpha = \sqrt{1-\left(\dfrac{1}{4}\right)^2} = \dfrac{\sqrt{15}}{4}$$

S の最大値は，$\dfrac{1}{12}\dfrac{\sqrt{15}}{4}\left(2\cdot\dfrac{1}{4}+7\right) = \dfrac{5}{32}\sqrt{15}$

この値になるのは，$0\leqq\theta<2\pi$ では，α のときと

$\cos\theta = \dfrac{1}{4},\ \ \sin\theta = -\dfrac{\sqrt{15}}{4}$ のときも同じなので，

$$z = \left(1+\dfrac{1}{4}\right)\pm\dfrac{\sqrt{15}}{4}i = \dfrac{5}{4}\pm\dfrac{\sqrt{15}}{4}i$$

Ⅴ

〔解答〕

問1　$2-\sqrt{3} < l < 2+\sqrt{3}$

問2　$s = \dfrac{1}{4l-1}$，$t = \dfrac{1}{15-4l}$

問3　$u = \dfrac{4}{15}l$，$v = \dfrac{16-4l}{15}$

問4　$l = \dfrac{4\pm\sqrt{10}}{2}$

〔出題者が求めたポイント〕

平面ベクトル

問1　長軸を x 軸とする。

楕円を $\dfrac{x^2}{a^2}+\dfrac{y^2}{b^2}=1$ とすると，$2a=4$

$c^2 = a^2-b^2$　で，$2c = 2\sqrt{3}$

P$(p,\ q)$，A$(-c,\ 0)$，B$(c,\ 0)$ とし，l を p で表わし，$-2<p<2$ から l の範囲を求める。

問2　直線 PA を求め，C と連立方程式で Q の x 座標を求める w_1 とする。$(p,\ 0)$ を P$'$，$(w_1,\ 0)$ を Q$'$ とすると $\triangle$PAP$'\backsim$QAQ$'$ より，$s = \dfrac{Q'A}{AP'} = \dfrac{-c+w_1}{p+c}$

直線 PB を求め，C と連立方程式で R の x 座標を求める w_2 とする。$(w_2,\ 0)$ を R$'$ とすると，

$\triangle$PBP$'\backsim$RBR$'$ より，$t = \dfrac{BR'}{P'B} = \dfrac{w_2-c}{c-p}$

問3　$\overrightarrow{QS} = m\overrightarrow{QB}$，$\overrightarrow{RS} = n\overrightarrow{RA}$ とし，$\overrightarrow{PS} = \overrightarrow{PQ}+m\overrightarrow{QB}$，$\overrightarrow{PS} = \overrightarrow{PR}+n\overrightarrow{RA}$ の両方から $\overrightarrow{PS}$ を $\vec{a},\vec{b}$ で表わし，$\vec{a},\vec{b}$ の係数から m 又は n を l で表わす。

問4　頂点が同じで，底辺が同一直線上にあり長さが $k:l$ の比になっているとき（右図），それぞれの三角形の面積の比は $k:l$ である。
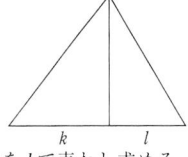
$\triangle$PAB の面積を T とし，$T_1,\ T_2$ を l で表わし求める。

〔解答のプロセス〕

楕円 C の中心を原点，長軸を x 軸にとる。

C と x 軸の交点は長さが 4 より $(-2,\ 0)$，$(2,\ 0)$，焦点は長さが $2\sqrt{3}$ より　A$(-\sqrt{3},\ 0)$，B$(\sqrt{3},\ 0)$

$2^2-\sqrt{3}^2=1^2$ より C と y 軸との交点は，$(0,\ -1)$，

$(0,\ 1)$ であるから C の方程式は，$\dfrac{x^2}{4}+y^2=1$

P$(p,\ q)$ とする。$\dfrac{p^2}{4}+q^2=1$　$(-2<p<2)$

問1　$l^2=(p+\sqrt{3})^2+q^2=(p+\sqrt{3})^2+1-\dfrac{p^2}{4}$

$\qquad =\dfrac{3}{4}p^2+2\sqrt{3}\,p+4=\left(\dfrac{\sqrt{3}}{2}p+2\right)^2$

$l>0,\ \dfrac{\sqrt{3}}{2}p+2>0$　より　$l=\dfrac{\sqrt{3}}{2}p+2$

$p=\dfrac{2l-4}{\sqrt{3}}$　だから，$-2<\dfrac{2l-4}{\sqrt{3}}<2$

従って，$2-\sqrt{3}<l<2+\sqrt{3}$

問2　直線 PA の方程式は，$y=\dfrac{q}{p+\sqrt{3}}(x+\sqrt{3})$

点 Q の x 座標は，

$\dfrac{x^2}{4}+\dfrac{1}{(p+\sqrt{3})^2}\left(1-\dfrac{p^2}{4}\right)(x+\sqrt{3})^2=1$

$(p+\sqrt{3})^2x^2+(4-p^2)(x+\sqrt{3})^2=4(p+\sqrt{3})^2$

$(7+2\sqrt{3}\,p)x^2+(8\sqrt{3}-2\sqrt{3}\,p^2)x-7p^2-8\sqrt{3}\,p=0$

$(x-p)\{(7+2\sqrt{3}\,p)x+8\sqrt{3}+7p\}=0$

$x=-\dfrac{7p+8\sqrt{3}}{2\sqrt{3}\,p+7}=-\dfrac{7\,\dfrac{2l-4}{\sqrt{3}}+8\sqrt{3}}{2\sqrt{3}\,\dfrac{2l-4}{\sqrt{3}}+7}$

$\quad =-\dfrac{14l-28+24}{\sqrt{3}\,(4l-8+7)}=\dfrac{-14l+4}{(4l-1)\sqrt{3}}$

AP：AQ $=p-(-\sqrt{3})：-\sqrt{3}-\dfrac{-14l+4}{(4l-1)\sqrt{3}}$

である。

$p+\sqrt{3}=\dfrac{2l-4}{\sqrt{3}}+\sqrt{3}=\dfrac{2l-1}{\sqrt{3}}$

$-\sqrt{3}-\dfrac{-14l+4}{(4l-1)\sqrt{3}}=\dfrac{2l-1}{(4l-1)\sqrt{3}}$

$s=\dfrac{\text{AQ}}{\text{AP}}=\dfrac{\dfrac{2l-1}{(4l-1)\sqrt{3}}}{\dfrac{2l-1}{\sqrt{3}}}=\dfrac{1}{4l-1}$

直線 PB の方程式は，$y=\dfrac{q}{p-\sqrt{3}}(x-\sqrt{3})$

点 R の x 座標は，

$\dfrac{x^2}{4}+\dfrac{1}{(p-\sqrt{3})^2}\left(1-\dfrac{p^2}{4}\right)(x-\sqrt{3})^2=1$

$(p-\sqrt{3})^2x^2+(4-p^2)(x-\sqrt{3})^2=4(p-\sqrt{3})^2$

$(7-2\sqrt{3}\,p)x^2+(-8\sqrt{3}+2\sqrt{3}\,p^2)x-7p^2+8\sqrt{3}\,p$
$=0$

$(x-p)\{(7-2\sqrt{3}\,p)x-8\sqrt{3}+7p\}=0$

$x=\dfrac{8\sqrt{3}-7p}{7-2\sqrt{3}\,p}=\dfrac{8\sqrt{3}-7\,\dfrac{2l-4}{\sqrt{3}}}{7-2\sqrt{3}\,\dfrac{2l-4}{\sqrt{3}}}$

$\quad =\dfrac{24-14l+28}{\sqrt{3}\,(7-4l+8)}=\dfrac{14l-52}{(4l-15)\sqrt{3}}$

BP：BR $=\sqrt{3}-p：\dfrac{14l-52}{(4l-15)\sqrt{3}}-\sqrt{3}$　である。

$\sqrt{3}-p=\sqrt{3}-\dfrac{2l-4}{\sqrt{3}}=\dfrac{-2l+7}{\sqrt{3}}=\dfrac{-(2l-7)}{\sqrt{3}}$

$\dfrac{14l-52}{(4l-15)\sqrt{3}}-\sqrt{3}=\dfrac{2l-7}{(4l-15)\sqrt{3}}$

$t=\dfrac{\text{BR}}{\text{BP}}=\dfrac{\dfrac{2l-7}{(4l-15)\sqrt{3}}}{\dfrac{-(2l-7)}{\sqrt{3}}}=\dfrac{1}{15-4l}$

問3　よって，$\overrightarrow{\text{PQ}}=\dfrac{4l}{4l-1}\vec{a},\ \overrightarrow{\text{PR}}=\dfrac{16-4l}{15-4l}\vec{b}$

$\overrightarrow{\text{QS}}=m\overrightarrow{\text{QB}},\ \overrightarrow{\text{RS}}=n\overrightarrow{\text{RA}}$ とする。

$\overrightarrow{\text{PS}}=\overrightarrow{\text{PQ}}+m\overrightarrow{\text{QB}}=(1-m)\overrightarrow{\text{PQ}}+m\overrightarrow{\text{PB}}$

$\qquad =(1-m)\dfrac{4l}{4l-1}\vec{a}+m\vec{b}$

$\overrightarrow{\text{PS}}=\overrightarrow{\text{PR}}+n\overrightarrow{\text{RA}}=(1-n)\overrightarrow{\text{PR}}+n\overrightarrow{\text{PA}}$

$\qquad =n\vec{a}+(1-n)\dfrac{16-4l}{15-4l}\vec{b}$

$\vec{a}\times\vec{b}$ なので，

$(1-m)\dfrac{4l}{4l-1}=n,\ m=(1-n)\dfrac{16-4l}{15-4l}$

$m=\left(1-\dfrac{4l}{4l-1}+\dfrac{4l}{4l-1}m\right)\dfrac{16-4l}{15-4l}$

$\left(\dfrac{15-4l}{16-4l}-\dfrac{4l}{4l-1}\right)m=1-\dfrac{4l}{4l-1}$

$-\dfrac{15}{(16-4l)(4l-1)}m=-\dfrac{1}{4l-1}$

よって，$m=\dfrac{16-4l}{15}$　$\therefore\ v=\dfrac{16-4l}{15}$

$(n=)\ u=\left(1-\dfrac{16-4l}{15}\right)\left(\dfrac{4l}{4l-1}\right)=\dfrac{4}{15}l$

問4　$\triangle$XYZ を三角形 XYZ の面積を表わすとする。

$\triangle$PAB $=T$ とする。$\triangle$QAB $=sT$

$\triangle$QAS $=msT,\ \triangle$SAB $=(1-m)sT$

$\triangle$PBQ $=T+sT=(1+s)T$

$\triangle$BRQ $=t(1+s)T,\ \triangle$SQR $=mt(1+s)T$

$T_1=(1-m)sT$

$\quad =\left(1-\dfrac{16-4l}{15}\right)\left(\dfrac{1}{4l-1}\right)T=\dfrac{1}{15}T$

$T_2=mt(1+s)T$

$\quad =\dfrac{16-4l}{15}\cdot\dfrac{1}{15-4l}\cdot\dfrac{4l}{4l-1}T$

$8\cdot\dfrac{1}{15}T=3\cdot\dfrac{4l(16-4l)}{15(15-4l)(4l-1)}T$

$(15-4l)(4l-1)=6l(4-l)$

$10l^2-40l+15=0$　より　$2l^2-8l+3=0$

従って，$l=\dfrac{4\pm\sqrt{10}}{2}$

$$\boxed{\text{後 期}}$$

$\boxed{\text{I}}$

〔解答〕

$a=1$, $b=6$, $c=1$, $N=188$

〔出題者が求めたポイント〕

n 進法，整数

N が $abc_{(n)}$ で表わされるとき，

$N=an^2+bn+c$

$nx=my$ のとき，n と m が互いに素ならば，

x は m の倍数であり，y は n の倍数である。

〔解答のプロセス〕

$N=a\times11^2+b\times11+c=121a+11b+c$

$N=c\times13^2+a\times13+b=169c+13a+b$

$121a+11b+c=169c+13a+b$

$108a+10b-168c=0$

$54a+5b-84c=0$ より $5b=6(14c-9a)$

b は 6 の倍数で，$1\leqq b\leqq9$ より $b=6$

$14c-9a=5$ より $5c+4=9(a-c+1)$

$5c+4$ は 9 の倍数，$5c+4=9k_1$

$5(c-k_1+1)=4k_1+1$ $4k_1+1$ は 5 の倍数

$4k_1+1=5k_2$ $4(k_1-k_2)=k_2-1$

k_2-1 は 4 の倍数 $k_2-1=4m$

$k_2=4m+1$, $4k_1+1=20m+5$

$k_1=5m+1$, $5c+4=45m+9$

$c=9m+1$, $1\leqq c\leqq9$ より $c=1$

$14-9a=5$ より $a=1$

$N=121+66+1=188$

$\boxed{\text{II}}$

〔解答〕

問1 $P(2\sqrt{3}, 1, 2\sqrt{2})$

問2 $\overrightarrow{BH}=(2\sqrt{3}-6, 2\sqrt{3}-2, 2\sqrt{6}-2\sqrt{2})$

問3 $\overrightarrow{PQ}=(2\sqrt{3}-6, -2\sqrt{3}-6, 4\sqrt{6})$

問4 $\cos\angle BPQ=\dfrac{\sqrt{3}}{2}$

〔出題者が求めたポイント〕

空間ベクトル

問1 $A(x_1, y_1, z_1)$，$B(x_2, y_2, z_2)$ のとき，直線 AB 上の点は，$x=(1-t)x_1+tx_2$，$y=(1-t)y_1+ty_2$ $z=(1-t)z_1+tz_2$ で表わせる。これを平面 α の式に代入し t を求める。

問2 平面 $lx+my+nz=p$ に垂直なベクトルは，(l, m, n) である。(l, m, n) に平行で (x_0, y_0, z_0) を通る直線上の点は，$x=x_0+lt$，$y=y_0+mt$，$z=z_0+nt$ 平面 α の式に代入し t を求め H の座標を求める。

問3 $\overrightarrow{OQ}=\overrightarrow{OB}+2\overrightarrow{BH}$ で Q の座標を求めて，$\overrightarrow{PQ}=\overrightarrow{OQ}-\overrightarrow{OP}$

問4 (x_1, y_1, z_1)，(x_2, y_2, z_2) の間の距離は，$\sqrt{(x_2-x_1)^2+(y_2-y_1)^2+(z_2-z_1)^2}$

$$\cos\angle BPQ=\frac{\overrightarrow{PQ}\cdot\overrightarrow{PB}}{PQ\cdot PB}$$

〔解答のプロセス〕

問1 直線 AB 上の点を (x, y, z) とすると，

$x=(3\sqrt{3}-3)(1-t)+6t=(9-3\sqrt{3})t+3\sqrt{3}-3$

$y=(3\sqrt{3}+2)(1-t)+(-6\sqrt{3}-1)t$

$\quad=(-9\sqrt{3}-3)t+3\sqrt{3}+2$

$z=0(1-t)+6\sqrt{2}t=6\sqrt{2}t$

平面 α の式に代入する。

$(9\sqrt{3}-9)t+9-3\sqrt{3}+(9\sqrt{3}+3)t$

$\qquad\qquad -3\sqrt{3}-2-12t=1$

$(18\sqrt{3}-18)t=6\sqrt{3}-6$

$t=\dfrac{6(\sqrt{3}-1)}{18(\sqrt{3}-1)}=\dfrac{1}{3}$

$x=\dfrac{1}{3}(9-3\sqrt{3})+3\sqrt{3}-3=2\sqrt{3}$

$y=\dfrac{1}{3}(-9\sqrt{3}-3)+3\sqrt{3}+2=1$

$z=\dfrac{1}{3}6\sqrt{2}=2\sqrt{2}$

$P(2\sqrt{3}, 1, 2\sqrt{2})$

問2 平面 α の法線ベクトル $\overrightarrow{n}$ は，

$\overrightarrow{n}=(\sqrt{3}, -1, -\sqrt{2})$

B を通って，$\overrightarrow{n}$ に平行な直線上の点 $H(x, y, z)$ は，

$x=\sqrt{3}s+6$, $y=-s-6\sqrt{3}-1$, $z=-\sqrt{2}s+6\sqrt{2}$

$3s+6\sqrt{3}-(-s-6\sqrt{3}-1)+2s-12=1$

$6s=12-12\sqrt{3}$ より $s=2-2\sqrt{3}$

$\overrightarrow{BH}=(x-6, y+6\sqrt{3}+1, z-6\sqrt{2})$

$\quad=(2\sqrt{3}-6, 2\sqrt{3}-2, 2\sqrt{6}-2\sqrt{2})$

問3 $Q(x, y, z)$ とすると，

$x=6+2(2\sqrt{3}-6)=4\sqrt{3}-6$

$y=-6\sqrt{3}-1+2(2\sqrt{3}-2)=-2\sqrt{3}-5$

$z=6\sqrt{2}+2(2\sqrt{6}-2\sqrt{2})=4\sqrt{6}+2\sqrt{2}$

$Q(4\sqrt{3}-6, -2\sqrt{3}-5, 4\sqrt{6}+2\sqrt{2})$

$\overrightarrow{PQ}=(4\sqrt{3}-6-2\sqrt{3}, -2\sqrt{3}-5-1,$

$\qquad\qquad\qquad\qquad 4\sqrt{6}+2\sqrt{2}-2\sqrt{2})$

$\quad=(2\sqrt{3}-6, -2\sqrt{3}-6, 4\sqrt{6})$

問4 $\overrightarrow{PB}=(6-2\sqrt{3}, -6\sqrt{3}-2, 4\sqrt{2})$

$PQ=\sqrt{(2\sqrt{3}-6)^2+(-2\sqrt{3}-6)^2+(4\sqrt{6})^2}=8\sqrt{3}$

$PB=\sqrt{(6-2\sqrt{3})^2+(-6\sqrt{3}-2)^2+(4\sqrt{2})^2}=8\sqrt{3}$

$\overrightarrow{PQ}\cdot\overrightarrow{PB}=(2\sqrt{3}-6)(6-2\sqrt{3})$

$\qquad\quad +(-2\sqrt{3}-6)(-6\sqrt{3}-2)+4\sqrt{6}\cdot4\sqrt{2}$

$\qquad=96\sqrt{3}$

$\cos\angle BPQ=\dfrac{\overrightarrow{PQ}\cdot\overrightarrow{PB}}{PQ\cdot PB}=\dfrac{96\sqrt{3}}{192}=\dfrac{\sqrt{3}}{2}$

$\boxed{\text{III}}$

〔解答〕

$|z+4+3i|=4$，解答のプロセス参照

最大値9，最小値1

〔出題者が求めたポイント〕

複素数，平面図形と式

$z = x + yi$ として，分母を実数化する。

$\dfrac{q + ri}{p}$ となったとき，

$r = 0$ として，x, y の関係式にする。

$|z|^2$ は $x^2 + y^2$ なので，$|z|$ は原点からの距離である。

図形が中心 $(a,\ b)$，半径 r の円のとき，

最大値は $\sqrt{a^2 + b^2} + r$，最小値は $\sqrt{a^2 + b^2} - r$

〔解答のプロセス〕

$z = x + yi$ とする。

$$\dfrac{(1+i)\{x+(y+3)i\}}{(x+4)+(y-1)i}$$

$$= \dfrac{(x-y-3)+(x+y+3)i}{(x+4)+(y-1)i}$$

$$= \dfrac{\{(x-y-3)+(x+y+3)i\}\{(x+4)-(y-1)i\}\}}{\{(x+4)+(y-1)i\}\{(x+4)-(y-1)i\}}$$

$$= \dfrac{(x-y-3)(x+4)+(x+y+3)(y-1)}{(x+4)^2+(y-1)^2}$$
$$+ \dfrac{-(x-y-3)(y-1)+(x+y+3)(x+4)}{(x+4)^2+(y-1)^2}i$$

よって，実数となるときなので，

$-(x-y-3)(y-1)+(x+y+3)(x+4)=0$

$-xy+y^2+3y+x-y-3$
$\qquad\qquad +x^2+xy+3x+4x+4y+12=0$

$x^2+8x+y^2+6y+9=0$

従って，$(x+4)^2+(y+3)^2=16(=4^2)$

中心が $(-4,\ -3)$，半径 4 の円になる。

複素数で表わすと $|z+4+3i|=4$

分母が 0 になるとき，$x=-4$, $y=1$ なので，

$(-4,\ 1)$ を除く。

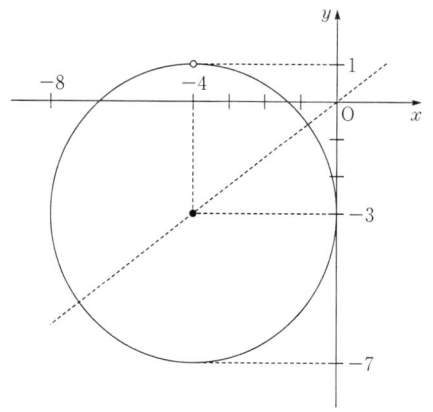

原点と中心との距離は，$\sqrt{(0+4)^2+(0+3)^2}=5$

最大値 $5+4=9$，最小値 $5-4=1$

Ⅳ

〔解答〕

問1 $\quad \dfrac{\sqrt{6}-\sqrt{2}}{2}$, $\sqrt{3}$

問2 $\quad \dfrac{2+4\sqrt{3}-\sqrt{3}\,\pi}{4}$

〔出題者が求めたポイント〕

高次方程式，積分法

問1 連立方程式にする。$x^2 = t$ と置きかえて連立方程式を解くとよい。この中で，$x \geqq 0$, $y \geqq 0$ となるものを答えるのだが，グラフで考えるとよい。

問2 C_2 の y から C_1 を y を引いて積分する。

$\displaystyle\int_a^b \sqrt{1-\dfrac{x^2}{4}}\,dx$ は $x = 2\sin\theta$ と置きかえて置換積分する。

$\dfrac{\sqrt{6}-\sqrt{2}}{4} = \dfrac{\sqrt{3}}{2}\cdot\dfrac{\sqrt{2}}{2} - \dfrac{\sqrt{2}}{2}\cdot\dfrac{1}{2} = \sin\left(\dfrac{\pi}{3}-\dfrac{\pi}{4}\right)$

$\qquad = \sin\dfrac{\pi}{12}$ である。

$2\cos^2\theta = 1 + \cos 2\theta$

〔解答のプロセス〕

問1 $\quad \dfrac{x^2}{4} + \dfrac{1}{3}\left(-x^3+\dfrac{7}{2}x\right)^2 = 1$

$3x^2 + 4\left(x^6 - 7x^4 + \dfrac{49}{4}x^2\right) = 12$

ここで，$x^2 = t$ とする。

$4t^3 - 28t^2 + 52t - 12 = 0$

$4(t-3)(t^2-4t+1) = 0$

よって，$t = 3$, $2 \pm \sqrt{3}$

$\sqrt{2 \pm \sqrt{3}} = \sqrt{\dfrac{4 \pm 2\sqrt{3}}{2}}$

$\qquad\qquad = \dfrac{\sqrt{3}\pm 1}{\sqrt{2}} = \dfrac{\sqrt{6}\pm\sqrt{2}}{2}$

$\sqrt{6} \fallingdotseq 2.45$, $\sqrt{2} \fallingdotseq 1.14$

$\sqrt{3} \fallingdotseq 1.73$ と下図より

$x = \dfrac{\sqrt{6}-\sqrt{2}}{2}$, $\sqrt{3}$

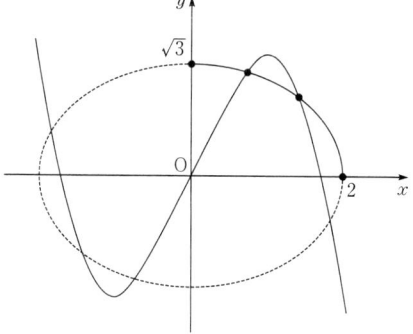

問2 $\quad \displaystyle\int_{\frac{\sqrt{6}-\sqrt{2}}{2}}^{\sqrt{3}} \left\{\left(-x^3+\dfrac{7}{2}x\right)-\sqrt{3}\sqrt{1-\dfrac{x^2}{4}}\right\}dx = S$

とする。

$\left(\dfrac{\sqrt{6}-\sqrt{2}}{2}\right)^2 = \dfrac{8-4\sqrt{3}}{4} = 2-\sqrt{3}$

$(2-\sqrt{3})^2 = 7-4\sqrt{3}$

$\displaystyle\int_{\frac{\sqrt{6}-\sqrt{2}}{2}}^{\sqrt{3}}\left(-x^3+\dfrac{7}{2}x\right)dx = \left[-\dfrac{1}{4}x^4+\dfrac{7}{4}x^2\right]_{\frac{\sqrt{6}-\sqrt{2}}{2}}^{\sqrt{3}}$

$$= -\frac{9}{4} + \frac{21}{4} - \left(-\frac{7-4\sqrt{3}}{4} + \frac{14-7\sqrt{3}}{4} \right)$$

$$= \frac{5+3\sqrt{3}}{4}$$

$$\sqrt{3} \int_{\frac{\sqrt{6}-\sqrt{2}}{2}}^{\sqrt{3}} \sqrt{1-\frac{x^2}{4}} dx \quad \text{は} \quad x = 2\sin\theta \quad \text{とする。}$$

$$\frac{dx}{d\theta} = 2\cos\theta \quad \text{より} \quad dx = 2\cos\theta d\theta$$

$$x = \frac{\sqrt{6}-\sqrt{2}}{2} \longrightarrow \sqrt{3}, \ \sin\theta = \frac{\sqrt{6}-\sqrt{2}}{4} \longrightarrow \frac{\sqrt{3}}{2}$$

$$\theta = \frac{\pi}{12} \longrightarrow \frac{\pi}{3}$$

$$\sqrt{3} \int_{\frac{\sqrt{6}-\sqrt{2}}{2}}^{\sqrt{3}} \sqrt{1-\frac{x^2}{4}} dx = \sqrt{3} \int_{\frac{\pi}{12}}^{\frac{\pi}{3}} 2\cos^2\theta d\theta$$

$$= \sqrt{3} \int_{\frac{\pi}{12}}^{\frac{\pi}{3}} (1+\cos 2\theta) d\theta = \sqrt{3} \left[\theta + \frac{1}{2}\sin 2\theta \right]_{\frac{\pi}{12}}^{\frac{\pi}{3}}$$

$$= \sqrt{3} \left(\frac{\pi}{3} + \frac{\sqrt{3}}{4} - \frac{\pi}{12} - \frac{1}{4} \right) = \frac{\sqrt{3}\pi}{4} + \frac{3}{4} - \frac{\sqrt{3}}{4}$$

$$S = \frac{5+3\sqrt{3}}{4} - \frac{\sqrt{3}\pi+3-\sqrt{3}}{4}$$

$$= \frac{2+4\sqrt{3}-\sqrt{3}\pi}{4}$$

Ⅴ

〔解答〕

問1 $\sqrt{2}-1$

問2 解答のプロセス参照

問3 $e^{\frac{1}{4}}$

〔出題者が求めたポイント〕

区分求積法，数学的帰納法

問1 $(n-1)^4 + k^2(n-1)^2 < n^4 + k^2(n-1)^2 < n^4 + k^2 n^2$
として，はさみうちにする。

$$\lim_{n\to\infty} \frac{1}{n} \sum_{k=1}^{n} f\left(\frac{k}{n}\right) = \int_0^1 f(x) dx$$

問2 $k=1$ のとき，成り立つことを示す。

$f(0)=0$，$x \geq 0$ で，$f'(x) \geq 0$ ならば
$x \geq 0$ で $f(x) \geq 0$

$k=n$ のとき，成り立つことを仮定して，$k=n+1$ の
とき成り立つことを示す。

問3 $\displaystyle\lim_{n\to\infty} \log\left[\prod_{k=1}^{n} \left\{ \left(1+kn^{k-1}\sin^k\left(\frac{1}{n}\right)\right)^{\frac{k}{n^2}} \right\} \right]$ と log に
とって考える。

$$\lim_{n\to\infty} \frac{1}{n} \sum_{k=1}^{n} \left(\frac{k}{n}\right) \log\left\{ 1+kn^{k-1}\sin^k\left(\frac{1}{n}\right) \right\}$$

となるので，問2を利用してはさみうちをする。

〔解答のプロセス〕

問1 $(n-1)^4 + k^2(n-1)^2 < n^4 + k^2(n-1)^2 < n^4 + kn^2$
であるので，

$$\sum_{k=1}^{n} \frac{k}{\sqrt{(n-1)^4+k^2(n-1)^2}} > \sum_{k=1}^{n} \frac{k}{\sqrt{n^4+k^2(n-1)^2}}$$

$$\sum_{k=1}^{n} \frac{k}{\sqrt{n^4+k^2(n-1)^2}} > \sum_{k=1}^{n} \frac{k}{\sqrt{n^4+kn^2}}$$

$$\lim_{n\to\infty} \sum_{k=1}^{n} \frac{k}{\sqrt{n^4+k^2 n^2}} = \lim_{n\to\infty} \frac{1}{n} \sum_{k=1}^{n} \frac{\frac{k}{n}}{\sqrt{1+\left(\frac{k}{n}\right)^2}}$$

$$= \int_0^1 \frac{x}{\sqrt{1+x^2}} dx$$

$t = 1+x^2$ とおくと，$x:0 \longrightarrow 1$，$t:1 \longrightarrow 2$

$$\frac{dt}{dx} = 2x \quad \text{より} \quad dx = \frac{1}{2x} dt$$

$$\int_0^1 \frac{x}{\sqrt{1+x^2}} dx = \int_1^2 \frac{x}{\sqrt{t}} \frac{1}{2x} dt = \frac{1}{2}\left[2t^{\frac{1}{2}} \right]_1^2$$
$$= \sqrt{2}-1$$

$n-1 = m$ とおくと，$n \longrightarrow \infty$ のとき $m \longrightarrow \infty$

$$\lim_{n\to\infty} \sum_{k=1}^{n} \frac{k}{\sqrt{(n-1)^4+k(n-1)^2}} = \lim_{m\to\infty} \sum_{k=1}^{m+1} \frac{k}{\sqrt{m^4+k^2 m^2}}$$

$$= \lim_{m\to\infty} \left\{ \sum_{k=1}^{m} \frac{k}{\sqrt{m^4+k^2 m^2}} + \frac{m+1}{\sqrt{m^4+(m+1)^2 m^2}} \right\}$$

$$= \lim_{n\to\infty} \left\{ \sum_{k=1}^{m} \frac{k}{\sqrt{m^4+k^2 m^2}} + \frac{\frac{1}{m}+\frac{1}{m^2}}{\sqrt{1+\left(1+\frac{1}{m}\right)^2}} \right\}$$

$$= \sqrt{2}-1+0 = \sqrt{2}-1$$

従って，はさみうちの原理より

$$\lim_{n\to\infty} \sum_{k=1}^{n} \frac{k}{\sqrt{n^4+k^2(n-1)^2}} = \sqrt{2}-1$$

問2 $f(x) = x^k - \sin^k x$ とする。

① $k=1$ のとき，

$f(x) = x - \sin x$ で $f(0)=0$

$f'(x) = 1 - \cos x \geq 0$ $(0 \leq x \leq 1)$

従って，$f(x)$ は単調に増加するので $f(x) \geq 0$

② $k=n$ のとき，$x^n - \sin^n x \geq 0$ と仮定する。

$k=n+1$ のとき

$f(x) = x^{n+1} - \sin^{n+1} x$
$\quad = x^{n+1} - x^n \sin x + x^n \sin x - \sin^{n+1} x$
$\quad = x^n(x - \sin x) + \sin x(x^n - \sin^n x)$

$0 \leq x \leq 1$ で $x^k \geq 0$，$\sin x \geq 0$ だから

①と②の仮定より $x^{n+1} - \sin^{n+1} x \geq 0$

従って，数学的帰納法により，自然数 k で，

$x^k - \sin^k x \geq 0$ 従って，$\sin^k x \leq x^k$ ……(1)

$g(x) = \sin x - x + \frac{1}{6}x^3$ とする。$g(0)=0$

$g'(x) = \cos x - 1 + \frac{1}{2}x^2$，$g'(0)=0$

$g''(x) = -\sin x + x \geq 0$ (証明済)

よって，$g'(x)$ は単調増加するので，$g'(x) \geq 0$

よって，$g(x)$ は単調増加するので，$g(x) \geq 0$

従って，$\sin x \geq x - \frac{1}{6}x^3$

$x - \dfrac{1}{6}x^3 = x\left(1 - \dfrac{1}{6}x^2\right) \geqq x\left(1 - \dfrac{1}{6}\right) = \dfrac{5}{6}x \geqq 0$

両辺 0 以上なので，両辺 k 乗しても不等号は変わらない。

$\sin^k x \geqq \left(x - \dfrac{1}{6}x^3\right)^k = x^k\left(1 - \dfrac{1}{6}x^2\right)^k$

$x^k - \dfrac{k}{6}x^{k+2} = x^k\left(1 - \dfrac{k}{6}x^2\right)$

$x^k > 0$　より

$h(x) = \left(1 - \dfrac{1}{6}x^2\right)^k,\ j(x) = 1 - \dfrac{k}{6}x^2$　とする。

① $k=1$ のとき，

$h(x) = 1 - \dfrac{1}{6}x^2,\ j(x) = 1 - \dfrac{1}{6}x^2$

よって，$h(x) = j(x)$

② $k=n$ のとき，$h(x) \geqq j(x)$ が成り立つとする。

すなわち，$\left(1 - \dfrac{1}{6}x^2\right)^n \geqq 1 - \dfrac{n}{6}x^2$　とする。

$k = n+1$ のとき

$h(x) = \left(1 - \dfrac{1}{6}x^2\right)^{n+1} \geqq \left(1 - \dfrac{n}{6}x^2\right)\left(1 - \dfrac{1}{6}x^2\right)$

$\qquad = 1 - \dfrac{n+1}{6}x^2 + \dfrac{n}{36}x^4 \geqq 1 - \dfrac{n+1}{6}x^2 = j(x)$

よって，$h(x) \geqq j(x)$

従って，数学的帰納法により k がすべての自然数で

$\left(1 - \dfrac{1}{6}x^2\right)^k \geqq 1 - \dfrac{k}{6}x^2$

従って，$x^k > 0$ なので，

$\sin^k x \geqq x^k\left(1 - \dfrac{1}{6}x^2\right)^k \geqq x^k\left(1 - \dfrac{k}{6}x^2\right)$

従って，$\sin^k x \geqq x^k - \dfrac{k}{6}x^{k+2}$　……(2)

(1)(2)より　$x^k - \dfrac{k}{6}x^{k+2} \leqq \sin^k x \leqq x^k$

問3　$\displaystyle\lim_{n\to\infty}\log\left[\prod_{k=1}^{n}\left\{\left(1 + kn^{k-1}\sin^k\left(\dfrac{1}{n}\right)\right)^{\frac{k}{n^2}}\right\}\right] = a$ とする。

log に入れたので積が和に変えられる。

$a = \displaystyle\lim_{n\to\infty}\dfrac{1}{n}\sum_{k=1}^{n}\dfrac{k}{n}\log\left\{1 + kn^{k-1}\sin^k\left(\dfrac{1}{n}\right)\right\}$

$0 \leqq \dfrac{1}{n} \leqq 1$ なので，問2が使える。

$1 + kn^{k-1}\sin^k\left(\dfrac{1}{n}\right) \leqq 1 + kn^{k-1}\left(\dfrac{1}{n}\right)^k = 1 + \dfrac{k}{n}$

よって，$a \leqq \displaystyle\lim_{n\to\infty}\dfrac{1}{n}\sum_{k=1}^{n}\dfrac{k}{n}\log\left(1 + \dfrac{k}{n}\right)$　より

$a \leqq \displaystyle\int_0^1 x\log(1+x)dx$

$x+1 = t$ とおくと，$x = 0 \longrightarrow 1,\ t = 1 \longrightarrow 2$

$\dfrac{dt}{dx} = 1,\quad x = t - 1$

$\displaystyle\int_0^1 x\log(1+x)dx = \int_1^2 (t-1)\log t\, dt$

$= \displaystyle\int_1^2 t\log t\, dt - \int_1^2 \log t\, dt$

$= \left[\dfrac{1}{2}t^2\log t\right]_1^2 - \int_1^2 \dfrac{1}{2}t^2\dfrac{1}{t}dt$

$\qquad\qquad - \left[t\log t\right]_1^2 + \int_1^2 t\dfrac{1}{t}dt$

$= 2\log 2 - \left[\dfrac{1}{4}t^2\right]_1^2 - 2\log 2 + \left[t\right]_1^2$

$= -\left(1 - \dfrac{1}{4}\right) + (2-1) = \dfrac{1}{4}$

よって，$a \leqq \dfrac{1}{4}$　……(1)

$1 + kn^{k-1}\left(\dfrac{1}{n}\right)^k - \dfrac{k^2}{6}n^{k-1}\left(\dfrac{1}{n}\right)^{k+2}$

$\qquad\qquad\qquad \leqq 1 + kn^{k-1}\sin^k\left(\dfrac{1}{n}\right)$

よって，$\displaystyle\lim_{n\to\infty}\dfrac{1}{n}\sum_{k=1}^{n}\dfrac{k}{n}\log\left(1 + \dfrac{k}{n} - \dfrac{k^2}{6n^3}\right) \leqq a$

ここで，$k \leqq n$　より　$k^2 \leqq n^2$

$1 + \dfrac{k}{n} - \dfrac{k^2}{6n^3} \geqq 1 + \dfrac{k}{n} - \dfrac{1}{6n} \geqq \left(1 + \dfrac{k}{n}\right)\left(1 - \dfrac{1}{6n}\right)$

これを使うと，

$\displaystyle\lim_{n\to\infty}\dfrac{1}{n}\sum_{k=1}^{n}\dfrac{k}{n}\log\left(1 + \dfrac{k}{n} - \dfrac{k^2}{6n^3}\right)$

$\geqq \displaystyle\lim_{n\to\infty}\dfrac{1}{n}\sum_{k=1}^{n}\dfrac{k}{n}\log\left(1 + \dfrac{k}{n}\right)\left(1 - \dfrac{1}{6n}\right)$

$= \displaystyle\lim_{n\to\infty}\dfrac{1}{n}\sum_{k=1}^{n}\dfrac{k}{n}\left\{\log\left(1 + \dfrac{k}{n}\right) + \log\left(1 - \dfrac{1}{6n}\right)\right\}$

$= \displaystyle\lim_{n\to\infty}\left\{\dfrac{1}{n}\sum_{k=1}^{n}\dfrac{k}{n}\log\left(1 + \dfrac{k}{n}\right)\right.$

$\qquad\qquad\qquad \left. + \dfrac{1}{n}\sum_{k=1}^{n}\dfrac{k}{n}\log\left(1 - \dfrac{1}{6n}\right)\right\}$

$= \dfrac{1}{4} + \displaystyle\lim_{n\to\infty}\dfrac{1}{n^2}\log\left(1 - \dfrac{1}{6n}\right)\sum_{k=1}^{n}k$

$= \dfrac{1}{4} + \displaystyle\lim_{n\to\infty}\dfrac{1}{n^2}\log\left(1 - \dfrac{1}{6n}\right)\cdot\dfrac{n(n+1)}{2}$

$= \dfrac{1}{4} + \displaystyle\lim_{n\to\infty}\dfrac{1}{2}\left(1 + \dfrac{1}{n}\right)\log\left(1 - \dfrac{1}{6n}\right) = \dfrac{1}{4}$

よって，$\dfrac{1}{4} \leqq a$　……(2)

(1)(2)より　$\dfrac{1}{4} \leqq a \leqq \dfrac{1}{4}$　となりはさみうちの原理より　$a = \dfrac{1}{4}$

$\displaystyle\lim_{n\to\infty}\left[\log\prod_{k=1}^{n}\left\{\left(1 + kn^{k-1}\sin^k\left(\dfrac{1}{n}\right)\right)^{\frac{k}{n^2}}\right\}\right] = \dfrac{1}{4}$　より

$\displaystyle\lim_{n\to\infty}\prod_{k=1}^{n}\left\{\left(1 + kn^{k-1}\sin^k\left(\dfrac{1}{n}\right)\right)^{\frac{k}{n^2}}\right\} = e^{\frac{1}{4}}$

物 理

前　期

I

〔解答〕

ア $\sqrt{\dfrac{GM}{r}}$　　イ $2\pi r\sqrt{\dfrac{r}{GM}}$　　ウ $\dfrac{r}{R}$

エ $\sqrt{\dfrac{2R}{R+r}}$　　オ $\left(\dfrac{R+r}{2r}\right)^{\frac{3}{2}}$

〔出題者が求めたポイント〕

万有引力，人工衛星の軌道運動

〔解答のプロセス〕

ア．等速円運動をしているときの人工衛星 P の速さを v_0 とおくと，円運動の方程式より

$$m\frac{v_0^2}{r} = G\frac{Mm}{r^2} \quad \therefore \quad v_0 = \sqrt{\frac{GM}{r}} \quad \cdots(\text{答})$$

イ．円運動の周期 T は

$$T = \frac{2\pi r}{v_0} = 2\pi r\sqrt{\frac{r}{GM}} \quad \cdots(\text{答})$$

ウ．点 A，B での P の速さを v_A，v_B とすると

$$\frac{1}{2}rv_A = \frac{1}{2}Rv_B$$

$$\therefore \quad \frac{v_B}{v_A} = \frac{r}{R} \quad \cdots(\text{答})$$

エ．力学的エネルギー保存則より

$$\frac{1}{2}mv_A^2 - \frac{GMm}{r} = \frac{1}{2}mv_B^2 - \frac{GMm}{R}$$

$$\frac{1}{2}m(v_A^2 - v_B^2) = GMm\left(1 - \frac{r}{R}\right)$$

ここで，$v_B = \dfrac{r}{R}v_A$ より

$$\frac{1}{2}mv_A^2\left\{1 - \left(\frac{r}{R}\right)^2\right\} = \frac{GMm}{r}\left(1 - \frac{r}{R}\right)$$

$r \neq R$ であるから

$$v_A^2\left(1 + \frac{r}{R}\right) = \frac{2GM}{r}$$

$$\therefore \quad v_A = \sqrt{\frac{2GMR}{(R+r)r}}$$

よって

$$\frac{v_A}{v_0} = \sqrt{\frac{2R}{R+r}} \quad \cdots(\text{答})$$

オ．楕円軌道の長半径は $\dfrac{R+r}{2}$ であるから，楕円軌道の周期を T' とすると，ケプラーの第3法則より

$$\frac{T^2}{r^3} = \frac{T'^2}{\left(\dfrac{R+r}{2}\right)^3}$$

$$\therefore \quad \frac{T'}{T} = \left(\frac{R+r}{2r}\right)^{\frac{3}{2}} \quad \cdots(\text{答})$$

II

〔解答〕

ア $\dfrac{\varepsilon aV^2}{2d^2}$　　イ $\dfrac{\varepsilon aV}{d}$　　ウ $\dfrac{\varepsilon aV^2}{3d}$

エ $-\dfrac{\varepsilon aV^2}{6d}$　　オ $\dfrac{4}{3}V$

〔出題者が求めたポイント〕

コンデンサーの接続

〔解答のプロセス〕

ア．金属板 A と B の間の距離が d のとき，AB 間の静電容量を C_1 とすると

$$C_1 = \frac{\varepsilon a}{d}$$

よって，スイッチ S_1 を閉じたとき蓄えられる電荷 Q_1 は

$$Q_1 = C_1V = \frac{\varepsilon aV}{d}$$

AB 間の距離が $2d$ となったときの AB 間の静電容量 C_2 は

$$C_2 = \frac{\varepsilon a}{2d}$$

よって，AB 間の距離を d から $2d$ に広げたとき，静電エネルギーの変化量 ΔU は

$$\Delta U = \frac{Q_1^2}{2C_2} - \frac{Q_1^2}{2C_1} = \frac{\varepsilon aV^2}{2d}$$

AB 間に働いている引力 F に逆らって d の距離を移動させるのに外力がした仕事が，静電エネルギーの変化量に等しいから

$$Fd = \frac{\varepsilon aV^2}{2d} \quad \therefore \quad F = \frac{\varepsilon aV^2}{2d^2} \quad \cdots(\text{答})$$

イ．AB 間，BC 間の静電容量はともに C_2 であるから，金属板 B の A 側，C 側に蓄えられる電荷の合計 Q_2 は

$$Q_2 = 2C_2V = \frac{\varepsilon aV}{d} \quad \cdots(\text{答})$$

ウ．金属板 B を C 方向に距離 d だけ移動した後の AB 間，BC 間のそれぞれの静電容量 C_3，C_4 は

$$C_3 = \frac{\varepsilon a}{3d}, \quad C_4 = \frac{\varepsilon a}{d}$$

このとき，金属板 B に蓄えられる電荷 Q_3 は

$$Q_3 = C_3V + C_4V = \frac{4\varepsilon aV}{3d}$$

よって，電池から金属板 B に移動した電荷 ΔQ は

$$\Delta Q = Q_3 - Q_2 = \frac{\varepsilon aV}{3d}$$

したがって，電池がした仕事 W_e は

$$W_e = \Delta QV = \frac{\varepsilon aV^2}{3d} \quad \cdots(\text{答})$$

エ．金属板 B を移動したときの静電エネルギーの変化

量 $\Delta U'$ は

$$\Delta U' = \frac{1}{2} Q_3 V - \frac{1}{2} Q_2 V = \frac{\varepsilon a V^2}{6d}$$

外力がした仕事 W と電池がした仕事の合計が静電エネルギーの変化量に等しいから

$$W = \Delta U' - W_e = -\frac{\varepsilon a V^2}{6d} \quad \cdots(\text{答})$$

オ．金属板 B に蓄えられている電荷は Q_3 で変わらず，AB 間，BC 間の合成容量は $2C_2$ となるから，B の電位 V' は

$$V' = \frac{Q_3}{2C_2} = \frac{4}{3} V \quad \cdots(\text{答})$$

Ⅲ

〔解答〕

ア　$nRT_1 \log \dfrac{V_B}{V_A}$　　イ　$\dfrac{3}{2} nR(T_2 - T_1)$

ウ　$\left(\dfrac{T_2}{T_1}\right)^{\frac{3}{2}}$　　エ　$\dfrac{T_1}{T_2}$　　オ　$1 - \dfrac{T_2}{T_1}$

〔出題者が求めたポイント〕

気体の状態変化．カルノーサイクル

〔解答のプロセス〕

ア．過程 A ⟶ B では，温度一定で内部エネルギーは不変であるから，熱力学第一法則より，気体が吸収する熱量 Q_{AB} は気体が外部にした仕事 W_{AB} に等しい。ここで，体積 V のときの圧力を P とすると状態方程式より

$$PV = nRT_1 \quad \therefore \quad P = \frac{nRT_1}{V}$$

過程 A ⟶ B で気体が外部にした仕事は，曲線 AB の V_A から V_B までの面積に相当するから

$$W_{AB} = \int_{V_A}^{V_B} P dV = nRT_1 \int_{V_A}^{V_B} \frac{1}{V} dV$$
$$= nRT_1 \log \frac{V_B}{V_A}$$

よって

$$Q_{AB} = nRT_1 \log \frac{V_B}{V_A} \quad \cdots(\text{答})$$

イ．過程 B ⟶ C は断熱変化であるから，内部エネルギー変化を ΔU_{BC}，気体が外部にする仕事を W_{BC} とすると

$$\Delta U_{BC} + W_{BC} = 0$$
$$\therefore \quad W_{BC} = -\Delta U_{BC} = -\frac{3}{2} nR(T_2 - T_1)$$

よって，気体になされる仕事 W'_{BC} は

$$W'_{BC} = -W_{BC} = \frac{3}{2} nR(T_2 - T_1) \quad \cdots(\text{答})$$

ウ．断熱過程に関して，$PV^{\frac{5}{3}} = $ 一定のとき，温度 T と体積 V について $TV^{\frac{2}{3}} = $ 一定の関係が成り立つから

$$T_1 V_A^{\frac{2}{3}} = T_2 V_D^{\frac{2}{3}} \quad \therefore \quad \frac{V_A}{V_D} = \left(\frac{T_2}{T_1}\right)^{\frac{3}{2}} \quad \cdots(\text{答})$$

エ．状態 C ⟶ D で気体が吸収する熱量 Q_{CD} はア．の手順と同様にして

$$Q_{CD} = nRT_2 \log \frac{V_D}{V_C}$$

よって，気体から放出される熱量 Q'_{CD} は

$$Q'_{CD} = -Q_{CD} = nRT_2 \log \frac{V_C}{V_D}$$

ここで，$\dfrac{V_A}{V_D} = \dfrac{V_B}{V_C}$　より　$\dfrac{V_B}{V_A} = \dfrac{V_C}{V_D}$

$$\therefore \quad \frac{Q_{AB}}{Q'_{CD}} = \frac{nRT_1 \log \dfrac{V_B}{V_A}}{nRT_2 \log \dfrac{V_C}{V_D}} = \frac{T_1}{T_2} \quad \cdots(\text{答})$$

オ．熱効率 e は

$$e = 1 - \frac{Q'_{CD}}{Q_{AB}} = 1 - \frac{T_2}{T_1} \quad \cdots(\text{答})$$

Ⅳ

〔解答〕

ア　8.2×10^1　　イ　6.6×10^{-15}　　ウ　1.3×10^{16}

エ　連続　　オ　3.0×10^{-11}

〔出題者が求めたポイント〕

X 線の発生

〔解答のプロセス〕

ア．$V = 4.1 \times 10^4$V の電圧をかけて $I = 2.0 \times 10^{-3}$A の電流が流れるとき，消費電力 P〔W〕は

$$P = VI = 4.1 \times 10^4 \times 2.0 \times 10^{-3}$$
$$= 8.2 \times 10^1 \text{〔W〕} \quad \cdots(\text{答})$$

イ．大きさ $e = 1.6 \times 10^{-19}$C の電気量をもつ電子が電圧 V で加速されるから，運動エネルギーの最大値 K〔J〕は

$$K = eV = 1.6 \times 10^{-19} \times 4.1 \times 10^4$$
$$= 6.56 \times 10^{-15}$$
$$\fallingdotseq 6.6 \times 10^{-15} \text{〔J〕} \quad \cdots(\text{答})$$

ウ．1 秒間に I〔C〕の電気量が陽極に向かうから，電子の個数 n は

$$n = \frac{I}{e} = \frac{2.0 \times 10^{-3}}{1.6 \times 10^{-19}} = 1.25 \times 10^{16}$$
$$\fallingdotseq 1.3 \times 10^{16} \text{〔個〕} \quad \cdots(\text{答})$$

エ．電子の運動エネルギーの一部または全部が直接光子のエネルギーに変換して生じる X 線を連続 X 線という。

オ．電子の運動エネルギーの全てが X 線のエネルギーに変換したときに最短波長の X 線が放出される。最短波長を $\lambda_{\min}$ とすると

$$\frac{hc}{\lambda_{\min}} = eV$$

$$\therefore \quad \lambda_{\min} = \frac{hc}{eV} = \frac{6.6 \times 10^{-34} \times 3.0 \times 10^8}{6.56 \times 10^{-15}}$$
$$\fallingdotseq 3.0 \times 10^{-11} \text{〔m〕} \quad \cdots(\text{答})$$

後　期

I

〔解答〕

(1) ア $\dfrac{mg}{2}$　　イ -1

(2) ウ $\dfrac{2}{5}mg$　　エ 3　　オ $\dfrac{2}{15}$

〔出題者が求めたポイント〕
台の斜面上をすべる物体の運動

〔解答のプロセス〕

(1) ア．直方体が受ける垂直抗力の大きさ N は，斜面に垂直な方向の力のつり合いより
$$N = mg\cos\frac{\pi}{4} = \frac{\sqrt{2}}{2}mg$$
よって，直方体が受ける力の x 成分 F_x は
$$F_x = N\sin\frac{\pi}{4} = \frac{mg}{2}\quad\cdots(答)$$

イ．加速度の向きは斜面の向きに一致するから，直方体の加速度の y 成分 a_y と x 成分 a_x の比は
$$\frac{a_y}{a_x} = -\tan\frac{\pi}{4} = -1\quad\cdots(答)$$

(2) ウ．直方体が受ける垂直抗力の大きさを N'，直方体の加速度の x 成分，y 成分を a'_x，a'_y とすると，x 方向，y 方向の運動方程式は
$$x\text{ 方向}: ma'_x = N'\sin\frac{\pi}{4}\quad\cdots\cdots①$$
$$y\text{ 方向}: ma'_y = N'\cos\frac{\pi}{4} - mg\quad\cdots\cdots②$$
また，三角柱 ABC の水平方向の加速度を A_x とすると，運動方程式は
$$2mA_x = -N'\sin\frac{\pi}{4}\quad\cdots\cdots③$$
三角柱 ABC に乗った観測者から見た直方体の加速度の向きは斜面の向きに一致するから，加速度の y 成分 a'_y と x 成分 $a'_x - A_x$ の比は
$$\frac{a'_y}{a'_x - A_x} = -\tan\frac{\pi}{4} = -1\quad\cdots\cdots④$$
①，②，③式より
$$a'_x = \frac{N'}{\sqrt{2}\,m},\ a'_y = \frac{N'}{\sqrt{2}\,m} - g,\ A_x = -\frac{N'}{2\sqrt{2}\,m}$$
また，④より
$$a'_y = -a'_x + A_x$$
であるから，加速度の式を代入して
$$\frac{N'}{\sqrt{2}\,m} - g = -\frac{N'}{\sqrt{2}\,m} - \frac{N'}{2\sqrt{2}\,m}$$
$$\therefore\ N' = \sqrt{2}\times\frac{2}{5}mg\quad\cdots(答)$$

エ．前問より $a'_y = -\dfrac{3}{5}g$，$A_x = -\dfrac{1}{5}g$ であるから
$$\left|\frac{a'_y}{A_x}\right| = 3\ [倍]\quad\cdots(答)$$

オ．高さが h だけ低くなるまでの時間を t_0 とおくと
$$h = \frac{1}{2}\cdot\frac{3}{5}gt_0^2\quad\therefore\ t_0 = \sqrt{\frac{10h}{3g}}$$
このとき，三角柱 ABC の速さ V は
$$V = |A_x|t_0 = \sqrt{\frac{2gh}{15}}$$
であるから，運動エネルギー K は
$$K = \frac{1}{2}\cdot 2mV^2 = \frac{2}{15}mgh$$
よって，三角柱 ABC の運動エネルギーと直方体の位置エネルギー減少分の比は
$$\frac{K}{mgh} = \frac{2}{15}\ [倍]\quad\cdots(答)$$

II

〔解答〕

(1) ア $\dfrac{\mu I}{2\pi d}$　　イ $\dfrac{L^2 i}{d+L}$

(2) ウ $\dfrac{eB_r r}{m}$　　エ $\dfrac{r}{2}\dfrac{\Delta B}{\Delta t}$　　オ $\dfrac{1}{2}$

〔出題者が求めたポイント〕
電流が磁場から受ける力，ベータトロン

〔解答のプロセス〕

(1) ア．直線電流 I が辺 AB の位置につくる磁場の大きさ H_1 は
$$H_1 = \frac{I}{2\pi d}$$
よって，磁束密度の大きさ B_1 は
$$B_1 = \mu H_1 = \frac{\mu I}{2\pi d}\quad\cdots(答)$$

イ．辺 AB が磁場から受ける力の向きは図 1 の左向きで，その大きさ F_{AB} は
$$F_{AB} = LiB_1$$
一方，辺 CD の位置での磁束密度の大きさ B_2 は
$$B_2 = \frac{\mu I}{2\pi(d+L)} = \frac{d}{d+L}B_1$$
とかけるから，辺 CD が磁場から受ける力の大きさ F_{CD} は
$$F_{CD} = LiB_2 = \frac{d}{d+L}LiB_1$$
F_{CD} の向きは右向きであるから，コイル全体が受ける力の大きさ F は
$$F = F_{AB} - F_{CD} = \left(1 - \frac{d}{d+L}\right)LiB_1$$
$$= B_1\times\frac{L^2 i}{d+L}\quad\cdots(答)$$

(2) ウ．電子の速さを v とおくと，円運動の方程式は
$$m\frac{v^2}{r} = evB_r\quad\therefore\ v = \frac{eB_r r}{m}\quad\cdots(答)$$

エ．Δt の時間での円軌道の内部の磁束変化 $\Delta\Phi$ は
$$\Delta\Phi = \Delta\overline{B}\times\pi r^2$$
よって，円軌道上に生じる誘導起電力の大きさ V は

$$V = \frac{\Delta\Phi}{\Delta t} = \pi r^2 \frac{\Delta\overline{B}}{\Delta t}$$

円軌道を 1 周する間に V の電位差が生じているから，円周に沿った電場の大きさ E は

$$E = \frac{V}{2\pi r} = \frac{r}{2} \frac{\Delta\overline{B}}{\Delta t} \quad \cdots（答）$$

オ．電子は Δt の時間に電場から大きさ $eE\Delta t$ の力積を受ける。一方，円軌道上の磁場が ΔB_r だけ変化したとき，半径 r が変化しないとすると，ウ．の結果より電子の運動量変化は

$$m\Delta v = er\Delta B_r$$

一方，運動量変化が受けた力積に等しいから

$$m\Delta v = eE\Delta t$$

$$\therefore \quad er\Delta B_r = e\frac{r}{2}\frac{\Delta\overline{B}}{\Delta t}\Delta t$$

よって

$$\frac{\Delta B_r}{\Delta t} = \frac{1}{2}\frac{\Delta\overline{B}}{\Delta t} \quad \cdots（答）$$

Ⅲ
〔解答〕

(1) ア $\sqrt{\dfrac{g}{L\cos\theta}}$　イ $2\pi\sqrt{\dfrac{L\cos\theta}{g}}$

(2) ウ $n\cos a$　エ $\dfrac{2-n^2}{n^2-1}$　オ $\sqrt{2}$

〔出題者が求めたポイント〕
円錐振り子，全反射，光ファイバー

〔解答のプロセス〕
(1) ア．糸の張力の大きさを S，おもりの質量を m とおくと，鉛直方向の力のつり合いより

$$S\cos\theta - mg = 0 \quad \therefore \quad S = \frac{mg}{\cos\theta}$$

一方，おもりは張力の水平成分を向心力として半径 $L\sin\theta$ の円運動を行うから，角速度を ω とすると運動方程式は

$$mL\sin\theta \cdot \omega^2 = \frac{mg}{\cos\theta} \cdot \sin\theta$$

$$\therefore \quad \omega = \sqrt{\frac{g}{L\cos\theta}} \quad \cdots（答）$$

イ．円運動の周期 T は

$$T = \frac{2\pi}{\omega} = 2\pi\sqrt{\frac{L\cos\theta}{g}} \quad \cdots（答）$$

(2) ウ．面 A から入射した光の屈折角が a のとき，円柱の側面への入射角は $90° - a$ となる。側面での屈折角を b とおくと，屈折の法則より

$$\frac{\sin b}{\sin(90° - a)} = \frac{n}{1} \quad \therefore \quad \sin b = n\cos a$$

屈折角 b が 90° となったところで全反射が起こるから，条件は

$$n\cos a \geqq 1 \quad \cdots（答）$$

エ．面 A での入射角を θ とおくと，屈折の法則より

$$\frac{\sin\theta}{\sin a} = \frac{n}{1} \quad \therefore \quad \sin a = \frac{\sin\theta}{n}$$

このとき

$$\cos a = \sqrt{1 - \sin^2 a} = \sqrt{1 - \left(\frac{\sin\theta}{n}\right)^2}$$

したがって，ウ．の条件式を考慮して，円柱の側面で全反射を繰り返して面 B を通過するための条件は

$$\sqrt{n^2 - \sin^2\theta} > 1 \quad \therefore \quad \frac{1}{\sin^2\theta} > \frac{1}{n^2 - 1}$$

ここで，$1 + \dfrac{1}{\tan^2\theta} = \dfrac{1}{\sin^2\theta}$ より

$$1 + \frac{1}{\tan^2\theta} > \frac{1}{n^2 - 1} \quad \cdots\cdots①$$

一方，面 A に入射する光は入射角 θ について

$$\tan\theta \leqq \frac{r}{d}$$

を満たす。よって，面 A を通過するすべての光が面 B に到達するための条件は，$\tan\theta$ が最大，すなわち $\tan\theta = \dfrac{r}{d}$ のときに①式が成り立つことである。したがって，

$$\left(\frac{d}{r}\right)^2 = \frac{1}{\tan^2\theta} > \frac{1}{n^2 - 1} - 1$$

$$\therefore \quad \left(\frac{d}{r}\right)^2 > \frac{2 - n^2}{n^2 - 1} \quad \cdots（答）$$

オ．$2 - n^2 < 0$ より $n > \sqrt{2}$ $\cdots（答）$

Ⅳ
〔解答〕

ア $\dfrac{h\nu_1}{c}$　イ $\dfrac{h\nu_2}{c}\cos\theta + mv\cos\phi$

ウ $0 = \dfrac{h\nu_2}{c}\sin\theta - mv\sin\phi$

エ $h\nu_1 = h\nu_2 + \dfrac{1}{2}mv^2$

オ $\dfrac{h}{mc}(1 - \cos\theta)$

〔出題者が求めたポイント〕
コンプトン効果

〔解答のプロセス〕
ア．振動数 ν_1 の光子がもつ運動量 p_1 は

$$p_1 = \frac{h\nu_1}{c} \quad \cdots（答）$$

イ．x 方向の運動量保存則の式は

$$\frac{h\nu_1}{c} = \frac{h\nu_2}{c}\cos\theta + mv\cos\phi \quad \cdots（答）\quad \cdots\cdots①$$

ウ．y 方向の運動量保存則の式は

$$0 = \frac{h\nu_2}{c}\sin\theta - mv\sin\phi \quad \cdots（答）\quad \cdots\cdots②$$

エ．エネルギー保存則の式は

$$h\nu_1 = h\nu_2 + \frac{1}{2}mv^2 \quad \cdots（答）\quad \cdots\cdots③$$

オ．①，②式より ϕ を消去すると

$$(mv)^2 = \frac{h^2}{c^2}(\nu_1{}^2 + \nu_2{}^2 - 2\nu_1\nu_2\cos\theta)$$

一方，③式より
$$(mv)^2 = 2mh(v_1 - v_2)$$
$$\therefore \quad 2mh(v_1 - v_2) = \frac{h^2}{c^2}(v_1{}^2 + v_2{}^2 - 2v_1 v_2 \cos\theta)$$

ここで，振動数 v_1 および v_2 の光の波長を λ_1，λ_2 とすると
$$v_1 = \frac{c}{\lambda_1}, \quad v_2 = \frac{c}{\lambda_2}$$
よって
$$2mhc\left(\frac{1}{\lambda_1} - \frac{1}{\lambda_2}\right) = h^2\left\{\left(\frac{1}{\lambda_1}\right)^2 + \left(\frac{1}{\lambda_2}\right)^2 - \frac{2\cos\theta}{\lambda_1\lambda_2}\right\}$$
$$\therefore \quad \lambda_2 - \lambda_1 = \frac{h}{2mc}\left(\frac{\lambda_2}{\lambda_1} + \frac{\lambda_1}{\lambda_2} - 2\cos\theta\right)$$

ここで，$\lambda_1 \fallingdotseq \lambda_2$ のとき $\dfrac{\lambda_2}{\lambda_1} + \dfrac{\lambda_1}{\lambda_2} \fallingdotseq 2$ の近似を用いると，$\Delta\lambda = \lambda_2 - \lambda_1$ は
$$\Delta\lambda \fallingdotseq \frac{h}{mc}(1 - \cos\theta) \quad \cdots(答)$$

化　学

解答

30年度

❶

〔解答〕

問1　AgCl の溶解度積：$2.0 \times 10^{-10}(\mathrm{mol/L})^2$
　　Ag$_2$CrO$_4$ の溶解度積：$4.0 \times 10^{-12}(\mathrm{mol/L})^3$

問2　0.032%

問3　$1.4 \times 10^{-5}\,\mathrm{mol/L}$

問4　$2.0 \times 10^{-2}\,(\mathrm{mol/L})$

問5　AgNO$_3$ は光が当たると分解するため

問6　白色から暗赤色(赤褐色)

問7　2.6 mL

問8　(1)　CrO$_4^{2-}$ が Cr$_2$O$_7^{2-}$ になって Ag$_2$CrO$_4$ がうまく沈殿しないため。
　　(2)　Ag$^+$ は，OH$^-$ と反応すると，Ag$_2$O の沈殿が生成するため。
　　(3)　$[\mathrm{Ag(NH_3)_2}]^+$ を生じ，Ag$^+$ が沈殿しなくなるため。

〔出題者が求めたポイント〕

モール法

〔解答のプロセス〕

問1　図の点 A において，$\log_{10}[\mathrm{Ag^+}] = -7.7$ なので
$[\mathrm{Ag^+}] = 10^{-7.7}\,\mathrm{mol/L}$ となる。
　　$[\mathrm{Cl^-}] = 0.010\,\mathrm{mol/L}$ より，AgCl の溶解度積は
$$[\mathrm{Ag^+}][\mathrm{Cl^-}] = 10^{-7.7} \times 0.010 = 10^{-9.7}$$
$$= 10^{0.3} \times 10^{-10}$$
$$= 2.0 \times 10^{-10}\,(\mathrm{mol/L})^2$$
　　また，図の点 C において，$\log_{10}[\mathrm{Ag^+}] = -4.2$ なので
$[\mathrm{Ag^+}] = 10^{-4.2}\,\mathrm{mol/L}$ となる。
　　$[\mathrm{CrO_4^{2-}}] = 0.0010\,\mathrm{mol/L}$ より，Ag$_2$CrO$_4$ の溶解度積は
$$[\mathrm{Ag^+}]^2[\mathrm{CrO_4^{2-}}] = 10^{-8.4} \times 0.0010 = 10^{-11.4}$$
$$= (10^{0.3})^2 \times 10^{-12}$$
$$= 4.0 \times 10^{-12}\,(\mathrm{mol/L})^3$$

問2　$[\mathrm{Ag^+}] = 10^{-4.2}\,\mathrm{mol/L}$ のとき
$[\mathrm{Ag^+}][\mathrm{Cl^-}] = 10^{-9.7}$ より，$[\mathrm{Cl^-}] = 10^{-5.5}\,\mathrm{mol/L}$ なので，求める Cl$^-$ の割合は
$$\frac{10^{-5.5}}{0.010} \times 100 = \frac{\sqrt{10}}{100} \fallingdotseq 0.032\%$$

問3　AgCl の沈殿が生成した後は $[\mathrm{Ag^+}] = [\mathrm{Cl^-}]$ なので，AgCl の溶解度積より
$$[\mathrm{Ag^+}][\mathrm{Cl^-}] = [\mathrm{Ag^+}]^2 = 2.0 \times 10^{-10}\,(\mathrm{mol/L})^2$$
$$[\mathrm{Ag^+}] = 1.41 \times 10^{-5} \fallingdotseq 1.4 \times 10^{-5}\,\mathrm{mol/L}$$

問4　Ag$_2$CrO$_4$ の溶解度積より，
$$[\mathrm{Ag^+}]^2[\mathrm{CrO_4^{2-}}] = 4.0 \times 10^{-12}\,(\mathrm{mol/L})^3$$
$$[\mathrm{CrO_4^{2-}}] = \frac{4.0 \times 10^{-12}}{2.0 \times 10^{-10}} = 2.0 \times 10^{-2}\,(\mathrm{mol/L})$$

問7　問4より，Cl$^-$ と等しい物質量の Ag$^+$ を加えたときに，$[\mathrm{CrO_4^{2-}}] = 2.0 \times 10^{-2}\,\mathrm{mol/L}$ となればよいので，それに必要な AgNO$_3$ 水溶液の体積を $V\,(\mathrm{mL})$ とすると

$$0.020 \times \frac{V}{1000} = \frac{9.00}{58.4} \times \frac{5.0}{1000} \qquad V \fallingdotseq 38.5\,(\mathrm{mL})$$

よって，
$$[\mathrm{CrO_4^{2-}}] = \frac{0.50 \times x}{5.0 + x + 20.0 + 38.5} = 2.0 \times 10^{-2}$$
$$\therefore\quad x \fallingdotseq 2.6\,\mathrm{mL}$$

問8　(1)　$2\mathrm{CrO_4^{2-}} + 2\mathrm{H^+} \rightleftarrows \mathrm{Cr_2O_7^{2-}} + \mathrm{H_2O}$ より，酸性条件にすると，CrO$_4^{2-}$ が Cr$_2$O$_7^{2-}$ になって Ag$_2$CrO$_4$ がうまく沈殿しない。なお，HNO$_3$ は Cl$^-$ を酸化できるほど酸化力はない。

　　(2)　銀イオン Ag$^+$ は，水酸化物イオン OH$^-$ と反応すると，酸化銀 Ag$_2$O の褐色の沈殿が生成する。
$$2\mathrm{Ag^+} + 2\mathrm{OH^-} \longrightarrow \mathrm{Ag_2O} + \mathrm{H_2O}$$

　　(3)　ジアンミン銀(I)イオン $[\mathrm{Ag(NH_3)_2}]^+$ を生じ，Ag$^+$ が沈殿しなくなるため。

❷

〔解答〕

ア　$1 + \alpha$　　イ　$1 - \alpha^2$　　ウ　$\dfrac{K_C}{K_C + 4C}$

エ　1　　オ　n　　カ　$\dfrac{1}{(1 + \alpha)RT}$

キ　$\dfrac{PV}{nRT}$　　ク　1　　ケ　2

〔出題者が求めたポイント〕

N$_2$O$_4$ の解離，理想気体と実在気体

〔解答のプロセス〕

ア

	N$_2$O$_4$	$\rightleftarrows$	2NO$_2$	
平衡前	C_0		0	(mol/L)
反応量	$-\alpha C_0$		$2\alpha C_0$	(mol/L)
平衡時	$C_0(1-\alpha)$		$2\alpha C_0$	(mol/L)

平衡時における N$_2$O$_4$ と NO$_2$ のモル濃度の和は
$$C = C_0(1-\alpha) + 2\alpha C_0 = C_0(1+\alpha)$$
$$C_0 = \frac{C}{1+\alpha} \quad \cdots(2)$$

イ　質量作用の法則より
$$K_C = \frac{(2\alpha C_0)^2}{C_0(1-\alpha)} = \frac{4\alpha^2}{1-\alpha} \times \frac{C}{1+\alpha} = \frac{4\alpha^2}{1-\alpha^2}C \quad \cdots(3)$$

ウ　(3)式より，α について解くと，$(1-\alpha^2)K_C = 4\alpha^2 \times C$
$$\alpha = \sqrt{\frac{K_C}{K_C + 4C}} \quad \cdots(4)$$

エ　(4)式より，$C \longrightarrow 0$ のとき $\alpha \longrightarrow 1$ となる。

オ　容器の容積を $V\,(\mathrm{L})$ とすると，
$$C_0 = \frac{n}{V} \quad \cdots(5)$$

カ　$C = C_0(1+\alpha)$ なので，理想気体の状態方程式
$P = CRT$ より $P = C_0(1+\alpha)RT$ となる。また，(5)式

を代入すると,

$$P = \frac{n}{V}(1+\alpha)RT \quad \frac{n}{V} = \frac{1}{(1+\alpha)RT}P \quad \cdots(6)$$

キ　実在気体と理想気体のずれを表す指標 Z(圧縮率因子)は

$$Z = \frac{PV}{nRT} \quad \cdots(7)$$

ク　$P \longrightarrow 0$ のとき実在気体は理想気体に近づくので $Z \longrightarrow 1$ となる。

ケ　(6)式と(7)式より,

$$Z = \frac{PV}{nRT} = \frac{(1+\alpha)RT}{P} \times \frac{P}{RT} = 1+\alpha$$

$P \longrightarrow 0$ のとき $C \longrightarrow 0$ より $\alpha \longrightarrow 1$ となるので, $Z \longrightarrow 1+1 = 2$ である。

3

〔解答〕

問1　A：う　　B：さ　　C：え　　D：き

問2　試料を完全に燃焼させるため。14字

問3　CH_2O

問4　構造式：

$$\begin{array}{c} H \\ | \\ HO-C-COOH \\ | \\ CH_3 \end{array}$$

　　　名称：乳酸

問5　生分解性高分子(生分解性プラスチック)

問6　H_2O, CO_2

〔出題者が求めたポイント〕

元素分析, 乳酸, 生分解性高分子

〔解答のプロセス〕

問1　ソーダ石灰(D)は水を吸収するため, 塩化カルシウム(C)の後につなぐ。また, D では水酸化ナトリウム, 酸化カルシウムを単独で使用できるが, ソーダ石灰のほうが CO_2 の吸収能率が良い。

問2　酸化銅(Ⅱ)は試料を完全に燃焼させるために酸化剤として加える。

問3　化合物 X について,

$$C : 132 \times \frac{12.0}{44.0} = 36.0 \, \text{mg}$$

$$H : 54.0 \times \frac{2.0}{18.0} = 6.0 \, \text{mg}$$

$$O : 90.0 - (36.0 + 6.0) = 48.0 \, \text{mg}$$

$$C : H : O = \frac{36}{12.0} : 6.0 : \frac{48.0}{16.0}$$
$$= 1 : 2 : 1$$

よって, 組成式は CH_2O

問4　化合物 X は炭酸水素ナトリウム水溶液に溶解することから, COOH をもつと考えられる。また, X は分子量が100以下で不斉炭素原子をもつことから, $n = 3$ で分子式は $C_3H_6O_3$ であり, X は乳酸と考えられる。

問5, 6　乳酸を縮合重合してできるポリ乳酸は代表的

な生分解性高分子である。生分解性高分子は微生物によって, 比較的容易に分解され, 最終的に水と二酸化炭素に完全に分解する性質を持っている。そのため, 自然環境への負担が少ない。

$$\begin{bmatrix} CH_2-CH-C \\ \quad | \quad \| \\ \quad CH_3 \, O \end{bmatrix}_n$$

　　　ポリ乳酸

4

〔解答〕

問1　$CH_3(CH_2)_7CH=CH(CH_2)_7COOH$

問2　$CH_3CH_2CH=CHCH_2CH=CHCH_2CH=CH(CH_2)_7COOH$

問3

$$\begin{array}{c} O \\ \| \\ H_2C-O-C-(CH_2)_7CH=CH(CH_2)_7CH_3 \\ | \quad\quad O \\ | \quad\quad \| \\ HC-O-C-(CH_2)_7CH=CHCH_2CH=CH(CH_2)_4CH_3 \\ | \quad\quad O \\ | \quad\quad \| \\ H_2C-O-C-(CH_2)_7CH=CH(CH_2)_7CH_3 \end{array}$$

問4

$$\begin{array}{c} O \\ \| \\ H_2C-O-C-(CH_2)_7CH=CHCH_2CH=CH(CH_2)_4CH_3 \\ | \quad\quad O \\ | \quad\quad \| \\ HC-O-C-(CH_2)_7CH=CHCH_2CH=CH(CH_2)_4CH_3 \\ | \quad\quad O \\ | \quad\quad \| \\ H_2C-O-C-(CH_2)_{16}CH_3 \end{array}$$

問5　脂肪酸の構造と融点の関係：脂肪酸のシス形 C＝C 結合を多く含むほど, 油脂の融点は低くなる。

〔出題者が求めたポイント〕

油脂

〔解答のプロセス〕

油脂1～4 は(1)から互いに異性体であり, (3)から, C＝C を4つ含み, また, (7)から炭素を18個もつ。

問1　油脂1, 4 を加水分解して得られないのは(11)からステアリン酸(C＝C を含まない), (13)からリノレン酸(C＝C を3つ含む)なので, 油脂2はステアリン酸, リノレン酸, オレイン酸(C＝C を1つ含む)から構成されているとわかる。オレイン酸の構造は次のようになる。

$$CH_3(CH_2)_7CH=CH(CH_2)_7COOH$$

問2　(6)と(13)から, 油脂2を加水分解して得られる3種類のカルボン酸 CH_3CH_2COOH, $HOOCCH_2COOH$, $HOOC(CH_2)_7COOH$ の比率は1：2：1とわかる。

よって, 油脂1, 3, 4 に含まれていない脂肪酸はリノレン酸である。

$$CH_3CH_2CH=CHCH_2CH=CHCH_2CH=CH(CH_2)_7COOH$$

問3　油脂1は(6), (9), (12)より, オレイン酸(C＝C を1つ含む)2個とリノール酸(C＝C を2つ含む)1個の脂肪酸から構成されている。また, (4)から, 油脂1は不斉炭素原子をもっていないことから対称な構造である。

$H_2C-O-\overset{\displaystyle O}{\overset{\displaystyle \|}{C}}-(CH_2)_7CH=(CH_2)_7CH_3$

$HC-O-\overset{\displaystyle O}{\overset{\displaystyle \|}{C}}-(CH_2)_7CH=CHCH_2CH=CH(CH_2)_4CH_3$

$H_2C-O-\overset{\displaystyle O}{\overset{\displaystyle \|}{C}}-(CH_2)_7CH=CH(CH_2)_7CH_3$

問4　油脂3は(11)より，ステアリン酸1個とリノール酸2個の脂肪酸から構成されている。また，(4)から，油脂3は不斉炭素原子をもつことから非対称な構造である。

$H_2C-O-\overset{\displaystyle O}{\overset{\displaystyle \|}{C}}-(CH_2)_7CH=CHCH_2CH=CH(CH_2)_4CH_3$

$HC-O-\overset{\displaystyle O}{\overset{\displaystyle \|}{C}}-(CH_2)_7CH=CHCH_2CH=CH(CH_2)_4CH_3$

$H_2C-O-\overset{\displaystyle O}{\overset{\displaystyle \|}{C}}-(CH_2)_{16}CH_3$

問5　油脂を構成する不飽和脂肪酸のC=C結合を多く含むほど，油脂の融点（凝固点）は低くなる。これは，脂肪酸のC=C結合がシス形で折れ曲がった分子になり，分子どうしが接近できず，分子間力が弱くなるから。

〔後　期〕

I

〔解答〕

問1　Na^+の濃度が大きくなり，$Na_2CO_3 \rightleftarrows 2Na^+ + CO_2$の平衡が左に移動するため。

問2　煮沸して二酸化炭素を追い出す。

問3　ウ　ホールピペット　　エ　ビュレット

問4　オ　赤色から無色　　カ　黄色から赤色

問5　水酸化ナトリウム　9.1×10^{-2} mol/L
　　　炭酸ナトリウム　1.2×10^{-2} mol/L

問6　$NaOH + HCl \longrightarrow NaCl + H_2O$
　　　$Na_2CO_3 + HCl \longrightarrow NaHCO_3 + NaCl$
　　　$NaHCO_3 + HCl \longrightarrow NaCl + H_2O + CO_2$

問7　$NaHCO_3$，$NaCl$

問8　（あ）（く）

〔出題者が求めたポイント〕

二段滴定

〔解答のプロセス〕

問4　フェノールフタレインの色が変わるまでに次の2つの中和反応が起こる。

　　　$NaOH + HCl \longrightarrow NaCl + H_2O$　…（ⅰ）
　　　$Na_2CO_3 + HCl \longrightarrow NaHCO_3 + NaCl$　…（ⅱ）

（ⅱ）式より，第1中和点は弱塩基性側にあるため，フェノールフタレインが赤色から無色に変化する。

また，メチルオレンジの色が変わるまでに次の中和反応が起こる

　　　$NaHCO_3 + HCl \longrightarrow NaCl + H_2O + CO_2$　…（ⅲ）

（ⅲ）式より，第2中和点は弱酸性側にあるため，メチルオレンジが黄色から赤色に変化する。

問5　アルカリ溶液B中のNaOH，Na_2CO_3をそれぞれx，y(mol)とおくと，

$$x + y = 0.100 \times \frac{10.3}{1000} \quad \cdots\cdots ①$$

$$y = 0.100 \times \frac{1.2}{1000} \quad \cdots\cdots ②$$

②式より，

$y = 1.2 \times 10^{-4}$ mol，これを式に代入すると，
$x = 9.1 \times 10^{-4}$ mol となる。

よって，水酸化ナトリウムの濃度は

$$\frac{9.1 \times 10^{-4}}{10.0 \times 10^{-3}} = 9.1 \times 10^{-2} \text{mol/L}$$

炭酸ナトリウムの濃度は

$$\frac{1.2 \times 10^{-4}}{10.0 \times 10^{-3}} = 1.2 \times 10^{-2} \text{mol/L}$$

問6　アルカリ溶液BにはNaOHとNa_2CO_3の混合溶液であり，点bはpH7より下側（弱酸性）にあるので，点bまでの間で起こっている反応は（ⅰ）～（ⅲ）式である。

　　　$NaOH + HCl \longrightarrow NaCl + H_2O$　…（ⅰ）
　　　$Na_2CO_3 + HCl \longrightarrow NaHCO_3 + NaCl$　…（ⅱ）
　　　$NaHCO_3 + HCl \longrightarrow NaCl + H_2O + CO_2$　…（ⅲ）

問7　点b（弱酸性）から点c（弱塩基性）の間で起こる反

応は次の反応が考えられる。

$$H_2O + CO_2 + NaOH \longrightarrow NaHCO_3 + NaCl$$

よって，生成する塩は $NaHCO_3$ と $NaCl$ である。

問8 アルカリ溶液 A の濃度とアルカリ溶液 B の濃度について整理すると，次のようになる。

$$2NaOH + CO_2 \longrightarrow Na_2CO_3 + H_2O$$

(溶液A) 1.15×10^{-1}　1.2×10^{-2}　　0　　– (mol/L)

(溶液B) 9.1×10^{-2}　　0　　1.2×10^{-2}　– (mol/L)

図1において点 a の滴下量を V_1(mL) とおくと，

アルカリ溶液 A は NaOH 水溶液なので

$$NaOH + HCl \longrightarrow NaCl + H_2O \text{ より}$$

$$0.100 \times \frac{10.0}{1000} = 1.15 \times 10^{-1} \times \frac{V_1}{1000} \quad V_1 \fallingdotseq 8.7 \text{ mL}$$

図2において点 b の滴下量を V_2(mL) とおくと，

(ⅰ)～(ⅲ)より

$$0.100 \times \frac{10.0}{1000}$$

$$= 9.1 \times 10^{-2} \times \frac{V_2}{1000} + 1.2 \times 10^{-2} \times \frac{V_2}{1000} \times 2$$

$$V_2 \fallingdotseq 8.7 \text{ mL}$$

図2において点 c の滴下量を V_2'(mL) とおくと，(ⅰ)と(ⅱ)より

$$0.100 \times \frac{10.0}{1000}$$

$$= 9.1 \times 10^{-2} \times \frac{V_2'}{1000} + 1.2 \times 10^{-2} \times \frac{V_2'}{1000}$$

$$V_2' \fallingdotseq 9.7 \text{ mL}$$

図3において点 d は pH7 より上側（弱塩基性）であり，酢酸とアルカリ溶液 B での反応は次のようになる。

$$CH_3COOH + NaOH \longrightarrow CH_3COONa + NaCl$$

$$CH_3COOH + Na_2CO_3 \longrightarrow CH_3COONa + NaHCO_3$$

点 d の滴下量を V_3(mL) とおくと，

$$0.100 \times \frac{10.0}{1000}$$

$$= 9.1 \times 10^{-2} \times \frac{V_3}{1000} + 1.2 \times 10^{-2} \times \frac{V_3}{1000}$$

$$V_3 \fallingdotseq 9.7 \text{ mL}$$

また，実験(4)と同じ条件でアルカリ溶液 A の滴下量を V_3'(mL) とおくと，

$$0.100 \times \frac{10.0}{1000} = 1.15 \times 10^{-1} \times \frac{V_3'}{1000}$$

$$V_3' \fallingdotseq 8.7 \text{ mL}$$

以上より，正しい記述は(あ)と(く)である。

Ⅱ

〔解答〕

問1　アボガドロの法則

問2　$1.1 \times 10^4 \text{ Pa} \cdot \text{L}/(\text{K} \cdot \text{mol})$

問3　$n' = \dfrac{nR}{R'}$

問4　8.0×10^{23} (/mol)

問5　16

〔出題者が求めたポイント〕

原子量の変更

〔解答のプロセス〕

問2　理想気体の状態方程式より，

$$1.00 \times 10^5 \times 33.0 = R' \times 300$$

$$R' = 1.1 \times 10^4 \text{ (Pa} \cdot \text{L}/(\text{K} \cdot \text{mol}))$$

問3　$PV = nRT$ ……①　　$PV = n'R'T$ ……②

①，②より，$n' = \dfrac{nR}{R'}$

問4　現実世界のモル体積 V_m は理想気体の状態方程式より，

$$1.00 \times 10^5 \times V_m = 8.30 \times 10^3 \times 300 \quad V_m = 24.9 \text{ L}$$

よって，仮想世界のアボガドロ定数 N' は

$$N' = N \times \frac{V_m'}{V_m} = 6.00 \times 10^{23} \times \frac{33.0}{24.9}$$

$$\fallingdotseq 8.0 \times 10^{23} (\text{/mol})$$

問5　アボガドロ定数を x 倍にすると，炭素の原子量も x 倍になるので，求める原子量は

$$12.0 \times \frac{N'}{N} = 12.0 \times \frac{8.0 \times 10^{23}}{6.0 \times 10^{23}} = 16$$

Ⅲ

〔解答〕

問1　ア　プロピオンアルデヒド（プロパナール）

　　　イ　プロピオン酸（プロパン酸）

問2　エチルメチルケトン（2-ブタノン）

問3　$3C_3H_7OH + K_2Cr_2O_7 + 4H_2SO_4$

　　　$\longrightarrow 3C_2H_5CHO + K_2SO_4 + Cr_2(SO_4)_3 + 7H_2O$

問4　2価の第1級アルコールであり，$-CH_2OH$ を2つもつ。

問5　$HO-CH_2-CH_2-CH_2-CH_2-CH_2-CH_2-OH$

問6　アジピン酸

〔出題者が求めたポイント〕

アルコールの酸化

〔解答のプロセス〕

問1　第1級アルコールを酸化するとアルデヒドを経てカルボン酸になる。

　　　1-プロパノール $\longrightarrow$ プロピオンアルデヒド

　　　$\longrightarrow$ プロピオン酸

問2　第2級アルコールを酸化するとケトンになるので，第2級アルコールの 2-ブタノールを酸化するとエチルメチルケトン（2-ブタノン）となる。

問3　$C_3H_7OH \longrightarrow C_2H_5CHO + 2H^+ + 2e^-$ ……①

$Cr_2O_7{}^{2-}+14H^++6e^-$
$\longrightarrow 2Cr^{3+}+7H_2O$ ……②

①式×3＋②式から，e^- を消すと
$3C_3H_7OH+Cr_2O_7{}^{2-}+8H^+$
$\longrightarrow 3C_2H_5CHO+2Cr^{3+}+7H_2O$

問題文より，両辺に，$2K^+$，$4SO_4{}^{2-}$ を加えて，
$3C_3H_7OH+K_2Cr_2O_7+4H_2SO_4$
$\longrightarrow 3C_2H_5CHO+K_2SO_4+Cr_2(SO_4)_3+7H_2O$

問4　RCH_2OH+H_2O
$\longrightarrow RCOOH+4H^++4e^-$　……③
$Cr_2O_7{}^{2-}+14H^++6e^-$
$\longrightarrow 2Cr^{3+}+7H_2O$　……②

③式×3＋②式×2から，e^- を消すと
$3RCH_2OH+2Cr_2O_7{}^{2-}+16H^+$
$\longrightarrow 3RCOOH+4Cr^{3+}+11H_2O$

両辺に，$4K^+$，$8SO_4{}^{2-}$ を加えて，
$3RCH_2OH+2K_2Cr_2O_7+8H_2SO_4$
$\longrightarrow 3RCOOH+2K_2SO_4+2Cr_2(SO_4)_3+11H_2O$

3 mol のアルコール A に対して，$K_2Cr_2O_7$ 4 mol と H_2SO_4 8 mol が消費されるので，反応式からアルコール A は $-CH_2OH$ を2つもつことがわかり，アルコール A は2価の第1級アルコールである。

問5　アルコール A を酸化すると化合物 B となり，B はアジピン酸なので，A は 1,6-ヘキサンジオールとわかる。

A の構造式：
$HO-CH_2-CH_2-CH_2-CH_2-CH_2-CH_2-OH$

Ⅳ
〔解答〕

問1　ア　ジエチルエーテル　　イ　エチレン
　　　ウ　エチレングリコール(1,2-エタンジオール)

問2　A，B(順不同)

⎯ONa　　$CH_3CH_2CH_2Cl$

問3　

問4　CH_3-O-CH_3，$CH_3CH_2-O-CH_2CH_3$

問5　

問6　分子式 $C_{20}H_{24}O_6$
構造式

問7　環状エーテルの内部は極性が比較的に大きく，カリウムイオン K^+ が環内部に取り込まれているため。

〔出題者が求めたポイント〕
エーテル(ウイリアムソンエーテル合成，環状エーテル)
〔解答のプロセス〕

問1　ア　エタノールを濃硫酸とともに約 130 ～ 140℃で加熱すると，主にジエチルエーテルが生成する。
$2CH_3-CH_2-OH \longrightarrow CH_3-CH_2-O-CH_2-CH_3+H_2O$
イ　エタノールを濃硫酸とともに約 160 ～ 170℃で加熱すると，主にエチレン(エテン)が生成する。
$CH_3-CH_2-OH \longrightarrow CH_2{=}CH_2+H_2O$
ウ　エチレンオキシドに酸を触媒として水と反応させるとエチレングリコール($HO-CH_2CH_2-OH$)が得られる。
$C_2H_4O+H_2O \longrightarrow HO-CH_2CH_2-OH$

問2　非対称のエーテル合成であれば，立体障害のない第1級のハロゲン化アルキルになるような組合せを考える。

問3　2-ブタノールの分子内での脱水反応は1-ブテンと2-ブテンの生成が考えられる。また，ザイツェフ則により2-ブテンが主生成物になる。ザイツェフ則とはアルコールの分子内脱水反応では $-OH$ の結合した C 原子に結合している H 原子の数が少ない方から H 原子が失われた化合物が主に生成するという経験則。

問4　2種のアルコールの混合物を分子間脱水すると，3種のエーテルを生成する。エタノールとメタノールではエチルメチルエーテル，ジエチルエーテル，ジメチルエーテルの3種を生成する可能性がある。

問6

$C : 44.0 \times \dfrac{12.0}{44.0} = 12.0$ mg

$H : 10.8 \times \dfrac{2.0}{18.0} = 1.2$ mg

$O : 18.0 - (12.0+1.2) = 4.8$ mg

$C : H : O = \dfrac{12.0}{12.0} : 1.2 : \dfrac{4.8}{16.0}$
$= 10 : 12 : 3$

よって，組成式は $(C_{10}H_{12}O_2)_n = 360$ より，$n=2$
分子式は $C_{20}H_{24}O_6$

問7　クラウンエーテルは，O 原子の非共有電子対が配位して化カリウムイオン K^+ を環内部に取り込むため，過マンガン酸カリウムをベンゼンなどの有機溶媒に溶かすことができる。

生　物

解答　　30年度

前　期

Ⅰ　発生

〔解答〕

問1. ア.脊索　イ.体節　ウ.側板　エ.セクレチン

問2. イ.(う)(え)　ウ.(あ)(お)

問3. Ⅰ.(い)　Ⅱ.a

問4. (1)　③(あ)　④(う)

　　　(2)　ⅰ)S(あ)　T(い)

　　　　　 ⅱ)S(え)　T(う)

　　　(3)　(き)(い)(え)(あ)

問5. (1)　Ⅰ.(う)　Ⅱ.af　　(2)　Ⅰ.(い)　Ⅱ.ag

　　　(3)　Ⅰ.(え)　Ⅱ.bd

問6. (い)(う)(か)

〔出題者が求めたポイント〕

発生が中心だが，消化管ホルモン・ホルモン・消化液に関する知識が必要である。問4は実験を元に推察する，論理的思考力を要求している。

問2. 外胚葉から神経系(脊髄・眼の網膜)・皮膚の表皮が，内胚葉から消化管や気管の内面上皮が分化する。中胚葉の体節から骨・筋肉・真皮が，腎節から腎臓と輸尿管が，側板から心臓と血管が分化する。

問3. セクレチンは胃酸による十二指腸の pH の低下によって分泌が促進される。

問4. 情報量が多くわかりにくいが，本文・問題文・各実験からわかることが整理されれば易しい。試験の際は，手早く簡潔にメモ書きする必要がある。ここでは，丁寧に整理してみた。

【本文】

①すい臓は，将来十二指腸になる部域の腸管の一部が膨らんで作られる。

②この膨らみ(すい芽)の形成には，脊索と腸管近くに形成される大動脈が必要。

【問4問題文】

③タンパク質QとタンパクRは脊索からのみ分泌されるタンパク質である。

④腸管がすい芽を形成するためには，腸管での遺伝子Sの発現が不可欠である。

【実験1】8日目の胚から取り出した腸管の培養実験

⑤8日目には大動脈は形成されていない。

⑥8日目の胚から取り出した腸管では遺伝子Tが発現している。

⑦8日目の胚から取り出した腸管では遺伝子Sは発現していない。

⑧8日目の胚から取り出した腸管にタンパク質Qを加えて培養すると遺伝子Tが発現している。

⑨8日目の胚から取り出した腸管にタンパク質Qを加えて培養すると遺伝子Sが発現していない。

⑩8日目の胚から取り出した腸管にタンパク質Rを加えて培養すると遺伝子Tの発現が急激に低下した。

⑪8日目の胚から取り出した腸管にタンパク質Rを加えて培養すると遺伝子Sは発現しない。

⑫8日目の胚から取り出した腸管にタンパク質Qを加えて培養しても，タンパク質Rを加えて培養しても，すい芽は形成されず，腸管は十二指腸に分化した。

【実験2】8日目の胚から取り出した腸管に10日目の胚の大動脈を加えた実験

⑬8日目の胚から取り出した腸管にタンパク質Qを加えて培養し，別のマウスの10日目の胚より形成されたばかりの大動脈の一部を摘出し，腸管の近くに置き，さらに培養すると，遺伝子Sは発現されない。すい芽も形成されない。

⑭8日目の胚から取り出した腸管にタンパク質Rを加えて培養し，別のマウスの10日目の胚より形成されたばかりの大動脈の一部を摘出して腸管の近くに置き，さらに培養すると，大動脈近くの部位の腸管では遺伝子Sが発現し，その部位の腸管が大動脈に向かって膨らみ，すい芽が形成された。

【実験3】

⑮マウス8日目の生体内において，タンパク質Qのみを阻害する物質を腸管近くに投与すると(タンパク質Rは作用すると考えられる)，‥‥大動脈近くの腸管が膨らんですい芽が形成された。

⑯マウス8日目の生体内において，タンパク質Rのみを阻害する物質を腸管近くに投与すると(タンパク質Qが作用すると考えられる)，‥‥すい芽は形成されなかった。

(1)　【本文】実験1でタンパク質Rを加えて培養してもすい芽が形成されなかった理由は，②より大動脈が必要(あ)であることがわかる。実験2でタンパク質Qを加えて培養し‥‥すい芽は形成されなかった理由は，【問4問題文】④より遺伝子Sの発現が必要(う)とわかる。

(2)　実験3で，(ⅰ)タンパク質Qのみを阻害する物質を生体内投与した場合には，タンパク質Rの作用があると判断できる。また，生体内なので，腸管の近くに大動脈が形成されると予想できる。ならば，【実験2】⑭より遺伝子Sが発現し，【実験1】⑩より遺伝子Tの発現が急激に低下すると推定できる。

　　実験3で，(ⅱ)タンパク質Rのみを阻害する物質を生体内投与した場合には，タンパク質Qの作用があると予想できる。ならば，【実験1】⑨と【実験2】⑬より遺伝子Sは発現せず，【実験1】⑧より，遺伝子Tは発現し，高いままに維持されると推定できる。

(3)　すい芽が形成されるのに必要な条件は，タンパク質Rの存在，大動脈の存在，遺伝子Sの発現がある。また，すい芽の形成前に遺伝子Tの発現低下が起きていることも関わりがあるのかもしれない。問題文に4つ選べとあるので，遺伝子Tの発現低下も入る。順番は，脊索からタンパク質Rが分泌されると，遺伝

子 T の発現が急激に低下する（8 日目）。10 日目には大動脈が形成され，大動脈からの何らかの作用によって遺伝子 S の発現が上昇すると考えられる。

Ⅱ　細胞骨格・筋肉
〔解答〕
問 1．ア．細胞骨格　イ．チューブリン　ウ．モーター
問 2．（え）
問 3．（い）（お）　　問 4．（お）
問 5．Ⅰ群：エ．（お）　オ．（え）　カ．（い）　キ．（こ）
　　　Ⅱ群：(a)(e)(b)(c)(d)
〔出題者が求めたポイント〕
細胞骨格やモータータンパク質，サルコメアの構造や筋収縮に関する知識確認型の設問である。
　　問 2．中間径フィラメントは細胞内部の三次元構造を保持し，オルガネラを固定している。（あ）（お）は微小管，（い）（う）はアクチンフィラメントである。

Ⅲ　生体防御
〔解答〕
問 1．（う）　　問 2．（え）・1　　問 3．（あ）（え）（か）
問 4．（う）　　問 5．（う）　　問 6．（あ）
問 7．（あ）
　　理由：酵素 E はマウス体内で DHA から脂質 A を合成する。合成された脂質 A はウイルスの RNA と核タンパク質 1 の結合を阻害し，その結果としてウイルスの RNA の核外への流出を抑制している。そのため，酵素 E を発現しないマウス E では，ウイルスの RNA の核外への流出が速やかに行われ，ウイルスの増殖速度が大きくなるから。
〔出題者が求めたポイント〕
ウイルス感染と防御に関する様々な実験から，正しい推定をさせる設問。たくさんの情報を整理する能力と論理的思考力が要求される。まず，本文や実験からわかることを整理してみる。
【本文】
①酵素 E により DHA から脂質 A が合成される。
②インフルエンザウイルスに感染した細胞では脂質 A が減少する。
【実験 1】マウスにインフルエンザウイルスを感染させる実験
③マウスにインフルエンザウイルスを感染させると 8 日以内にすべての個体が死亡する。
④感染 12 時間前に脂質 A を投与したマウスは，8 日以降 40％が生存し続けた。
⑤感染 2 日後に脂質 A を投与したマウスは，8 日以降 30％が生存し続けた。
⑥ DHA を投与したマウスは，タイミングにかかわらず 8 日以内にすべて死亡した。
【実験 2】マウスにウイルスを感染させ，酵素 E の発現量と活性を調べる実験

⑦マウスにインフルエンザウイルスを感染させると，感染していないマウスに比べて 24 時間後の酵素 E の発現量が，大幅に減少した。
⑧酵素 E 分子あたりの酵素活性に変化はない。
【実験 3】マウスの培養細胞にインフルエンザウイルスを感染させる実験
⑨マウスの培養細胞にインフルエンザウイルスを侵入させた後，5 時間でウイルスの核酸がすべて核内に移行した。
⑩ウイルス侵入直後の培養細胞を脂質 A を加えた培養液で培養しても，5 時間でウイルスの核酸がすべて核内に移行した。
⑪ウイルス侵入から 12 時間後には，ウイルス RNA やウイルスタンパク質は細胞質で検出されない。
⑫ウイルス侵入から 24 時間後には，ウイルス RNA やウイルスタンパク質は細胞質で検出され，ウイルスも増殖した。
⑬ウイルス侵入直後の培養細胞を脂質 A を加えた培養液で培養すると，24 時間経過してもウイルスの RNA やウイルスタンパク質は検出されず，ウイルスも増殖していなかった。
【実験 4】電気泳動による実験
⑭ RNA の核外への移行には，何種類かのタンパク質が関与する。
⑮電気泳動の結果，RNA と核タンパク質 1 を混合すると RNA のサイズがやや増加した。
⑯電気泳動の結果，RNA と核タンパク質 2 を混合しても RNA サイズは変わらない。
⑰電気泳動の結果，RNA と核タンパク質 1 と核タンパク質 2 を混合すると，RNA サイズは非常に大きくなった。
【実験 5】核タンパク質を発現しない培養細胞での実験
⑱核タンパク質 1 または核タンパク質 2 を発現しない培養細胞では，ウイルス侵入後 5 時間でウイルスの核酸はすべて核内に移行するが，24 時間後に細胞質ではウイルスの RNA やタンパク質は検出されず，ウイルスも増殖しなかった。
【実験 6】培養細胞における核タンパク質 1 に結合しているウイルス RNA の量的比較実験
⑲ウイルス侵入後 12 時間後の核タンパク質 1 に結合するウイルス RNA 量は，脂質 A があるときの方がない場合より少ない。
【実験 7】酵素 E のみ発現しない培養細胞での実験
⑳ウイルス侵入後 5 時間でウイルス核酸はすべて核内へ移行し，12 時間後にはウイルスの RNA やタンパク質が細胞質で検出され，ウイルスも増殖した。この時ウイルス RNA 等の検出が早まった。
【実験 8】24 時間培養後の細胞について，核と細胞質で RNA の種類や量を調べ，脂質 A の有無により変化が見られるかどうかを調べる実験
㉑脂質 A の有無にかかわらず，またウイルスの侵入の有無にかかわらず，核と細胞質の分画に存在する培養細胞由来の（つまりウイルス由来のものではない）RNA

の種類や量に違いは見られなかった。
問 1 ．【実験 6 】⑲より判断できる。
問 2 ．【実験 1 】の③④⑤より判断できる。
問 3 ．（あ）は【実験 4 】の⑮から，（え）は【実験 4 】の⑯より，（か）は【実験 4 】の⑰からそれぞれ判断できる。
問 4 ．（あ）脂質 A が分解されたり減少したりする実験結果がない。（い）DHA の合成に関する実験結果がない。（う）【実験 2 】⑦から推察できる。（え）・（お）【実験 2 】⑧に矛盾する。
問 5 ．【実験 5 】より判断できる。
問 6 ．【実験 6 】【実験 8 】より判断できる。
問 7 ．【実験 7 】より酵素 E がないとウイルスの RNA が速く細胞質に現れることから判断できる。

後　期

Ⅰ　進化・分類

〔解答〕

問 1 ．ア．綱　イ．門　ウ．分子時計
　　　エ．古細菌（アーキア）　オ．真核生物（ユーカリア）
　　　エー（う）（え）　オー（お）（か）
問 2 ．(1)(う)　(2)(か)(く)
問 3 ．Ⅰ.（い）　Ⅱ.d
問 4 ．A－ボノボ　B－ゴリラ　C－オランウータン
　　　D－ニホンザル　カ－2520　キ－1080
問 5 ．共通のタンパク質：①（あ）（う）　②（う）
　　　③（あ）（う）　④（あ）（い）（う）
　　　各タンパク質にあてはまる記述：（あ）a・f
　　　（い）c・h　（う）a・j
問 6 ．（う）b・g・h

〔出題者が求めたポイント〕
霊長類の分子系統樹を中心にとした知識確認型の設問である。
問 4 ．ヒトとのアミノ酸数の違いに注目すると，違いが少ない順に A ～ D が決定できる。ヒトとボノボが分岐したのが 600 万年前なので，600 万年でアミノ酸がそれぞれ 5 個ずつ変異し，現在では互いに 10 個の違いを生じていることになる。よって，アミノ酸 1 個の置換が 120 万年に相当することがわかる。
　　　したがって，D のニホンザルが他の霊長類と分岐したのは，アミノ酸の置換数が
　　　42 ／ 2 ＝21 個分より 120 万×21 ＝2520 万年前とわかる。また，C のオランウータンへの分岐は，ヒトとの違いに注目すると，アミノ酸の置換数が
　　　24 ／ 2 ＝12 個分より，120 万×12 ＝1440 万年前となる。
　　　よって，ニホンザルが他の霊長類と分岐してから，2520 万－1440 万＝1080 万年後に，その分岐が起こったことがわかる。

Ⅱ　神経系

〔解答〕

問 1 ．ア．（い）　イ．（え）　ウ．（お）　エ．（お）　オ．（え）
　　　カ．（あ）　キ．（お）　ク．（か）　ケ．（き）　コ．（く）
問 2 ．閾値
問 3 ．（う）
問 4 ．a（え）　b（う）　c（お）　d（か）　e（き）
問 5 ．(1)(あ)(え)(お)(う)(い)　(2)(う)
　　　(3)Ⅱ（あ）　Ⅲ（う）

〔出題者が求めたポイント〕
活動電位，慣れと脱慣れ，感覚器と適刺激，神経系に関する基本的な知識を確認する設問である。
問 3 ．電位依存性 Ca^{2+} チャネルの不活性化による。

Ⅲ　分化，遺伝子の発現

〔解答〕

問 1 ．（あ）・（お）

問2．RNA-X(い)　RNA-Y(え)

問3．(う)

問4．RNA-Y5：(P)　RNA-Y6：Q

理由：遺伝子 A の mRNA と相補的な配列が RNA-Y の領域3に存在し，遺伝子 A の mRNA と結合することで遺伝子 A の mRNA の分解を抑制すると考えられる。RNA-Y6 には領域3は含まれないが，RNA-Y5 には含まれるので，RNA-Y5 が遺伝子 A の mRNA と結合して分解を抑制するから。

〔出題者が求めたポイント〕

細胞の分化と遺伝子の発現に関する様々な実験から，相互関係を推定させる設問。多くの情報を整理する能力と論理的思考力が要求される。まず，本文や実験からわかることを整理してみる。

【本文】

①表皮には未分化な細胞が存在し，その一部は角化細胞へと分化し，ケラチンを発現するようになる。

②細胞が分化する過程では，調節タンパク質によりその標的遺伝子の発現が抑制または促進されることで，細胞がそれぞれ特有の形や働きを持つようになる。

③ある種の非翻訳 RNA は，それ自身と相補的な塩基配列をもつ mRNA の分解を促進または抑制することで，その遺伝子の発現を調節している。

④マウス表皮の未分化細胞(MP 細胞)は，培養液 C で培養すると角化細胞に分化するが，培養液 D で培養すると未分化のままである。

⑤細胞は実験中は増えたり死んだりせず，細胞の数は変わらないものとする。

⑥遺伝子 A から作られる調節タンパク質 A は，DNA と結合する領域を持つが，遺伝子 A の角化細胞への分化における役割はわかっていない。

【実験1】図1：MP 細胞を培養液 C で培養し，発現が変動する RNA を調べた実験

⑦遺伝子 A のグラフ(3日後に mRNA が 40 倍)。

⑧非翻訳 RNA-X のグラフ(3日後に mRNA が減少)。

⑨非翻訳 RNA-Y のグラフ(3日後に mRNA が約 100 倍)

⑩ケラチン遺伝子の mRNA の発現は3日後には検出されないが，6日後には検出された。

【実験2】MP 細胞を培養液 D で培養し，培養後3日後と6日後に遺伝子 A の mRNA，非翻訳 RNA-X，非翻訳 RNA-Y の発現量を調べる実験。

⑪いずれも変化しなかった。

⑫ケラチン遺伝子の mRNA の発現は，全培養期間において検出されなかった。

【実験3】MP 細胞を培養液 C に遺伝子 A の発現を抑制する物質を加えて培養する実験

⑬ケラチン遺伝子の mRNA の発現は培養6日後でも検出されなかった。

【実験4】MP 細胞の核にタンパク質 A を導入して培養液 D で培養する実験

⑭核に調節タンパク質 A を導入した場合，ケラチン遺伝子の mRNA の発現が培養6日後に検出された。

⑮DNA と結合する領域を除いた調節タンパク質 A の変異体を導入した場合，ケラチン遺伝子の mRNA は6日後でも検出されなかった。

【実験5】非翻訳 RNA の発現を調節して培養液 D で培養する実験

⑯MP 細胞を非翻訳 RNA-X の発現を抑制する薬剤を加えて培養すると，遺伝子 A の mRNA の発現量は培養3日後と6日後のどちらも5倍の増加にとどまった。

⑰非翻訳 RNA-Y を常に発現する MP-Y 細胞を培養したところ，遺伝子 A の mRNA の発現量は培養3日後と6日後のどちらも変化しなかった。

⑱MP-Y 細胞を非翻訳 RNA-X の発現を抑制する薬剤を加えて培養したところ，遺伝子 A の mRNA の発現量が培養3日後に 40 倍に増加した。

【実験6】⑰MP 細胞を非翻訳 RNA-Y の発現を抑制する薬剤を加えて培養液 C で培養したところ，遺伝子 A の mRNA の発現量は培養3日後と6日後のどちらも5倍の増加にとどまった。非翻訳 RNA-X の発現量は図1と同様に減少した。

【実験7】遺伝子 A との結合力を調べる実験

⑱遺伝子 A (のセンス鎖)と相補的な塩基配列を非翻訳 RNA-X は持たないが，非翻訳 RNA-Y は持つ。

⑲図2：RNA-Y の一部またはすべての領域を持つ6種類の人工合成 RNA と遺伝子 A の mRNA を混和したところ，(領域3を持つ)RNA-Y1，Y2，Y3，Y5 が遺伝子 A の mRNA と結合した(領域3に遺伝子 A のセンス鎖と相補的な配列 A'がある)。

【実験8】⑳図3：遺伝子 A の mRNA の相対量の減少量は，遺伝子 A の mRNA 単独及び非翻訳 RNA-X を加えた場合で大きく，非翻訳 RNA-Y を加えた場合は少なかった（非翻訳 RNA-Y は遺伝子 A の mRNA の減少を抑制する）。

問1．(あ)【実験1】⑦，(お)【実験3】，【実験4】より判断できる。

問2．RNA-X が遺伝子 A の転写を抑制することは【実験5】⑱からわかる。RNA-Y が遺伝子 A の mRNA の分解を抑制することは【実験8】からわかる。なお，調節タンパク質 A は遺伝子 A の産物であって，遺伝子 A の転写や遺伝子 A の mRNA 量を調節できない。また，RNA-Y が遺伝子 A の転写を促進しないことは，【実験5】⑰で判断できる。

問3．遺伝子 A と相補的な配列 A'とは，遺伝子 A のセンス鎖と相補的な配列ということである。遺伝子 A の mRNA は遺伝子 A のアンチセンス鎖と相補的なので，A'と遺伝子 A の mRNA は相補的な関係にあり，結合可能である。実験7⑲より判断できる。

受験番号		氏 名	

平 成 30 年 度 （ 前 期 ）

英　語

解 答 用 紙 （ 記 述 用 ）

採点欄	1	2

[III]

問 1 （　　　）→（　　　）→（　　　）→（　　　）→（　　　）→（　　　）

問 2

問 3 (1) 　(2)

問 4 番号 □
番号 □

[IV]

問 1

1	2	3
4	5	

問 2 ⇒ 　⇒ 　⇒
⇒ 　⇒

[V]

受験番号		氏　名	

平成 30 年度（前期）

数　学

解 答 用 紙 （その３）

採点欄

[Ⅴ]

問1

問2（説明・計算）

答
$s =$ 　　　　　$t =$

問3（説明・計算）

答
$u =$ 　　　　　$v =$

問4（説明・計算）

答
$l =$

この解答用紙は 153％に拡大すると、ほぼ実物大になります。

受験番号		氏 名	

平成 30 年度 （前 期）

物 理

解 答 用 紙

採点欄	1	2	3	4

	ア	イ	ウ
[I]	エ	オ	

	ア	イ	ウ
[II]	エ	オ	

	ア	イ	ウ
[III]	エ	オ	

	ア	イ	ウ
[IV]	エ	オ	

この解答用紙は 153％に拡大すると、ほぼ実物大になります。

受験番号		氏　名	

平成 30 年度（前期）

化　学

解答用紙

採点欄	1	2	3	4

[I]	問1	AgCl			Ag₂CrO₄				
	問2			%	問3		mol/L	問4	mol/L
	問5								
	問6						問7		mL
	問8	(1)							
		(2)							
		(3)							

[II]	ア		イ		ウ		エ		オ
	カ		キ		ク		ケ		

[III]	問1	A		B		C		D	
	問2							問3	
	問4	構造式			問5				
					問6				
		名称							

[IV]	問1	
	問2	
	問3	
	問4	
	問5	

この解答用紙は153%に拡大すると、ほぼ実物大になります。

| 受験番号 | | 氏　名 | |

平成 30 年度（前期）

生　物

解 答 用 紙

| 採点欄 | 1 | 2 | 3 |

[I]

問1	ア		イ	
	ウ		エ	
問2	イ		ウ	
問3	I :		II :	
問4	(1)	③ :		④ :			
	(2)	(i)	S :		T :		(ii)	S :		T :	
	(3)	（　　　）→（　　　）→（　　　）→（　　　）
問5	(1)	I :		II :	
	(2)	I :		II :	
	(3)	I :		II :	
問6	（　　　）→（　　　）→（　　　）

[II]

問1	ア		イ		ウ	
問2	
問3	
問4	
問5	I	エ		オ		カ		キ	
	II	(a) →（　　　）→（　　　）→（　　　）→（　　　）

[III]

問1	
問2	結論：	実験番号：
問3	
問4	
問5	
問6	
問7	結果：	理由：

この解答用紙は 153% に拡大すると、ほぼ実物大になります。

受験番号		氏　名	

平 成 30 年 度（後 期）

英　語

解 答 用 紙（記 述 用）

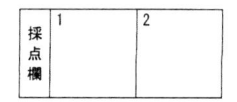

[I]	問 1	（　　　　　）→（　　　　　　）→（　　　　　）→ （　　　　　）→（　　　　　　）→（　　　　　）
	問 2	
	問 3	(1)　　　　　　(2)
	問 4	番号
		番号

[II]	問 1	1　　　　2　　　　3
		4　　　　5
	問 2	⇒　　　⇒　　　⇒
		⇒　　　⇒

| [III] | |

この解答用紙は 153% に拡大すると、ほぼ実物大になります。

| 受験番号 | | 氏　名 | |

平 成 30 年 度 （ 後 期 ）

数　学

解 答 用 紙 （ そ の 1 ）

採点欄

[I]

| $a =$ | $b =$ | $c =$ | $N =$ |

[II]

問 1	問 2
問 3	問 4

[III]

（説明・計算）

（図）

答
（最大値）

（最小値）

この解答用紙は 153％ に拡大すると、ほぼ実物大になります。

受験番号		氏　名	

平成 30 年度（後期）

数　学

解 答 用 紙（その 2）

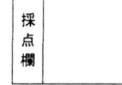

採点欄

[Ⅳ]

問 1（説明・計算）

答

問 2（説明・計算）

答

受験番号		氏　名	

平 成 30 年 度 （ 後 期 ）

数　学

解 答 用 紙 （その３）

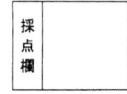

採点欄

[Ⅴ]　問1（説明・計算）

答

問2（証明）

受験番号		氏 名	

平 成 30 年 度 （ 後 期 ）

数 学

解 答 用 紙 （その４）

[Ⅴ]　問 3 （説明・計算）

答

受験番号		氏　名	

平 成 30 年 度（後 期）

物　理

解 答 用 紙

採点欄	1	2	3	4

	ア	イ	ウ
[I]			
	エ	オ	

	ア	イ	ウ
[II]			
	エ	オ	

	ア	イ	ウ
[III]			
	エ	オ	

	ア	イ	ウ
[IV]			
	エ	オ	

この解答用紙は 153％に拡大すると、ほぼ実物大になります。

受験番号		氏　名	

平 成 30 年 度（ 後 期 ）

化　学

解 答 用 紙

採点欄	1	2	3	4

	問1	ア						
	問2	イ						
	問3	ウ		エ		問4	オ	カ
[I]	問5	水酸化ナトリウム　　　　　　　mol/L				炭酸ナトリウム　　　　　　mol/L		
	問6					問7		
	問8							

	問1		問2		Pa·L/(K·mol)
[II]	問3	$n' =$	問4	/mol	問5

	問1	ア	イ	問2	ウ
	問3				
[III]	問4				
	問5		問6		

	問1	ア	イ	ウ
	問2	A	B	
	問3			
[IV]	問4		分子式	
			構造式	
		問6		
	問5			
	問7			

この解答用紙は 153％に拡大すると、ほぼ実物大になります。

受験番号		氏　名	

平成 30 年度（後期）

生　物

解 答 用 紙

[I]

問 1
ア		イ		ウ	
エ			オ		

エ に含まれる生物：	オ に含まれる生物：

問 2 (1) | (2)

問 3 I : | II :

問 4
ゴリラ：	ボノボ：	ニホンザル：	オランウータン：
カ	万年前	キ	万年

問 5
①	②	③	④

ヒストン：	MHC：	RNA ポリメラーゼ：

問 6 I : | II :

[II]

問 1
ア		イ		ウ		エ	
オ		カ		キ		ク	
ケ		コ					

問 2

問 3

問 4
(a)		(b)		(c)	
(d)		(e)			

問 5
(1) （あ） → （　　　） → （　　　） → （　　　） → （　　　）
(2) | (3) 反射中枢： | 反射：

[III]

問 1

問 2 非翻訳 RNA-X： | 非翻訳 RNA-Y：

問 3

問 4
RNA-Y5：	RNA-Y6：	理由：

この解答用紙は 153％に拡大すると、ほぼ実物大になります。

平成29年度

問 題 と 解 答

英　語

問題

29年度

[Ⅰ]　次の英文を読み，設問に答えよ。解答用紙（記述用）に記入すること。

　　Schools in Finland, it has been reported, are phasing out the teaching of handwriting skills, a claim that has ☐ 1 ☐ to arguments along the lines of whether technology has made handwriting obsolete and what the consequences of this might be. Some may feel (1) teaching handwriting is a poor use of precious educational time these days – but the death of handwriting may have been greatly exaggerated.

　　That there are many more ways to communicate today than through the (hand)written word alone does ☐ 2 ☐ questions about how we should teach writing to children. But the answers should surely focus more on how we can best use technology to improve children's education, rather than concluding that responsibility should be devolved to a machine. In this regard, the debate about the use of technology to replace handwriting appears to capture the issues ☐ 3 ☐ the benefits and dangers of technological advance. It's possible to argue that the invention of the internal combustion engine and the electric motor means humans no longer need to be physically active. This is certainly true in one sense – it is possible for the relatively affluent to live largely sedentary lifestyles in many societies. (2) But as is suggested by the growing problem of obesity, physical activity may have benefits to individuals and to society that go beyond simply getting from A to B.

　　Similarly, there are many arguments that support the importance of teaching handwriting: here are three reasons why teaching writing skills is absolutely critical.

　　First, there are clear environmental advantages to using a pen and a piece of paper rather than ☐ 4 ☐ on electronic gadgetry – there is great virtue in the simplicity afforded by a pencil and piece of paper. We would surely be doing a disservice to a generation if we failed to teach them the basics of textual communication and forced them to become reliant on electronics and the availability of printers.

　　Second, handwriting underpins many other skills. It requires children to learn to control the forces they apply to objects ☐ 5 ☐ in their hands. It requires the use of visual feedback to correct errors and the ability to make predictions about the consequences of the commands the brain sends to the hand. These are fundamental control processes required in many other situations – think of (3) using cutlery, tying shoelaces and playing ball sports for example.

　　Finally, handwriting is intrinsically linked to other important skills such as reading. A study published in the *Proceedings of the Royal Society* has shown that a child's ability to remember and then draw a visually presented shape is predictive of how well they will score on national writing tests. Interestingly, the ability to reproduce the memorized shape was also predictive of scores in reading tests. This suggests, as have other studies, that there is a link between writing and reading.

So this strong rationale for teaching handwriting skills makes it seem all the more incredible that Finland is to phase it out. But in fact, a closer inspection ☐ 6 ☐ a slightly more nuanced picture than the headlines might imply: children are still taught to write, but with less emphasis on cursive, or joined-up, handwriting skills and with more time given to teaching children the complementary skill of typing. This is a very different proposition to not teaching the basics of handwriting. Indeed, the idea that education should focus more on the substance of creative ideas and understanding than the stylistic production of beautiful cursive scripts is not new. Any educationalist worth their salt would surely welcome any technological advance that helps children to learn.

＜注＞

obsolete:　out of date

sedentary:　involving little exercise or physical activity

obesity:　being extremely fat

cutlery:　knives, forks, and spoons used for eating or serving food

worth one's salt:　good at one's job

問1　本文の内容に照らし，☐ 1 ☐ ～ ☐ 6 ☐ に入れるのに最もふさわしい動詞を次の語群から選び，必要ならば適切な形に直して 1 語で書け。なお，同じ語を繰り返して選ばないこととする。

associate	become	emerge	hold	lead	predict
raise	rely	result	reveal	surround	trust

問2　下線部(1)について，この見解と最も近い見解が述べられている箇所を本文から探し出し，その箇所が含まれている 1 文（ピリオドで終わる文）の最後の 3 語を英語のまま書き抜け。

問3　下線部(2)を和訳せよ。

問 4 下線部(3)は何を説明するための具体例か，日本語で説明せよ。

問 5 本文の内容に合わないものを次の(1)〜(5)から 1 つ選び，その番号を書け。さらにそのように判断した理由を日本語で具体的に説明せよ。

(1)　The author reports that schools in Finland are reducing the amount of time they spend teaching handwriting and are increasing the amount of time spent on typing.

(2)　The author refers to how the invention of the electric motor has affected humans in a certain way.

(3)　The author argues for teaching handwriting mainly from her concern about children not developing the ability to communicate through handwritten documents.

(4)　The author maintains that a good teacher should adopt technological advance to support children's learning.

(5)　The author makes a reference to some academic studies that report links between drawing skills and academic success in order to make her argument more credible.

[II]　下記の指示にしたがって英文を書け。解答用紙（記述用）に記入すること。

In your opinion, what are some of the advantages and disadvantages of modern communication technology? Write a paragraph of about 50 words, giving reasons and examples to support your opinion.

[**III**]　次の英文を読み，設問に答えよ。解答用紙（マークシート）に記入すること。（各問に通し番号がついているので対応する欄に解答せよ。）

Imagine looking at the Earth from space. What is at the top of the planet? If you said the North Pole, you probably wouldn't be alone. Strictly speaking, you 　ア　, either.

The uncomfortable truth is that despite almost everybody imagining that the world is this way up, there is no good, scientific reason to think of north as being the roof of the world.

The story of how it came to be considered to be that way is a heady mix of history, astrophysics and psychology. And it leads to an important conclusion: it turns out that the way we have decided to map the world has very real consequences for how we feel about it.

Understanding where you are in the world is a basic survival skill, 　イ　 we, like most species, come hard-wired with specialized brain areas to create cognitive maps of our surroundings. Where humans are unique, though, with the possible exception of honeybees, is that we try to communicate this understanding of the world with others. We have a long history of doing this by drawing maps – the earliest versions yet discovered were scrawled on cave walls 14,000 years ago. Human cultures have been drawing them on stone <u>tablets</u>, papyrus, paper and now computer screens ever since.

Given such a long history of human map-making, it is perhaps surprising that it is only 　ウ　 the last few hundred years that north has been consistently considered to be at the top. In fact, for much of human history, north almost never appeared at the top, according to Jerry Brotton, a map historian from Queen Mary University, London and author of *A History of the World in Twelve Maps*. "North was rarely put at the top 　エ　 the simple fact that north is where darkness comes from," he says. "West is also very unlikely to be put at the top because west is where the sun disappears."

Confusingly, early Chinese maps seem to buck this trend. But, Brotton says, even though they did have compasses at the time, that isn't the reason that 　A　. Early Chinese compasses were actually oriented to point south, which 　B　. But in Chinese maps, the Emperor, who lived in the north of the country, was 　C　, with everyone else, his loyal <u>subjects</u>, looking up towards him. "In Chinese culture the Emperor looks south because it's where 　D　, it's a good direction. North is not very good but you are in a position of subjection to the emperor, so you look up to him," says Brotton.

Given that each culture has a very different idea of who, or what, they should look up to, it's perhaps not surprising that there is 　オ　 consistency in which way early maps pointed. In ancient Egyptian times the top of the world was east, the position of sunrise. Early Islamic maps favored south at the top because most of the early Muslim cultures were north of Mecca, so they imagined looking up (south) towards it. Christian maps from the same era (called

Mappa Mundi) put east at the top, towards the Garden of Eden and with Jerusalem in the center.

So when did everyone get together and decide that north was the top? It's tempting to put it down to European explorers like Christopher Columbus and Ferdinand Magellan, who were navigating by the North Star. But Brotton argues that these early explorers didn't think of the world like that at all. "When Columbus describes the world, it is in accordance with ｜ カ ｜ being at the top," he says. "Columbus says he is going towards paradise, so his mentality is from a medieval mappa mundi." We've got to remember, adds Brotton, that at the time, "no one knows what they are doing and where they are going."

A. 本文の内容に照らし, ｜ ア ｜ ～ ｜ カ ｜ に入れるのに最もふさわしいものを, それぞれ(a) ～(d)から 1 つ選べ。

1. ｜ ア ｜
   (a) could be wrong
   (b) couldn't be wrong
   (c) should be more precise
   (d) wouldn't be right

2. ｜ イ ｜
   (a) that is to say
   (b) which is why
   (c) on the other hand
   (d) therefore

3. ｜ ウ ｜
   (a) since
   (b) after
   (c) within
   (d) before

4. エ

   (a)   in spite of

   (b)   for

   (c)   contrary to

   (d)   because

5. オ

   (a)   relatively high

   (b)   far more

   (c)   very little

   (d)   only few

6. カ

   (a)   north

   (b)   south

   (c)   east

   (d)   west

B. 下線部の語（tablet, および subject）の本文中の意味は何か。最も近い意味で使われている文を，それぞれ(a)〜(d)から 1 つ選べ。

7. tablet（第 4 番目の段落）

   (a)   The first entry on my writing <u>tablet</u> was a note to myself about my presentation.

   (b)   The student searched for the name of a muscle on a <u>tablet</u> in her anatomy class.

   (c)   The memorial <u>tablet</u> was formally dedicated at the ceremony yesterday.

   (d)   Medicines come in a variety of forms including <u>tablets</u>.

8. subject（第 6 番目の段落）

   (a)   In a true experiment, <u>subjects</u> are randomly assigned to the treatment conditions.

   (b)   Over the past few years some of the positions Mr. White has adopted have made him the <u>subject</u> of criticism.

   (c)   Instruction in these <u>subjects</u> in undergraduate classes is almost exclusively by lecture.

   (d)   Diverse theories have been employed to explain why rulers and <u>subjects</u> think and act as they do and how their thought and actions shape the course of politics.

C. 本文の内容に照らし，第 6 番目の段落を完成させるのに最もふさわしい表現を次の (a)〜(d) から 1 つずつ選べ。なお，本文の ☐ A ☐ 〜 ☐ D ☐ のそれぞれに対応する記号を選ぶこと。

9. ☐ A ☐

10. ☐ B ☐

11. ☐ C ☐

12. ☐ D ☐

   (a)　the winds come from

   (b)　always put at the top of the map

   (c)　was considered to be more desirable than deepest darkest north

   (d)　they placed north at the top

D. 本文の内容に合うものを次の (a)〜(d) から 1 つ選べ。

13.

   (a)　Brotton believes that Columbus and Magellan played a vital role in forming maps that are currently in use.

   (b)　Brotton states that the use of compasses determined in which direction old Chinese maps were pointed.

   (c)　In the long history of map-making, north and east are the two directions that people have avoided placing at the top.

   (d)　For religious reasons, early Islamic maps and Christian maps that appeared around the same time as each other pointed different directions.

E. 下記の 3 つの語について，最も強く発音される音節の母音が一致するものをそれぞれ(a)〜(d)から 1 つ選べ。

14. consequence

    (a)　desperate

    (b)　disappearance

    (c)　moderate

    (d)　procedure

15. consistently

    (a)　contemporary

    (b)　extraordinary

    (c)　forbid

    (d)　unfortunate

16. uncomfortable

    (a)　controversy

    (b)　courageous

    (c)　government

    (d)　unemployment

[**IV**]　*Read this passage and answer the questions that follow.*

> 解答用紙（マークシート）に記入すること。各問に通し番号がついているので対応する欄に解
> 答すること。

Dinner party conversations can prove rather irritating for Tom Gash. ☐ A ☐ he mentions that he works advising governments on how to reduce crime, (1)everyone's ears prick up, and everyone wants to share their solution. "They are very quick to say 'shouldn't we just do X? Why don't we just do Y?'", says Gash. One of the things people say to him (2)"all the time" is that we should have longer prison sentences and make prisons tougher to deter crime. People argue: "If we had longer prison sentences, they wouldn't do it; we should make prisons more horrible – you'd think twice, ☐ B ☐?"

Tom Gash is exasperated by popular theories like this. ☐ C ☐ spent years researching the causes of crime and the results of its punishment, he has come to the conclusion that most of what we are told about crime is a lie. The (3)seemingly obvious notion that criminals might think again if faced with the deterrent of a harsh punishment is completely unjustified, he says. (4)"The thing is, you might think twice, but would someone living a drug dependent, chaotic life think twice? Making it more catastrophic will just end up with them serving a sentence and you paying for it, with less money on education, healthcare and preventing crime in the first place." Of course committing a crime needs to have consequences, Gash says, "but how harshly you punish is not going to be the thing that changes how much people commit crime."

That's not the only myth that Oxford History alumnus Gash is keen to debunk. He hopes to spread the message that the following assumptions are without evidence: that crime is rising; that criminals will stop at nothing; that poverty is the real cause of crime; that immigration increases crime rates; that biology determines criminality; that criminals don't change their spots; that we need radical reforms to reduce crime; and that we need more bobbies on the beat.

After leaving Oxford, Gash worked as a management consultant, but a (5)fascination with criminology started to build after an encounter on a train in his mid-twenties. He was on his way back from a meeting with a pharmaceutical company when an excited woman bounced into his first class carriage ☐ D ☐ not having the correct ticket. Gash recalls how the woman (6)announced, "I've just got out of bird [prison]" and proceeded to tell him the story of her life. Gash says, "She had seven kids in care; she had been in and out of prison all her life; she had £46 to her name, and had already spent some; her phone had no battery; she had no fixed abode. I thought, 'Something is badly wrong in our system – this person's being sent out with very little hope of getting back on track. Could that be changed?'"

So Gash moved into the public sector to become an advisor on home affairs in the government's strategy unit. | E |, he had access to studies and reports on crime which almost never reached the general public. Soon, he was "learning fascinating stuff about what motivates humans to behave badly and what governments can do about it" – and he realized that "many of the assumptions you believe to be true about crime, how it operates and what to do about it, aren't true."

Gash says he became a very skeptical person. "When I watch TV, and read news stories, I'm always asking: 'Is that really likely to be true? Why is someone trying to (7)persuade me of this? What's going on behind that story?' I don't just do it with crime now – I do it with current affairs; anything we're being told."

<Notes>

alumnus: a former pupil or student of a particular school or university

don't change (their) spots: an expression that means it is not possible for a person to change his/her character

public sector: the part of the economy controlled by the government

bobbies on the beat: police officers on the street

17.   *Which of the following best summarizes Tom Gash's point of view?*

(a)   We should let go of our myths about crime.

(b)   Criminals are essentially bad people.

(c)   Governments need to make great changes to the system in order to reduce crime.

(d)   Only skeptical people can understand the truth about crime.

18. *Which of the following is closest in meaning to* "everyone's ears prick up", *which is the underlined phrase marked (1), in the sense that this phrase is used in the text?*

(a) everyone becomes argumentative

(b) everyone wants to speak

(c) everyone becomes attentive

(d) everyone is offended

19. *Why is* "all the time", *which is the underlined phrase marked (2) in the text, written inside punctuation marks? Choose the best answer from the following options.*

(a) To indicate that this is a phrase that is commonly used by people.

(b) To indicate that Tom Gash said this phrase.

(c) To indicate that this is one phrase among many others that people say to Tom Gash.

(d) To indicate that people always say this phrase to Tom Gash.

20. *Which of the following is closest in meaning to* "seemingly", *which is the underlined word marked (3), in the sense that it is used in the text?*

(a) visibly

(b) unlikely

(c) frequently

(d) apparently

21. *Which of the following is closest in meaning to* "The thing is", *which is the underlined phrase marked (4), in the sense that it is used in the text?*

(a) This is what must be considered

(b) Of course

(c) This is something I have thought about

(d) By the way

22. *Which of the following is closest in meaning to* "fascination", *which is the underlined word marked (5), in the sense that it is used in the text?*

(a) repulsion

(b) attraction

(c) compulsion

(d) diversion

23. *Which of the following is closest in meaning to* "announced", *which is the underlined word marked (6), in the sense that it is used in the text?*

(a) mentioned

(b) declared

(c) annotated

(d) confirmed

24. *Which of the following is closest in meaning to* "persuade", *which is the underlined word marked (7), in the sense that it is used in the text?*

(a) repel

(b) scare

(c) convince

(d) help

25. *Look at the second paragraph. Which of the following is Tom Gash most likely to agree with? Choose the best answer from the options.*

(a) Harsh punishments are a deterrent to criminals.

(b) It is catastrophic for you to pay for criminals serving a sentence.

(c) Harsher punishments are a waste of money.

(d) The failure of harsh punishments is unjustified.

26. *Which of the following would best fill space* A *?*

   (a)   As soon as

   (b)   Previously

   (c)   Of course

   (d)   As quick as

27. *Which of the following would best fill space* B *?*

   (a)   isn't it

   (b)   don't you

   (c)   wouldn't you

   (d)   didn't you

28. *Which of the following would best fill space* C *?*

   (a)   He

   (b)   Often

   (c)   Did

   (d)   Having

29. *Which of the following would best fill space* D *?*

   (a)   with

   (b)   despite

   (c)   even though

   (d)   except

30. *Which of the following would best fill space* E *?*

(a) There

(b) This

(c) Because

(d) Whenever

31. *How does Tom Gash feel about the opinion that prisons should be more horrible? Choose the best answer from the following options.*

(a) He is annoyed by it.

(b) He is pleased by it.

(c) He is confused by it.

(d) He is exacerbated by it.

32. *According to what we learn about him in the text, which of the following best describes Tom Gash's job?*

(a) He is a police detective.

(b) He supports politicians' attempts to reduce crime.

(c) He reduces crime in governments.

(d) He researches crime at Oxford University.

33. *Look at the third paragraph. Which of the following best paraphrases one of the messages that Tom Gash hopes to spread?*

(a) We do not need evidence to show that crime is rising.

(b) There is no assumption that crime is rising.

(c) There is no evidence that assumptions about crime are spreading.

(d) We do not have data to suggest that crime is rising.

34. *What do we know about the financial situation of the woman Tom Gash met on a train?*
Choose the best answer from the following options.

    (a)   She had less than £46.
    (b)   She paid £46 for her name.
    (c)   She had more than £46.
    (d)   Her name was worth £46.

35. *Which of the following most closely summarizes what Tom Gash thought after meeting the*
woman on the train?

    (a)   He thought that the woman had done something wrong.
    (b)   He thought that the woman had little hope of finding her way home.
    (c)   He wondered if criminals could be sent back into society with more hope.
    (d)   He wondered if he could help her to change.

36. *Look at the final two paragraphs. Which of the following statements is closest in meaning*
to what the text says happened?

    (a)   Gash became skeptical because he started to question what he saw on TV.
    (b)   Gash moved into the public sector because he had access to studies which never
reached the general public.
    (c)   Because Gash became a skeptical person, he realized many of our assumptions about
crime are not true.
    (d)   Gash started to question what he saw on TV, because of what he learned from reports
that almost never reached the public.

使用著作物:

An article written by Mark Mon-Williams for The Conversation (January 27, 2016).
http://theconversation.com/

An article written by Caroline Williams for the BBC (June 15, 2016)
http://www.bbc.com/future/story/

An article written by Olivia Gordon for Oxford Today (May 5, 2016).
http://www.oxfordtoday.ox.ac.uk/interviews/crime-fictions-why-people-do-bad-things

（ ·部改変あり）

数 学

問題　　　　　　　　　　29年度

[I]　数列 $\{a_n\}$ が次の式で定められるとき，以下の各問いの答えのみを解答用紙に記せ。

$$a_{n+1} = \frac{a_n}{3a_n + 1} \quad (n = 1, 2, \cdots), \qquad a_1 = \frac{1}{2}$$

問 1　a_n を n の式で表せ。

問 2　$\displaystyle\sum_{k=1}^{n} a_k a_{k+1} a_{k+2}$ を n の式で表せ。

問 3　$\displaystyle\sum_{n=1}^{\infty} a_n a_{n+1} a_{n+2}$ の値を求めよ。

[II] $\theta = \dfrac{\pi}{7}$ に対して複素数 z を $z = \cos\theta + i\sin\theta$ (i は虚数単位) と置くとき，以下の各問いの答えのみを解答用紙に記せ。

問1 z^7 の値を求めよ。

問2 $z^6 - z^5 + z^4 - z^3 + z^2 - z$ の値を求めよ。

問3 $\cos\theta$ を z を用いて表せ。

問4 $\cos 2\theta$ を z を用いて表せ。

問5 $\cos 3\theta$ を z を用いて表せ。

問6 $\cos\theta \cdot \cos 2\theta \cdot \cos 3\theta$ の値を求めよ。

問7 $\cos\theta + \cos 3\theta + \cos 5\theta$ の値を求めよ。

[**III**]　次の極限値を求めよ。

$$\lim_{x \to \sqrt{\pi}} \int_{\sqrt{\pi}}^{x} \frac{(x^2 + \sqrt{\pi}t)e^{t^2}}{(x^3 - \sqrt{\pi}x^2 + \pi x - \pi\sqrt{\pi})t^2 \log t} dt$$

[**IV**]　大小 2 つのサイコロを振って出た目をそれぞれ m, n とする。$\triangle$OAB において，辺 OA を $m:n$ に内分する点を C, 辺 OB を $n:m$ に内分する点を D とし，線分 AD と線分 BC の交点を E とする。また $\triangle$OAB, $\triangle$EAB の面積をそれぞれ S, T とするとき，以下の各問いに答えよ。

問 1　$\dfrac{T}{S}$ を, m, n を用いて表せ。

問 2　$\dfrac{T}{S}$ の最大値を M とするとき M の値を求めよ。また $\dfrac{T}{S} = M$ となる確率を求めよ。

問 3　$\dfrac{T}{S}$ の最小値とそのときの (m, n) の組を求めよ。

[**V**]　xy 平面上に，原点を中心とし共通の焦点を持つ 2 つの楕円 A, B がある。これらの長軸はともに x 軸上にあり，それらの長さはそれぞれ $2a$, $2b$ (a, b は $a > b > 0$ を満たす定数) である。x 座標が正および負の焦点をそれぞれ F, F′ とする。$0 < \theta < \dfrac{\pi}{2}$ を満たす実数 θ に対して，A, B 上にそれぞれ 2 点 P, Q を，次を満たすようにとる。

$$\angle \mathrm{PFF'} = 2\theta, \qquad \angle \mathrm{QFF'} = \theta, \qquad 2 \text{ 点 P, Q の } y \text{ 座標は正}$$

原点と焦点との距離を d (d は $d > 0$ を満たす定数) とし，線分 PF, QF の長さをそれぞれ p, q とするとき，以下の各問いに答えよ。

問 1　p を，a, d, θ を用いて表せ。また q を，b, d, θ を用いて表せ。

問 2　$\dfrac{q}{p}$ が最大値をとるための a, b の条件を求めよ。またその場合の d の値の範囲を，a, b を用いて表せ。

問 3　$\dfrac{q}{p}$ は最小値をとらないことを証明せよ。

物　理

問題

29年度

[Ⅰ]　断面が図のような形状をしている曲面上で，質量 m〔kg〕の小球の運動を考える。小球は図で示した断面上を運動し，小球の大きさは無視できる程小さく，小球と曲面上との摩擦はないものとする。点Aは，点B，点Cの存在している水平面より h〔m〕高い位置の曲面上の位置を示す。はじめに小球は点Aを含むなめらかな曲面上を点Bまですべり，引き続き，点Bでなめらかにつながっている水平面をすべる。また，水平面は点Cで円柱の側面となめらかにつながっている。図の点Cから点Fまでの曲線は，点Oを中心として，半径 r〔m〕の円の4分の1の円弧である。下記の文章の　　　　に適した答えを記せ。なお，重力加速度を g〔m/s²〕とする。

点Aから小球を初速度 0 m/s ではなしたところ，小球は点B，点Cを通り過ぎ，さらに図の点Dも通り過ぎて，点Eで曲面から離れた。ここに，点Dは点Cと点Eの間の任意の点を示し，点Cと点Dの高低差は図で示してあるように x〔m〕とする。このとき，点Cにおける小球の速さは　ア　〔m/s〕である。点Dにおいて小球にはたらく向心力の大きさは　イ　〔N〕であり，点Dにおける抗力の大きさは　ウ　〔N〕である。∠EOC が 30° の場合，高さ h〔m〕は，r の関数として　エ　〔m〕と表すことができる。

次に，点Aより高い位置から小球を初速度 0 m/s ではなすことを考える。このとき，点B，点Cの存在している水平面から　オ　〔m〕以上で小球をはなした場合に，小球は点Cで面上から離れることがわかった。

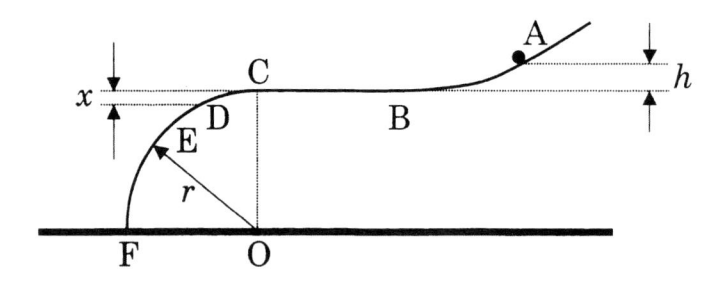

図

[**II**]　　下記の(1)および(2)の文章の 　□ に適した答えを記せ。ただし，クーロンの法則の比例定数は k とし，円周率を π とする。

(1)　図 1 のように x 軸上で原点 O から a だけ離れた 2 点 A, B にそれぞれ $+3Q$ と $-Q$ の電荷をもった小球を固定する。このとき y 軸上で原点 O から a だけ離れた点 C での電場の強さは ア である。次に，無限遠点から点 C まで $+q$ の電荷をもった質量 m の小球 P を運ぶことを考えると，その際に必要な仕事は イ である。最後に，この小球 P を点 C で静かにはなすと，やがて小球 P は無限遠点に達し，その速さは ウ となった。ただし，小球 P の運動は図 1 の 2 次元平面内に限定されているものとする。

(2)　図 2 のように，無限に広い平面に単位面積当たり ρ の電荷が一様に分布している場合を考える。このとき，図 2 のような円柱状の閉曲面（破線で表されている）についてガウスの法則を用いると，平面の両側に生じる一様な電場の強さは エ である。次に図 3 左のように，無限に長い針金（太さは無視できる）に単位長さ当たり λ の電荷が一様に分布している場合，針金から半径 r 離れたところでは，図 3 右（これは左の図を上から見たものである）の太い矢印のような電場が生じた。図 3 左にある円柱状の閉曲面（破線で表されている）についてガウスの法則を用いると，針金から距離 r の点における電場の強さは オ となる。

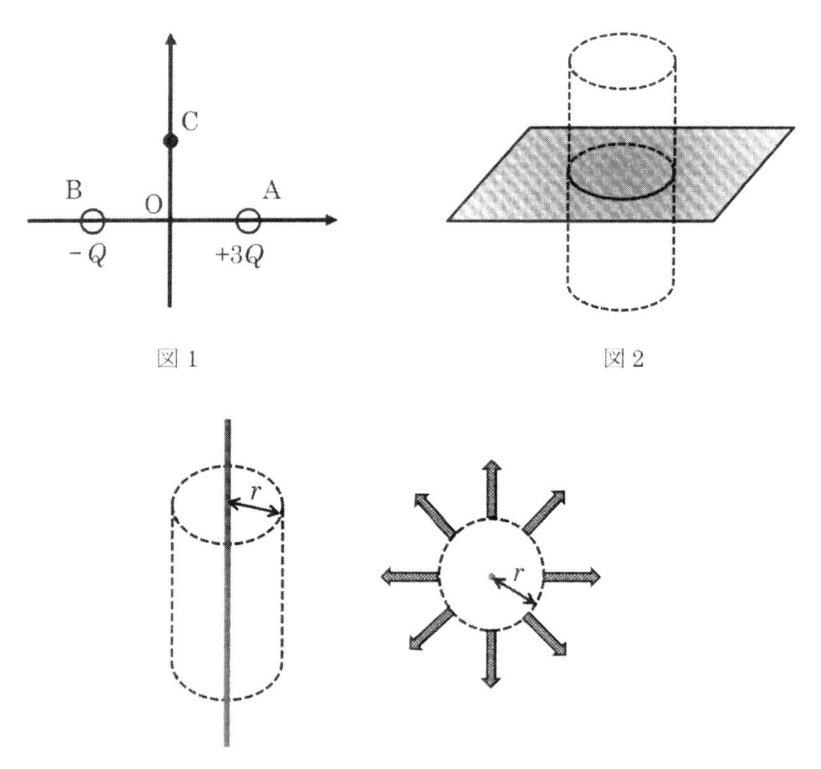

図 1　　　　　　　　　図 2

図 3

[**III**]　単原子分子の理想気体 n 〔mol〕が図のようにシリンダー内に入っており，温度は T 〔K〕であるとする（状態 I ）。それから気体をゆっくり温めると，温度は $2T$ 〔K〕になった（状態 II ）。下記の文章の　□□□□　の中に適した答えを記せ。ただし，ピストンは　オ　のとき以外はなめらかに動くものとし，ピストンの質量を M 〔kg〕，その断面積を S 〔m^2〕，大気圧を P 〔Pa〕，重力加速度の大きさを g 〔m/s^2〕，気体定数を R 〔J/(mol·K)〕とする。

　　状態 I での理想気体の圧力は　ア　〔Pa〕であり，シリンダーの底から測ったピストンの高さ（図を参照せよ）は　イ　〔m〕である。この状態変化（I → II）の間に理想気体がした仕事は　ウ　〔J〕であり，気体が吸収した熱量は　エ　〔J〕である。状態 II でピストンを固定して気体に Q 〔J〕の熱を与えると，理想気体の温度は　オ　〔K〕となる。

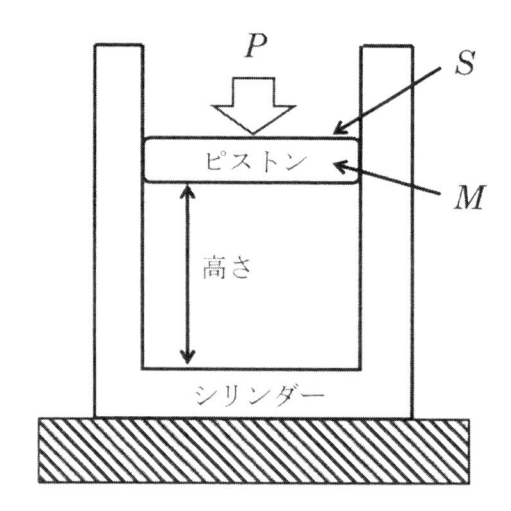

図

[**IV**] 　下記の(1)および(2)の文章の ☐ の中に適した答えを記せ。ただし，ボルツマン定数を1.4×10^{-23} J/K，プランク定数を6.6×10^{-34} J·s，真空中の光の速さを3.0×10^8 m/s，クーロンの法則の比例定数を9.0×10^9 N·m^2/C^2，および電気素量を1.6×10^{-19} C とする。なお，これらの定数が解答するために全て使用されるとは限らない。また， ア ， イ の解答欄には2桁の精度で1.2×10^3 のように答え， エ ， オ の解答欄にはカタカナで答えよ。

(1)　次のような，2つの重陽子（重水素の原子核）による核融合反応について考える。

$$_{1}^{2}\mathrm{H} + _{1}^{2}\mathrm{H} \longrightarrow _{2}^{3}\mathrm{He} + _{0}^{1}\mathrm{n}$$

　　この核融合反応を起こすには，2つの重陽子間の距離を4.0×10^{-15} m程度の距離まで近づける必要がある。2つの重陽子間の距離が丁度4.0×10^{-15} mのとき，重陽子間のクーロン力による位置エネルギーは，無限に離れているときの位置エネルギーをゼロとすると， ア 〔J〕である。

　　太陽内部では上記の核融合反応とは別の核融合反応が主に起こっており，毎秒3.6×10^{26} Jのエネルギーを周囲に放出している。このことだけを考えれば，太陽の質量は毎秒 イ 〔kg〕ずつ小さくなっている。

(2)　放射性崩壊をする原子核がある。この原子核の半減期の半分の日数において放射性崩壊を起こす原子核の数は，初めの原子核の数の 1 / ウ 倍である。

　　放射性同位体から出た放射線には，どのような方向の磁場の中でも直進するものがあるが，その放射線のことを， エ 線という。

　　放射線が物質に吸収されるとき，放射線が物質に与えるエネルギーを吸収線量というが，吸収線量の単位として オ を使用すると，一般に物質1 kg 当たりに吸収されるエネルギーが1 Jである場合，1 オ という。

化 学

問題

29年度

必要があれば，以下の数値を用いよ。

原子量　　　　H : 1.00　　C : 12.0　　N : 14.0　　O : 16.0　Na : 23.0　　P : 31.0　　Cl : 35.5
気体定数 R　　　8.3×10^3　Pa·L/(K·mol)
水のイオン積　　1.0×10^{-14} (mol/L)^2
0℃　　　　　　273 K
対数値　　　　$\log_{10} 2 = 0.30$　　　$\log_{10} 3 = 0.48$

[Ⅰ]　文章を読んで問いに答えよ。

　塩化ナトリウム NaCl と水酸化ナトリウム NaOH の結晶は，Na^+が Cl^-や OH^-と静電引力によって結合したイオン結晶である。

　1 mol のイオン結晶中のイオン結合を切断し，互いに遠く引き離して静電引力を及ぼさない状態にするのに必要なエネルギーを格子エネルギーという。NaCl および NaOH の格子エネルギーは表 1 に示すように非常に大きく，これらの結晶中で陽イオンと陰イオンが強く結合していることがわかる。

表 1　格子エネルギー　(25℃，1.0×10^5 Pa)

物　質	〔kJ/mol〕
NaCl(固)	787
NaOH(固)	900

　NaCl(固)から Na^+(気)と Cl^-(気)を得るために，図のように，まず NaCl(固)を Na(固)と Cl_2(気)に分解して，さらに気体状の Na 原子と Cl 原子とし，それらの原子からイオンを生成する過程を経たと仮定したとき，その全過程に要するエネルギーは NaCl の格子エネルギーと等しい。この関係を用いて，NaCl(固)の生成熱および格子エネルギー，Na(固)の昇華熱，Cl_2分子の結合エネルギー，Na 原子のイオン化エネルギーから Cl 原子の　ア　を求めることができる。

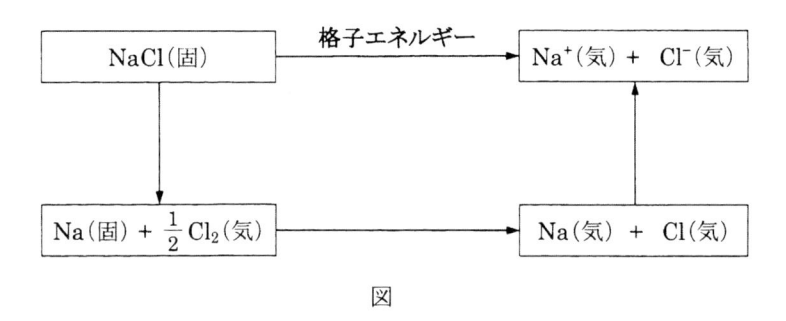

図

NaCl や NaOH の結晶は，水に入れると陽イオンと陰イオンに電離して溶解する。特に NaOH の結晶は空気中に放置するだけでも (a) 水分を吸収して溶解する。イオン結晶の水への溶解は，例えば NaCl では，結晶表面の Na^+ に水分子の ┌ A ┐ 原子が，Cl^- に水分子の ┌ B ┐ 原子がそれぞれ引きつけられて生成する水和イオンが水中に拡散していくことで起こる。

　イオン結晶が水に溶解するときの溶解熱は，1 mol のイオン結晶を構成する陽イオンと陰イオンがすべて水和イオンになるときに発生または吸収する熱である。一方，気体状態のイオンが水に溶解して水和イオンになるときの反応熱がイオンの水和熱に相当する。したがって，NaCl と NaOH のそれぞれについて，格子エネルギーと溶解熱を用いて陽イオンと陰イオンの水和熱の合計量を求めることができ，それらを比較すると，Cl^- と OH^- では ┌ イ ┐ の方が (b) 水和熱が大きいことがわかる。

　また，NaOH と塩化水素 HCl の 1 mol ずつが (1) のように反応するときの反応熱($25℃$, $1.0×10^5$ Pa) は ┌ ウ ┐ kJ である。

$$NaOH(固) ＋ HCl(気) \longrightarrow NaCl(固) ＋ H_2O(液) \qquad (1)$$

以上の各エネルギーの関係にもとづくと，(2) の反応熱($25℃$, $1.0×10^5$ Pa)は ┌ エ ┐ kJ と求められる。

$$H_2O(液) \longrightarrow H^+(気) ＋ OH^-(気) \qquad (2)$$

表2　各種エネルギー（25℃，$1.0×10^5$ Pa）

エネルギーの種類	物　質	〔kJ/mol〕
生成熱	NaCl（固）	411
	NaOH（固）	425
	HCl（気）	92
	H_2O（液）	286
溶解熱*	NaCl（固）	−4
	NaOH（固）	45
	HCl（気）	75
結合エネルギー	H−H	436
	H−Cl	432
	Cl−Cl	244
イオン化エネルギー	Na（気）	502
	H（気）	1318
昇華熱	Na（固）	107

＊ 溶媒が水のときの値

必要ならば表1および表2の各値を用いよ。

問1　　ア　　の名称を書け。また，Cl原子1molあたりの　　ア　　の値をkJ単位で求めよ。

問2　下線(a)の現象の名称を漢字2文字で書け。

問3　　A　　および　　B　　に適する元素記号を書け。

問4　　イ　　に入るイオンの名称を書け。また，下線(b)が生じる原因となる　　イ　　の性質を1つ挙げて15字以内で書け。

問5　　ウ　　の値を求めよ。

問6　　エ　　の値を求めよ。

[**II**]　図のようなガラス製の浸透圧実験装置を組み立て，バルブ B から適当な量のショ糖水溶液を，また給水管 F から純水を入れて，実験 1 と実験 2 を実施した。図において，ショ糖水溶液と純水とを分ける点線は，溶媒のみを透過させる半透膜を表す。この半透膜は圧力がかかっても変形しない構造である。給水管 F には純水が連続して静かに流され，G からあふれ出る純水は排水管 H を通って排水される。このため，純水の水位は常に G の位置に保たれる。水面 G には常に大気圧がかかっている。ショ糖水溶液の区画と圧力調整タンクCとをつなぐ管 D は，高さ 1 cm につき 1.00 mL の溶液が入る太さである。溶液と純水によって生じる圧力（水圧）は落差 1 cm 当たり 100 Pa で，どちらも同じとする。実験 1 と実験 2 の文章を読み，問いに答えよ。ただし，大気圧は 0.1000 MPa，温度は 27.0℃で一定とする。また，溶液は常に均一で，希薄溶液がしたがう法則が成り立つとし，液面 E は常に管 D 内にあるものとする。なお，特に指定がなければ数値の答えは有効数字 2 桁で書くこと。

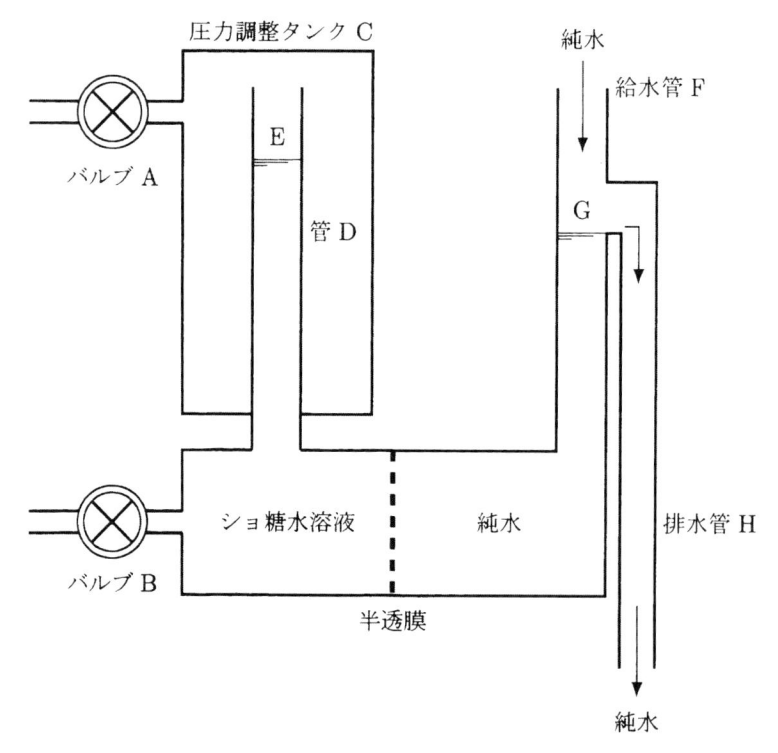

図　浸透圧実験装置の原理図

【実験 1】

　バルブ B を閉じ，バルブ A から空気を出し入れして圧力調整タンク C 内の圧力を 0.1100 MPa に調整すると，液面 E の高さは液面 G よりも 20.0 cm 高いところで一定となった。

【実験 2】

　続けて，C 内の圧力を 0.1300 MPa に再調整したところ，液面 E の高さは液面 G よりも 20.0 cm 低いところで一定となった。

問 1　実験 1 と実験 2 の平衡時におけるショ糖水溶液の浸透圧をそれぞれ MPa の単位で答えよ。

問 2　実験 1 と実験 2 の平衡時におけるショ糖水溶液のモル濃度をそれぞれ答えよ。

問 3　液面 E と液面 G の高さが等しくなるのは，ショ糖水溶液の体積が何 mL のときか答えよ。

問 4　この装置に最初に入れたショ糖の物質量〔mol〕を答えよ。

問 5　液面 E と液面 G の高さを等しくするには，圧力調整タンク C 内の圧力を何 MPa にすればよいか，有効数字 3 桁で答えよ。

問 6　実験 2 において，平衡状態に達するまでの間にこの装置内で生じた現象を漢字 3 文字で書け。

[**III**]　文章を読んで問いに答えよ。

　分子式 $C_9H_{10}O_2$ で示される二置換ベンゼン化合物 A，B，C がある。下図のように A，B は 2 つの置換基が p 位に，C は o 位に結合している。A，B，C の構造を決めるために下記の(a)〜(h)の実験を行った。

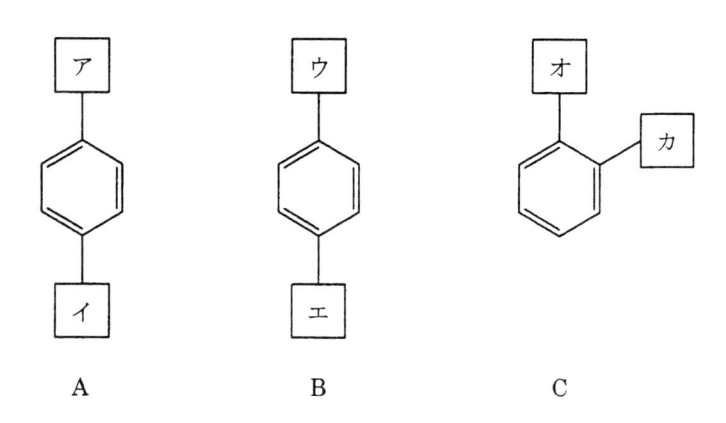

A　　　　　　　B　　　　　　　C

(a)　A，B，C はいずれも金属ナトリウムとは反応しない中性の化合物であった。

(b)　C は水酸化ナトリウム水溶液中でヨウ素と反応し，黄色結晶を生成した。

(c)　A，B，C を水酸化ナトリウム水溶液と加熱すると，A，B は加水分解されたが，C はされなかった。

(d)　A の加水分解後の溶液を酸性にしたところ，酸性の化合物 D と酸性の化合物 E が生じた。

(e)　B の加水分解後の溶液を酸性にしたところ，酸性の化合物 F と中性の化合物 G が生じた。

(f)　D のカルシウム塩を空気を断って熱分解すると，アセトンと炭酸カルシウムが生成した。

(g)　E は塩化鉄(Ⅲ)水溶液で青色に呈色した。

(h)　F は過マンガン酸カリウムによる酸化によって，常圧で 300℃に加熱すると昇華性を示す 2 価のカルボン酸を生じた。

置換基群

（あ）——CH₃   （い）——OH   （う）—CH₂—OH   （え）—CH₂—O—CH₃

（お）——O—CH₃   （か）——O—C₂H₅   （き）$-\overset{}{\underset{\|\,O}{C}}-H$ （く）$-\overset{}{\underset{\|\,O}{C}}-CH_3$

（け）$-\overset{}{\underset{\|\,O}{C}}-OH$ （こ）$-\overset{}{\underset{\|\,O}{C}}-O-CH_3$ （さ）$-\overset{}{\underset{\|\,O}{C}}-O-C_2H_5$ （し）$-O-\overset{}{\underset{\|\,O}{C}}-H$

（す）$-O-\overset{}{\underset{\|\,O}{C}}-CH_3$ （せ）$-O-\overset{}{\underset{\|\,O}{C}}-C_2H_5$ （そ）$-\overset{}{\underset{OH}{CH}}-CH_3$ （た）—CH₂—CH₂—OH

問1 （b）で生じた黄色結晶の名称および化学式を書け。

問2 （a）および（b）の実験結果を同時に満たす部分構造式を，置換基群（あ）～（た）の中からすべて選び記号で答えよ。

問3 Dの名称を書け。

問4 Eの構造式を書け。

問5 Fの構造式を書け。

問6 Gの名称を書け。

問7 A, B, Cの各構造式にあてはまる ［ア］ ～ ［カ］ の部分構造式を置換基群（あ）～（た）の中から選び，それぞれ記号で答えよ。ただし，［ア］ と ［イ］，［ウ］ と ［エ］，［オ］ と ［カ］ のそれぞれの組における順番は問わず，同じ記号を何度用いてもよい。

[IV]　文章を読んで問いに答えよ。

　リンの単体にはいくつかの同素体がある。その 1 つである ア は四面体型の分子であり，空気中で容易に発火するため，イ 中で保存する。酸素のない状態で ア を 250℃で加熱すると ウ が得られる。

　ア を乾燥した空気中あるいは酸素中で燃焼させると，a が生じる。a は強力な脱水剤であり，水を加えて加熱するとリン酸を生じる。リン酸は，$K_1 = 7.5 \times 10^{-3}$ mol/L，$K_2 = 6.2 \times 10^{-8}$ mol/L，$K_3 = 2.1 \times 10^{-13}$ mol/L の 3 つの電離定数をもつ 3 価の酸である。

　カルボン酸がアルコールと脱水縮合してエステルを生成するのと同じように，リン酸もアルコールと脱水縮合してリン酸エステルを生じる。例えば農薬であるジクロルボスは図 1 のような構造をもつリン酸トリエステルである。

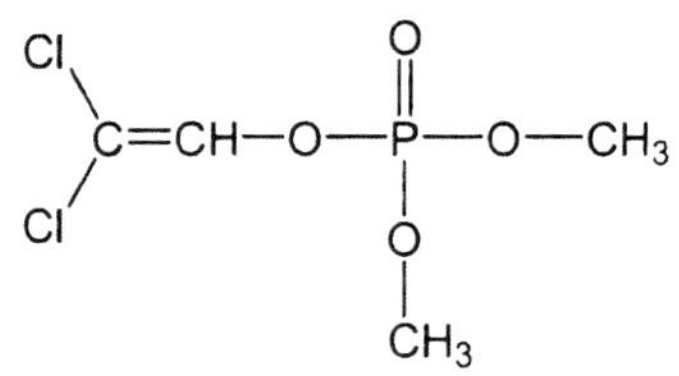

図 1　ジクロルボス

　図 2 に示すホスファチジン酸は，グリセリンの 3 つのヒドロキシ基のうち，2 つが高級脂肪酸のエステル，1 つがリン酸エステルになったものである。これが，さらにもう 1 分子のセリン（不斉炭素についている官能基が $-CH_2OH$ である α −アミノ酸）とリン酸エステルをつくったものはホスファチジルセリンとよばれ，細胞膜の成分の 1 つである。

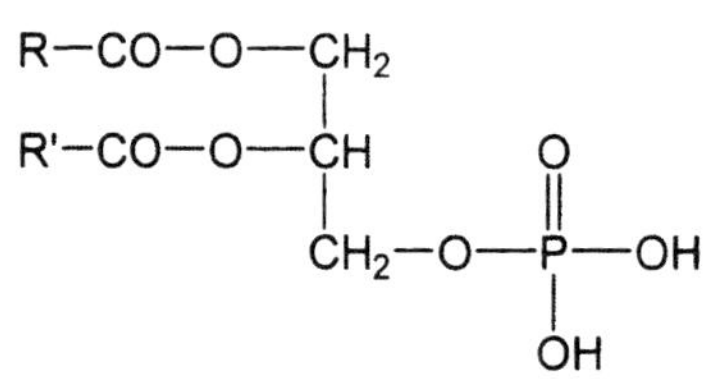

図 2　ホスファチジン酸（R，R′ は炭素数の多い炭化水素基）

　DNA には，図 3 のようにデオキシリボースに核酸塩基（図 3 では **Ⓐ** で表している）が共有結合した化合物 **1** が含まれている。1 分子の化合物 **1** が，1 分子のリン酸とリン酸エステル結合をつくったものを　エ　とよぶ。DNA は，　エ　が縮合重合したものである。DNA 中には，アデニン，グアニン，シトシン，チミンの 4 種類の核酸塩基があり，アデニンとチミン，グアニンとシトシンがそれぞれ水素結合を形成することにより，2 本 の DNA 鎖が二重らせん構造をとっている。DNA 二重らせん中で，アデニンとチミンは図 4 のように，点線で示した 2 本の水素結合を形成している（デオキシリボース部分は **Ⓑ** で表している）。

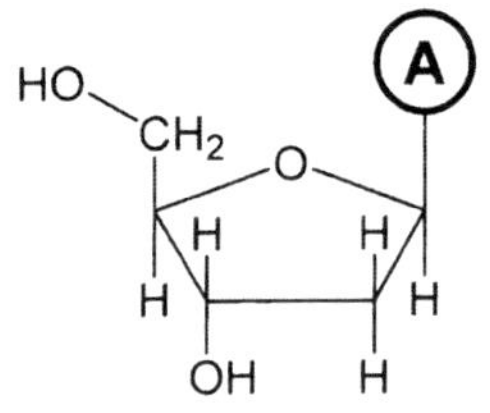

図 3　化合物 **1**（環内の炭素原子 C は省略してある）

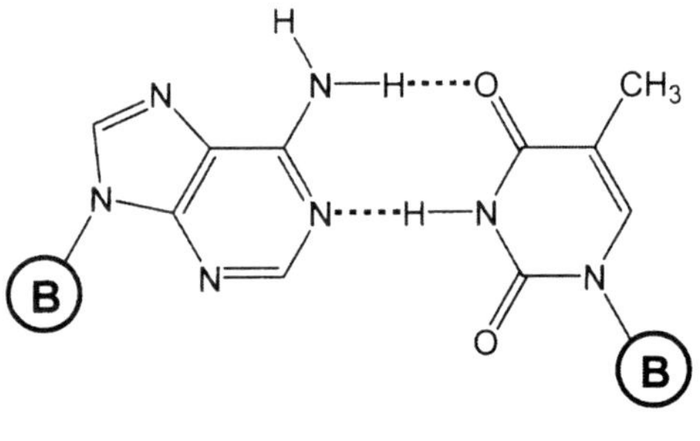

図 4　アデニンとチミンの水素結合

問 1　　ア　～　エ　に適当な語句を書け。

問 2　　a　に適当な分子式を書け。

問 3 0.1 mol/L のリン酸を含む水溶液の pH が 5 のとき，リンを含むイオンの中でもっとも物質量の多いもののイオン式を書け。

問 4 ジクロルボスを完全に加水分解したときの生成物の中で，炭素を含むものの構造式を 2 つ書け。ただし，不安定な生成物は安定な形として書くこと。

問 5 ホスファチジルセリンの構造式を書け。R，R' はそのままでよい。

問 6 通常の油脂は細胞膜を構成しないが，ホスファチジルセリンは細胞膜を構成することができる。それはホスファチジルセリンが通常の油脂と異なる性質を有していることに起因する。その理由を 20 字以内で書け。

問 7 2 分子の化合物 **1** が DNA と同じように縮合した構造式を書け。図 3 と同様に，環内の炭素原子 C は省略してかまわない。また，Ⓐはそのままでよい。

問 8 DNA 二重らせん中で，グアニンとシトシンは 3 本の水素結合を形成しているが，図 4 にならって，解答用紙に図 5 のグアニンとシトシンの構造式を適切な位置と向きに並べて書き，水素結合を点線で示せ。その際，水素結合の長さがなるべく同じになるように書くこと。必要ならば，構造式を回転させたり反転させたりしてもかまわない。また，Ⓑはそのままでよい。

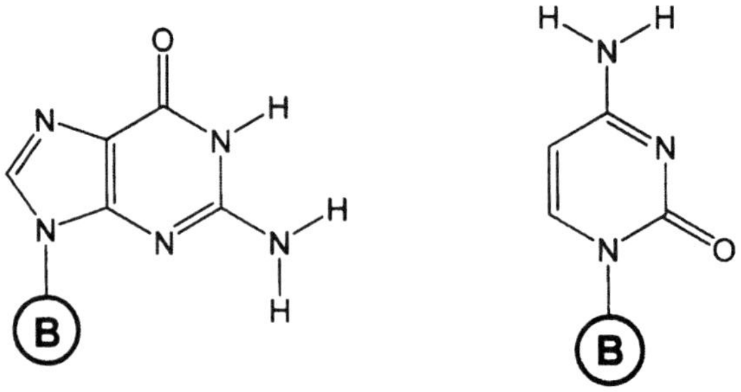

図 5　グアニンとシトシン

生　物

問題

29年度

[Ⅰ]　動物の消化器系に関する下記の文章を読み，各問いに答えよ。

　従属栄養生物である動物では，体外から有機物を摂取するために消化器系が発達している。三胚葉動物では，発生の過程で胚の内側に　ア　が形成され，その入り口が原口となる。原口がそのまま成体の口になる動物と，①原口付近は肛門になり，その反対側に口が形成される動物の2つの系統に三胚葉動物は分けられるが，どちらの系統でも消化器系の主要な器官は　ア　からつくられる。

　ヒトでは，口から入った食物は胃で部分的に消化された後，小腸に運ばれて最終的に分解され，栄養物として吸収される。小腸から吸収された物質の多くは，血管に入って肝臓へと運ばれる。肝臓は，　イ　とよばれる機能単位が集まってできており，その中心には中心静脈が走っている。肝細胞は中心静脈を囲んで放射状に配列し，肝細胞の間には太い毛細血管が存在する。　イ　の中の血液は，肝臓に入り込む2つの血管，すなわち，動脈血が流れる　ウ　と，静脈血が流れる　エ　から供給される。肝細胞は②血しょう中のタンパク質のほとんどを合成するなど，さまざまな働きをして血液成分を調節している。肝細胞で処理された血液は，　オ　とよばれる1本の血管に集められて肝臓から離れ，下大静脈を経て心臓の　カ　に入る。この他，肝細胞は胆汁も合成し，排出された胆汁は最終的に　キ　に注ぎ込まれ，そこでの脂肪の消化を助ける。これらの肝細胞の働きは，神経やホルモンなどによって調節されている。

問1　　ア　と　イ　にあてはまる語句を，漢字で答えよ。また，　ウ　～　キ　にあてはまる語句を以下の(あ)～(さ)からそれぞれ1つずつ選び，記号で答えよ。

　　(あ) 右心房　　　　(い) 右心室　　　　(う) 左心房　　　　(え) 左心室
　　(お) 食道　　　　　(か) 十二指腸　　　(き) 胆のう　　　　(く) 胆管
　　(け) 肝動脈　　　　(こ) 肝静脈　　　　(さ) 肝門脈

問2　下線部①の動物の名称を，漢字で答えよ。また，この動物に属するものを以下の(あ)～(き)よりすべて選び，記号で答えよ。

　　(あ) ウニ　　　(い) ホヤ　　　(う) クラゲ　　　(え) ミミズ　　　(お) カエル
　　(か) ヒト　　　(き) センチュウ

問3 　ウ　と　エ　から肝臓に運ばれた血液は，　イ　の中をどのように流れるか。以下の(あ)～(か)よりあてはまるものを 2 つ選び，記号で答えよ。

(あ) 　イ　に入ると合流し，同じ毛細血管の中を流れる。
(い) 　イ　の中で異なる毛細血管に入り，別々に流れる。
(う) どちらの血管から運ばれた血液も，　イ　の中心静脈から 周辺部へと流れる。
(え) どちらの血管から運ばれた血液も，　イ　の周辺部から中心静脈へと流れる。
(お) 　ウ　から運ばれた血液は中心静脈から周辺部へ，　エ　から運ばれた血液は周辺部から中心静脈へと流れる。
(か) 　ウ　から運ばれた血液は周辺部から中心静脈へ，　エ　から運ばれた血液は中心静脈から周辺部へと流れる。

問4 　以下の(あ)～(お)は，主として　ウ　，　エ　，　オ　のどの管に含まれるか。最も適するものをそれぞれ 1 つずつ選び，記号で答えよ。ただし，いずれの管にも含まれない場合には「なし」と答えること。ウ，エ，オ の記号は何度用いてもよい。

(あ) 尿素　　　　　　(い) 胆汁　　　　　　(う) 小腸から吸収された物質
(え) 肝細胞が働くために必要な酸素　　　　(お) 肝細胞が血液中に分泌した物質

問5 　下線部②に含まれるものを，以下の(あ)～(か)よりすべて選び，記号で答えよ。

(あ) アクチン　　　　(い) アルブミン　　　　(う) トリプシン　　　　(え) ヘモグロビン
(お) T 細胞受容体　　(か) フィブリノーゲン

問6 　炭水化物を多く摂取した後，(1)肝細胞ではどのような働きが促進されるか。以下の A 群より最も適するものを 1 つ選び，記号で答えよ。また，(2)その働きを促進するものを B 群よりすべて選び，記号で答えよ。

A 群：(あ) 熱の発生　　(い) 胆汁の生成　　(う) 尿素の合成　　(え) アルコールの分解
　　　(お) グリコーゲンの合成　　(か) グリコーゲンの分解

B 群：(a) 交感神経　　(b) 副交感神経　　(c) アンモニア　　(d) インスリン
　　　(e) グルカゴン　　(f) セクレチン　　(g) アドレナリン　　(h) 糖質コルチコイド

問7 胃では，上皮内にタンパク質分解酵素を分泌する腺細胞が存在する。この腺細胞において，DNA から酵素がつくられ，分泌されるまでに起こる現象を，以下の A 群より 5 つ選び，早く起こる順に左から右へと記号を並べよ。また，各現象が起こる細胞内の部位を B 群よりそれぞれ 1 つずつ選び，記号で答えよ。ただし，B 群の記号は何度用いてもよい。

A 群：（あ）翻訳　　　（い）転写　　　（う）DNA の複製　　　（え）スプライシング
　　　（お）タンパク質の分解　　　　（か）小胞を介したタンパク質の輸送
　　　（き）エキソサイトーシス　　　（く）エンドサイトーシス

B 群：（a）核の中　　　（b）核膜　　　（c）細胞膜　　　（d）リソソーム
　　　（e）ゴルジ体　　（f）滑面小胞体　　（g）粗面小胞体

問8 （1）胃の上皮および筋組織は，発生過程においてどこから形成されるか。以下の A 群よりあてはまるものをそれぞれ 1 つずつ選び，記号で答えよ。また，（2）胃の上皮および筋組織と由来が同じものを B 群よりそれぞれ 2 つずつ選び，記号で答えよ。

A 群：（あ）脊索　　（い）体節　　（う）腎節　　（え）側板　　（お）外胚葉　　（か）内胚葉

B 群：（a）心臓　　（b）肝細胞　　（c）骨格筋　　（d）脊椎骨　　（e）肺の上皮
　　　（f）皮膚の真皮　　　（g）小腸の結合組織

問9 従属栄養生物を，以下の（あ）〜（き）よりすべて選び，記号で答えよ。

（あ）スギゴケ　　　（い）シイタケ　　　（う）シャジクモ　　　（え）アメフラシ
（お）大腸菌　　　（か）化学合成細菌　　（き）シアノバクテリア

[II] 酵素に関する下記の文章を読み，各問いに答えよ。

　　ア　は基質のデンプンを加水分解して，生成物のマルトースをつくる。マルトースは　イ　によりさらに分解されて，単糖の　ウ　に変わる。　ア　の性質を調べるために，一定量の酵素と基質を pH 7 の緩衝液に溶かして，37℃ に保った。一定時間毎に生成物の量を測定したところ，図の折線 B のようであった。この酵素は反応中に失活しないものとする。

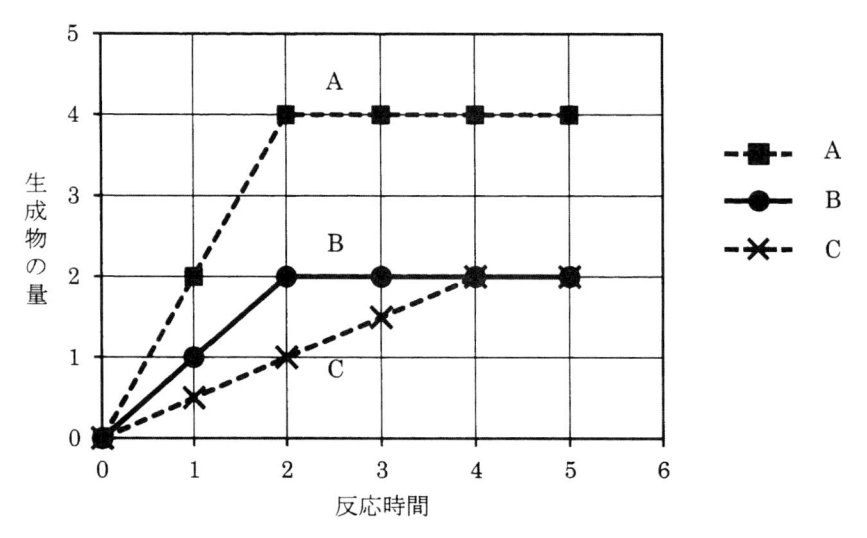

図　酵素反応における反応時間と生成物量の関係

問1　　ア　と　イ　にあてはまる名称を，以下の(あ)〜(く)より 1 つずつ選び，それぞれ記号で答えよ。また，　ウ　にあてはまる名称を答えよ。

(あ) ATP アーゼ　　(い) アミラーゼ　　(う) カタラーゼ　　(え) 制限酵素
(お) トリプシン　　(か) ペプシン　　(き) マルターゼ　　(く) リパーゼ

問2　　ア　による酵素反応で，折線 B と比べて，折線 A と折線 C は基質の量を　エ　倍に，酵素の量を　オ　倍にしたときの結果をグラフにしたものである。他の条件は折線 B と同じである。折線 A と折線 C それぞれについて，　エ　と　オ　にあてはまる数値を以下の(あ)〜(き)より 1 つずつ選び，記号で答えよ。同じ記号を何度用いてもよい。

(あ) 3　　(い) 2　　(う) 1.5　　(え) 1　　(お) 0.67　　(か) 0.5　　(き) 0.33

問 3 ┃ ア ┃ はデンプンのみに作用する。このような性質を何とよぶか答えよ。

問 4 コハク酸脱水素酵素はミトコンドリアのクエン酸回路で働く酵素の 1 つである。この酵素はコハク酸を酸化してフマル酸を生成すると同時に，FAD を還元して $FADH_2$ にする。この酵素の競合阻害剤としてマロン酸が知られている。マロン酸の性質として最も適切なものを，以下の(あ)〜(か)より 2 つ選び，記号で答えよ。

(あ) コハク酸と構造が似ている。

(い) フマル酸と構造が似ている。

(う) $FADH_2$ の酸化に関与する。

(え) FAD の還元に関与する。

(お) コハク酸脱水素酵素の活性部位に結合する。

(か) コハク酸脱水素酵素の活性部位とは違う部位に結合する。

問 5 酵素に関する以下の(あ)〜(お)の記述のうち，正しいものをすべて選び，記号で答えよ。

(あ) 酵素の量は反応の前後で変化する。

(い) 70℃以上で活性をもつ酵素が存在する。

(う) 酵素を構成するアミノ酸の配列を，二次構造とよぶ。

(え) システイン側鎖間につくられる S−S 結合は，酸化されると SH 基になる。

(お) アロステリック酵素には，基質が結合する部位とは別に，酵素活性を調節する物質が結合する部位がある。

[**III**]　　ステロイドホルモンと配偶子形成に関する下記の文章を読み，各問いに答えよ。

　ステロイドホルモンは，ステロイド核とよばれる構造をもつ疎水性ホルモンで，一般にコレステロールから合成される。その合成過程では，さまざまな酵素が関与し，数百種類ものステロイドホルモンが生体内で産生される。図1は，配偶子形成に関与するステロイドホルモンの合成経路の一部を示している。ステロイドホルモンAは，酵素1の作用によりステロイドホルモンBに転換される。ステロイドホルモンBは，酵素1が作用するとステロイドホルモンCに，酵素2が作用するとステロイドホルモンDに，それぞれ転換される（図1）。このように，ステロイドホルモン合成酵素には，2種類以上のステロイドホルモン分子を基質とすることができるもの（例：酵素1）と，1種類のステロイドホルモン分子を基質とするもの（例：酵素2）がある。なお，図1の合成経路では，矢印で示した以外の方向にステロイドホルモンの転換が起こることはない。

　ステロイドホルモンの受容体は，多くの場合は細胞内部に存在し，ホルモンと結合すると核内へ移行して，標的遺伝子の転写を活性化する。しかし，ステロイドホルモン受容体には細胞膜に存在するものもあり，ホルモンと結合すると核には移行せず，細胞質に存在する酵素の活性を変化させる。

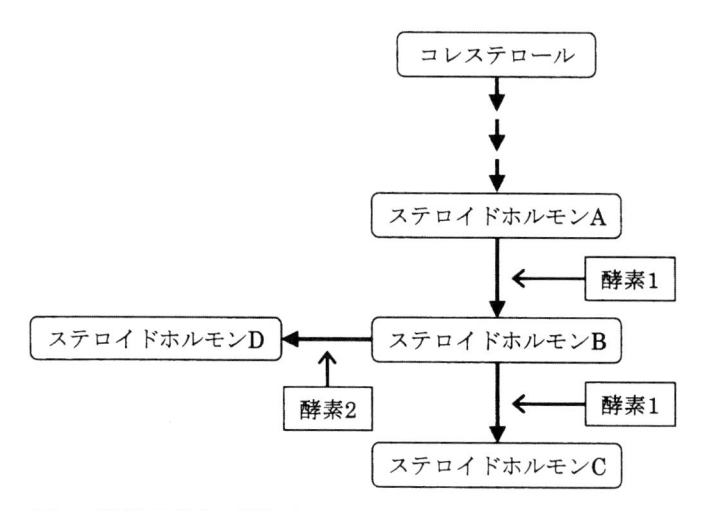

図1　配偶子形成に関与するステロイドホルモンの合成経路

　硬骨魚類に属するウナギは，飼育環境下では配偶子形成が進行しないため，繁殖することができない。メスの卵巣内では，ろ胞細胞に囲まれた卵母細胞は，本来は個体の成長にともなって成熟するはずであるが，飼育環境下では成魚になっても成熟せず，産卵されない。そこで，卵成熟のメカニズムを調べるため，飼育環境下にあるメスのウナギ成魚を用いて以下の各実験を行った。ただし，ウナギが産卵した場合は，卵成熟が起こったものとし，産卵しなかった場合は卵成熟が起こらなかったものとする。

【実験 1】　ウナギにステロイドホルモン A，B，C のいずれかを投与したところ，ステロイドホルモン B を投与したウナギのみ少量産卵した。その他のステロイドホルモンを投与したウナギおよびステロイドホルモンを投与しなかった対照群は産卵しなかった。

【実験 2】　ウナギに酵素 1 の阻害剤を投与し，酵素 1 の活性を完全に阻害した。このウナギに，実験 1 と同様にステロイドホルモンを投与したところ，ステロイドホルモン A を投与したウナギとステロイドホルモン B を投与したウナギがどちらも大量に産卵した。ステロイドホルモン C を投与したウナギおよびステロイドホルモンを投与しなかった対照群は産卵しなかった。

【実験 3】　ウナギに酵素 2 の阻害剤を投与し，酵素 2 の活性を完全に阻害した。このウナギに，実験 1 と同様にステロイドホルモンを投与したところ，どのウナギも産卵しなかった。ステロイドホルモンを投与しなかった対照群も産卵しなかった。

【実験 4】　ウナギに酵素 1 の阻害剤と酵素 2 の阻害剤の両方を投与し，酵素 1 と酵素 2 の活性を完全に阻害した。このウナギに，実験 1 と同様にステロイドホルモンを投与したところ，どのウナギも産卵しなかった。ステロイドホルモンを投与しなかった対照群も産卵しなかった。

【実験 5】　実験 1〜4 の結果から，図 1 の合成経路で働く酵素は，酵素 1 と酵素 2 の他にもう1つあることが示唆された。そこで，ウナギ卵巣の抽出液を解析したところ，酵素 3 をみつけた。ウナギ卵巣での酵素 3 の発現量を調べたところ，酵素 1 と同程度の発現量であった。また，酵素 3 の活性は，実験 2〜4 で用いた阻害剤では阻害されなかったが，酵素 1 によって阻害された。

【実験 6】　実験 1〜4 の結果から，ウナギの卵母細胞に直接働きかけて卵成熟を促すホルモンは，ステロイドホルモン　ア　であることがわかった。そこで，ウナギの卵巣から卵母細胞をとりだして，以下の 6a〜6c の各実験を行った。

〔実験 6a〕　卵母細胞をステロイドホルモン　ア　を含む培養液で培養したところ，この卵母細胞では卵成熟の指標である減数分裂が進行した。さらに，ステロイドホルモン　ア　の標的遺伝子である遺伝子 T の転写も促進された。しかし，その他のステロイドホルモンを含む培養液およびいずれのステロイドホルモンも含まない培養液では，卵成熟が起きず，遺伝子 T の転写も促進されなかった。なお，いずれのステロイドホルモンを加えた場合でも，ミトコンドリア DNA 上の遺伝子の発現量は，ステロイドホルモンを加えなかった場合とくらべて変化しなかった。

〔実験 6b〕　新たに卵母細胞を用意し，ステロイドホルモン　ア　を細い注射針で卵母細胞の中に直接注入すると，遺伝子 T の転写は促進されたが，卵成熟は起きなかった。

〔実験 6c〕 ①新たに卵母細胞を用意し，この卵母細胞から核を取り除いた。除核した卵母細胞をステロイドホルモン ア を含む培養液で培養した後，細い注射針を刺して細胞質の一部を吸い出した（図2①）。②吸い出した細胞質を，新たに用意した卵母細胞の中に注入すると，この卵母細胞はいずれのステロイドホルモンも含まない培養液中で卵成熟を起こした（図2②）。

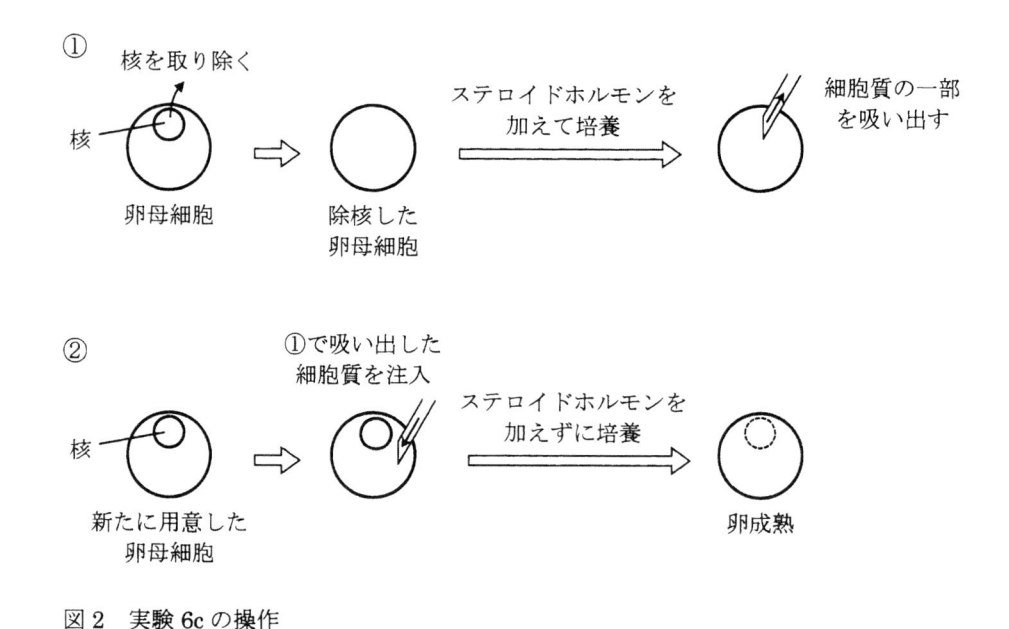

図2　実験 6c の操作

問1　硬骨魚類について正しく説明しているものを，以下の(あ)〜(か)よりすべて選び，記号で答えよ。

(あ) 無顎類に属する。
(い) うきぶくろをもつ。
(う) エイやサメが属する。
(え) ペルム紀に初めて出現した。
(お) 発生の過程で脊索を形成する。
(か) トロコフォア幼生の時期を経る。

問2　 ア にあてはまるアルファベットを，A〜D より 1 つ選べ。

問 3　酵素 3 の性質を正しく説明しているものを，以下の(あ)〜(え)より 1 つ選び，記号で答えよ。

(あ)　ステロイドホルモン A をステロイドホルモン B に転換する。

(い)　ステロイドホルモン B をステロイドホルモン C に転換する。

(う)　ステロイドホルモン B をステロイドホルモン D に転換する。

(え)　ステロイドホルモン A をステロイドホルモン B に転換し，ステロイドホルモン B をステロイドホルモン D に転換する。

問 4　ウナギで卵成熟が起こるために必要なことを，以下の(あ)〜(き)より 2 つ選び，記号で答えよ。

(あ)　ステロイドホルモン A の合成量が増加する。

(い)　ステロイドホルモン C の合成量が増加する。

(う)　酵素 1 の発現量あるいは活性が低下する。

(え)　酵素 2 の発現量あるいは活性が低下する。

(お)　酵素 3 の発現量あるいは活性が低下する。

(か)　遺伝子 T の転写が促進される。

(き)　遺伝子 T の転写が抑制される。

問 5　ウナギの卵母細胞では，酵素の発現はどのようであるか。以下の(あ)〜(う)より最も適切なものを 1 つ選び，記号で答えよ。また，その根拠となる結果を得た実験はどれであるか。実験番号を示した以下の(a)〜(e)のうち，最も適切なものを 1 つ選び，記号で答えよ。

(あ)　酵素 2 のみが発現している。

(い)　酵素 2 と酵素 3 が発現している。

(う)　いずれの酵素も発現していない。

(a)　実験 1　　　(b)　実験 2 と実験 3 と実験 4　　　(c)　実験 5　　　(d)　実験 6a　　　(e)　実験 6c

問6 ステロイドホルモン ア の受容体は，ウナギの卵母細胞のどの部位に存在するか。以下の(あ)〜(う)より 1 つ選び，記号で答えよ。また，その根拠となる結果を得た実験はどれであるか。実験番号を示した以下の(a)〜(e)のうち，最も適切なものを 1 つ選び，記号で答えよ。さらに，その実験結果がどのようなものであったか説明せよ。

(あ) 細胞膜にのみ存在する。

(い) 細胞内部にのみ存在する。

(う) 細胞膜と細胞内部の両方に存在する。

(a) 実験 1 　　　(b) 実験 2 と実験 3 と実験 4 　　　(c) 実験 5

(d) 実験 6a 　　　(e) 実験 6a と実験 6b

問7 実験 6c で，卵母細胞から核を取り除いた理由について，以下の(あ)〜(え)より最も適切に述べているものを 1 つ選び，記号で答えよ。また，核を取り除かずに実験 6c と同様の実験を行うためには，図 2①でステロイドホルモン ア の他にどのような物質を培養液に加えればよいか。以下の(a)〜(d)より最も適切なものを 1 つ選び，記号で答えよ。

(あ) 卵成熟には，細胞質の変化のみが必要であることを示すため。

(い) 卵成熟には，新たな遺伝子発現が起こる必要があることを示すため。

(う) 卵成熟には，いかなるタンパク質も関与していないことを示すため。

(え) 卵成熟を促すホルモンが，ステロイドホルモン ア のみであることを示すため。

(a) 酵素 2 　　　(b) 酵素 1 の阻害剤 　　　(c) 転写阻害剤 　　　(d) タンパク質分解酵素

英　語

解答　29年度

Ⅰ

〔解答〕

問1

1. led

2. raise

3. surrounding

4. relying

5. held

6. reveals

問2　is not new

問3

しかし、肥満問題の増加によって示されるように、身体活動は単に A 地点から B 地点に移動する以上の利益を、個人と社会にもたらしているかもしれない。

問4

手書きの文字の書き方を訓練することで、うまくできるようになる物事の具体例。

問5（3）

理由：筆者は4、5、6段落で、手書き文字教育が重要である理由を3つあげているが、その中にこの選択肢の内容「手書き文字とコミュニケーション能力」の関連性は書かれていないから。

〔出題者が求めたポイント〕

問1

選択肢訳

associate：〜と関連させる

become：〜になる

emerge：現れる

hold：〜を手に持つ

lead：lead to 〜で、〜をもたらす、〜に到る

predict：〜を予測する

raise：raise questions で、問題を提起する

rely：rely on 〜で、〜を頼りにする

result：（結果として）生じる

reveal：〜を明らかにする

surround：〜を取り囲む

trust：信頼する

問2

結論が最終段落で反復されていることに注目する。筆者の主張に対する譲歩部分として、Indeed, で始まる第7段落の第4文がそれに当たる。

問3

疑似関係代名詞の as に注意する。関係代名詞 that の先行詞が benefits であることも押さえる。

問4

第5段落の第1文、handwriting underpins many other skills の、many other skills の例であることを踏まえて解答する。

問5

選択肢訳

(1) 筆者は、フィンランドの学校は手書きを教える時間を減らし、タイピングに使う時間を増やしていると報告している。

(2) 筆者は、電動モーターの発明がある意味で、どのように人間に影響を与えてきたかに言及している。

(3) 筆者は、主に手書き文書による伝達能力を子供が身につけないことを懸念して、手書き文字教育に賛成している。

(4) 筆者は、良い教師は生徒の学習を支援するために科学技術の進歩を採用すべきだと主張している。

(5) 筆者は、自分の議論の信頼性を高めるために、手書き技能と学問的成功の関連性を報告するいくつかの学術研究に言及している。

〔全訳〕

　報道によれば、フィンランドの学校は手書き文字の技能指導を段階的に廃止しつつある。これは、科学技術によって手書きは時代遅れのものになったのかどうか、また、結果として何が起こるのか、に関連する議論をもたらす主張である。手書きを教えるのは、今日の貴重な教育時間の下手な使い方であると感じる者もいる。しかし、手書きの死はこれまで誇張されすぎてきたかもしれない。

　今日、単に手書き文字以外にも多くの意思疎通手段があるせいで、いかに子供へ書き方を教えるかに問題が生じている。しかしその解答は、責任はもっぱら機械にあると結論づけるのではなく、子供の教育を改善するために、どのように技術を用いるのが最善であるかに、より焦点を当てるべきだ。この点で、手書きに代えて科学技術を用いることに関する議論は、技術進歩の利益と脅威に関連する問題をとらえているように見える。内燃機関と電動モーターの発明によって、人間はもはや身体活動をする必要がないと論ずることは可能である。このことは、ある意味で確かに真実である。多くの社会において、比較的裕福な人はほとんど座ったままの生活が可能だ。しかし、肥満問題の増加によって示されるように、身体活動は単に A 地点から B 地点に移動する以上の利益を、個人と社会にもたらしているかもしれない。

　同様に、手書きの重要性を支持する多くの主張がある。ここに手書き文字の技能教育が決定的に重要である3つの理由をあげよう。

　第一に、電子機器に頼るよりはペンと紙を使う方が明らかに環境面での利益がある。鉛筆と紙によって与えられる単純さには偉大な美徳がある。子供たちに文章によるコミュニケーションの基礎を教えず、電子機器とプリンターに依存することを彼らに強制するならば、きっと我々はひとつの世代の人々にひどい仕打ちをしていることになるだろう。

　第二に、手書きは多くの他の技能の下支えをする。手

書きによって子供は、手に物を持つ際の力の加減を学ぶ。手書きは、過ちを修正するために視覚的フィードバックを用いる必要があり、脳が手に送る命令の結果について予測をする能力も必要とする。これらは、他の多くの状況において必要な基本的制御プロセスである。例えば、刃物を使うこと、靴ひもを結ぶこと、また球技をすることを考えてみるとよい。

最後に、手書きは読書といった他の技能と本質的に結びついている。『英国学士院議事録』に記載の研究によれば、視覚がとらえた形を記憶しそしてそれを描く子供の能力によって、全国書写試験で彼らがどれくらい得点するかを予測できる。興味深いことに、記憶した形を再生する能力はまた、読解テストの点数も予測する。他の研究同様、このことは書くことと読むこととの関連性を示している。

だから、このように手書き技能を教えることには強い論理的な根拠があるゆえに、フィンランドがこれを止めようとしていることはなおさら一層信じがたいことに思える。しかし実際には、詳しく調べてみると、見出しが語るよりはやや微妙なニュアンスであることが明らかになる。子供はまだ書くことを教えられているが、続け字もしくは筆記体の手書き技能は強調されず、補完となるタイピング技術を教えることに強調が置かれているのである。これは、手書きの基礎を教えない、という提案とは大いに異なっている。実際、教育は美しい続け文字を手で上品に書くことよりも、創造的発想や理解という実質にもっと焦点を当てるべきだという考えは新しいものではない。まともな教育者なら誰でも、子供たちが学ぶことを手助けするあらゆる技術の進歩はきっと歓迎するだろう。

II
〔解答例〕

Thanks to modern communication technology, we have easy access to a large amount of information at any time and place, and this information facilitates our lives in various fields. However, this amount itself makes us too dependent on technology, especially on the Internet and sometimes this leads to our blind belief in misleading information. (54 words)

〔出題者が求めたポイント〕
問題文訳
　あなたの意見では、現代のコミュニケーション技術の利点と欠点には何があるか。約50字で1パラグラフ書きなさい。あなたの意見をサポートする理由と例を書きなさい。

III
〔解答〕
A. 1. (d)　2. (b)　3. (c)　4. (b)　5. (c)　6. (c)
B. 7. (c)　8. (d)
C. 9. (d)　10. (c)　11. (b)　12. (a)
D. 13. (d)

E. 14. (c)　15. (c)　16. (c)
〔出題者が求めたポイント〕
〔解法のプロセス〕
A.
1. 文末に either があるので、否定を選ぶ。
2. which is why ～「そういう訳で～」が正解。therefore は副詞なので、文中には使えない。and therefore なら可。
3. 「ここ数百年以内の間」の意味なので、within が正解。
4. for the simple fact that ～で「～という単純な事実のせいで」。理由を表す for が正解。
5. 「一貫性がほとんどない」という文脈なので、very little が正解。
6. 文脈から、コロンブスの使用した地図がマッパ・ムンディと考えられるので。
B.
選択肢訳
7.
(a) メモ帳
(b) タブレット型 PC
(c) 板（stone tablet は石板、memorial tablet は記念碑）
(d) 錠剤
8.
(a) 主題
(b) 対象
(c) 科目
(d) 臣下
C.
(a) 風が～からやってくる
(b) 常に地図の上部に置かれた
(c) 最新暗黒の北よりはより好ましいと見なされた
(d) 彼らは北を上部に置いた
D.
13.
(a) Brotton は、コロンブスとマゼランが現在使用されている地図を作るのに、極めて重要な役割を果たしたと信じている。
(b) Brotton は、コンパスの使用が古代中国の地図が指す方向を決定したと述べている。
(c) 長い地図作りの歴史の中で、北と東は人々が上部に置くのを避けてきた方角だ。
(d) 宗教的理由で、ほぼ同時期に現れた初期のイスラム地図とキリスト教地図は、異なる方角を指していた。
E.
― 略 ―
〔全訳〕
　宇宙から地球を見ているところを想像しなさい。この惑星の頂上に何がありますか。北極と答えるのは、おそらくあなただけではないだろう。厳密に言えば、あなたも正しくないのだが。
　不愉快な真実は、こちらが上だとほぼ誰もが想像しているにもかかわらず、北を世界の上部だと見なす十分な科学的理由はないことだ。

なぜこのように考えられるようになったか、その理由は歴史と天体物理学と心理学が性急に混合されたことにある。そして、これは重要な結論をもたらした。つまり、我々が世界地図をどのように描くかの決断が、世界をどのように感じるかにとって、とても現実的な結果をもたらすことになったのだ。

世界のどこにいるかを理解することは基本的な生存技術だ。だから、他の生物種と同様我々は、自分の環境を認識する地図を作るための特別な脳の領域を持って生まれる。しかし、おそらくミツバチは別だが、人間が独自であるのは、自分の世界の理解の仕方を他人に伝えようとする点だ。我々は地図を描くことによってこの伝達をする長い歴史を持つ。これまでに発見された最も初期のものは 14,000 年前の壁面の落書きである。以来、人類の文化は、石版、パピルス、紙、そして今ではコンピューター画面上に地図を描いてきた。

このような人類の長い地図作製の歴史を考慮すると、北を常に上部と見なすようになったのが、ほんのここ数百年以内のことであるのはかなり驚きだ。事実、『12 地図の世界史』著者であり、ロンドン Queen Mary 大学の地図歴史家でもある Jerry Brotten によれば、人類史の大部分の間、北はほぼ決して上部に現れなかった。「北は暗闇がやってくる場所だという単純な事実のせいで、めったに上部に置かれることはなかった」と彼は語る。「西もまた上部に置かれることもまずなかった。なぜなら、西は太陽が消える場所だからだ」。

混乱をきたすことだが、初期中国の地図はこの傾向とは逆である。しかし、彼らが当時コンパスを持っていなかったとしても、それは彼らが北を上部に置いた理由ではない。初期中国のコンパスは実際に南を指していた。そして南は、最深暗黒の北よりは好ましいと見なされた。しかし中国の地図では、皇帝の忠実な臣下が見上げるよう、国の北部に住む皇帝が、常に地図の上部に置かれた。「中国文化では、皇帝は南を向く。なぜなら南は風がやってくる場所であり、良い方角だからだ。北はあまり良くはないが、人々が皇帝を見上げ服従する位置になるのだ」と Brotten は言う。

個々の文化が、誰をあるいは何を見上げるべきかについて大いに異なる考えを持っているとするなら、初期の地図が指す方向にほとんど一貫性がないということはさほど驚きではない。古代のエジプトにおいて世界の上部は、日の出の位置である東だった。初期イスラムの地図では、上部には南が好まれた。なぜなら初期イスラム文化の大部分はメッカの北にあり、それゆえ、メッカに向かって（南）を見上げると想像していたからだ。同じ時代のキリスト教の地図（マッパ・ムンディと呼ばれる）はエルサレムを中心にして、エデンの園に向け、東を上部に置いた。

それでは、いつ全員が集まって、北を上部にする決定をしたのか。このことを、北極星によって航海をしていたコロンブスやマゼランのようなヨーロッパの探検家に帰するのは魅力的だ。しかし Brotten は、これら初期の探検家は、このようなことは全く考えていなかったと主張する。「コロンブスが世界を記述したとき、それは東が上部であった」と彼は語る。「コロンブスはパラダイスに向かっていると語っている。だから彼の思考は中世のマッパ・ムンディによるものだ」。当時、「何をしているのか、どこへ向かっているのか、誰も知らなかった」ということを、我々は思い出すべきだ、と Brotten は付け加える。

IV
〔解答〕

17. (a)　18. (c)　19. (b)　20. (d)　21. (a)　22. (b)
23. (b)　24. (c)　25. (c)　26. (a)　27. (c)　28. (d)
29. (b)　30. (a)　31. (a)　32. (b)　33. (d)　34. (a)
35. (c)　36. (d)

〔出題者が求めたポイント〕
選択肢訳

17. 次のどれが Tom Gash の観点を最もよく要約しているか。
(a) 我々は犯罪についての我々の神話を手放すべきだ。
(b) 犯罪者は本質的に悪人だ。
(c) 犯罪を減らすために政府は制度を大きく変更する必要がある。
(d) 懐疑的な人だけが犯罪の真実を理解出来る。

18. 次のどれが文中で使われた意味で、下線部（1）の "everyone's ears prick up" に意味が最も近いか。
(a) 皆が議論好きだ
(b) 皆が話したがる
(c) 皆が注意を払う
(d) 皆が気分を害している

19. なぜ文中の下線部（2）"all the time" はカッコの中に入っているのか。
(a) この語句が人々によって普通に使われることを示すため。
(b) Tom Gash がこの語句を言ったことを示すため。
(c) この語句は多くの人が Tom Gash に話す語句のひとつであることを示すため。
(d) 人々がこの語句を常に Tom Gash に言うことを示すため。

20. 次のどれが文中で使われた意味で、下線部（3）の "seemingly" に意味が最も近いか。
(a) 明白に
(b) ありそうもない
(c) 頻繁に
(d) 一見したところ

21. 次のどれが文中で使われた意味で、下線部（4）の "The thing is" に意味が最も近いか。
(a) これが考慮されねばならないことだ
(b) もちろん
(c) これは私が考えてきたことだ
(d) ところで

22. 次のどれが文中で使われた意味で、下線部（5）の "fascination" に意味が最も近いか。
(a) 嫌悪

(b) 魅力

(c) 強制

(d) 気晴らし

23. 次のどれが文中で使われた意味で、下線部（6）の“announced”に意味が最も近いか。

(a) 言及した

(b) 打ち明けた

(c) 注釈をつけた

(d) 確認した

24. 次のどれが文中で使われた意味で、下線部（7）の“persuade”に意味が最も近いか。

(a) 撃退する

(b) 怖がらせる

(c) 納得させる

(d) 助ける

25. 第2パラグラフを見てください。次のどれに Tom Gash は最も合意する可能性があるか。

(a) 厳しい罰が犯罪の抑止力になる。

(b) 犯罪者の服役費用をあなたが払うのは悲惨だ。

(c) より厳しい刑罰は金の無駄だ。

(d) 厳しい罰をしないのは不当である。

26. 文構造上ここには接続詞が入るので、(a) As soon as 以外は不可。

27. 付加疑問文。you'd think twice = you would think twice の would を受ける。

28. 文構造上ここは分詞構文なので、(d) Having 以外不可。

29. 文構造上ここには前置詞が入るので、(b) even though は不可。

30. 文構造上ここには副詞が入るので、(a) There 以外不可。

31. 刑務所をもっと恐るべき場所にすべきだという意見について、Tom Gash はどう感じているか。

(a) 彼はそれに憤慨している。

(b) 彼はそれに喜んでいる。

(c) 彼はそれに困惑している。

(d) 彼はそれによって悪化させられる。

32. この文章から知ることから彼について知ることによれば、Tom Gash の職業をもっともよく表現しているのは次のどれか。

(a) 彼は刑事である。

(b) 彼は犯罪を減らそうとする警察官の取り組みを支援している。

(c) 彼は政府内の犯罪を減らしている。

(d) 彼はオックスフォード大学で犯罪を研究している。

33. 第3パラグラフを見てください。次のどれが Tom Gash が広めたいと思っているメッセージをもっともよく言い換えているか。

(a) 我々は犯罪の増加を示す証拠を必要としていない。

(b) 犯罪が増加しているという仮説はない。

(c) 犯罪に関する仮説が広まっているという証拠はない。

(d) 我々は犯罪が増加していることを示すデータを持っ

ていない。

34. Tom Gash が列車で出会った女性の財政状態について、我々は何を知っているか。

(a) 彼女は 46 ポンド未満しか持っていなかった。

(b) 彼女は自分の名前に 46 ポンド支払った。

(c) 彼女は 46 ポンド以上持っていた。

(d) 彼女の名前は 46 ポンドの価値があった。

35. 次のどれが、Tom Gash が列車で女性と会ったあと考えたことをもっともよく要約しているか。

(a) 彼はこの女性が何か間違ったことをしたと考えた。

(b) 彼はこの女性が家への帰り道を見つける望みがほとんどないと考えた。

(c) 彼は犯罪者がもっと希望を持って社会に戻れるのではないかと考えた。

(d) 彼は彼女が変わる援助ができるのではないかと考えた。

36. 最終2パラグラフを見てください。次のどれが起こったこととしてこの文章が述べていることに近いか。

(a) Gash はテレビで見ることを疑問視しはじめたせいで、懐疑的になった。

(b) Gash は公共部門に戻った。なぜなら彼は一般大衆が触れない研究に触れたから。

(c) Gash は懐疑的な人間になったので、犯罪に関する我々の仮説の多くが真実でないことに気づいた。

(d) Gash は大衆にほとんど届かない報告を知ったせいで、テレビで見ることを疑問視しはじめた。

〔全訳〕

　Tom Gash にとって、ディナーパーティでの会話はかなり苛立たしいものであることが分かる。彼が犯罪をいかにして減らすかを政府にアドバイスしていると述べるやいなや、皆が聞き耳を立て、その解決策を共有したがる。「彼らはすぐに『X をすべきではない？ Y しませんか？』と言うのです」と Gash は語る。「いつも」人々が彼に言うことのひとつは、犯罪抑止のために、刑期を長くすべきだ、ということと、刑務所をより厳しい場所にする、ということだ。人々は次のように主張する。「もしも刑期を長くすれば、彼らは罪を犯さないだろう。我々は刑務所をもっと恐るべきものにすべきだ。あなたもそう思いますよね」。

　Gash はこうしたよくある理論に憤慨する。彼は、犯罪の原因と刑罰の結果を研究することに長い年月を費やした結果、犯罪に関して語られることの大部分は虚偽であるという結論に達した。厳しい罰則という抑止に直面すれば、犯罪者は考え直すかもしれないという、一見明白な考えは全く正当化されないと彼は語る。「重要なことは、あなたなら考え直すかもしれないが、薬物依存で支離滅裂な生活を送る人間が考え直すだろうか、ということ。事態をより悲惨にするのは、結局、彼らの服役費用はあなたが支払うのであって、教育、ヘルス・ケア、そして何よりも犯罪防止に使用できる金が減る、ということだ」。もちろん、犯罪を犯せば重大な結末が待っている必要がある、と Gash は言う。「しかし、刑罰の厳

しさは、犯罪を犯す人間の数を変えるものではないだろう」。

　これは、オックスフォード歴史学部の卒業生であるGash がしきりに暴こうとしている唯一の神話ではない。彼は次の仮説には証拠がないというメッセージも広めたいと思っている。すなわち、犯罪は増加している、犯罪は何があっても止まない、貧困が犯罪の真の原因である、そして、パトロールする巡査がもっと必要だ、といった仮説だ。

　オックスフォードを去ったあと、Gash は経営コンサルタントとして働いた。しかし、30 台半ばの列車での出会いのあと、犯罪学に魅了されはじめた。彼は製薬会社との会議から帰る途中だった。その時、ひとりの興奮した女性が、正しい切符を持っていないにもかかわらず、彼のファースト・クラスの車両に飛び込んできた。Gash は、この女性がどのように「私はバード刑務所から出所したばかりです」と告げ、そして次に、彼に彼女の人生の物語を語りだしたかを覚えている。Gash が語るには、「彼女は 7 人の養うべき子供がおり、自分の人生を通して刑務所に入出所をくり返している。自分のものとして 46 ポンドしか持っておらず、すでにその一部を使っていた。携帯のバッテリーはなく、決まった住居もなかった。「我々の制度にはひどく間違ったところがある。この人は正しい軌道に戻る希望がほとんどない状態で刑務所から送り出されている。これは変えることができないのだろうか」。

　というわけで、Gash は政府戦略部の家庭問題に関するアドバイザーになるべく、公共部門に移った。そこで彼は、一般大衆がほとんど触れることのない研究や報告に触れた。すぐに彼は、「悪事を働くように人を動機づけるものは何か、また政府はそれについて何ができるかについて、様々な魅了的な事柄を学んでいった」。そして彼は気づいた。「犯罪について真実だと思う仮説の多く、また犯罪がどのように機能するか、そして犯罪について何をすべきかについての仮説の多くは真実ではない」。

　Gash は自分がとても懐疑的な人間になったと語る。「テレビを見ているとき、またニュースを読んでいるとき、私は常に自問する『これは本当に真実でありうるのか。なぜ人はこれを私に信じ込ませようとするのか。この物語の裏で何が起こっているのか』と。今では単に犯罪に関して自問しているわけではありません。時事問題について、つまり、我々に対して語られるあらゆることについて自問しているのです」。

数　学

解答　29年度

Ⅰ

〔解答〕

問1　$a_n = \dfrac{1}{3n-1}$

問2　$\dfrac{n(3n+7)}{20(3n+2)(3n+5)}$

問3　$\dfrac{1}{60}$

〔出題者が求めたポイント〕

問1　逆数をとる漸化式

問2　3つの式の積の部分分数分解

問3　無限級数は有限和の極限であることの利用。

　　　どれも教科書の発展レベルの問題だが，演習を重ねていれば一度が目にする内容であろう。

〔解説〕

問1　漸化式の逆数をとって

$$\frac{1}{a_{n+1}} = \frac{3a_n+1}{a_n} = 3 + \frac{1}{a_n}$$

$b_n = \dfrac{1}{a_n}$ とすると $\{b_n\}$ は初項2　公差3の等差数列となるから，$b_n = 2 + 3(n-1) = 3n-1$

$\therefore\ a_n = \dfrac{1}{3n-1}$

問2

$a_k a_{k+1} a_{k+2}$

$= \dfrac{1}{3k-1} \cdot \dfrac{1}{3k+2} \cdot \dfrac{1}{3k+5}$

$= \dfrac{1}{6} \left\{ \dfrac{1}{(3k-1)(3k+2)} - \dfrac{1}{(3k+2)(3k+5)} \right\}$

を利用して

$\displaystyle\sum_{k=1}^{n} a_k a_{k+1} a_{k+2} = \frac{1}{6}\left[\left(\frac{1}{2\cdot5} - \frac{1}{5\cdot8} \right) + \left(\frac{1}{5\cdot8} - \frac{1}{8\cdot11} \right) \right.$

$\left. + \cdots\cdots + \left\{ \frac{1}{(3n-1)(3n+2)} - \frac{1}{(3n+2)(3n+5)} \right\} \right]$

$= \dfrac{1}{6}\left\{ \dfrac{1}{2\cdot5} - \dfrac{1}{(3n+2)(3n+5)} \right\}$

$= \dfrac{n(3n+7)}{20(3n+2)(3n+5)}$

問3　$\displaystyle\sum_{n=1}^{\infty} a_n a_{n+1} a_{n+2} = \lim_{n\to\infty} \frac{n(3n+7)}{20(3n+2)(3n+5)}$

$= \displaystyle\lim_{n\to\infty} \frac{3 + \dfrac{7}{n}}{20\left(3 + \dfrac{2}{n}\right)\left(3 + \dfrac{5}{n}\right)}$

$= \dfrac{1}{60}$

〔別解〕

$\displaystyle\sum_{n=1}^{\infty} a_n a_{n+1} a_{n+2} = \lim_{n\to\infty} \frac{1}{6}\left\{ \frac{1}{2\cdot5} - \frac{1}{(3n+2)(3n+5)} \right\}$

$= \dfrac{1}{60}$

Ⅱ

〔解答〕

問1　-1

問2　-1

問3　$\cos\theta = \dfrac{z-z^6}{2}$

問4　$\cos2\theta = \dfrac{z^2-z^5}{2}$

問5　$\cos3\theta = \dfrac{z^3-z^4}{2}$

問6　$\dfrac{1}{8}$

問7　$\dfrac{1}{2}$

〔出題者が求めたポイント〕

ド・モアブルの定理。複雑ではあるが，複素数の演習問題としては難しい定理を用いていないので，地道に解けばたどり着ける。

〔解説〕

問1　$z^7 = \cos\pi + i\sin\pi = -1$

問2　$(z^6 - z^5 + z^4 - z^3 + z^2 - z)(z+1) = z^7 - z = -z - 1$

　　　となるので，

$$z^6 - z^5 + z^4 - z^3 + z^2 - z = \frac{-z-1}{z+1} = -1$$

問3　$z^6 = \cos6\theta + i\cos6\theta = -\cos\theta + i\sin\theta$ より，

$$\cos\theta = \frac{z-z^6}{2}$$

問4　$z^5 = -\cos2\theta + i\sin\theta$ より，$\cos2\theta = \dfrac{z^2-z^5}{2}$

問5　$z^4 = -\cos3\theta + i\sin3\theta$ より，$\cos3\theta = \dfrac{z^3-z^4}{2}$

問6　$\cos\theta \cdot \cos2\theta \cdot \cos3\theta$

$= \dfrac{z-z^6}{2} \cdot \dfrac{z^2-z^5}{2} \cdot \dfrac{z^3-z^4}{2}$

$= \dfrac{z(1-z^5)}{2} \cdot \dfrac{z^2(1-z^3)}{2} \cdot \dfrac{z^3(1-z)}{2}$

$= \dfrac{z^6}{8}(1-z-z^3+z^4-z^5+z^6+z^8-z^9)$

$= \dfrac{1}{8}(z^6 - z^7 - z^9 + z^{10} - z^{11} + z^{12} + z^{14} - z^{15})$

$= \dfrac{1}{8}(z^6 + 1 + z^2 - z^3 + z^4 - z^5 + 1 - z)$

$$= \frac{1}{8}(z^6 - z^5 + z^4 - z^3 + z^2 - z + 2)$$

$$= \frac{1}{8}$$

問7　$z^6 - z^5 + z^4 - z^3 + z^2 - z = (z-1)(z^5 + z^3 + z) = -1$ より，

$$z^5 + z^3 + z = \frac{1}{1-z}$$

$$= \frac{(1-\cos\theta) + i\sin\theta}{(1-\cos\theta)^2 + \sin^2\theta}$$

$$= \frac{1 - \cos\theta + i\sin\theta}{2 - 2\cos\theta}$$

$$= \frac{1}{2} + i\frac{\sin\theta}{2 - 2\cos\theta}$$

ここで，$z^5 + z^3 + z$ の実部は $\cos\theta + \cos 3\theta + \cos 5\theta$ であるから，実部を比較して，

$$\cos\theta + \cos 3\theta + \cos 5\theta = \frac{1}{2}$$

Ⅲ

〔解答，解説〕

$$\int_{\sqrt{\pi}}^{x} \frac{(x^2 + \sqrt{\pi}\, t)e^{t^2}}{(x^3 - \sqrt{\pi}\, x^2 + \pi x - \pi\sqrt{\pi})t^2 \log t}\, dt$$

$$= \frac{1}{(x^2 + \pi)(x - \sqrt{\pi})}$$

$$\left\{ x^2 \int_{\sqrt{\pi}}^{x} \frac{e^{t^2}}{t^2 \log t}\, dt + \sqrt{\pi} \int_{\sqrt{\pi}}^{x} \frac{e^{t^2}}{t \log t}\, dt \right\} \quad \cdots(*)$$

$f(t) = \dfrac{e^{t^2}}{t^2 \log t}$，$g(t) = \dfrac{e^{t^2}}{t \log t}$ とおいて，

それぞれの原始関数を $F(t)$，$G(t)$ とおくと

$$(*)\cdots \frac{1}{(x^2 + \pi)(x - \sqrt{\pi})}\left\{ x^2 \Big[\, F(t)\, \Big]_{\sqrt{\pi}}^{x} + \sqrt{\pi} \Big[\, G(t)\, \Big]_{\sqrt{\pi}}^{x} \right\}$$

$$= \frac{x^2}{x^2 + \pi} \cdot \frac{F(x) - F(\sqrt{\pi})}{x - \sqrt{\pi}} + \frac{\sqrt{\pi}}{x^2 + \pi} \cdot \frac{G(x) - G(\sqrt{\pi})}{x - \sqrt{\pi}}$$

$$\therefore \quad (与式) = \lim_{x \to \sqrt{\pi}} \left\{ \frac{x^2}{x^2 + \pi} \cdot f(\sqrt{\pi}) + \frac{\sqrt{\pi}}{x^2 + \pi} \cdot g(\sqrt{\pi}) \right\}$$

$$= \frac{2e^{\pi}}{\pi \log \pi}$$

Ⅳ

〔解答〕

問1　$\dfrac{T}{S} = \dfrac{mn}{m^2 + mn + n^2}$

問2　$M = \dfrac{1}{3}$，確率：$\dfrac{1}{6}$

問3　最小値 $\dfrac{6}{43}$，$(m,\ n) = (6,\ 1)(1,\ 6)$

〔出題者が求めたポイント〕

変数を複数もつ式の最大最小

分数式であれば，分母分子の両方に式があると計算しにくいので，どちらかにまとめるとよい。解答では連続した関数のように処理しているが，実際には $x = \dfrac{n}{m}$ はと

れない値があるので，不連続関数であることにも注意。（本問では支障ない）

〔解説〕

問1

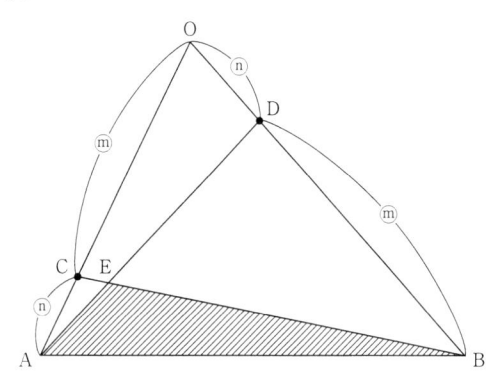

メネラウスの定理より

$$\frac{CO}{AC} \cdot \frac{BD}{OB} \cdot \frac{EA}{DE} = 1$$

$$\frac{m}{n} \cdot \frac{m}{n+m} \cdot \frac{EA}{DE} = 1$$

$$\therefore \quad DE : EA = m^2 : n(n+m)$$

ゆえに $T = \dfrac{n(m+n)}{m^2 + mn + n^2} \cdot \dfrac{m}{m+n} S$

$$= \frac{mn}{m^2 + mn + n^2} S$$

$$\therefore \quad \frac{T}{S} = \frac{mn}{m^2 + mn + n^2}$$

問2　分母分子を mn で割って

$$\frac{T}{S} = \frac{1}{\dfrac{m}{n} + 1 + \dfrac{n}{m}}$$

$m > 0$，$n > 0$ であるから $\dfrac{m}{n} > 0$，$\dfrac{n}{m} > 0$ で相加相乗平均の関係から

$$\frac{m}{n} + \frac{n}{m} + 1 \geq 2\sqrt{\frac{m}{n} \cdot \frac{n}{m}} + 1 = 3$$

ゆえに $M = \dfrac{1}{3}$

さらに等号成立は，$m = n$ のときなので

$\dfrac{T}{S} = M$ となる確率は $\dfrac{1}{6}$

問3　$x = \dfrac{n}{m}$ とすると，$\dfrac{1}{6} \leq x \leq 6$

$$f(x) = \frac{T}{S} = \frac{1}{x + \dfrac{1}{x} + 1} = \frac{x}{x^2 + x + 1} \text{ とおくと，}$$

$$f'(x) = \frac{(x^2 + x + 1) - x(2x + 1)}{(x^2 + x + 1)^2}$$

$$= \frac{1 - x^2}{(x^2 + x + 1)^2}$$

となるので，増減表をつくる。

x	$\dfrac{1}{6}$			1		6
$f'(x)$		$+$		0	$-$	
$f(x)$	$\dfrac{6}{43}$	↗		$\dfrac{1}{3}$	↘	$\dfrac{6}{43}$

よって $x=\dfrac{1}{6}$, 6 のとき $f(x)$ は最小値 $\dfrac{6}{43}$ をとる。

このとき, $(m,\ n)=(6,\ 1)(1,\ 6)$

Ⅴ

〔解答〕

問 1　$p=\dfrac{a^2-d^2}{a-d\cos 2\theta}$, $q=\dfrac{b^2-d^2}{b-d\cos\theta}$

問 2　$4b-a>0$, $0<d<\dfrac{4b-a}{3}$

問 3　(解説を参照)

〔出題者が求めたポイント〕

楕円の問題だが, 楕円の性質(楕円上の点と焦点2つとの距離の和は一定)を知っていれば, 後は関数の問題である。

問2では a, b, d, θ の4つの文字があるが, このうち変数は θ のみである(a, b, d は定数と問題文に書かれている)ことに注意すれば, θ の関数として最大・最小を考えればよいことが見える。θ の範囲が $0<\theta<\dfrac{\pi}{2}$ となっていて, イコールが付いていないのがポイント。範囲の端で最大値・最小値がとれないので, $0<\theta<\dfrac{\pi}{2}$ で極値をとることが条件となる。

〔解説〕

問1

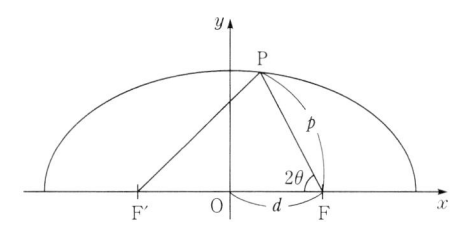

　楕円 A について, P は A 上の点であるから,
PF + PF′ = 2a

△PFF′ について余弦定理から,

$(2a-p)^2=p^2+(2d)^2-4pd\cos 2\theta$

変形して $p=\dfrac{a^2-d^2}{a-d\cos 2\theta}$

同様にして $q=\dfrac{b^2-d^2}{b-d\cos\theta}$

問2

$\dfrac{q}{p}=\dfrac{b^2-d^2}{a^2-d^2}\cdot\dfrac{a-d\cos 2\theta}{b-d\cos\theta}$

$t=\cos\theta$ とおくと　$0<t<1$

$\dfrac{a+d-2dt^2}{b-dt}=f(t)$ とする。

$f'(t)=\dfrac{2d^2t^2-4bdt+ad+d^2}{(b-dt)^2}$

$f(t)$ が最大値をとるには $t\neq 0$, 1 であることに注意すると, $f(t)$ が極大値をもてばよいことがわかる。

$f'(t)=\dfrac{2d^2\left(t-\dfrac{b}{d}\right)^2-2b^2+ad+d^2}{(b-dt)^2}$

$(b-dt)^2>0$ となりさらに(分子)$=2d^2\left(t-\dfrac{b}{d}\right)^2-2b^2$

$+ad+d^2=g(t)$ とすれば, $\dfrac{b}{d}>1$ であるから

$g(0)>0$ かつ $g(1)<0$ であれば, $0<t<1$ の間に, $g(t)=0$ となる t が存在し, $f(t)$ は極大値をもつ。

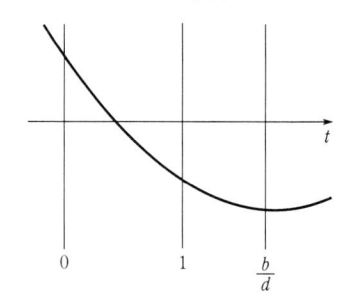

$g(0)=ad+d^2>0$(自明)

$g(1)=2d^2-4bd+ad+d^2$
$\quad\ =d(3d-4b+a)<0$, となるには

$3d-4b+a<0$, ∴ $d<\dfrac{4b-a}{3}$

ここで, $d>0$ であるから, $4b-a>0$ であれば, $f(t)$ は極大値をもち, 最大値をとることができる。

問3　問2の結果から $f'(t)=0$ を満たす $t(0<t<1)$ はただ1つであり, その値で $f(t)$ は最大値をとるので, 最小値にはならない。

さらに, $t\neq 0$, 1 であるから, $f(t)$ は最小値をとらないことがわかる。

物 理

解答

29年度

前　期

I

〔解答〕

ア　$\sqrt{2gh}$ 　　イ　$\dfrac{2mg(h+x)}{r}$

ウ　$\dfrac{mg(r-2h-3x)}{r}$ 　エ　$\dfrac{3\sqrt{3}-4}{4}r$ 　オ　$\dfrac{r}{2}$

〔出題者が求めたポイント〕

鉛直面内の円運動，面から離れる条件

〔解答のプロセス〕

ア．点 C における小球の速さを v_C [m/s] とおくと，力学的エネルギー保存則より

$$mgh=\frac{1}{2}mv_C{}^2 \quad \therefore \quad v_C=\sqrt{2gh}\ [\text{m/s}] \quad \cdots(\text{答})$$

イ．点 D での速さを v_D [m/s] とおくと，力学的エネルギー保存則より

$$mg(h+x)=\frac{1}{2}mv_D{}^2 \quad \therefore \quad v_D=\sqrt{2g(h+x)}$$

よって，向心力の大きさ F [N] は

$$F=m\frac{v_D{}^2}{r}=\frac{2mg(h+x)}{r}\ [\text{N}] \quad \cdots(\text{答})$$

ウ．$\angle \text{DOC}=\theta$ とすると

$$\cos\theta=\frac{r-x}{r}$$

一方，抗力の大きさを N_D [N] とすると，点 D における円運動の方程式は

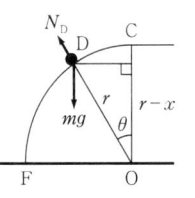

$$m\frac{v_D{}^2}{r}=mg\cos\theta-N_D$$

$$\therefore \quad N_D=mg\cos\theta-m\frac{v_D{}^2}{r}$$

$$=\frac{mg(r-x)}{r}-\frac{2mg(h+x)}{r}$$

$$=\frac{mg(r-2h-3x)}{r}\ [\text{N}] \quad \cdots(\text{答})$$

エ．小球が曲面から離れるとき，$N_D=0$ より

$$r-2h-3x=0 \quad \therefore \quad h=\frac{r-3x}{2}$$

ここで，$\theta=30°$ のとき

$$\cos 30°=\frac{\sqrt{3}}{2}=\frac{r-x}{r} \quad \therefore \quad x=\frac{2-\sqrt{3}}{2}r$$

よって

$$h=\frac{1}{2}\left\{1-\frac{3(2-\sqrt{3})}{2}\right\}r=\frac{3\sqrt{3}-4}{4}r\ [\text{m}]$$
$$\cdots(\text{答})$$

オ．高さ h' [m] から小球をはなしたとき，点 C での速さ v'_C [m/s] は，力学的エネルギー保存則より

$$v'_C=\sqrt{2gh'}$$

とかける。よって，点 C での抗力の大きさを N_C [N] とおくと円運動の方程式より

$$m\frac{v'_C{}^2}{r}=mg-N_C$$

$$\therefore \quad N_C=mg-m\frac{v'_C{}^2}{r}=\frac{mg(r-2h')}{r}$$

点 C で直ちに離れるには $N_C\leqq 0$ であればよいから

$$r-2h'\leqq 0 \quad \therefore \quad h'\geqq\frac{r}{2}\ [\text{m}] \quad \cdots(\text{答})$$

II

〔解答〕

(1)　ア　$\dfrac{\sqrt{10}\,kQ}{2a^2}$ 　イ　$\dfrac{\sqrt{2}\,kQq}{a}$ 　ウ　$\sqrt{\dfrac{2\sqrt{2}\,kQq}{ma}}$

(2)　エ　$2\pi k\rho$ 　　オ　$\dfrac{2k\lambda}{r}$

〔出題者が求めたポイント〕

電場の合成，電位，ガウスの法則

〔解答のプロセス〕

(1)　ア．A, B の電荷がそれぞれ点 C につくる電場を $\overrightarrow{E_A}$，$\overrightarrow{E_B}$ とすると，それぞれの大きさ E_A，E_B は

$$E_A=k\frac{3Q}{(\sqrt{2}\,a)^2} \quad (\text{向きは}\ \overrightarrow{\text{AC}}\ \text{の向き})$$

$$E_B=k\frac{Q}{(\sqrt{2}\,a)^2} \quad (\text{向きは}\ \overrightarrow{\text{CB}}\ \text{の向き})$$

$\overrightarrow{E_A}\perp\overrightarrow{E_B}$ であるから，合成電場の大きさ E は

$$E=\sqrt{E_A{}^2+E_B{}^2}=\sqrt{3^2+1^2}\cdot\frac{kQ}{2a^2}$$

$$=\frac{\sqrt{10}\,kQ}{2a^2} \quad \cdots(\text{答})$$

イ．無限遠を電位の基準とすると点 C の電位 V_C は

$$V_C=k\frac{3Q}{\sqrt{2}\,a}+k\frac{-Q}{\sqrt{2}\,a}=\frac{\sqrt{2}\,kQ}{a}$$

よって，無限遠から点 C まで $+q$ の電荷を運ぶのに要する仕事 W は

$$W=qV_C=\frac{\sqrt{2}\,kQq}{a} \quad \cdots(\text{答})$$

ウ．仕事 W が点 C での小球 P の静電気力による位置エネルギーに相当する。よって，無限遠での速さを v とおくとエネルギー保存則より

$$\frac{\sqrt{2}\,kQq}{a}=\frac{1}{2}mv^2$$

$$\therefore \quad v=\sqrt{\frac{2\sqrt{2}\,kQq}{ma}} \quad \cdots(\text{答})$$

(2)　エ．円柱の底面積を S とする。平面上の面積 S の部分の電荷は ρS であるから，ガウスの法則より面積 S から出る電気力線の本数は $4\pi k\rho S$ とかける。これらが円柱の上下 $2S$ の面積から出て行くから，単位面積あたりの電気力線の本数，すなわち電場の強さ E_1 は

$$E_1 = \frac{4\pi k\rho S}{2S} = 2\pi k\rho \quad \cdots(\text{答})$$

オ．円柱の高さを h とする．針金の長さ h の部分の電荷は λh であるから，長さ h から出る電気力線の本数は $4\pi k\lambda h$ とかける．これらが円柱側面の面積 $2\pi rh$ から出て行くから，電場の強さ E_2 は

$$E_2 = \frac{4\pi k\lambda h}{2\pi rh} = \frac{2k\lambda}{r} \quad \cdots(\text{答})$$

III
〔解答〕

ア　$P + \dfrac{Mg}{S}$　　イ　$\dfrac{nRT}{PS + Mg}$　　ウ　nRT

エ　$\dfrac{5}{2}nRT$　　オ　$2T + \dfrac{2Q}{3nR}$

〔出題者が求めたポイント〕
気体の状態変化，熱力学第1法則
〔解答のプロセス〕
ア．状態Iでの気体の圧力を P_1 [Pa]とすると，ピストンに働く力のつり合いより

$$P_1 S = PS + Mg$$

$$\therefore \quad P_1 = P + \frac{Mg}{S} \text{ [Pa]} \quad \cdots(\text{答})$$

イ．状態Iでのピストンの高さを h_1 [m]とすると，状態方程式より

$$P_1 \cdot Sh_1 = nRT$$

$$\therefore \quad h_1 = \frac{nRT}{P_1 S} = \frac{nRT}{PS + Mg} \text{ [m]} \quad \cdots(\text{答})$$

ウ．状態変化I $\longrightarrow$ IIで圧力 P_1 は不変だから，状態IIでのピストンの高さを h_2 [m]とすると，ボイル・シャルルの法則より

$$\frac{P_1 \cdot Sh_1}{T} = \frac{P_1 \cdot Sh_2}{2T} \quad \therefore \quad h_2 = 2h_1$$

よって，気体が外部にした仕事 W [J]は

$$W = P_1(Sh_2 - Sh_1) = P_1 Sh_1 = nRT \text{ [J]} \quad \cdots(\text{答})$$

エ．状態I $\longrightarrow$ IIの間の内部エネルギー変化 ΔU [J]は

$$\Delta U = \frac{3}{2}nR(2T - T) = \frac{3}{2}nRT$$

したがって，気体が吸収した熱量 $Q_{\text{I}\to\text{II}}$ [J]は，熱力学第1法則より

$$Q_{\text{I}\to\text{II}} = \Delta U + W = \frac{5}{2}nRT \text{ [J]} \quad \cdots(\text{答})$$

オ．体積が一定であるから，熱量 Q [J]を与えた後の気体の温度を T' [K]とすると

$$Q = \frac{3}{2}nR(T' - 2T)$$

$$\therefore \quad T' = 2T + \frac{2Q}{3nR} \text{ [K]} \quad \cdots(\text{答})$$

IV
〔解答〕
(1)　ア　5.8×10^{-14}　　イ　4.0×10^9

(2)　ウ　$2 + \sqrt{2}$　　エ　ガンマ　　オ　グレイ

〔出題者が求めたポイント〕
核融合，放射性崩壊，放射線の単位
〔解答のプロセス〕
(1)　ア．クーロン定数を k [N・m²/C²]，電気素量を e [C]，重陽子間の距離を r [m]とすると，クーロン力による位置エネルギー U [J]は

$$U = k\frac{e^2}{r} = 9.0 \times 10^9 \times \frac{(1.6 \times 10^{-19})^2}{4.0 \times 10^{-15}}$$

$$\fallingdotseq 5.8 \times 10^{-14} \text{ [J]} \quad \cdots(\text{答})$$

イ．失われる質量 Δm [kg]に相当するエネルギーが放出されるから，真空中の光の速さを c [m/s]として

$$\Delta mc^2 = 3.6 \times 10^{26} \text{ [J]}$$

$$\therefore \quad \Delta m = \frac{3.6 \times 10^{26}}{(3.0 \times 10^8)^2} = 4.0 \times 10^9 \text{ [kg]} \quad \cdots(\text{答})$$

(2)　ウ．半減期を T [日]とおく．初めの原子核の数を N_0 とすると時刻 t [日]における原子核の数 N は

$$N = N_0 \left(\frac{1}{2}\right)^{\frac{t}{T}}$$

で表される．$t = \dfrac{T}{2}$ の時刻における原子核の数は

$$N = N_0 \left(\frac{1}{2}\right)^{\frac{1}{2}} = \frac{N_0}{\sqrt{2}}$$

したがって，崩壊を起こした原子核の数は

$$N_0 - N = \left(1 - \frac{1}{\sqrt{2}}\right)N_0 = \frac{1}{2 + \sqrt{2}}N_0$$

よって，初めの数の $\dfrac{1}{2 + \sqrt{2}}$ 倍　$\cdots(\text{答})$

エ．ガンマ線は電磁波なので，磁場の影響を受けず直進する．

オ．放射線に関する単位について，[Bq]は原子核が毎秒1個の割合で崩壊する放射能の強さ，[Gy]は1kgの物質に吸収されるエネルギーが1Jとなるような放射線量，[Sv]は人体に及ぼす影響を加味した放射線量を表す．

化　学

解答

29年度

Ⅰ

〔解答〕

問1　名称：電子親和力
　　　値：355 kJ

問2　潮解

問3　A：O　B：H

問4　名称：水酸化物イオン
　　　理由：水分子と水素結合するから。(13字)

問5　180

問6　−1688

〔出題者が求めたポイント〕

化学反応と熱エネルギー（ボルン・ハーバーサイクル，溶解熱と水和熱）

〔解答のプロセス〕

問1　格子エネルギーを利用して，Cl 原子の電子親和力を求める問題である。一般に，下のようなエネルギー図（ボルン・ハーバーサイクル）を利用すると，求めやすい。

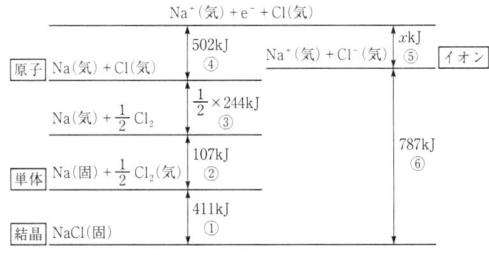

①…NaCl(固)の生成熱

②…Na(固)の昇華熱

③…(Cl−Cl の結合エネルギー)×$\frac{1}{2}$

④…Na(気)のイオン化エネルギー

⑤…Cl(気)の電子親和力(x kJ/mol とする)

⑥…NaCl(固)の格子エネルギー

※表2より必要なデータを選ぶ。反応熱によっては発熱・吸熱が決まっていることに注意。

$$411 + 107 + \frac{1}{2} \times 244 + 502 = x + 787$$

$$x = 355 (\text{kJ/mol})$$

問3

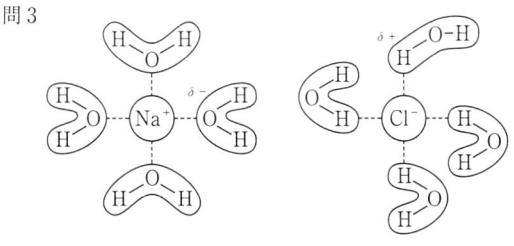

　　水分子中の，負電荷を帯びた O 原子が Na^+ を，正電荷を帯びた H 原子が Cl^- を静電気的な力により取

り囲んで水和イオンとなり，水中に拡散していく。このとき，イオンと水分子との間に生じた結合に相当するエネルギー分だけ発熱がおこる。これを水和熱といい，「気体状態のイオン 1 mol が水和するときに放出される熱量」と定義される。

問4　(溶解熱) ＝ −(格子エネルギー) ＋ (水和熱)

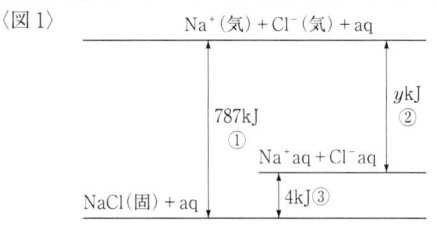

上記の関係をエネルギー図で表すと次のようになる。

〈図1〉

$$Na^+(気) + Cl^-(気) + aq$$

787kJ①　　　　　ykJ②

$$Na^+ aq + Cl^- aq$$

NaCl(固) + aq　　4kJ③

①…NaCl(固)の格子エネルギー

②…Na^+(気)，Cl^-(気)の水和熱の合計(y kJ/mol とする)

③…NaCl(固)の溶解熱

※ NaCl(固)の溶解熱は吸熱反応なので，上記のようなエネルギー図となる。

〈図2〉

$$Na^+(気) + OH^-(気) + aq$$

900kJ①　　　　zkJ②

NaOH(固) + aq

$$Na^+ aq + OH^- aq$$　45kJ③

①…NaOH(固)の格子エネルギー

②…Na^+(気)，OH^-(気)の水和熱の合計(z kJ/mol とする)

③…NaOH(固)の溶解熱

※ NaOH(固)の溶解熱は発熱反応なので，上記のようなエネルギー図となる。

〈図1〉より，y = 787 − 4 = 783(kJ/mol)

〈図2〉より，z = 900 + 45 = 945(kJ/mol)

Na^+(気)の水和熱はどちらも共通なので，Cl^-(気)の水和熱と，OH^-(気)の水和熱の差がyとzの差に相当する。よって，OH^-(水酸化物イオン)の水和熱の方が，z − y = 945 − 783 = 162(kJ/mol)分だけ大きいことがわかる。

問3の解説にもあるように，イオンはその周りを水分子が静電気的な力で取り囲むことにより安定化するが，OH^- は水分子と水素結合を形成することで安定化するため，より大きな水和熱を生じると考えられる。

問5　求める熱量を Q kJ とおくと，

（反応熱）＝（生成物の生成熱の総和）
　　　　　　　－（反応物の生成熱の総和）

より，

$$Q = (411 + 286) - (425 + 92)$$
$$= 180 (\text{kJ})$$

問6　H_2O（液）が H^+（気），OH^-（気）と気体状態のイオンになるときの反応熱を求めたいので，(1)式および格子エネルギーを利用することに気づくとよい。

$$HCl（気）= H^+（気）+ Cl^-（気）- Q' \text{kJ}（＊）とおく。$$

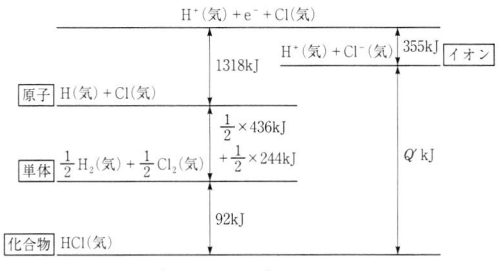

$$Q' = 92 + \frac{1}{2} \times 436 + \frac{1}{2} \times 244 + 1318 - 355$$
$$= 1395 (\text{kJ/mol})$$
$$NaOH（固）= Na^+（気）+ OH^-（気）- 900 \text{kJ}（a）$$
$$NaCl（固）= Na^+（気）+ Cl^-（気）- 787 \text{kJ}（b）$$
$$NaOH（固）+ HCl（気）$$
$$= NaCl（固）+ H_2O（液）+ 180 \text{kJ}（1）$$

(2)式 ＝ (a) + (＊) － (b) － (1) より

$$H_2O（液）= H^+（気）+ OH^-（気）- 1688 \text{kJ}$$

II

〔解答〕

問1　実験1：0.012(MPa)
　　　実験2：0.028(MPa)
問2　実験1：4.8×10^{-3}(mol/L)
　　　実験2：1.1×10^{-2}(mol/L)
問3　5.0×10(mL)
問4　3.4×10^{-4}(mol)
問5　0.117(MPa)
問6　逆浸透

〔出題者が求めたポイント〕

希薄溶液の性質(浸透圧，逆浸透)

〔解答のプロセス〕

問1　〈実1〉

0.1100MPa（タンク C 内の圧力）

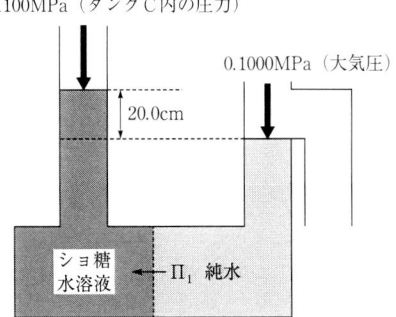

半透膜にかかる圧力を考える。平衡時には左側，右側それぞれからかかる圧力が等しくなるので，

（タンク C 内の圧力）＋（溶液による水圧）
　　＝（大気圧）＋（純水による水圧）＋（浸透圧）

ここで，液面差 20.0 cm 分の圧力は，溶液による水圧と純水による水圧の差に相当する。落差 1 cm 当たり 100 Pa であることから，

（溶液による水圧）－（純水による水圧）
　　＝ 100(Pa/cm) × 20.0(cm)
　　＝ 2000(Pa) → 0.00200(MPa)

以上より，求める浸透圧を Π_1(MPa) とおくと，

$$0.1100 + 0.00200 = 0.1000 + \Pi_1$$
$$\therefore \ \Pi_1 = 0.012 (\text{MPa})$$

〈実2〉

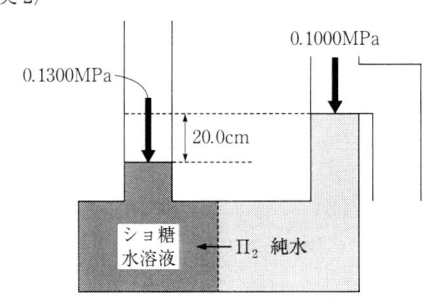

実験1と同様に考える。求める浸透圧を Π_2(MPa) とおくと，

$$0.1300 = 0.1000 + 0.00200 + \Pi_2$$
$$\therefore \ \Pi_2 = 0.028 (\text{MPa})$$

※実験2では純水の方が溶液より液面が高いことに注意する。

問2　実験1におけるショ糖水溶液のモル濃度を C_1(mol/L) とおくと，ファントホッフの法則より，

$$C_1 = \frac{\Pi_1}{RT} = \frac{0.012 \times 10^6}{8.3 \times 10^3 \times 300}$$
$$= 4.81 \times 10^{-3}$$
$$\fallingdotseq 4.8 \times 10^{-3} (\text{mol/L})$$

実験2も同様に考える。求めるモル濃度を C_2(mol/L) とおくと，

$$C_2 = \frac{\Pi_2}{RT} = \frac{0.028 \times 10^6}{8.3 \times 10^3 \times 300}$$
$$= 1.12 \times 10^{-2}$$
$$\fallingdotseq 1.1 \times 10^{-2} (\text{mol/L})$$

問3　液面 E と液面 G の高さが等しくなるときのショ糖水溶液の体積を V(mL) とおくと，管 D の高さ 20 cm は溶液 20.0 mL に相当するので，

実験1における溶液の体積…$V + 20.0$(mL)
実験2における溶液の体積…$V - 20.0$(mL)

また，半透膜を通り抜けるのは，水分子(溶媒)のみなので，ショ糖水溶液中のショ糖(溶質)の物質量は変化しないことから，次の関係が成立する。

$$\underbrace{\frac{0.012 \times 10^6}{8.3 \times 10^3 \times 300}}_{C_1(\text{mol/L})} \times \frac{V + 20.0}{1000}$$

$$= \frac{0.028 \times 10^6}{\underbrace{8.3 \times 10^3 \times 300}_{C_2(\mathrm{mol/L})}} \times \frac{V - 20.0}{1000}$$

$\therefore\ V = 50.0(\mathrm{mL})$

問4　問3の式より，

$$\frac{0.012 \times 10^6}{8.3 \times 10^3 \times 300} \times \frac{50.0 + 20.0}{1000} = 3.37 \times 10^{-4}$$

$$\fallingdotseq 3.4 \times 10^{-4}(\mathrm{mol})$$

※問3の式の右辺に代入しても可。

問5

xMPa　　　　　　　0.1000MPa

ショ糖
水溶液　　Π_3　純水

　　液面 E と液面 G の高さが等しくなったとき，ショ
糖水溶液の体積は 50.0(mL) であることから，ファン
トホッフの法則より，

$$\Pi_3 = \underbrace{\frac{0.012 \times 10^6}{8.3 \times 10^3 \times 300} \times \frac{50.0 + 20.0}{1000}}_{\text{ショ糖(mol)}} \times \frac{1000}{50.0}$$

$$\times 8.3 \times 10^3 \times 300$$

$$= 0.0168 \times 10^6(\mathrm{Pa}) \longrightarrow 0.0168(\mathrm{MPa})$$

よって，問1同様，半透膜にかかる圧力を考える。求
める圧力（タンク C 内の圧力）を x MPa とおくと，

$$x = 0.1000 + 0.0168$$
$$= 0.1168$$
$$\fallingdotseq 0.117(\mathrm{MPa})$$

※有効数字3桁であることに注意。

問6　溶液側に外圧を加えていくと，半透膜を通して溶
液中の溶媒が純水側へ移動する。これを逆浸透法とい
い，海水の淡水化などに利用されている。

Ⅲ
〔解答〕
問1　名称：ヨードホルム　化学式：CHI_3
問2　（く）
問3　酢酸
問4　 $\begin{array}{c}CH_3\\ \text{〔ベンゼン環〕}\\ OH\end{array}$ 　問5　 $\begin{array}{c}CH_3\\ \text{〔ベンゼン環〕}\\ \underset{\parallel}{\overset{}{C}}\text{-OH}\\ O\end{array}$
問6　メタノール
問7　すべて順不同
　　ア，イ：（あ），（す）
　　ウ，エ：（あ），（こ）
　　オ，カ：（お），（く）

〔出題者が求めたポイント〕
芳香族有機化合物（分子式 $C_9H_{10}O_2$ の構造決定）
〔解答のプロセス〕
問1, 2　(b)はヨードホルム反応の記述である。
　　ヨードホルム反応陽性の構造は，
　　① $\underset{OH}{R\text{-}CH\text{-}CH_3}$　　② $\underset{O}{R\text{-}\overset{}{C}\text{-}CH_3}$
　（R：炭素原子か水素原子）
　であるが，①の構造は金属ナトリウムと反応し水素を
発生する。よって，実験結果を満たす部分構造式は，
選択肢中では（く）のみ該当。
　（（す）は R 部分が酸素原子のため不適。）
問3　(f)の記述は
$$(CH_3COO)_2Ca \longrightarrow CaCO_3 + \underset{\text{アセトン}}{CH_3COCH_3}$$

の説明である。
問4　〈化合物 A について〉
・(c)の記述より，加水分解されているので，エステ
ルとわかる。
・(f)の記述より，加水分解後得られた酸性の化合物
D が酢酸とわかる。
・$\underset{A}{C_4H_{10}O_2} + H_2O \longrightarrow \underset{D}{CH_3COOH} + \underset{E}{C_7H_8O}$
・(d)，(g)の記述より，化合物 E は酸性のフェノー
ル類であることがわかり，p 位であることより，
p-クレゾールと決まる。

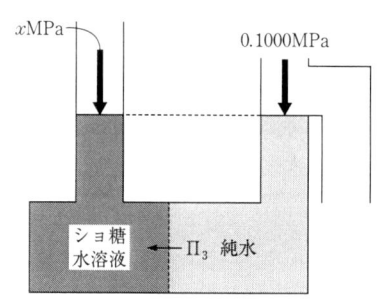

問5, 6　〈化合物 B について〉
・(c)の記述より，加水分解されているので，エステ
ルとわかる。また，酸性を示す化合物 F がカルボ
ナシル基，中性を示す化合物 G がアルコール性ヒ
ドロキシ基を有すると予想できる。
・(h)の記述より，化合物 F が酸化されテレフタル酸
を生じたことがわかる。F 自体もカルボキシル基を
有すること，化合物 B の分子式が $C_9H_{10}O_2$ である
ことを考えて，F の構造が次の構造と決まる。

$$\underset{COOH}{\overset{\boxed{F}\ CH_3}{\text{〔ベンゼン環〕}}} \quad \left(\xrightarrow{KMnO_4} \underset{COOH}{\overset{COOH}{\text{〔ベンゼン環〕}}} \right)$$

テレフタル酸

$$\underset{B}{C_9H_{10}O_2} + H_2O \longrightarrow \underset{F}{C_8H_8O_2} + \underset{G}{CH_4O}$$

よって，化合物 G はメタノール（CH_3OH）。

左段

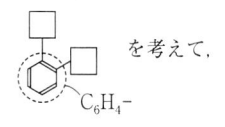

$$F \boxed{C-OH + H}O-CH_3 \quad \boxed{G} \longrightarrow \quad C-O-CH_3 \boxed{B} \quad + H_2O$$

問7　化合物 A，B については，問 4 ～ 6 の解説参照。

〈化合物 C について〉

(a)，(b) の記述より，化合物 C は，

$-\overset{O}{\underset{}{C}}-CH_3 (C_2H_3O-)$ を有するため，

1 つの置換基は選択肢 (く) とわかる。また，2 つ目の置換基は，

を考えて，

C_6H_4-

$C_9H_{10}O_2 - C_2H_3O - C_6H_4$
$= CH_3O$

(a) の記述より，金属ナトリウムと反応しないので，選択肢 (お)($-O-CH_3$) とわかる。

$\boxed{C}$

Ⅳ

〔解答〕

問1　$\boxed{ア}$　黄リン　　$\boxed{イ}$　水
　　　$\boxed{ウ}$　赤リン　　$\boxed{エ}$　ヌクレオチド

問2　P_4O_{10}

問3　$H_2PO_4{}^-$

問4

　　Cl
Cl−CH−C−H　　　CH₃−OH
　　　　　‖
　　　　　O

問5　R−CO−O−CH₂
　　　R′−CO−O−CH
　　　　　　CH₂−O−P−O−CH₂−CH−C−OH
　　　　　　　　　　　OH　　　　NH₂

問6　疎水基だけでなく，親水基も有するから。(19 字)

問7　HO

右段

問8

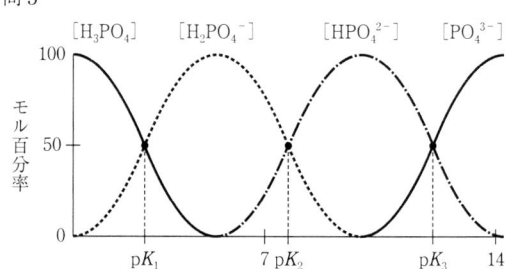

〔出題者が求めたポイント〕

リンの同素体，電離平衡 (リン酸)，天然高分子化合物 (DNA，リン脂質など)

〔解答のプロセス〕

問1　$\boxed{エ}$　化合物 1 は，五炭糖であるデオキシリボースと核酸塩基が共有結合したヌクレオシドである。
　このヌクレオシドの糖部分のヒドロキシ基をリン酸でエステル化したものがヌクレオチドである。

問2　$4P + 5O_2 \longrightarrow P_4O_{10}$
　　　　　　黄リンであれば P_4
　の反応により，白色の十酸化四リンが生じる。また，
　　　　$P_4O_{10} + 6H_2O \longrightarrow 4H_3PO_4$
　により，リン酸が生じる。

問3

リン酸の電離平衡は上のグラフのように考えるとよい。

$[H_3PO_4] = [H_2PO_4{}^-]$ となるとき，

$$K_1 = \frac{[H_2PO_4{}^-][H^+]}{[H_3PO_4]} \quad \text{より，} \quad [H^+] = K_1$$

よって，$pK_1 = -\log_{10}K_1$
$$= -\log_{10}7.5 \times 10^{-3}$$
$$= 2.12$$

同様に，$pK_2 = -\log_{10}6.2 \times 10^{-8}$
$$= 8 - \log_{10}6.2$$

$\log_{10}6 = 0.78$，$\log_{10}8 = 0.90$ より，
$$7.1 < pK_2 < 7.22$$

(正確には $\log_{10}6.2 = 0.79$ なので，$pK_2 = 7.21$)

以上より，
$$pK_1 < pH5 < pK_2$$

なので，グラフから，もっとも多いイオンは，$H_2PO_4{}^-$ とわかる。

問4　ジクロルボスがリン酸トリエステルであることから，3 ヵ所のリン酸エステル結合 (図の ┊ 部分) を加水分解することを考える。

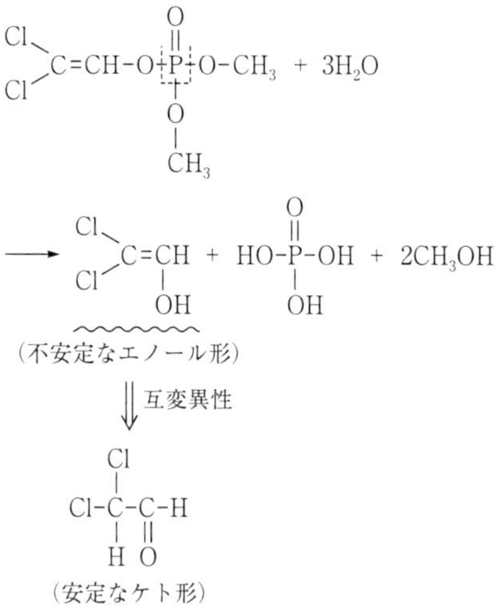
(不安定なエノール形)
互変異性
(安定なケト形)

※構造式で答える点に注意する。

問５　問題文より，ホスファチジン酸とセリンがリン酸エステル結合したものが，ホスファチジルセリンである。

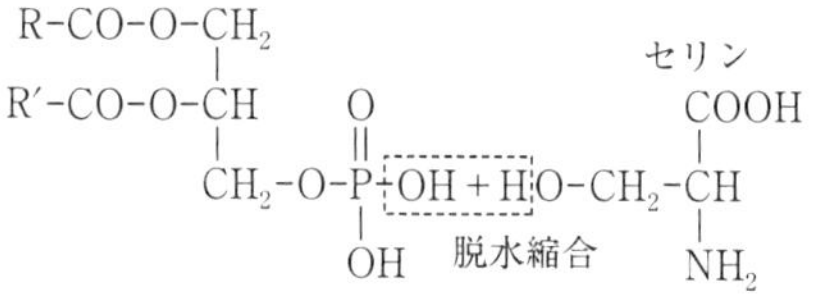
セリン
脱水縮合

問６　通常の油脂は疎水基しかもたないが，ホスファチジルセリンは，疎水基(R，R′部分)だけでなく，親水基(リン酸部分のヒドロキシ基，セリン部分のカルボキシ基，アミノ基)も有するため，脂質二重層を構成できる。

問７　ヌクレオチドどうしが，デオキシリボース部分の３位と５位のヒドロキシ基でリン酸を介して，脱水縮合した鎖状高分子がDNAである。よって，化合物１のヌクレオシドどうしもリン酸を介して縮合すると考えればよい。

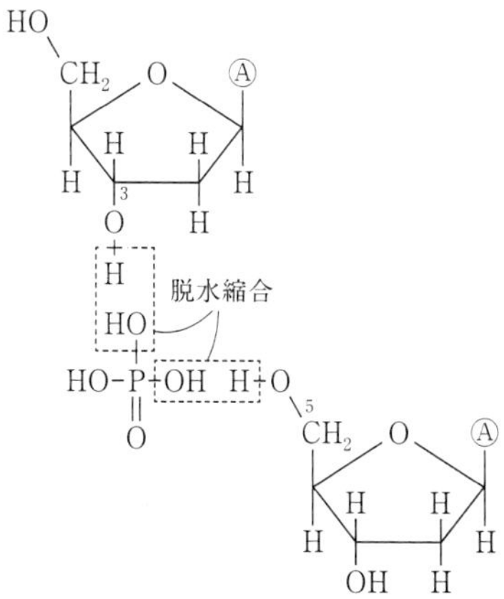
脱水縮合

問８　グアニンとシトシンは３本の水素結合を形成する。水素結合を形成できる部位を暗記するとよい。

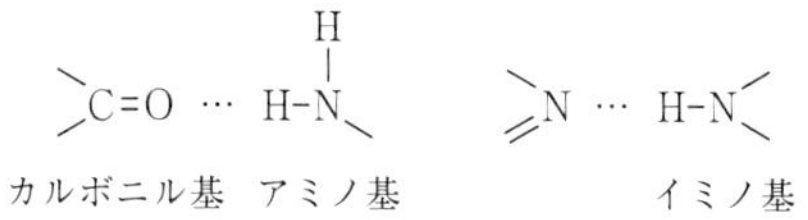
カルボニル基
アミノ基
イミノ基

生　物

解答

29年度

I 肝臓の機能，発生

〔解答〕

問1　ア原腸，イ肝小葉，ウ(け)，エ(さ)，オ(こ)，
　　　カ(あ)，キ(か)

問2　新口動物　(あ)，(い)，(お)，(か)

問3　(あ)，(え)

問4　(あ)オ，(い)なし，(う)エ，(え)ウ，(お)オ

問5　(い)，(か)

問6　(1)A群：(お)，(2)B群：(b)(d)

問7　A群：(い)→(え)→(あ)→(か)→(き)
　　　B群：(a)　　(a)　　(g)　　(e)　　(c)

問8　(1)A群：胃の上皮の由来：(か)
　　　　　　　　　胃の筋組織の由来：(え)
　　　(2)B群：胃の上皮と同じ由来：(b)，(e)
　　　　　　　　　胃の筋組織と同じ由来：(a)，(g)

問9　(い)，(え)，(お)

〔**出題者が求めたポイント**〕

肝小葉の構造，タンパク質の種類および働き，セントラルドグマ，細胞外への分泌経路，発生，代謝など。一部，かなり細かい知識を必要とする。

問1　エ：肝門脈には胃や小腸などからくる静脈血が流れる。キ：肝臓で生成された胆汁は，胆管を通り，一度胆のうに溜められ，消化時に十二指腸へと分泌される。胆汁は脂肪の乳化作用があり，脂肪滴として表面積を増やし，リパーゼが酵素としてはたらきやすいようにしている。

問2　新口動物には，棘皮動物，脊索動物，脊椎動物などがある。

問3　右図参考

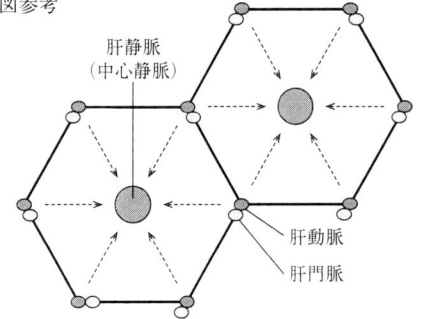

肝静脈
（中心静脈）

肝動脈

肝門脈

問4　(あ)の尿素は，肝細胞がアンモニアを尿素回路によって生成しているので，肝細胞が生成した尿素が集まる肝静脈に最も多く含まれる。(い)の胆汁は，肝細胞によって生成されたのち，胆管へ流れるため，選択記号に含まれず，「なし」である。(う)小腸から吸収された物質（グルコースなど）は肝門脈から肝臓へと運ばれ，グルコースが多いと肝細胞によってグリコーゲンへと変えられる。グリコーゲンとして細胞に貯蔵されると，血中のグルコースは減少する。

よって最も多く含むのは肝門脈である。(え)酸素は肝動脈が最も多く，肝細胞によって酸素が使用されると，血中の酸素量は減少する。(お)肝細胞が血液中に分泌した物質は，血液とともに肝静脈に流れるため，最も多く含むのは肝静脈である。

問5　(あ)×アクチンは筋肉細胞内に含まれる。(い)○アルブミンは血しょう中に含まれ，血中の水分量を保持する。(う)×トリプシンはすい臓から小腸へと外分泌される。(え)×ヒトではヘモグロビンは赤血球内にあるため，血しょう中のタンパク質ではない。(お)×T細胞受容体は白血球の細胞膜上に存在するため，血しょう中のタンパク質ではない。(か)○フィブリノーゲンは血液凝固に必要なタンパク質である。

問6　(1)A群：炭水化物を多く摂取した後，消化管にて消化・吸収を経て，肝門脈から肝臓へと多量のグルコースを含んだ血液が送られる（一時的な高血糖）。グルコースの量が過剰のため，肝臓はグルコースからグリコーゲンを合成・貯蔵する。(2)B群：高血糖時には，間脳視床下部の副交感神経が刺激され，すい臓からインスリンが分泌される。

問7　転写後に，mRNA前駆体がスプライシングを核内で受け，イントロンが除去されエキソンのみとなった成熟mRNAが完成する。この成熟mRNAが核膜孔から細胞質へと移動し，粗面小胞体の表面にあるリボソームにて翻訳を受ける。翻訳にてタンパク質が合成されたのち，小胞体内で立体構造に折りたたまれ，ゴルジ体に移動する。ゴルジ体では合成されたタンパク質は糖などの修飾を受け，小胞に包まれ輸送され，細胞膜へと送られる。小胞が細胞膜に結合すると，小胞内のタンパク質が細胞外へと分泌される。

問8　A群　胃の筋組織は中胚葉の側板が由来である。
　　　B群　(c)骨格筋：体節由来，(d)脊椎骨：体節由来，
　　　(f)皮膚の真皮：中胚葉由来。

問9　従属栄養生物は光合成も化学合成も行わず，呼吸によって有機物からエネルギーを得る生物を示す。また，エネルギー源として有機物を使用せず，光合成や化学合成を行ってエネルギーを得ている生物のことを，独立栄養生物という。

II 酵素のはたらき

〔解答〕

問1　ア：(い)，イ：(き)，ウ：グルコース

問2　折線A：エ(い)，オ(い)，折線C：エ(え)，オ(か)

問3　基質特異性

問4　(あ)，(お)

問5　(い)，(お)

〔**出題者が求めたポイント**〕

酵素の働き，酵素反応，競合的阻害，アロステリック酵

素など。

問2　生成物の量は基質の量と比例する。よって，折線Aが平衡に達した生成物の量は，折線Bの2倍であることから，折線Aでの基質の量は2倍であることがわかる。また，反応時間は酵素の量に対して反比例である。よって，折線Aが平衡に達した時の反応時間は，基質量が2倍であるにも関わらず，同じ時間であることから，折線Aでの酵素の量は2倍であることがわかる。また，折線Cが平衡に達した時の反応時間は，折線Bの2倍であることから，折線Cでの酵素の量は1/2＝0.5であることがわかる。

問4　マロン酸はコハク酸の構造とよく似ているため，コハク酸と結合するコハク酸脱水素酵素の活性部位にマロン酸が結合する。これを競合的阻害という。

問5　（あ）×酵素は反応の前後で変化しない。（い）○PCR反応に用いられるDNAポリメラーゼなどは70℃以上という高温で活性をもつ。（う）×アミノ酸の配列を一次構造という。（え）×S-S結合は還元されるとSH基になる。SH基同士は酸化されると再びS-S結合になる。（お）○アロステリック酵素は活性部位以外に結合部位をもち，この部位をアロステリック部位という。

Ⅲ　内分泌系のはたらき

〔解答〕

問1　（い），（お）
問2　D
問3　（あ）
問4　（あ）（う）
問5　（う）（d）
問6　（う）（e）
　実験6bより，細胞膜よりも細胞の内側にステロイドホルモンDを入れた場合，遺伝子Tの転写が促進されていることから，細胞内にステロイドホルモンDの受容体があることがわかる。また，実験6bでは卵成熟が起こらなかったが，実験6aでは卵成熟が起こったことより，卵母細胞の細胞膜の外側には卵成熟に関係するステロイドホルモンDの受容体があることがわかる。

問7　（あ）（c）

〔出題者が求めたポイント〕
系統，分類，内分泌系，負のフィードバック，膜タンパク質，母性因子，セカンドメッセンジャー，発生など。
一部，かなり細かい知識を必要とする。

問1　（あ）×無顎類はヤツメウナギ類，ヌタウナギ類だけである。（い）○ほとんどの硬骨魚類はうきぶくろをもつ。ハゼやヒラメなどは幼生時にうきぶくろをもち，成魚になると退化する類もいる。（う）×エイやサメは軟骨魚類に属する。（え）×シルル紀に初めて出現した。（お）○脊索は発生の過程で退化消失する。（か）×トロコフォアは環形動物・軟体動物の幼生時にみられる。

問2　実験4において，酵素1と酵素2の両方の活性を阻害してからステロイドホルモンA，B，Cを投与した場合，ステロイドホルモンA，B，Cが各々単独で卵母細胞へ直接はたらきかけた結果をみることができる。しかし実験4の結果から，どのウナギも産卵しなかったことから，ステロイドホルモンA，B，Cは卵成熟を促すホルモンではないことがわかる。また実験2から酵素1を阻害してからステロイドホルモンBを投与したところ，大量に産卵したことから，ステロイドホルモンBがDへと転換されて作用したことが推理され，ステロイドホルモンDが卵成熟を促すホルモンと考えられる。

問3　実験4において，酵素1と酵素2の両方の活性を阻害していることから，酵素3のみの活性が結果に表れていることがわかる。実験4の結果では，ステロイドホルモンDによる卵成熟が促されていないことから，ステロイドホルモンA，B，CからステロイドホルモンDに転換されていないことがわかり，（う）と（え）は×である。実験2において，酵素1を阻害していることから，酵素3のはたらきが実験1よりも強く表れると考えられる。実験2の結果は，ステロイドホルモンBの投与によって実験1よりも大量に産卵したことから，ステロイドホルモンBは卵成熟を行わないステロイドホルモンCには転換されていないことがわかり，（い）は×である。また実験2より，酵素1を阻害しているにも関わらず，ステロイドホルモンAの投与で大量に産卵していることから，ステロイドホルモンAをBに転換する作用が酵素3にあることが推測される。

問4　問1～3より，卵成熟にはステロイドホルモンDが必要であり，ステロイドホルモンAから転換されてできるステロイドホルモンBが酵素2によってステロイドホルモンDに転換される必要があることがわかる。ステロイドホルモンBは酵素1があるとステロイドホルモンCに転換されてしまい，卵成熟に至らない。よって酵素1のはたらきを阻害し，酵素2によってステロイドホルモンBがステロイドホルモンDに転換されると卵成熟する。しかし，酵素1が阻害されるとステロイドホルモンAがステロイドホルモンBに転換できなくなるが，酵素3によってステロイドホルモンAはステロイドホルモンBへと転換されることで，補うことができる。実験6bから遺伝子Tの発現は，卵成熟に必要ではないことがわかる。

問5　実験6aより，ステロイドホルモンD以外のいずれのステロイドホルモンを加えても卵成熟が起こらなかったことから，ステロイドホルモンBをDに転換する酵素2が発現していないことがわかる。よって（う）を選べる。

問6　ステロイドホルモンは脂溶性であり，細胞膜を通過することができるため，実験6aの結果だけでは，細胞膜の内外のどちらに受容体があるかを限定することができない。しかし，実験6bの結果より，卵

　　　成熟と遺伝子 T の発現のレセプターは別々である
　　　ことがわかり，細胞膜の内側の受容体が遺伝子 T
　　　の発現に関係し，外側の受容体が卵成熟に関係する
　　　ことがわかる。
問 7　実験 6c は卵母細胞の核を取り除くことにより，
　　　ステロイドホルモン D によって卵細胞が刺激され
　　　ても新たな遺伝子発現が起きることなく，細胞質の
　　　変化のみで卵成熟が起こることが示されている。よ
　　　って，核内の新たな遺伝子の発現を阻害する目的で
　　　転写阻害剤を使用すればよい。

受験番号		氏　名	

平成 29 年 度（前 期）

英 語 解 答 用 紙

（記 述 用）

採点欄	1	2

[I]

問 1
1	
2	
3	
4	
5	
6	

問 2

問 3

問 4

問 5　番号

[II]

受験番号		氏 名	

平 成 29 年 度（前 期）

数 学 解 答 用 紙（その１）

採点欄

[I]

問 1	問 2	問 3

[II]

問 1	問 2	問 3	問 4

問 5	問 6	問 7

[III] （説明・計算）

答

この解答用紙は 153％に拡大すると、ほぼ実物大になります。

受験番号		氏 名	

平 成 29 年 度 (前 期)

数 学 解 答 用 紙 (その 2)

採点欄

[IV]

問 1 (説明・計算)

答

問 2 (説明・計算)

答

問 3 (説明・計算)

答

この解答用紙は 153％に拡大すると、ほぼ実物大になります。

受験番号		氏　名	

平 成 29 年 度 （前 期）

数 学 解 答 用 紙 （その３）

採点欄	

［Ⅴ］

問 1 （説明・計算）

答

問 2 （説明・計算）

答

問 3 （証明）

受験番号		氏　名	

平 成 29 年 度 （前 期）

物 理 解 答 用 紙

採点欄	1	2	3	4

[I]	ア	イ	ウ
	エ	オ	

[II]	ア	イ	ウ
	エ	オ	

[III]	ア	イ	ウ
	エ	オ	

[IV]	ア	イ	ウ
	エ	オ	

この解答用紙は 153% に拡大すると、ほぼ実物大になります。

受験番号		氏 名	

平 成 29 年 度（前 期）

化 学 解 答 用 紙

採点欄	1	2	3	4

[I]	問1	名称 ⋮⋮ kJ	問2		問3	A	B
	問4	名称 ⋮⋮ 性質 ⋮⋮					
	問5	kJ	問6	kJ			

[II]	問1	実験1 MPa 実験2 MPa	問2	実験1 mol/L 実験2 mol/L
	問3	mL	問4 mol	問5 MPa 問6

[III]	問1	名称 化学式	問2		問3	
	問4		問5			
	問6		問7 ア イ ウ エ オ カ			

[IV]	問1	ア イ ウ エ
	問2	問3
	問4	
	問5	
	問6	⋮⋮
	問7	問8

この解答用紙は 153％に拡大すると、ほぼ実物大になります

受験番号		氏 名	

平 成 29 年 度 （前 期）

生 物 解 答 用 紙

採点欄	1	2	3

[I]

問1	ア			イ						
	ウ		エ		オ		カ		キ	

問2	名称：		動物	属するもの：		

問3		

問4	あ		い		う		え		お	

問5		

問6	(1)		(2)		

問7	現象	（ ） → （ ） → （ ） → （ ） → （ ）
	現象が起こる部位	（ ） （ ） （ ） （ ） （ ）

問8	(1)	上皮：	筋組織：	
	(2)	上皮：		筋組織：

問9		

[II]

問1	ア		イ		ウ	

問2		折線 A			折線 C	
	エ		オ	エ		オ

問3	
問4	
問5	

[III]

問1	
問2	
問3	
問4	

問5	酵素の発現：	実験：
	部位：	実験：

問6	説明：

問7	理由：	物質：

この解答用紙は 153% に拡大すると、ほぼ実物大になります。

平成28年度

問　題　と　解　答

英　語

問　題

28年度

［Ⅰ］　次の英文を読み，設問に答えよ。

　　The human household is one of the few ecosystems on Earth becoming increasingly
[1] common. Each day, more foundations are laid, more sidewalks are poured and more
lawns are mowed. The species in and around our households are interesting intrinsically.
They are the ones we interact with most often, and they are the species among which
evolution is likely [2] most rapidly, both because their biome is expanding and because
they are very often small and reproduce rapidly. These species living on and beside us are also
interesting for another very important reason: their [A] may directly influence our health
and wellbeing. [3] curiously scientists have dedicated relatively little attention to
understanding the ecology and evolution of the species that live alongside us, be they bacteria,
fungi, or insects . . . until now.

　　With your help, we'll start by exploring the microbial life of our homes. Microbes are
abundant and ubiquitous on our bodies, in the environment, and in our homes, yet we know so
little about their diversity in the most everyday places. We aim to change that by building an
atlas of house-associated microbial diversity. We'll use information you provide about the
features of your house and lifestyle to test a handful of (1)hypotheses that might explain
something about the microbial communities we observe in your homes.

　　｛　ア　｝ We think some of the physical and design attributes of your house might
determine the microbial species that live there. [4], we'll ask you a few questions about
the architecture, building materials, carpeting, ventilation, and heating and cooling system of
your home — think of these questions as characterizing [B] your home. If patterns
emerge linking home characteristics to specific types of microbes, our research could
ultimately suggest useful ways to re-design our homes.

　　｛　イ　｝ It's likely that your home's occupants (particularly those you see and interact
with on a daily basis) might play a role in structuring the microbial communities we find
living in there. Not only do we hypothesize that the number of humans occupying your home
matter to microbes, but we suspect their age and sex could too. We think the non-human
species you keep in your home may also wield some influence on the type of microbes we find
there — so we'll ask you questions about your pets (type and number) and even the number of
house plants you maintain.

　　｛　ウ　｝ Realistically, it is very unlikely that the species in a house in Alaska and one
in Florida are the same, or that Grandpa's Iowa farmstead shares exactly the same species
with Cousin Beverly's Park Avenue penthouse. But how different are they really and what
[5] for those differences?

　　｛　エ　｝ To characterize the outside environment of your house, we can do everything from space (and our desktops). With your address in hand, we'll use a range of large, publicly available data sources to describe the outside attributes of your home — climatic conditions, amount of paved surface, density of people living in your neighborhood, and vegetation — each factor we think has the potential to influence the creatures with which you share your home.

A number of adverse health symptoms or diseases (itchy eyes, headaches, asthma, allergies, and auto-immune disorders, (2)to name a few) may be linked to changes in the microbial species with which we live. Perhaps, as a consequence of "modern" living we've lost some beneficially protective species or improved the conditions for the survival of pathogens. After all, we now spend less time getting "dirty" outside, and many of us live in homes with central air, sealed windows and surfaces scrubbed clean, at every opportunity, with antimicrobial (3)wipes.

<注>　biome: 生物群系　　microbial: 微生物の　　microbe: 微生物

　　　ubiquitous:　至る所にいる　　pathogen: 病原菌, 病原体

問1　[1] 〜 [5] に入れるのに最もふさわしい1語を次の語群から選び，記号で答えよ。なお，文頭に来る語でも小文字のままとし，同じ語を繰り返して選ばないこととする。

(a) accounts	(h) despite	(o) more
(b) additionally	(i) deteriorating	(p) point
(c) almost	(j) furthermore	(q) proceeding
(d) apparently	(k) leads	(r) receding
(e) changes	(l) least	(s) stands
(f) consequently	(m) less	(t) yet
(g) conversely	(n) likewise	

問2　本文の趣旨に照らし，[A] に入れるのに最もふさわしい表現を次の(a)〜(d)から1つ選び，記号で答えよ。

(a) presence and attendance

(b) appearance and attendance

(c) appearance and resemblance

(d) presence and absence

問3　本文の趣旨に照らし，　 B 　に入れるのに最もふさわしい表現を次の(a)～(d)から1つ選び，記号で答えよ。

(a) the family situations in

(b) the ecological conditions inside

(c) the external features regarding

(d) the microscopic details surrounding

問4　2番目の段落の内容から判断して，筆者は読者に対して基本的に何を何のために期待していると考えられるか。50字以内の日本語で記せ。句読点も字数に換算する。なお，解答の末尾は「すること」で締めくくること。

問5　下線部(1)が指している内容は次の(A)～(D)の4つに要約することができる。本文で示されている順番がわかるように，解答欄に記号を記せ。

(A) The microbes you live with influence your health and wellbeing.

(B) The macro-species with whom you share your home influence the microbial species found within it.

(C) Your home's physical characteristics influence the microbial communities found inside it.

(D) Geographically, climate and landscape features influence the microbial composition inside and outside of houses.

問6　次の英文は，本文のどこに入れるのが最も適切か。本文中の｛　ア　｝～｛　エ　｝から1つ選び，記号で答えよ。さらに，そのように判断した理由を80字以内の日本語で記せ。句読点も字数に換算する。必ず文中の前後のつながりに言及すること。

While home design and occupancy might have a strong influence on the microbes in your house, the other non-exclusive possibility is that where you live also impacts the microbes living on or in your house.

問 7　下線部 (2) の意味に最も近いものを，次の (a)〜(d) から 1 つ選び，記号で答えよ。

(a) to give a few new names to the changes

(b) to give some diseases a few names

(c) calling some diseases by a few names

(d) although there are many more that you could mention

問 8　下線部 (3) は端的に何を表しているか。表している意味に最も近いものを，次の (a)〜(d) から 1 つ選び，記号で答えよ。

(a) special pieces of thin cloth or soft paper

(b) rubber devices used to remove liquid from windows

(c) the act of removing dirt using a cloth

(d) powder used for washing things

問 9　次の (A)〜(C) は本文で使われている単語を示したものである。まず，(A)〜(C) の最も強く発音される部分を，単語の下に表示されている数字から 1 つ選び，それぞれ解答欄の左側に記入せよ。さらに，選んだ数字の部分と同じ母音を持ちしかもその母音が最も強く発音される単語をそれぞれ (あ)〜(こ) から 1 つ選び，その記号を解答欄の右側に記入せよ。

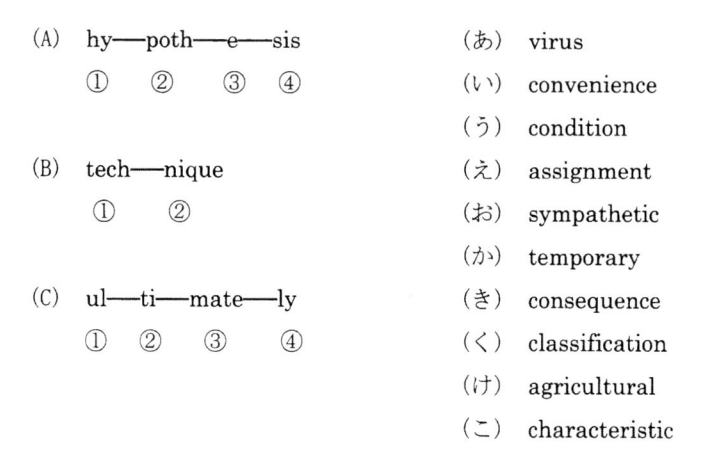

(A)　hy—poth—e—sis
　　　①　　②　　③　　④

(B)　tech—nique
　　　①　　　②

(C)　ul—ti—mate—ly
　　　①　②　③　　④

(あ)　virus
(い)　convenience
(う)　condition
(え)　assignment
(お)　sympathetic
(か)　temporary
(き)　consequence
(く)　classification
(け)　agricultural
(こ)　characteristic

［**II**］　次の≪英文 A≫および≪英文 B≫を読み，設問に答えよ。

≪英文 A≫

　　A university is a community in which ideas can be expressed freely, and where there is mutual respect even when ideas ［　ア　］ or conflict. But even where such freedom exists, sharing ideas will never be safe without some consensus about how to protect those ideas. It is from these concerns that (1)conventions about how to cite other writers' thoughts, ideas and work have developed. Part of the learning process you have already been ［　イ　］ with will have encouraged you to acknowledge your sources, and to avoid the "cut and paste" approach to written assignments that the digital age has allowed.

　　This concern for preserving the freedom of academic communities works in two directions. It both protects the intellectual ownership of others, but it also safeguards your own original (2)contributions. It is an ethic that transcends time and includes all individuals and learning communities, past and present, which have ［　ウ　］ to the development of knowledge and understanding. In the global, borderless community of which we are a part, theories are to be found on the world-wide-web, in print, film and in new technologies which are rapidly developing. All of this represents intellectual effort and (3)investments which need to be respected. Respecting (4)the intellectual property of others is therefore the central ethic of academic integrity in the university community, which takes its place among many different knowledge producing communities. It is a responsibility and set of values for which all members of such communities are accountable to uphold and protect.

　　University lecturers frequently push students to produce well informed and original work. To do so, you will need to search for, and be familiar with the ideas and theories or practices of many other people. It is important that you understand the rules of academic integrity, so that you are not ［　エ　］ of cheating, such as (5)plagiarism, and collusion. Thinking through the values associated with "academic integrity" will ［　A　］ as an independent thinker in the university community. The important thing about carefully ［　オ　］ ideas about academic integrity is that it will help you to develop the good habits of citation and referencing as you absorb information, paraphrase ideas and quote the words of other people.

≪英文 B≫

The word *plagiarism* [1] derives from the Greek word *plagion*, [2] means to kidnap. In a sense, [3] taking ideas and work from [4] others unlawfully is similar to kidnapping [5] their ideas and work. If plagiarism is discovered, <u>it not only makes the student concerned liable to serious penalties, but raises questions about personal integrity.</u> However, sometimes [6] appears to be intentional plagiarism can be [7] poor academic practice [8] arising [9] a lack of understanding of standard methods of acknowledging the source of words, [10] ideas and diagrams in your work.

問 1 　| ア | ～ | オ | に入れるのに最もふさわしい動詞を次の語群から選び，必要ならば適切な形に直して 1 語で記せ。なお，同じ語を繰り返して選ばないこととする。

| accuse | consider | deprive | dispute | involve |
| aim | contribute | differ | distort | participate |

問 2 　下線部 (1) ～ (3) の本文中の意味は何か。最も近い意味で使われている文を次の (a) ～ (d) からそれぞれ 1 つ選び，記号で答えよ。

(1) convention

　(a) We go to the annual teachers' <u>convention</u> every summer.

　(b) It's important to follow the <u>conventions</u> of punctuation in an essay for school.

　(c) Britain was at the forefront of writing the <u>conventions</u> that established legal rights for refugees.

　(d) He addressed the <u>convention</u> in a confident tone.

(2) contribution

　(a) They made some important <u>contributions</u> to the debate.

　(b) We asked parents for a <u>contribution</u> toward the cost of the trip.

　(c) The money was raised by voluntary <u>contribution</u>.

　(d) All <u>contributions</u> for the school magazine must be received by August 1.

(3) investment

    (a) Her <u>investments</u> were mainly in technology stocks.

    (b) Lack of <u>investment</u> had led to a decline in public services.

    (c) Computer courses aren't cheap, but they're a good <u>investment</u> for your career.

    (d) Teachers' <u>investment</u> of time in class preparation is always underestimated.

問 3　下線部 (4) の具体例として本文で示されているものは何か。該当するものを次の (a) ～ (d) から 1 つ選び，記号で答えよ。

(a) theories

(b) the university community

(c) academic integrity

(d) thinkers

問 4　　A　　に入れるのにふさわしい英語表現となるように，次のすべての語を最も適切な順序に並びかえよ。解答欄には並べ替えた順番に記号を記入すること。

    (あ) assist   (い) be   (う) for   (え) operating

    (お) prepared   (か) to   (き) you

問 5　≪英文 B≫は，≪英文 A≫の下線部 (5) を説明している。≪英文 B≫の文意を成り立たせるためには，[　1　]～[　10　]のいずれか 3 か所に文法的に適切な語を 1 語ずつ補う必要がある。補うべき場所 3 つを番号で答え，それぞれの場所について，補うべき単語 1 語を記せ。番号は必ず小さい順に書くこと。

問 6　≪英文 B≫の下線部を和訳せよ。

問7 次の3つの行為について，下記の指示にしたがって英文を書け。

· Skipping a class

· Cheating on a test

· Submitting an assignment late

In your opinion, which of these is most serious? Which of these is least serious? Give reasons to support your opinion. Write a paragraph of about 50 words.

[**III**]　Read this passage and answer the questions that follow.

Person A:　I'm a teenager and am in my final year of school. I found that the system is incredibly grades-driven, so much so, that often education for its own sake is at sacrifice. _①We are over-examined and under-taught. What will you do to improve education?

Person B:　I want to see our education improve as it has done over the last few years. We need teachers with better qualifications. We need young people with the ₍₁₎aspiration to succeed, and we need to give people the chance to start education early, that's why education starts at three and goes through to 18. That's what we are saying in our manifesto, education will be part-time or full-time till the age of 18. As far as grades and standards are concerned, I myself believe in the highest of standards. I believe if we don't search for the highest of standards, then we will not in the end get the best pupils coming out of our schools. Yes, we've got to look at the different types of exams and we will do so. But I think it's important to realize we're in this new world where we are competing with Asia, as well as America and Europe and our young people have got to have the grades, the qualifications to be able to meet the best in the world. That's what I want to achieve and I hope I can work with you to do so.

Person C:　I have every sympathy with what _②you say because education is important, that, as well as getting good grades that actually we're opening young people's minds to all the best things that have been written and all the best things that have been said and to really excite people about education. I think there is a danger that our education system has become terribly ₍₂₎bureaucratic. We send 4,000 pages of information to schools every year. We spend a lot of money on educational quangos*. We're not getting enough to the frontline, following the child into the school. As someone who has got two children, one of whom has started school, and hopefully another to come, I'm passionate about getting as much money into the school as possible, rather than wasting it in the government. In terms of exams, we've got to have good external marking, done properly, and to high standards. I think that's absolutely key. I wouldn't want to see that change. But let's set the schools free, so we trust in the vocation of the teachers who do what they want — they're there because they have a vocation they care about.

Person D:　I think everyone will recognize what _③you're talking about, this feeling that you have to constantly jump through hoops*. The symptoms are everywhere. Our National Curriculum is 600 pages. The curriculum in Sweden, which has generally got a fairly good education system, is 16 pages. I just read the other day that head teachers now by e-mail over the last year, have received — get this — 4,000 pages of instructions from on high from the government. This is crazy. We've got to let head teachers teach, we've got to let teachers teach. We've got to help teachers regain a sense of enthusiasm and creativity in the way that you are taught. That's why we want to put on to the statute book an Education Freedom Act which literally bans government from micromanaging what happens every minute of the day with every single test in every classroom in the country. That's what I'd like to see. I think it would make a big difference to you and other people who are at school.

<Notes>　*quango*:　an institution that works for the government

　　　　　　jump through hoops:　to do something difficult or complicated in order to achieve something

1. *Based on what Person A says, which of these statements is he/she most likely to agree with?*

　(a) Schools focus on grades so much that education for its own sake is sacrificed.

　(b) Education for its own sake should be sacrificed, so that schools can focus on grades.

　(c) Students are over-examined so that education for its own sake can be fulfilled.

　(d) Students sacrifice their grades for the sake of education.

2. *Person B says "I want to see our education improve as it has done over the last few years."*
Which of the following best describes what Person B means?

　(a) Person B wants to see education start to improve over the next few years.

　(b) Person B wants to see education continue to improve over the next few years.

　(c) Person B wants to see education stay the same as it has been over the last few years.

　(d) Person B wants to see if education has improved over the last few years.

3. *Choose one of the following words that could best be used instead of the underlined word ("aspiration") marked* (1).

    (a) confidence

    (b) potential

    (c) intention

    (d) agreement

4. *Which of the following is closest in meaning to* "As far as grades and standards are concerned"?

    (a) As grades and standards are my concern

    (b) As long as grades and standards are of my concern

    (c) Concerning grades and standards

    (d) As I'm concerned with grades and standards

5. *What does Person C mean by* "I have every sympathy with what you say"? *Choose the best answer from the following options.*

    (a) I feel sorry for everything that you have said.

    (b) I'm always happy to listen to what you say.

    (c) I understand how you feel.

    (d) I think you should feel sorry for yourself.

6. *Which of the following is closest in meaning to the underlined word* ("bureaucratic") *marked* (2)?

    (a) Being of poor quality

    (b) Including much information

    (c) Involving complicated rules and procedures

    (d) Responding to external conditions

7. *What is Person C's main reason for being* "passionate about getting as much money into the school as possible"? *Choose the best answer from the following options.*

    (a) He does not want to waste money in the government.

    (b) He has a young family.

    (c) The country spends a lot of money on educational quangos.

    (d) He wants good external marking.

8. *Which of the following best describes speaker C's family?*

    (a) He has no children.

    (b) He has one child.

    (c) He has one child and his wife is pregnant.

    (d) He has two children and his wife is pregnant.

9. *Person C and Person D both mention that schools receive 4,000 pages of information every year. What point are they trying to make? Choose the best answer from the following options.*

    (a) Schools have enough information.

    (b) Schools receive too much information.

    (c) Schools need information.

    (d) Sending information to schools is dangerous.

10. *What is speaker D's main reason for talking about the Swedish National curriculum? Choose the best answer from the following options.*

    (a) To support his opinion that Sweden has a good educational system

    (b) To provide evidence that the Swedish curriculum is 16 pages long

    (c) To support the idea that the government controls classrooms too much

    (d) To provide evidence that head teachers have received 4,000 pages of instructions from the government

11. *Which of the following statements are true about an Education Freedom Act, according to what Person D says?*

   (a) This is intended to provide teachers and schools with more guidance from government.

   (b) This is included in the 4,000 pages of instructions sent to teachers.

   (c) This is adopted from the education system in Sweden.

   (d) This would reduce the amount of government interference in schools.

12. *Person D says "I think it would make a big difference"—What does the "it" refer to? Choose the best answer from the following options.*

   (a) School

   (b) Education Freedom Act

   (c) Micromanaging

   (d) Classroom

13. *Which of the following statements would Speaker D be most likely to agree with? Choose two answers from the following options.*

   (a) The National Curriculum should be detailed and thorough.

   (b) Teachers and schools need more guidance from the government.

   (c) There should be a law that prevents the government from interfering too much with teaching.

   (d) Teachers' enthusiasm for teaching is constrained by government interference.

   (e) The education system in Sweden is perfect and should be copied.

   (f) The government should not influence what happens in schools in any way.

   (g) There is no way to prevent government from interfering with education.

   (h) Teachers lack creativity.

14. *Who do these underlined words refer to as they appear in the text: ①we, ②you, ③you?*
Choose the best answer for each of the words ①〜③ from the following options.

(a) The audience

(b) Teachers

(c) Students

(d) The school

(e) The person who is reading the article

(f) The country as a whole

(g) The government

(h) Person A, B, C, and D

(i) Person B, C, and D

(j) Person A

(k) Person B

(l) Person C

(m) Person D

15. *Who is most likely to say the following statements? Choose the best answer from the four*
Persons (A, B, C, and D).

STATEMENT 1

"I think creativity is important in the classroom, and I think we need freedom for teachers
and head teachers. One thing which I think would really help in all of those things ──
discipline, creativity, freedom for teachers ── is quite simply good old-fashioned smaller
class sizes."

STATEMENT 2

"What I'd say in terms of what I care about most in education with my own children going
through the system, I want what every parent in this country wants, and it starts with
something that actually doesn't necessarily cost money, and that is good discipline in our
schools."

16. *Which of the following best describes the above interaction among the four people?*

(a) Four school students are talking about politics.

(b) A teacher, head teacher, and two parents are having a heated conversation about
politics.

(c) Three politicians are answering a question about their education policies.

(d) A student and three politicians are having a conversation about school.

使用著作物:

https://www.nottingham.ac.uk/csc/academic-integrity/

http://homes.yourwildlife.org/

http://news.bbc.co.uk/2/shared/bsp/hi/pdfs/

（一部改変あり）

数　学

問題

28年度

[Ⅰ]　次の各問いの答えのみを解答用紙に記せ。

問1　円に内接する四角形 ABCD において，$AB = 1 + \sqrt{3}$, BC = CD, DA = 2, また $\angle DAB = 60°$ である。四角形 ABCD の対角線の交点を P, $\angle BCD$ の二等分線と辺 AB との交点を Q, BD と CQ の交点を R とするとき，以下の各問いに答えよ。なお数値の分母は有理化すること。

(1)　辺 BD の長さを求めよ。

(2)　$\angle ABD$ の大きさを求めよ。

(3)　辺 BP の長さを求めよ。

(4)　三角形 PQR の内接円の半径を求めよ。

問2　自然数 n に対して，n を 3 で割った余りを a_n, n^2 を 3 で割った余りを b_n とするとき，以下の各問いに答えよ。

(1)　$\displaystyle\sum_{n=1}^{2016}(a_n + b_n)$ の値を求めよ。

(2)　$\displaystyle\sum_{n=1}^{m}(a_{n+2} + b_{n+1} + 2a_n) = 2016$ を満たす自然数 m の値を求めよ。

問3　O を原点とする座標平面上に，次のような双曲線 C と直線 ℓ_k (k は実数の定数) が与えられているとき，以下の各問いに答えよ。

$$C : \frac{x^2}{4} - \frac{y^2}{3} = -1 \qquad \ell_k : 3x - 4y + k = 0$$

(1)　C と ℓ_k が接するような k の値を求めよ。

(2)　C 上の点と直線 $\ell_0 : 3x - 4y = 0$ の距離の最小値を求めよ。

[**II**]　次の関数 $f(x)$ (ただし $x > 0$) に関する以下の各問いに答えよ。

$$f(x) = \int_1^x t(x - t + 1)e^{-(x-t+1)^2}dt$$

問 1　$f(x)$ の導関数 $f'(x)$ を求めよ。

問 2　関数 $g(x)$ を $g(x) = \dfrac{1}{2}(e^{-1} - e^{-x^2})$ とするとき，$f(x)$ と $g(x)$ の $x > 0$ における大小関係を調べよ。

問 3　問 2 の $g(x)$ に対して，傾きが $f'(x) - g'(x)$ の $x = \sqrt{2}$ における値に等しく，点 $(1,0)$ を通る直線を考えることにより，不等式

$$0.115 < f(\sqrt{2}) < 0.165$$

が成り立つことを示せ。ただし，$0.367 < e^{-1} < 0.368$，$0.135 < e^{-2} < 0.136$ であることは用いてよい。

[**III**]　座標平面上の 2 点 P (t, t^2), Q $(t-5, t^2-4t+2)$ に対して，t が $1 \leqq t \leqq 3$ の範囲を動くとき，以下の各問いに答えよ。

問 1　線分 PQ を表す直線の方程式および定義域を，t を用いて表せ (答えのみでよい)。

問 2　線分 PQ が通過する範囲 D を求め，図示せよ。

物　理

問　題

28年度

[I] 　下記の(1)および(2)の文章の □ に適した答えを記せ。

(1) 　なめらかな平面上で，初速度 v をもった物体 A が，静止している同じ質量をもつ物体 B に衝突した。このとき物体の運動は 1 次元に制限されているものとする。反発（跳ね返り）係数を e とすると，衝突後の物体 A の速さは ア ，物体 B の速さは イ である。この現象で物体 A が失う運動エネルギーの割合は，e のみを使って ウ である。

(2) 　図のように，なめらかな平面上で，静止している小球 B に初速度 v をもった小球 A が衝突した。衝突は弾性的であり，小球 A と B の質量は等しいものとする。衝突後の A, B の運動の向きは図のようであり，角度 θ_A は 30 度であった。このとき，図の角度 θ_B は エ 度であり，この現象で小球 A の失う運動エネルギーの割合は オ である。

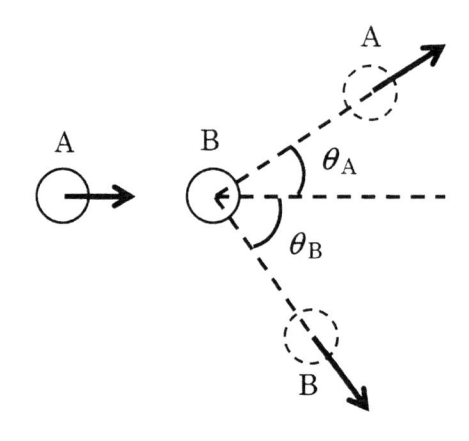

図

[**II**]　　下記の(1)および(2)の文章の　[　　　]　に適した答えを記せ。円周率は π とせよ。

(1)　図のように 2 枚の平面の金属グリッドを平行に並べ，その間に電圧 V の電池を図の向きに
つなぐ。そこに図のように左から正の電荷 q をもつ荷電粒子を打ち込むことを考える。運動は
ある 1 つの 2 次元平面上で起こるものとする。図のように，グリッドに垂直な軸と入射する粒
子の間の角度を θ_A とし，出射する角度を θ_B とすると，図の縦方向の運動量保存則から，（入射
する速さ）÷（出射する速さ）は　[　ア　]　となる。また，入射前の運動エネルギーを K とする
と，エネルギー保存則から，出射したときの運動エネルギーは　[　イ　]　となる。以上を用いる
と，入射角と出射角の間の関係は　$\sin\theta_A/\sin\theta_B =$　[　ウ　]　となる。

(2)　z 軸方向の正の向きに一様な磁場をかけたときの，電荷 q と質量 m をもつ荷電粒子の運動に
ついて考えよう。ここでは z 軸方向の成分の運動はなく，荷電粒子が xy 平面上で等速円運動を
する場合についてのみ考える。磁束密度の大きさを B とすると，その円運動の周期は　[　エ　]　で
ある。時刻 $t = 0$ において，荷電粒子を xy 平面の原点に置き，x 軸の正の方向に初速度 v を与
えると，時刻 t での荷電粒子の x 軸方向の位置は，　[　オ　]　と表すことができる。

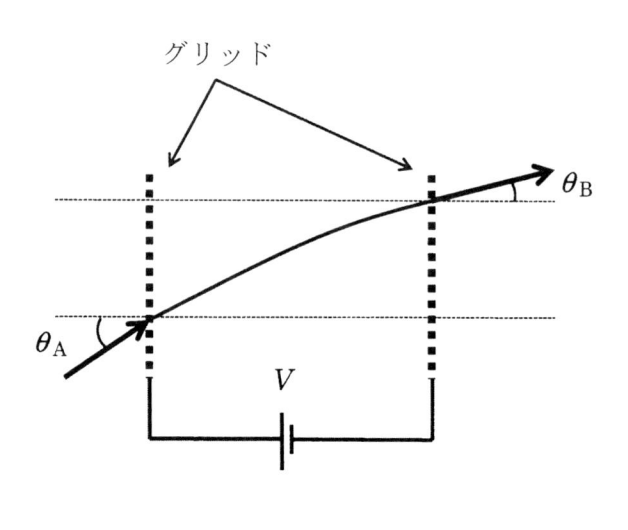

図

[Ⅲ] 　体積の異なる 2 つの容器 A，B が，図のように細いパイプでつながれている。A の容積は V 〔m^3〕，B の容積は $3V$ 〔m^3〕であり，はじめコックは開かれ，2 つの容器を合わせた空間に単原子分子の理想気体が封入されている。理想気体全体の質量は m 〔g〕である。この理想気体の温度が T 〔K〕のとき，圧力は P 〔Pa〕であった。下記の文章の に適した答えを記せ。ただし，気体定数を R 〔J/(mol·K)〕，アボガドロ数を N 〔1/mol〕とし，また，パイプの容積は無視できるほど小さく，容器とコックの熱容量は無視できるものとする。

　封入されている単原子分子の理想気体の分子量は ア 〔g/mol〕である。A，B 間のコックを閉じて，A の温度を T 〔K〕に保ったまま，外から熱を加えて B の温度を T 〔K〕から $2T$ 〔K〕に上げる。B 内の気体をこの温度にするために必要な熱量は イ 〔J〕である。このとき，B 内の圧力は ウ 〔Pa〕であり，B 内の分子 1 個あたりの平均の運動エネルギーは エ 〔J〕である。

　次に，A，B の温度がそれぞれ T 〔K〕，$2T$ 〔K〕であることを確認した後，断熱材を用いて A，B と外部との間に熱の出入りがないように設定する。このような状態で A，B 間のコックを開くと，しばらくして A，B の温度は一定になった。そのときの温度は オ 〔K〕である。

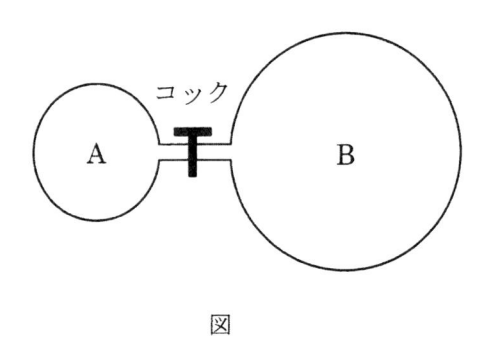

図

[**IV**]　下記の(1)および(2)の文章の　□　に適した答えを記せ。ただし，光の速さを c，プランク定数を h，および電子の質量を m とする。

(1)　波長 λ の平行な可視光線がある。この光線に対して垂直な単位面積を，単位時間に通過する光のエネルギーを J とすると，J に含まれる光子の数は　□ ア 　個である。このとき，光子 1 個の運動量は　□ イ 　である。この光を金属板にあてると，金属板の仕事関数 W が　□ ウ 　より小さい値のときに電子が金属板から飛び出る。金属板から電子が飛び出す場合，最大の速さをもつ電子の波動性に着目すると，その波長は　□ エ 　$/\sqrt{hc - \lambda W}$ である。

(2)　励起状態にある原子核が，ガンマ線を放出して基底状態に移った。このガンマ線は，大きさ p の運動量をもっているものとする。この現象において原子核が静止したままであると仮定すれば，ガンマ線の振動数は　□ オ 　である。

化 学

問題

28年度

必要があれば，以下の数値を用いよ。

原子量　　H：1.00　　C：12.0　　O：16.0
気体定数　8.30×10³ L·Pa/(K·mol)
0℃： 273 K

［Ｉ］　文章を読んで，問いに答えよ。なお，ベンゼンの凝固点は5.53℃であり，モル凝固点降下は5.12 K·kg/mol である。また，溶液はすべて希薄溶液とみなせることとし，安息香酸 C_6H_5COOH のベンゼン溶液の密度は濃度にかかわらず等しいものとする。

　4.80 g の不飽和炭化水素 X をベンゼン 100 g に溶かした溶液 1 がある。これをかき混ぜながらゆっくりと冷却したところ，図に示すように，冷却開始とともに溶液の温度は急速に低下したが，C 点を境に一気に上昇した後，D 点から徐々に低下した。E 点から F 点の間では温度は一定に保たれ，F 点以降再び低下した。溶液 1 の凝固点は 3.61℃であった。

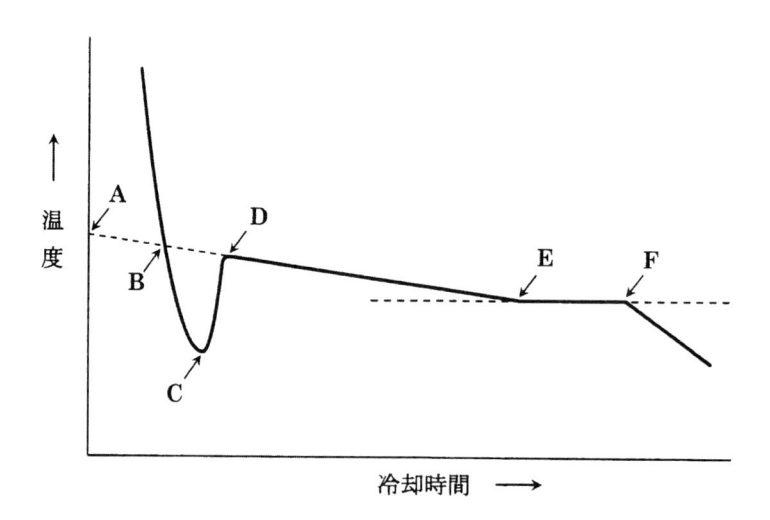

図　溶液 1 の冷却曲線

　また，1.71 g の安息香酸をベンゼン 100 g に溶かした溶液 2 の凝固点は 5.12℃であった。このときの凝固点降下度は，安息香酸の濃度から予想されるより小さかった。これは，ベンゼン中で

安息香酸が電離せず，2 個の安息香酸分子が会合した二量体を形成するためである。この会合は可逆的であり，次式で示される。ただし，温度による平衡の移動は無視できるものとする。

$$2\,C_6H_5COOH \;\rightleftharpoons\; (C_6H_5COOH)_2$$

問 1　溶液 1 で溶液中に結晶が析出し始めるのは，図中の A〜F のうちのどの点か。

問 2　溶液 1 の凝固点は，図中の A〜E のうちのどの点の温度か。

問 3　図の冷却曲線に関する (あ)〜(か) の記述のうち，正しいものをすべて選び，記号で答えよ。

(あ) この冷却曲線は，純粋なベンゼンの冷却曲線より低温度側に現れる。

(い) 溶液を急激に冷却するほど，C 点の温度は低くなる。

(う) はじめに析出する結晶は純粋なベンゼンの結晶である。

(え) D 点から E 点の間ではベンゼンの結晶と炭化水素 X の結晶が析出する。

(お) D 点から E 点の間では溶液が熱を吸収している。

(か) E 点から F 点の間で溶液の組成は一定である。

問 4　不飽和炭化水素 X はベンゼン中で電離も会合もしない。X の分子式を書け。

問 5　安息香酸に関する (あ)〜(お) の記述のうち，正しいものをすべて選び，記号で答えよ。

(あ) 分子間の水素結合によって二量体を形成する。

(い) 水溶液中で，電離して安息香酸イオンとなるため，二量体を形成しにくい。

(う) ベンゼン中と同様にアルコール中で二量体になりやすい。

(え) ベンゼン中で電離しないのは，ベンゼン分子がイオンに溶媒和しにくいためである。

(お) 水酸化ナトリウム水溶液によく溶けるが，炭酸水素ナトリウム水溶液には溶けにくい。

問 6　溶液 2 に存在する二量体の質量モル濃度〔mol/kg〕を有効数字 2 桁で求めよ。

問 7　4.88 g の安息香酸をベンゼン 1.00 kg に溶かしたとき，この溶液中で二量体に会合している安息香酸の物質量は安息香酸の全物質量の何%か。小数第 1 位を四捨五入して求めよ。

[II]　表1には海水に含まれる主なイオンが書かれている。海水にはこれら以外の溶質は含まれないものとして問いに答えよ。ただし，水溶液中のイオンは，沈殿が形成されるとき以外は完全解離の状態で存在し，そのモル濃度は温度によって変化しないと仮定せよ。

表1　海水に含まれる主なイオンの濃度〔mol/L〕

X^{2+}	Ca^{2+}	Na^+	K^+	Z^{2-}	Cl^-
0.06	0.01	0.48	?	?	0.57

問1　Z^{2-} は多原子イオンで，塩化バリウム水溶液によって白色沈殿を生成する。この沈殿は濃塩酸と煮沸しても溶けない。Z^{2-} イオンの名称を答えよ。

問2　X^{2+} は2族の金属イオンで，Z^{2-} との塩は水に溶ける。また，X の水酸化物は酸には溶けるが水およびアルカリには溶けにくい。X^{2+} イオンの名称を答えよ。

問3　0.290 mol/L の塩化ナトリウム水溶液 50.0 mL と海水 100 mL をそれぞれ別のビーカーにとり，これら2つのビーカーを大きな容器の中に並べて置いた。大きな容器にふたをして密閉し，室温において平衡になるまで静かに放置したところ，塩化ナトリウム溶液の体積は 20.0 mL だけ減少し，海水の体積は 20.0 mL だけ増加していた。最初の海水に含まれていた陽イオンと陰イオンのモル濃度の和を有効数字3桁で答えよ。ただし，これらの溶液に対して，希薄溶液で成り立つ法則がそのまま適用できると仮定せよ。

問4　表1に書かれたモル濃度をもとに，K^+ と Z^{2-} イオンのモル濃度〔mol/L〕をそれぞれ答えよ。

問5　海水から沈殿する可能性のある塩は8種類である。表2には，100℃の水溶液中におけるこの8種類の塩の溶解度積 K_{sp} の常用対数値が示されている。また，図には1Lの海水を100℃で 100 mL 以下に濃縮した際の体積と，以下で定義する変数 x の常用対数値との関係が，各々の塩についてグラフで示されている。変数 x は，a を陽イオン，b を陰イオンとするとき，ab 型の塩では積 $[a][b]$ の値，a_2b 型の塩では積 $[a]^2[b]$ の値，ab_2 型の塩では積 $[a][b]^2$ の値をとるものとする。ただし，$[a]$ および $[b]$ は，濃縮によってどのような塩も沈殿しないと仮定した場合の，濃縮海水中のイオンa およびb のモル濃度である。

　表と図をもとに, 海水を100℃で濃縮したときに最初に沈殿する塩と2番目に沈殿する塩を, 図または表2に示された(1)〜(8)の塩の番号で答えよ。なお, 溶解度積は本来, 難溶性の塩に対して定義される量であるが, 可溶性の塩に対しても同様に定義できると仮定せよ。

表2　モル濃度で定義された溶解度積 K_{sp} の常用対数値 （100℃）

	(1) K_2Z	(2) CaZ	(3) XZ	(4) KCl	(5) $CaCl_2$	(6) Na_2Z	(7) XCl_2	(8) NaCl
$\log_{10} K_{sp}$	0.421	−4.62	1.24	1.76	3.47	1.42	2.66	1.65

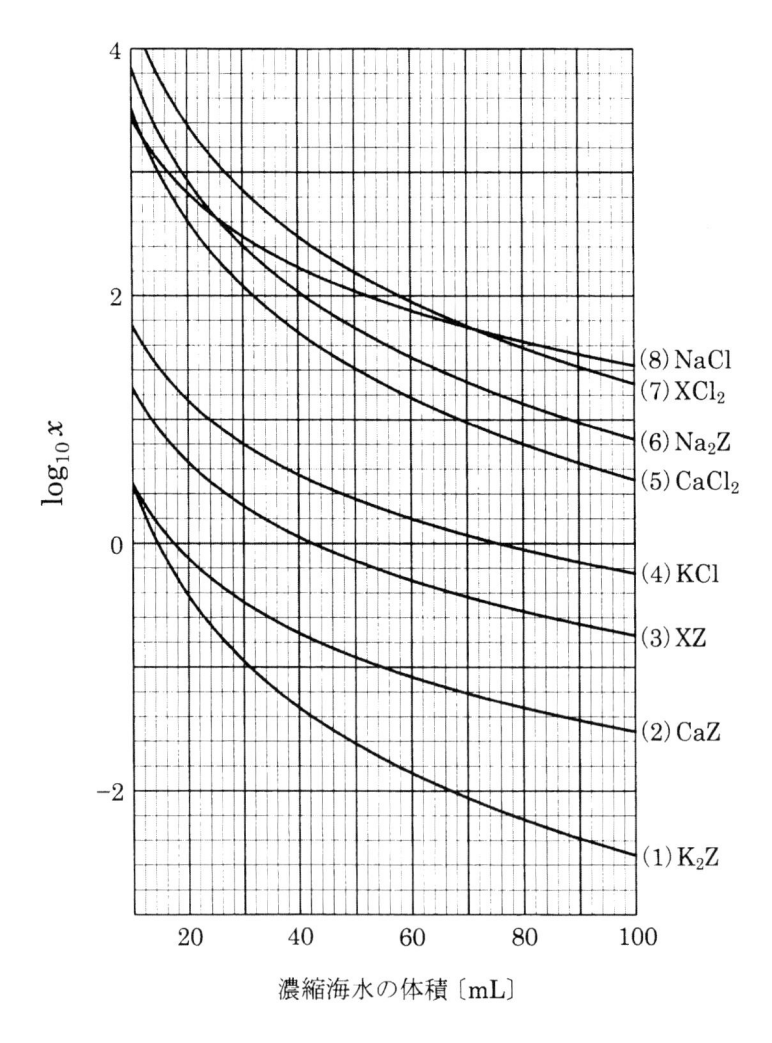

図

[III]　文章を読んで，問いに答えよ。

　　側鎖をもたない鎖状の炭化水素 A，B は，常温・常圧の下で気体として存在する。同一物質量のAとBの燃焼にはそれぞれ同じ量の酸素を必要とする。AとBが同じ物質量ずつ含まれる混合気体を，77℃で 7.0 L の容器に封入したところ，$4.15×10^4$ Pa の圧力を示した。また，この混合気体は 0.50 mol の酸素を消費して完全に燃焼した。さらに，臭素水の入った試験管 2 本を用意し，それぞれの試験管にAとBを別々に通じたところ，Bを通じた試験管のみ臭素水の色が消えた。なお，Bは銅(I)イオンを触媒とした炭化水素 C の二量化によっても得られた。

問1　この混合気体の全物質量〔mol〕を求めよ。

問2　炭化水素 A および B の分子式を答えよ。

問3　炭化水素 A および B の構造式を例にならって書け。

　　（例）　　　$CH_3–CH=CH–CH_2–CH_2–CH_3$

問4　1 mol の炭化水素 B に対し，最大で何 mol の臭素を付加できるか。

問5　炭化水素 C の名称を答えよ。

問6　炭化水素Cに，アンモニア性硝酸銀水溶液を作用させると生じる白色沈殿の名称を答えよ。

[IV] 文章を読んで，問いに答えよ。

　ドデシルベンゼンに反応式(1)のような反応を行うと，化合物 1 を経て合成洗剤である化合物 2 が生成する。セッケンの水溶液は弱塩基性を示すため，　ア　を含む繊維である羊毛や絹の洗浄に適さないが，化合物 2 の水溶液は　イ　であるためこれらの洗浄が可能である。また，(a)セッケンは硬水中で用いると洗浄力が落ちるが，化合物 2 は海水や硬水中でも高い洗浄力を有する。

　合成樹脂の原料であるスチレンの製造法の 1 つに，以下のような方法がある。エチルベンゼンから反応式(2)のようにエチルベンゼンヒドロペルオキシドを合成し，さらに反応式(3)のように化合物 3 を合成し，この化合物 3 から　ウ　反応によりスチレンを合成する方法である。

　スチレンを空気中に放置しておくと，酸素により容易に　エ　してしまうが，効率よくポリスチレンを合成するには，　エ　を開始させるものが必要である。たとえば，過酸化ベンゾイルは反応式(4)のように熱により酸素と酸素の間の共有結合が切れ，4 のようなラジカルが生成する。ラジカルは　オ　(構造式中の ・)を有するため，化学的に不安定で，反応性が高い。反応式(5)のようにラジカル 4 にスチレンが付加するとラジカル 5 が生成し，さらにラジカル 5 にスチレンが付加するとラジカル 6 が生成する。このような反応をくり返すことによってポリスチレンが生成する。

$$過酸化ベンゾイル \xrightarrow{\text{熱}} 2 \quad \mathbf{4} \tag{4}$$

$$\mathbf{4} \xrightarrow{\text{スチレン}} \mathbf{5} \xrightarrow{\text{スチレン}} \mathbf{6} \tag{5}$$

　ポリスチレンに反応式(1)と同じような反応を行うと，ポリスチレンに官能基をつけることができる。しかし，鎖状のポリスチレンにこのような官能基をつけると，水溶性の高分子になってしまう。そこで，図に示すような網目状の構造をあらかじめ作っておき，これに反応式(1)と同じような反応を行うと水に溶けない樹脂にすることができる。

図

問1　ア　～　オ　にあてはまる単語を書け。

問2　下線部(a)の理由を答えよ。

問3　化合物 2, 3 の構造式を書け。

問4　ラジカル 6 の構造式を 4, 5 の構造式にならって書け。

問5　あるポリスチレン 3.00 g を 1.00 L のシクロヘキサンに溶かした。この溶液の浸透圧を 27℃
で測定したところ，2.49×10^2 Pa であった。このポリスチレンは平均して何分子のスチレンが
重合したものであるか，有効数字 2 桁で答えよ。ただし，ポリスチレンの末端の構造は無視し
てよいものとする。

問6　図のような網目状の構造を作るために，スチレンとともに原料として用いる化合物の構造
式を書け。

問7　図のような網目状の高分子に反応式(1)と同じような反応を行い，粒子状の樹脂 A を得た。
十分な量の樹脂 A をカラム（下にコックのついたガラス管）につめ，カラムの上から十分な量
の塩酸を流した。続いて純水でよく洗浄し，カラムの下から流れ出てきた溶液が中性になった
のを確認した。このカラムの下に三角フラスコを置き，ある場所からとってきた地下水 20.0 mL
を樹脂 A に流し，さらに純水で完全に洗い，流れ出てきた溶液をすべて集めた。この溶液を，
0.100 mol/L の水酸化ナトリウム水溶液で中和したところ，水酸化ナトリウム水溶液は 11.1 mL
必要であった。この地下水中の陽イオンの総濃度が 4.35×10^{-2} mol/L であるとき，1 価の陽イ
オンの総濃度は 2 価の陽イオンの総濃度の何倍であるか，有効数字 2 桁で答えよ。ただし，こ
の地下水中の陽イオンは 1 価と 2 価のみであるとする。

生　物

問題

28年度

[Ⅰ]　動物の生殖と発生に関する下記の文章を読み，各問いに答えよ。

　有性生殖でふえる動物では，(a)複数回の細胞分裂を経て，さまざまな組み合わせの染色体をもつ卵や精子が形成される。卵は一般に大きく，その形成過程で　ア　が生じる部域を動物極という。受精の過程で精子は，　イ　から構成されるべん毛を動かして卵へと近づき，卵の細胞膜まで達する。その後，精子の核と　ウ　が卵に入り，卵内で　ウ　は星状体を形成する。1個の卵は通常，(b)2個以上の精子とは受精できない。

　受精後に起こる卵割の様式は，卵黄の量と分布に依存する。卵黄が比較的少ないウニでは，　エ　細胞期までは，卵割により生じる割球の大きさはほぼ等しい。やがて　オ　胚になると受精膜が破れ，ふ化した胚は泳ぎはじめる。

問 1　文中の　ア　～　オ　にあてはまる語句または数字を入れよ。ただし，　イ　には細胞骨格の名称を入れ，この細胞骨格にあてはまるものを以下の(あ)～(く)よりすべて選び，記号で答えよ。

　(あ)　ウ　の主な構成成分である。　　　　(い)　受精膜の主な構成成分である。
　(う)　直径 6～7 nm 程度の繊維状構造である。　(え)　直径 8～12 nm 程度の繊維状構造である。
　(お)　直径 25 nm 程度の管状構造である。　(か)　アクチンが集まってできている。
　(き)　チューブリンが集まってできている。　(く)　筋原繊維を構成し，筋収縮に関与する。

問 2　下線部(a)の細胞分裂について調べるため，ある動物から生殖器官を取り出し，顕微鏡を使って分裂中の細胞を観察した。図 1 は，観察した細胞のうち 1 個を，模式的に描いたものである。この動物の性決定の様式は ZW 型であり，生殖細胞 1 個当たりの核内の DNA 量は，細胞分裂に伴い図 2 のように変化することが知られている。以下の設問に答えよ。

相同染色体

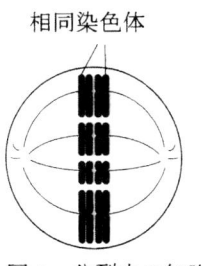

図 1　分裂中の細胞

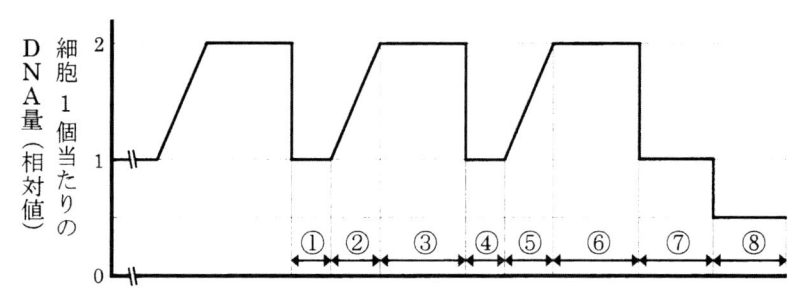

図2　分裂に伴う DNA 量の変化

(1) 図1の細胞がもつ性染色体は，すべて同じ種類(ホモ型)であった。この細胞の名称を以下のA群より，核相と染色体数をB群より，この細胞1個から最終的に形成される配偶子の数をC群より1つずつ選び，それぞれ記号で答えよ。また，形成される配偶子には何通りの染色体の組み合わせの可能性があるか。対合した染色体間での乗換えは起こらないと仮定し，整数で答えよ。

A群：　(あ)　始原生殖細胞　　　(い)　一次卵母細胞　　　(う)　二次卵母細胞
　　　　(え)　卵原細胞　　　　　(お)　卵　　　　　　　　(か)　一次精母細胞
　　　　(き)　二次精母細胞　　　(く)　精原細胞　　　　　(け)　精細胞　　　(こ)　精子
B群：　(あ)　$n = 2$　　(い)　$n = 4$　　(う)　$n = 8$　　(え)　$n = 16$
　　　　(お)　$2n = 2$　(か)　$2n = 4$　(き)　$2n = 8$　(く)　$2n = 16$
C群：　(あ)　1個　　　(い)　2個　　　(う)　4個　　　(え)　8個以上

(2) 図1の細胞は，何分裂の何期に属するか。以下のA群，B群よりあてはまるものを1つずつ選び，それぞれ記号で答えよ。また，その分裂の時期は，図2の①〜⑧のどれに含まれるか。あてはまるものを1つ選び，番号で答えよ。

A群：　(あ)　体細胞分裂　　　(い)　減数分裂の第一分裂　　　(う)　減数分裂の第二分裂
B群：　(あ)　前期　　　(い)　中期　　　(う)　後期　　　(え)　終期　　　(お)　間期

(3) 以下の(あ)〜(え)にあてはまる時期を，図2の①〜⑧よりすべて選び，それぞれ番号で答えよ。

　(あ)　分裂期を含まず，間期だけから成る時期
　(い)　減数分裂のために DNA を合成する時期
　(う)　体細胞分裂のために DNA 合成の準備をする時期
　(え)　細胞の核相が単相(n)である時期

(4) この動物では，図2の⑧の時期の細胞にはどのような構成の性染色体が存在するか。雌と雄それぞれの場合について，以下の(あ)～(か)よりあてはまるものを選び，記号で答えよ。複数の性染色体の構成が存在する場合には，そのすべてを選ぶこと。

(あ) W　　(い) Z　　(う) WW　　(え) ZW　　(お) ZZ　　(か) 性染色体は存在しない

問3　ウニの受精過程で起こる現象を，以下の(あ)～(く)より5つ選び，正常な過程で早く起こる順に左から右へと記号を並べよ。

(あ) 胎盤の形成　　　　　　　　　(い) 精核と卵核の融合
(う) 先体の形成　　　　　　　　　(え) 先体突起の伸張開始
(お) 精子とゼリー層との接触　　　(か) 灰色三日月環の形成
(き) 精子と卵黄膜との接触　　　　(く) 精子と卵との細胞膜融合

問4　ウニの受精において，下線部(b)の現象はどのようなしくみにより起こるか。このしくみに深く関わるものを以下の(あ)～(か)より3つ選び，記号で答えよ。

(あ) 受精膜の形成　　　　　　　　　　(い) ゼリー層の分解
(う) 卵の膜電位変化　　　　　　　　　(え) 精子の膜電位変化
(お) 先体の内容物の細胞外への放出　　(か) 表層粒の内容物の細胞外への放出

問5　(1)卵割が通常の体細胞分裂と共通してもつ特徴，および(2)卵割にだけにあてはまる特徴を，以下の(あ)～(か)より1つずつ選び，それぞれ記号で答えよ。

(あ) 分裂に先立ってDNAが複製される。
(い) 分裂後，間期を経ずすぐに次の分裂が始まる。
(う) 分裂後，細胞1個当たりの染色体数が減少する。
(え) 分裂の前後で，細胞1個当たりのDNA量は変化しない。
(お) 分裂により，異なる染色体の組み合わせをもつ娘細胞ができる。
(か) 分裂をくり返すたびに，細胞1個当たりの体積が減少していく。

問 6　以下の(あ)〜(お)のうち，(1)端黄卵から発生し，全割で卵割が起きる動物，および(2)心黄卵から発生する動物を1つずつ選び，それぞれ記号で答えよ。また，(3)胚が羊膜に包まれて発生する動物を(あ)〜(お)よりすべて選び，記号で答えよ。

(あ)　ウニ　　(い)　マウス　　(う)　カエル　　(え)　ニワトリ　　(お)　ショウジョウバエ

[II]　細胞とエネルギーに関する下記の文章を読み，各問いに答えよ。

　真核生物の細胞は，細胞膜などの生体膜により，いくつかの画分に分離されている。生体膜は単なる境界ではなく，細胞内の構造や化合物の組成を維持し，種々の機能を発現する場でもある。動物の細胞では多くの場合，細胞膜に存在する　ア　とよばれる膜タンパク質がもつ機構により，(a) 細胞内外のナトリウムイオンとカリウムイオン濃度が適切に保たれている。　ア　は，エネルギーを使って働くため，ATP を分解する酵素活性ももっている。一方，エネルギーを必要としない，濃度勾配に依存した物質の輸送を　イ　といい，これには　ウ　と呼ばれる膜タンパク質などが関与している。

問 1　文中の　ア　〜　ウ　にあてはまる語句を，以下の(あ)〜(け)より 1 つずつ選び，それぞれ記号で答えよ。

　(あ) 能動輸送　　　　　　　　(い) 受動輸送　　　　　　　　(う) インテグリン
　(え) エキソサイトーシス　　　(お) エンドサイトーシス　　　(か) カドヘリン
　(き) シャペロン　　　　　　　(く) チャネル　　　　　　　　(け) ポンプ

問 2　動物の細胞膜の性質について正しく説明しているものを，以下の(あ)〜(か)よりすべて選び，記号で答えよ。

　(あ) 細胞を低張液に浸すと，細胞膜が破裂する。
　(い) 細胞を高張液に浸すと，細胞膜が細胞壁からはがれる。
　(う) 細胞膜は，アクアポリンを介してイオンを通過させる。
　(え) 細胞膜は，膜タンパク質を介さず酸素や二酸化炭素を通過させる。
　(お) 細胞膜は，膜タンパク質を介してステロイドホルモンを通過させる。
　(か) 細胞膜はリン脂質の二重層からなり，リン脂質の疎水性部分は二重層の内側に並んでいる。

問 3　真核生物の細胞内部にはさまざまな構造が見られる。以下の(あ)〜(く)の構造のうち，(1)原核生物由来の生体膜をもつもの，(2)生体膜をもたないものをすべて選び，それぞれ記号で答えよ。

　(あ) 核　　　　　(い) ゴルジ体　　　　(う) 細胞壁　　　　(え) 小胞体
　(お) 染色体　　　(か) ミトコンドリア　　(き) 葉緑体　　　　(く) リボソーム

問 4　下線部(a)の濃度を適切に保つために，(1)　ア　において，以下の(あ)〜(お)の現象は
どのような順で起こるか。現象が起こる順に，(あ)から始めて左から右へと記号を並べよ。ま
た，(2)ナトリウムイオン，カリウムイオン，ATP は，それぞれ細胞内外のどちら側から　ア
に結合するか。細胞内から結合する場合は「内」を，細胞外から結合する場合は「外」を○で
囲め。

(あ)　ナトリウムイオンが　ア　に結合する。

(い)　カリウムイオンが　ア　に結合する。

(う)　ナトリウムイオンが　ア　から放出される。

(え)　カリウムイオンが　ア　から放出される。

(お)　ア　に結合した ATP が分解される。

問 5　ATP は，細胞内の生体膜部分でも生体膜以外の部分でも合成される。各部分で ATP を合
成するものを，以下の(あ)〜(き)よりすべて選び，それぞれ記号で答えよ。

(あ)　解糖系　　　　　　　　　　　　　(い)　アルコール発酵

(う)　クエン酸回路　　　　　　　　　　(え)　ミトコンドリアの電子伝達系

(お)　光合成の光化学系　　　　　　　　(か)　光合成の電子伝達系

(き)　カルビン・ベンソン回路

問 6　ヒトは安静時に，毎時 0.8 mol の酸素を肺から血液に取り込む。取り込んだすべての酸素が
グルコースを基質とした好気呼吸に使われると仮定すると，1 日で何 kg の ATP が合成される
ことになるか。解答は小数第 1 位を四捨五入した値で示せ。ただし，ATP の分子量は 500，ま
た 1 分子のグルコースから 38 分子の ATP が合成されるものとする。

[III]　幹細胞の増殖と分化に関する下記の文章を読み，各問いに答えよ。

　　胚性幹細胞（ES 細胞）は，多能性と分裂能をもち，培養条件によって未分化な状態を維持することも，さまざまな細胞に分化することもできる。未分化な細胞では遺伝子 S が発現するが，分化へと向かう細胞では遺伝子 S の発現が止まり，遺伝子 T が発現するようになる。

　　培養液にタンパク質 A を加えると，ES 細胞は分裂後も未分化な状態を維持することが知られている。タンパク質 A が細胞膜にある受容体 B と受容体 C の両方に結合すると，それまでタンパク質 D により阻害されていたタンパク質 E が活性化して核内へ移行し，遺伝子 U など複数の標的遺伝子の転写を促進する（図 1）。また，タンパク質 A の存在下でタンパク質 F が受容体 G に結合すると，タンパク質 A の作用を強め，標的遺伝子の転写がさらに活性化する。

　　タンパク質 A が，どのようなしくみで未分化な状態を維持させるかを調べるために，マウスの ES 細胞を用いて，以下の各実験を行った。ただし，どの実験においてもタンパク質 A は充分量存在し，培養液中で分解されることはないものとする。また，各受容体はタンパク質である。

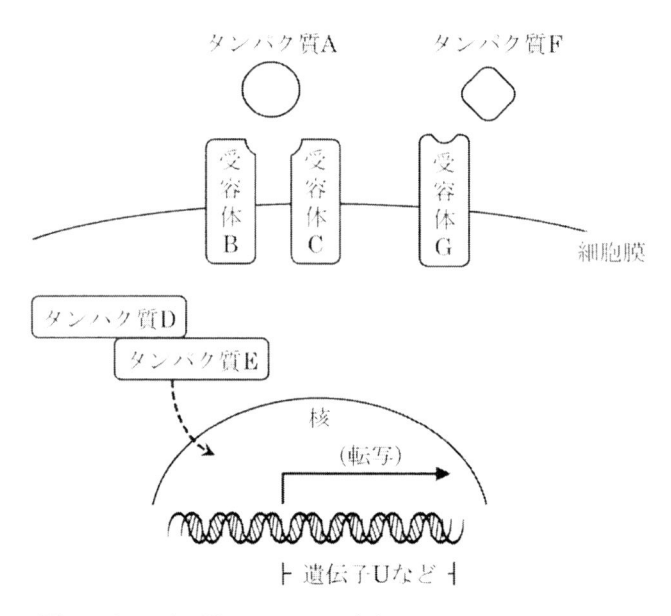

図 1　タンパク質 A および関連するタンパク質

【実験 1】　タンパク質 A を均一になるように加えた培養液で ES 細胞を培養した。分裂前後で受容体 B が細胞のどの部位に存在するか，その分布を調べたところ，いずれも細胞膜全域で検出された。また，どの娘細胞も遺伝子 S を発現していた。次に，タンパク質 E を過剰に発現させた ES 細胞を，タンパク質 A を含まない培養液で培養すると，分裂前後のいずれの時点でも，受容体 B は細胞膜全域で検出された。また，どの娘細胞も遺伝子 S を発現していた。

【実験 2】　タンパク質 A を培養液に加えるかわりに小さな粒子状の物質（ビーズ）の表面に付着させ，タンパク質 A が培養中に拡散しないようにした。1 つのビーズに 1 つの ES 細胞を接触させた状態で培養すると，分裂前後のいずれの時点でも，受容体 B は (a) 細胞膜のうちビーズと接触している領域でのみ検出された。また，分裂期の細胞では，ビーズから細胞の中心へ向かう軸に沿って，染色体が移動していった。分裂後の娘細胞での遺伝子発現を調べたところ，ビーズと接触している娘細胞（娘細胞①）では遺伝子 S が発現しており，もう片方の娘細胞（娘細胞②）では遺伝子 T が発現していた（図 2）。

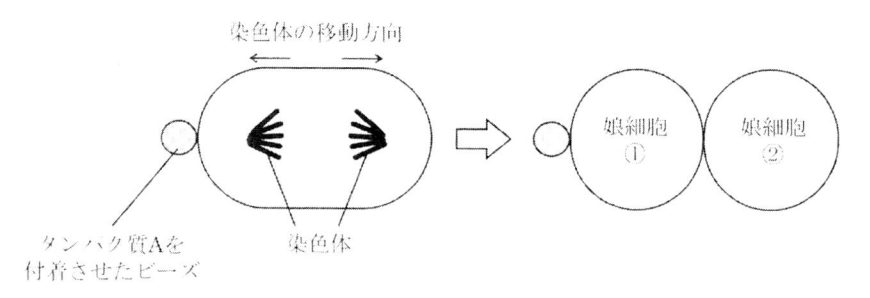

図 2　ビーズと接触させた ES 細胞の分裂過程と分裂後の娘細胞

【実験 3】　実験 2 において，培養液に翻訳阻害剤を加えた場合，ES 細胞は分裂しなかったが，受容体 B は細胞膜のうちビーズと接触している領域でのみ検出された。また，翻訳阻害剤を加える前と比べて，受容体 B の分子数は変化しなかった。

【実験 4】　タンパク質 F の働きを調べるため，タンパク質 A を均一になるように加えた培養液 1 と，タンパク質 A とタンパク質 F の両方を均一になるように加えた培養液 2 を準備し，それぞれの培養液で ES 細胞を培養した。その結果，培養液 1 よりも培養液 2 で培養した ES 細胞の方が，遺伝子 U の発現量が多くなった。また，受容体 B と受容体 C の分子数を培養前後で比較したところ，どちらの培養液でも受容体 B の分子数に変化はなかったが，培養液 1 では培養後に受容体 C の分子数が低下した。一方，培養液 2 では培養前後で受容体 C の分子数に変化はなかった。さらに，培養液 2 で培養した場合のみ，受容体 G が受容体 C に結合した。

問 1　細胞内のタンパク質 D のみを特異的に破壊してから実験 2 を行った場合，分裂後の娘細胞での遺伝子発現はどうなるか。以下の(あ)〜(え)より最も適切なものを 1 つ選び，記号で答えよ。また，その理由を説明せよ。

(あ)　どちらの娘細胞も遺伝子 S を発現する。

(い)　どちらの娘細胞も遺伝子 T を発現する。

(う)　娘細胞①は遺伝子 S を，娘細胞②は遺伝子 T を発現する。

(え)　娘細胞①は遺伝子 T を，娘細胞②は遺伝子 S を発現する。

問 2　実験 2 で，(1)受容体 B が検出された部位が，下線部(a)のようになった理由を以下の I 群より，(2)その根拠となる実験結果を II 群より，それぞれ最も適切なものを 1 つずつ選び，記号で答えよ。

I 群 :

(あ)　細胞膜全域に存在していた受容体 B がすべて分解され，新たに発現した受容体 B がビーズと接する領域へ輸送されたから。

(い)　細胞膜全域に存在していた受容体 B のうち，ビーズと接していない領域にあった分子が分解されたから。

(う)　細胞膜全域に存在していた受容体 B が，ビーズと接している領域に集まってきたから。

II 群 :

(あ)　翻訳阻害剤を加えて培養すると，ES 細胞は分裂しなかった。

(い)　翻訳阻害剤を加えた培養の前後で，受容体 B の分子数は変化しなかった。

(う)　タンパク質 A を均一になるように加えた培養液で ES 細胞を培養すると，培養後に受容体 C の分子数が低下した。

(え)　タンパク質 A とタンパク質 F の両方を均一になるように加えた培養液で ES 細胞を培養すると，受容体 G が受容体 C に結合した。

問3　実験2において，対照実験により以下の(1)，(2)であることを示すためには，それぞれどのような条件でES細胞を培養し，いかなる結果を得ればよいか。対照実験を以下のI群より，その対照実験により得られる結果をII群より，それぞれ最も適切なものを1つずつ選び，記号で答えよ。同じ記号を何度用いてもよい。

(1)　ビーズ自体は受容体Bの分布に影響しない。

(2)　ビーズに付着させたタンパク質Aが，受容体Bと受容体Cの両方に結合した場合のみ，娘細胞①で遺伝子Sが発現する。

I群：

(あ)　培養液にタンパク質Aを均一になるように加え，ES細胞を培養する。

(い)　培養液にタンパク質Aと翻訳阻害剤を均一になるように加え，ES細胞を培養する。

(う)　何も付着させていないビーズをES細胞に接触させて培養する。

(え)　タンパク質Aを付着させたビーズをES細胞に接触させ，タンパク質分解酵素を均一になるように加えた培養液で培養する。

(お)　受容体Bには結合するが，受容体Cには結合しないタンパク質Aの変異体を付着させたビーズを，ES細胞に接触させて培養する。

II群：

(あ)　受容体Bは細胞膜全域で検出される。

(い)　受容体Bは細胞膜のうちビーズと接触している領域でのみ検出される。

(う)　分裂後の娘細胞はどちらも遺伝子Sを発現する。

(え)　分裂後の娘細胞はどちらも遺伝子Tを発現する。

(お)　分裂後，娘細胞①は遺伝子Sを，娘細胞②は遺伝子Tを発現する。

(か)　分裂後，娘細胞①は遺伝子Tを，娘細胞②は遺伝子Sを発現する。

(き)　ES細胞は分裂しない。

問 4　タンパク質 A の働きについて正しく述べているものを，以下の(あ)～(お)より 1 つ選び，記号で答えよ。

(あ)　タンパク質 A が ES 細胞全体に作用すると，分裂後の娘細胞はどちらも分化へと向かう。

(い)　タンパク質 A が ES 細胞の特定の領域に作用すると，分裂後の娘細胞はどちらも未分化な状態を維持する。

(う)　タンパク質 A が ES 細胞に作用すると，細胞の増殖が促進される。

(え)　タンパク質 A が ES 細胞に作用すると，遺伝子 S が発現する。

(お)　タンパク質 A が ES 細胞に作用すると，遺伝子 T が発現する。

問 5　タンパク質 F が受容体 G と結合して形成される複合体が，タンパク質 A の働きを促進するしくみについて，最も適切に述べているものを，以下の(あ)～(か)より 1 つ選び，記号で答えよ。

(あ)　複合体が受容体 C と結合し，受容体 B の分解を阻害する。

(い)　複合体が受容体 C と結合し，受容体 B の分解を促進する。

(う)　複合体が受容体 C と結合し，受容体 C の分解を阻害する。

(え)　複合体が受容体 C と結合し，受容体 C の分解を促進する。

(お)　複合体が細胞内に入り，タンパク質 D の分解を阻害する。

(か)　複合体が細胞内に入り，タンパク質 E の分解を促進する。

英　語

解答

28年度

1

〔解答〕

問1
[1] (o)　[2] (q)　[3] (t)　[4] (f)　[5] (a)

問2
(d)

問3
(b)

問4
微生物群に関するいくつかの仮説を検証するため、住居や生活様式の特徴について情報を提供すること。（47字）

問5
(A) - (C) - (B) - (D)

問6
位置：{ ウ }
理由：ウの段落の2つ前の段落では家のデザイン、1つ前の段落では家の占有者を話題にしている。ウの後の段落では、住む場所が具体的に書かれているので、ウが適切である。（77字）

問7
(d)

問8
(a)

問9
(A)　部分：②　単語：(き)
(B)　部分：②　単語：(い)
(C)　部分：①　単語：(け)

〔出題者が求めたポイント〕

〔解説〕

問1
[1]「より一般的になりつつある」の意味なので、more が適切
[2]「進行する」の意味の proceeding が適切
[3] 文脈上、前文とは逆接の内容が来るので「しかし」の意味の yet が適切
[4] 前文を受けて、「結果として」の内容が来るので、consequently が適切
[5] account for ～ で「～を説明する」

問2
(a) 存在と出席
(b) 外見と出席
(c) 外見と類似性
(d) 存在と不在

問3
(a) ～における家族の状況
(b) ～内の環境状態
(c) ～に関する外部の特徴
(d) ～を取り囲む微視的詳細

問4
第2パラグラフの最終文を中心にまとめる

問5
(A) あなたが一緒に暮らす微生物はあなたの健康と幸福に影響を与える
(B) あなたが家を共有する大きな生物種はその中にいる微生物種に影響を与える
(C) あなたの家の物理的特徴はその中の微生物群に影響を与える
(D) 地理的に、気候と風景の特徴は家の内外の微生物の構成に影響を与える

問6
家のデザインと住む人は家の微生物に大きな影響を与えるかも知れないが、あなたの暮らす場所が家の内外に住む微生物に影響を与える可能性も排除できない。

問7
(a) 2，3の新たな名前をその変化に与える
(b) いくつかの病気に2，3の名前を付ける
(c) いくつかの病気を2，3の名前で呼ぶ
(d) 述べられるのはもっと数多くあるけれど

問8
(a) 特殊な薄い布や柔らかい紙切れ
(b) 窓から水分をぬぐうために使用されるゴムの道具
(c) 布を使って汚れを取り除く行為
(d) 物を洗うために使用される粉末

問9
（略）

〔全訳〕
　人間の家庭は、徐々により一般的になりつつある地球上のいくつかの生態系のひとつだ。毎日、土台が築かれ、より多くの歩道があふれ、より多くの芝生が刈られる。家庭の中と周辺にいる生物種は元々興味深い。それらは我々が最も頻繁に関わる種であり、最も急速に進化が進んでいる種である。というのも、彼らの生物群系が拡大しているからであり、また、彼らはしばしばとても小さく急速に繁殖するからである。我々の体表で、そして周辺で生きているこれらの種はまた、別のとても重要な理由で興味深い。彼らの存在と不在が、我々の健康と幸福に直接影響を与えるかもしれないからだ。しかし奇妙なことに、科学者たちは我々のそばに暮らすこれらの種、それがバクテリアであれ菌であれ、昆虫であれ、の生態と進化に、これまで比較的注意を払ってこなかった。
　あなたの手助けを得て、我々の家庭の微生物の探求を始めよう。微生物は我々の体に、環境に、そして家に、豊富に遍在しているが、我々は彼らの最も日常的な場所における多様性については、ほとんど何も知らない。我々は家に関連する微生物の多様性の地図を作ることで、こうした状況を変えることを目指す。我々は、あなたの家で我々が観察する微生物群について、何ごとかを説明するかもしれないいくつかの仮説を検証するため

に、あなたの家と生活様式の特徴について、あなたが提供する情報を使用する。

　我々が考えるのは、あなたの家の物理的、デザイン的特質がそこに住む微生物種を決定するかもしれない、ということだ。結果として、我々はあなたに、あなたの家の構造、建材、カーペット、換気、そして冷暖房システムについて質問をする。つまり、こうした質問があなたの家の内部の環境状態を特徴づけると考えるのだ。もしも、家の特徴を特定の種類の微生物と結びつけるパターンが現れるなら、我々の研究は我々の家を再設計するのに役立つ方法を、ついには示唆することができるだろう。

　あなたの家に居住している人(特にあなたが毎日見たり交流したりする人)は、そこに生息するのを我々が発見する微生物群を構成する際に、一定の役割を果たしているかもしれない。我々は、あなたの家に居住する人間の数が微生物にとって重要だと仮定するのみならず、彼らの年齢や性別も重要だろうと推定する。我々はあなたが家に飼う非人間種もまた、我々がそこに見出す微生物に何らかの影響を与える。だから、我々はあなたのペット(種類と数)とあなたが育てている室内用植物の数についても質問をする。

　現実的には、アラスカの家にいる種とフロリダの種が同じだということは、とてもありそうもない。あるいは、祖父のアイオワの農場が、Cousin Beverly のパークアベニューにあるペントハウスと全く同じ種を共有するということも、ありそうもない。しかしそれはどれくらい異なっているか、また、なぜそうした違いがあるのか。

　あなたの家の外部環境を特徴づけるために、我々は空間(そして机上)から、あらゆることができる。あなたの住所を手に持って、あなたの家の外部的特性を記述するために、我々は幅広く膨大で、公的に利用できるデータソースを用いる。気象状況とか、舗装道路の量とか、近隣に住む人々の運命とか、植生とかを。そして、我々が考える個々の要素は、あなたが一緒に暮らす生き物に影響を与える潜在性を持っている。

　数多くの不都合な健康上の症状や病気(ほんの2、3例を挙げれば、目のかゆみ、頭痛、ぜんそく、アレルギー、そして自己免疫疾患など)は、我々が一緒に暮らす微生物種の変化と関連している。おそらく、「現代的」な生活の結果、我々はいくつかの有益な防御種を失ったか、病原体生存のための状況を改善してしまった。結局、我は外で「汚く」なるのに時間を費やさなくなり、我々の多くは、空調つきで、窓は閉め切り、ことあるごとに表面が抗菌ティッシュできれいに磨かれた家に暮らす。

2
〔解答〕
問1
ア differ　イ involved　ウ contributed　エ accused
オ considering
問2
(1) (b)　(2) (d)　(3) (d)

問3
(a)
問4
(あ)−(き)−(か)−(い)−(お)−(う)−(え)
問5
[2] which　[6] what　[9] from
問6
それは関与する学生に重い罰を負わせるだけでなく、個人の誠実さに関しても疑問を生じさせる。
問7
Cheating on a test is most serious, because it undermines the very foundation on which all the educational systems are based. On the other hand, submitting an assignment late or skipping a class is not so serious, because it is the person who suffer a loss and no one else has trouble with it. (54 words)

〔出題者が求めたポイント〕
〔解説〕
問1
ア conflict と or で結ばれているので、類似の意味を持つ differ が適切
イ be involved with ～「～と関わりがある」
ウ contribute to ～「～に貢献する」
エ be accused of ～「～の罪に問われる」
オ consider ～「～を考慮する」
問2
(1) 慣習
(a) 我々は毎年夏、年次教員総会に行く。
(b) 学校のエッセイでは句読点の慣習に従うことが大切だ。
(c) 英国は難民の法的権利を確立する協定の作成において先頭にいた。
(d) 彼は自信に満ちた調子で会議において発言した。
(2) 寄稿
(a) 彼らはこの議論に重要な貢献をした。
(b) 我々は両親に旅行費用への援助を頼んだ。
(c) その金は自発的な寄付で集められた。
(d) 学校の雑誌への全ての寄稿は8月1日までに受理されねばならない。
(3) 傾注
(a) 彼女の投資は主に工業株に対してだった。
(b) 投資不足は公共サービスの衰退をもたらした。
(c) コンピューターの授業は安くないが、あなたの経歴へのよい投資だ。
(d) 教師が授業準備に時間を傾注することは常に過小評価される。
問3
(a) 理論
(b) 大学共同体
(c) 学術的誠実さ
(d) 思想家
問4
正解の英文
assist you to be prepared for operating

問5

[2] すぐ前の plagion を指し、means の主語となる関係代名詞

[6] what appears to be intentional plagiarism が can be の主部になる

[9] arise from ～で「～から生じる」

問6

not only A but B「Aだけでなく Bも」。concerned と liable は後ろから前の the student を修飾する

問7

50 字前後に収めるためには内容をコンパクトにまとめる必要があるが、3 つの行為のうち、選ばなかった 2 つの行為についても、なぜそれが重大ではないかを記したい。

≪英文 A≫

大学とは、考えが自由に表現される共同体であり、考えが違っても、また対立しても、互いの尊敬が存在する共同体である。しかし、そうした自由が存在するときさえ、考えを共有することは、その考えの保護の仕方について、何らかの合意が存在しないならば、決して安全とは言えない。まさにこうした懸念から、他の著者の思想、考え、そして作品の引用の仕方に関する慣習が発達してきた。あなたがすでに関わっている学習課程の一部分は、あなたにあなたの情報源を述べるように促すだろうし、デジタル時代が可能にする論文試験に対する「切り貼り」的やり方を避けるように促すだろう。

このような学術界の自由を保護しようという関心は、2 つの方向に働く。それは他人の知的所有権を保護するが同時に、あなた自身の独自な投稿も守ってくれる。時を超えた倫理であり、過去、現在のすべての個人と学術界を含む倫理であり、知識と理解を発達に貢献してきた倫理である。我々もその一員であるグローバルで、ボーダレスな共同体においては、さまざまな理論がネットで、印刷物で、映画で、急速に発達する新たな技術の中で発見されるだろう。これらすべてが尊重されるべき知的努力と投資を表している。それゆえ、他人の知的所有権を尊重することは、大学共同体における学術的誠実さの中心的倫理である。それは、こうした共同体の全構成員が支持し保護する責任のある義務であり一連の価値観である。

大学の講師はしばしば、広い見識を持った独創的な作品を生むよう、生徒に圧力をかける。そのためには、あなたは多くの他人の考えや理論や実践を探し、それをよく知るようになる必要があるだろう。剽窃や談合といったズルで糾弾されないように、あなたが学術的誠実さのルールを理解することが重要だ。「学術的誠実さ」に関連する価値観を通して考えることは、大学共同体の中で、自立した思想家としてあなたが働く準備ができるようあなたを助けるだろう。学術的誠実さに関する考えを注意深く考慮することについて重要なことは、それによって、あなたが情報を吸収し、考えを言い換え、他人の言葉を引用する際に、良い引用と参照習慣を身に着ける手助けをするだろうということだ。

≪英文 B≫

剽窃という語は、ギリシャ語の plagion に由来し、それは誘拐することを意味する。ある意味で、考えや作品を他人から非合法に取ることは、彼らの考えや作品を誘拐することに似ている。もしも剽窃が発見されると、それは関与する学生に重い罰を負わせるだけでなく、個人の誠実さに関しても疑問を生じさせる。しかしながら、時に意図的な剽窃に見えることが、あなたの作品の言葉や考えや図形の出典を認識する標準的なやり方についての理解不足から生じる、粗末な学術行為である可能性はある。

❸

〔解答〕

1.（a）　2.（b）　3.（c）　4.（c）　5.（c）　6.（c）

7.（a）　8.（d）　9.（b）　10.（c）　11.（d）　12.（b）

13.（c）,（d）　14. ①（c）　②（j）　③（l）

15.

STATEMENT 1: D

STATEMENT 2: C

16.（c）

〔出題者が求めたポイント〕

〔解説〕

1. A 氏が語ることに基づくと、この人は次のどの発言に最も合意する可能性があるか？

（a）学校はあまりに成績を重視しているので、教育そのものが犠牲になっている。

（b）学校が成績を重視することが出来ように、教育そのものは犠牲になるべきだ。

（c）教育そのものが達成されるように、学生は過剰に試験を受けさせられている。

（d）学生は教育のために自分の成績を犠牲にしている。

2. B 氏は「私は、過去数年間と同じように教育がこれからも向上するところを見たい」と語る。次のどれが B 氏の言わんとするところを最もよく記述するか？

（a）B 氏は教育が今後数年の間に、向上し始めるのを見たい。

（b）B 氏は教育が今後数年間、向上し続けるのを見たい。

（c）B 氏は教育が過去数年間と同じままであるのを見たい。

（d）B 氏は教育が過去数年間に向上したかどうかを見たい。

3. 下線部（1）の aspiration（願望）の代わりに使える単語を次から一つ選びなさい。

（a）自信

（b）潜在能力

（c）意図

（d）合意

4.「成績と基準に関する限り」は次のどれと最も意味が近いか？

（a）成績と基準が私の関心事なので

（b）成績と基準が私の関心事である限り

（c）成績と基準に関して

（d）私は成績と基準に関心があるので

5．C 氏が「私はあなたの言うことに心から共感します」と言うことで何を言わんとしているか。次の選択肢から最も良い解答を選びなさい。
(a) あなたが言ったすべてのことを私は残念に思います。
(b) あなたが言うことを聞いて私はいつも幸せです。
(c) あなたがどのように感じているかを私は理解しています。
(d) あなたは自分自身を憐れむべきだと私は思います。

6．下線部（2）の bureaucratic（官僚的）は次のどれと最も意味が近いか？
(a) 質が貧しいこと
(b) 多くの情報を含んでいること
(c) 複雑な規則や手続きを含んでいること
(d) 外部条件に反応すること

7．C 氏が「できる限り多くの金を学校につぎ込むことに私は情熱を持っている」主な理由は何か。次の選択肢から最も良い解答を選びなさい。
(a) 彼は政府で金を無駄遣いしたくない。
(b) 彼は若い家族がいる。
(c) この国は教育特殊法人に多くの金を費やしている。
(d) 彼は良い外部採点を欲している。

8．次のどれが C 氏の家族を最も良く描写しているか？
(a) 彼には子供がいない。
(b) 彼は一人の子供を持つ。
(c) 彼は一人の子供を持ち、妻は妊娠中である。
(d) 彼は二人の子供を持ち、妻は妊娠中である。

9．C 氏、D 氏ともに学校は 4,000 ページの情報を毎年受け取っていると述べる。彼らは何を主張したいのか。次の選択肢から最善の解答を選びなさい。
(a) 学校は十分な情報を受け取っている。
(b) 学校は過剰な情報を受け取っている。
(c) 学校は情報が必要である。
(d) 学校に情報を送るのは危険である。

10．D 氏がスウェーデンの国家カリキュラムについて語る主な理由は何か。次の選択肢から最善の解答を選びなさい。
(a) スウェーデンは良い教育制度を持っているという彼の意見を支持するため。
(b) スウェーデンのカリキュラムは 16 ページだという証拠を示すため。
(c) 政府が教室の管理をやり過ぎているという考えを裏付けるため。
(d) 校長が政府から 4,000 ページの指示書を受け取ったという証拠を示すため。

11．D 氏が語ることによれば、教育自由条例について次のどの陳述が正しいか？
(a) これは教師と学校に、政府からのより多くの指導を与えることを意図されている。
(b) これは教師に送られた 4,000 ページの指導書に含まれている。
(c) これはスウェーデンの教育制度から採用されている。
(d) これは政府による学校への干渉の量を減らすだろう。

12．D 氏は「これは大きな相違をもたらすだろうと思う」と述べている。「これ」とは何を指すか。次の選択肢から最も良い解答を選びなさい。
(a) 学校
(b) 教育自由条例
(c) 微細管理
(d) 教室

13．D 氏が最も合意すると思われるのは次のどの陳述か。選択肢から 2 つ選びなさい。
(a) 国家カリキュラムは詳細で徹底したものであるべきだ。
(b) 教師と学校はもっと政府からの指導が必要である。
(c) 政府が教育に干渉し過ぎることを防止する法律があるべきだ。
(d) 教師の教育に対する情熱が、政府の干渉によって抑圧されている。
(e) スウェーデンの教育制度は完璧なので倣うべきだ。
(f) いかなる点でも、政府は学校で起こることに影響を与えるべきではない。
(g) 政府が教育に干渉するのを妨げる方法はない。
(h) 教師は創造性を欠いている。

14．
A 氏は、その発言から学生と推測されるので、we と言えば自分たち学生を指すと思われる。
C 氏は、A 氏の発言に賛同しているので、その発言中の you は A 氏を指すと考えられる。
D 氏は、C 氏の発言に同意するという形で話を進めているので、ここでの you は C 氏のことである。

15．最も次の発言をする可能性があるのは誰か。4 人（A,B,C、および D 氏）から選びなさい。
発言 1
「私は教室では創造性が大切だと思います。そして、教師にも校長にも自由が必要だと思います。教師の規律、創造性、自由、といったあらゆることにおいて真に助けになるだろうと私が思うひとつのこととは、ごく単純に、古き良き小さな教室規模です」
発言 2
「私自身の子供がこの教育制度を経験しているので、教育の中で私が最も気にかけていることという観点から私が言いたいこと、それは、この国の全ての親が求めるものを私も求めるということであり、それは現実には必ずしも金のかからないことから始まる。それは学校における良き自己規律なのです」

16．上記 4 人の人々の交流について次のどれが最も良く描写しているか？
(a) 4 人の学生が政治について語っている。
(b) 教師、校長、そして二人の親が政治について熱い会話をしている。
(c) 三人の政治家が自分の教育政策について質問に答えている。
(d) 一人の学生と三人の政治家が学校について会話をしている。

〔全訳〕
A 氏：私はティーンエイジャーで学校の最終学年です。学校の体制が信じられないくらい成績重視で、あまり

にもそうなので、教育そのものが犠牲になっていると感じました。我々は試験され過ぎており、教育されることが少ない。教育を向上させるために皆さんなら何をしますか。

B 氏：私は、過去数年間そうであったのと同じように、我々の教育が向上するところを見たい。よりよい資格を持つ教師が必要です。成功への願望を持つ若者が必要だし、早期に教育を始める機会を人々に与えることも必要です。だから、教育は 3 歳で始まり 18 歳まで続きます。これこそ我々がマニフェストで語っていることであり、教育は 18 歳まで全日制または定時制です。成績と基準に関しては、私自身は高い基準がよいと思います。高い基準を求めないならば、最終的に我々は我々の学校が最善の生徒を輩出することはないと思います。そう、我々は様々な種類のテストに目を向けねばなりませんし、実際そうするつもりです。アメリカ、ヨーロッパだけでなくアジアと競争し、我々の若者が世界の最高に匹敵する成績と資格を持たねばならない、新たな世界に我々がいることに気づくことが重要だと私は思います。私が達成したいのはこのことであり、私はそのために皆さんと共に仕事ができることを期待します。

C 氏：私はあなたの言うことに心から共感します。なぜなら、教育は重要だからです。よい成績を取るということはもちろん、実際に若者の心をこれまでに書かれたあらゆる最善のもの、これまでに語られたあらゆる最善のものに対して実際に開いているという意味でも重要だし、教育に関して人々を真にワクワクさせるためにも重要です。我々の教育制度が恐ろしく官僚的になる危険があると思います。我々は毎年学校に 4,000 ページの情報を送っている。我々は教育特殊法人に多大の金を費やしている。子供を学校に入れた後、我々は前線へ十分なものを送っていない。一人は学校に行き始め、もう一人も行かせたいと思う二人子持ちの人間として、またうまくすればさらに一人生まれる予定の人間として、政府内で浪費するよりはむしろ、できる限り多くの金を学校につぎ込むことに私は情熱を持っている。試験という観点からは、適切に実施される高い水準の、よい外部採点が必要だと思う。これが絶対の鍵だと思う。私はその変化を見たいとは思わないが、学校に自由を与えよう。そうすれば、やりたいことをやれる教師という職に信頼が置ける。彼らは大切にしている職業に就いているからこそ、そこにいるのです。

D 氏：あなたが話していること — 常に面倒な手順を踏まねばならないというこの感覚 — は皆さん認識していると思います。兆候はあらゆるところにあります。我々の全国カリキュラムは 600 ページあります。スウェーデンのカリキュラムは、全般にかなり良い教育制度ですが、16 ページです。校長たちがこれ — 4,000 ページの指示 — をはるか彼方の政府から、去年 1 年かけて e メールで受け取ったというのを、私は先日読みました。こんなのはどうかしている。我々は校長た

ちに教育してもらわねばならない。先生たちに教育してもらわねばならない。あなたが教わったように、教師が情熱と創造性の感覚を取り戻すよう手助けせねばならない。そういう訳で私は、「教育自由条例」という条例書のことを知らせたい。これは文字通り政府がこの国のあらゆる教室での個々のテストについて一日の毎分生じていることを細部まで管理することを禁止する条例である。これこそが、私が見たいものだ。これはあなたと学校にいる他の人々に大きな相違をもたらすだろうと思う。

数　学

解答　28年度

I

〔解答〕

問1　(1)　$\sqrt{6}$

　　(2)　$45°$

　　(3)　$\sqrt{2}$

　　(4)　$\dfrac{\sqrt{2}-\sqrt{5-2\sqrt{3}}}{2}$

問2　(1)　3360

　　(2)　550

問3　(1)　$k=\pm 2\sqrt{3}$

　　(2)　$\dfrac{2\sqrt{3}}{5}$

〔出題者が求めたポイント〕

問1　図形と計量および三角比，正弦定理，余弦定理。
　　様々な定理を応用して出題されている。
　　計算量が多いので，(4)などで△PQR の面積を計算し
　　て求めていると時間をロスするので注意。

問2　倍数の性質，特に mod についての問題。
　　n を 3 でわったときの余りで a_n と b_n が場合分けでき
　　ることに気づけば早い。

問3　2次曲線
　　グラフと描けば，l_0 と l_k は傾きが同じなので，「距離
　　が最小」となる点が，接点であるとわかる。

〔解答のプロセス〕

問1

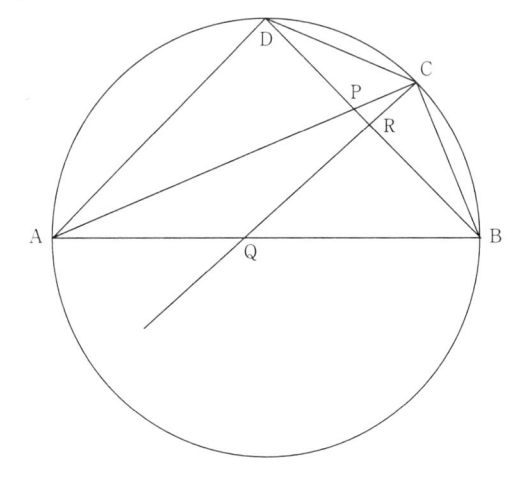

(1)　余弦定理から
$$BD^2 = 2^2 + (1+\sqrt{3})^2 - 2\cdot 2\cdot(1+\sqrt{3})\cdot\cos 60°$$
$$= 6$$
$$\therefore\quad BD = \sqrt{6}$$

(2)　正弦定理から，
$$\frac{\sqrt{6}}{\sin 60°} = \frac{2}{\sin\angle ABD}$$
$$\sin\angle ABD = \frac{1}{\sqrt{2}}$$

$\angle DAB + \angle ABD + \angle BDA = 180°$ なので，
$\angle DAB = 60°$ より
$\angle ABD\ 120°$，すなわち，$\angle ABD = 45°$

(3)　△BCD は二等辺三角形なので，$\angle CBD = \angle CDB$
円周角の定理から，
$\angle CAD = \angle CBD$，$\angle CAB = \angle CDB$
よって，$\angle CAD = \angle CAB$ となり，AP は $\angle BAD$
の二等辺線である。
ゆえに，$BP : PD = AB : AD = 1+\sqrt{3} : 2$
そこから，$BP = \dfrac{1+\sqrt{3}}{(1+\sqrt{3})+2}\cdot BD = \sqrt{2}$

(4)　CQ は $\angle BCD$ の二等分線なので，$\angle BRQ = 90°$
ゆえに，△BQR は直角二等辺三角形であるから，
$$QR = BR = \frac{1}{2}BD = \frac{\sqrt{6}}{2}$$
さらに，$PR = BP - BR = \sqrt{2} - \dfrac{\sqrt{6}}{2}$
よって，$PQ = \sqrt{5-2\sqrt{3}}$
ここで，求める内接円の半径を r とすると，
$$\triangle PQR = \frac{1}{2}PR\cdot QR = \frac{1}{2}r(PR+QR+PQ)$$
$$\therefore\quad r = \frac{PR\cdot QR}{PR+QR+PQ}$$
$$= \frac{\sqrt{3}-\dfrac{3}{2}}{\left(\sqrt{2}-\dfrac{\sqrt{6}}{2}\right)+\dfrac{\sqrt{6}}{2}+\sqrt{5-2\sqrt{5}}}$$
$$= \frac{\sqrt{3}-\dfrac{3}{2}}{\sqrt{2}+\sqrt{5-2\sqrt{3}}}$$
$$= \frac{\sqrt{2}-\sqrt{5-2\sqrt{3}}}{2}$$

問2

(1)　$n=1$ のとき，$a_1=1$，$b_1=1$，$a_1+b_1=2$
　　$n=2$ のとき，$a_2=2$，$b_2=1$，$a_2+b_2=3$
　　$n=3$ のとき，$a_3=0$，$b_3=0$，$a_3+b_3=0$
　　$n=4$ のとき，$a_4=1$，$b_4=1$，$a_4+b_4=2$
　　$n=5$ のとき，$a_5=2$，$b_5=1$，$a_5+b_5=3$
　　$n=6$ のとき，$a_6=0$，$b_6=0$，$a_6+b_6=0$
　　　　　　　　　$\vdots$

以上の規則性から，
$$\sum_{n=1}^{2016}(a_n+b_n) = 5\times\frac{2016}{3} = 3360$$

(2)　$n=1$ のとき，$a_3+b_2+2a_1 = 0+1+2 = 3$
　　$n=2$ のとき，$a_4+b_3+2a_2 = 1+0+4 = 5$
　　$n=3$ のとき，$a_5+b_4+2a_3 = 2+1+0 = 3$
　　$n=4$ のとき，$a_6+b_5+2a_4 = 0+1+2 = 3$
　　　　　　　　　$\vdots$

以上の規則性から

$m = 3k+1(k$ は 0 以上の自然数）のとき,

$$\sum_{n=1}^{m}(a_{n+2}+b_{n+1}+2a_n)$$

$$=11\cdot\frac{m-1}{3}+(a_{m+2}+b_{m+1}+2a_m)$$

$$=11k+3$$

同様に, $m=3k+2$, $m=3k$ のときはそれぞれ

$11k+8$, $11k$

このうち, 値が 2016 となるのは $11\cdot183+3=2016$ のとき,

よって, $m=3\cdot183+1=\underline{550}$

問 3

(1) C 上の点 $\mathrm{P}(x_1,\ y_1)$ で l_k が接するとすると, P 上の接線は $\dfrac{x_1 x}{4}-\dfrac{y_1 y}{3}=-1$ で与えられる。

これを変形して, $3x_1 x-4y_1 y+12=0$

この式が l_2 の式を実数倍したものとすると

$x_1=\pm2\sqrt{3}$, $y_1=\pm2\sqrt{3}$, $k=\pm2\sqrt{3}$（複号同順）

(2) C と l_k, $l_0(k=0$ のときの $l_k)$ をグラフ上に表すと

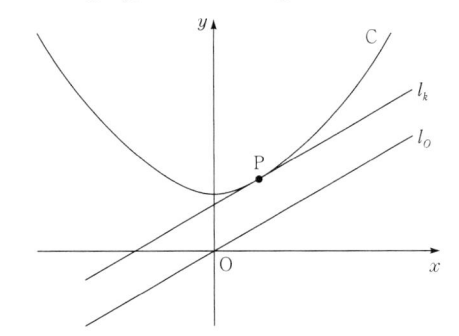

（C のうち, $y<0$ となる部分は省略してある。）

l_0 と $l_{2\sqrt{3}}$ および $l_{-2\sqrt{3}}$ の距離は等しくどちらも最小値である。ゆえに距離の最小値は P と l_0 の距離を求めればよく,

$$\frac{|3\cdot2\sqrt{3}-4\cdot2\sqrt{3}|}{\sqrt{3^2+(-4)^2}}=\underline{\frac{2\sqrt{3}}{5}}$$

Ⅱ
〔解答〕

問 1　$f'(x)=\dfrac{1}{2e}+\left(x-\dfrac{1}{2}\right)e^{-x^2}$

問 2　$f(x)\geqq g(x)$, 等号成立は　$x=1$

問 3　略（プロセス参照）

〔解答のプロセス〕

問 1

$s=x-t+1$ とおくと, $t:1\longrightarrow x$ で $s:x\longrightarrow1$

$$f(x)=\int_x^1(x+1-s)\cdot se^{-s^2}\frac{dt}{ds}ds$$

$$=\int_1^x(x+1-s)\cdot se^{-s^2}ds$$

$$=(x+1)\int_1^x se^{-s^2}ds-\int_1^x s^2 e^{-s^2}ds$$

$$\therefore\ f'(x)=\int_1^x se^{-s^2}ds+(x+1)xe^{-x^2}-x^2 e^{-x^2}$$

$$=\left[-\frac{1}{2}e^{-s^2}\right]_1^x+xe^{-x^2}$$

$$=\left(x-\frac{1}{2}\right)e^{-x^2}+\frac{1}{2}e^{-1}$$

問 2　$f'(x)-g'(x)=\dfrac{1}{2e}+\left(x-\dfrac{1}{2}\right)e^{-x^2}-xe^{-x^2}$

$$=\frac{1}{2}(e^{-1}-e^{-x^2})$$

ここから増減表をつくると,

x	0		1	
$f'(x)-g'(x)$		$-$	0	$+$
$f(x)-g(x)$		↘	0	↗

増減表から, $x>0$ において, $f(x)-g(x)\geqq0$ となるので

$$f(x)\geqq g(x)$$

（等号成立は $x=1$）

問 3　$h(x)=f(x)-g(x)$ とすると,

$h'(\sqrt{2})=\dfrac{1}{2}(e^{-1}-e^{-2})$ を傾きとする $(1,\ 0)$ を通る直線は

$$y=\frac{1}{2}(e^{-1}-e^{-2})x-\frac{1}{2}(e^{-1}-e^{-2})$$

$h''(x)=xe^{-x^2}$ であるから, $x>0$ では $h''(x)>0$

ゆえに, $h(\sqrt{2})<\dfrac{1}{2}(e^{-1}-e^{-2})\cdot\sqrt{2}-\dfrac{1}{2}(e^{-1}-e^{-2})$

$$=\frac{\sqrt{2}-1}{2}(e^{-1}-e^{-2})$$

ここから,

$$f(\sqrt{2})<\frac{\sqrt{2}}{2}(e^{-1}-e^{-2})=\frac{0.367-0.136}{1.41}=0.1638\cdots$$

さらに, $g(\sqrt{2})<f(\sqrt{2})$ であるから,

$$f(\sqrt{2})>\frac{1}{2}(e^{-1}-e^{-2})=0.1165$$

ゆえに, $\underline{0.115<f(\sqrt{2})<0.165}$

Ⅲ
〔解答〕

問 1　$(4t-2)x-5y+(t^2+2t)=0$　$(t-5\leqq x\leqq t)$

問 2

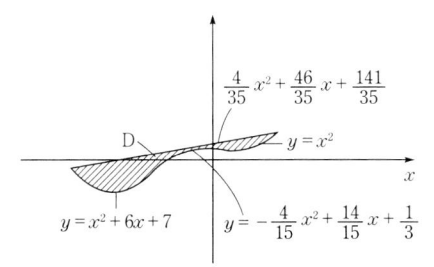

$y=\dfrac{4}{35}x^2+\dfrac{46}{35}x+\dfrac{141}{35}$

D

$y=x^2$

$y=x^2+6x+7$

$y=-\dfrac{4}{15}x^2+\dfrac{14}{15}x+\dfrac{1}{3}$

〔解答のプロセス〕

問 1　PQ の傾きは　$\dfrac{t^2-(t^2-4t+2)}{t-(t-5)}=\dfrac{4t-2}{5}$

よって，直線の式は，$y = \dfrac{4t-2}{5}x + \dfrac{t^2+2t}{5}$

変形して，$(4t-2)x - 5y + (t^2 + 2t) = 0$

問2

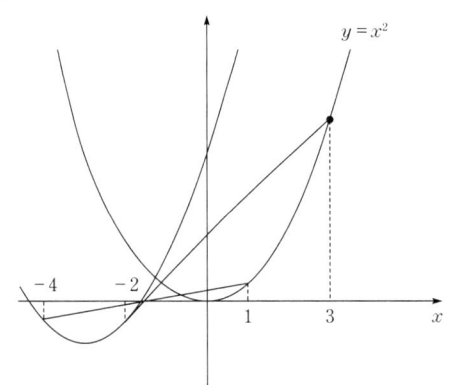

$t^2 - 4t + 2 = (t-5)^2 + 6(t-5) + 7$ より，領域 D をつくる 4 本の曲線のうち，2 本は $y = x^2$ と $y = x^2 + 6x + 7$ である。

残りの 2 本は PQ が t の値を変化させても絶えず接する曲線で，その放物線を $f(x) = ax^2 + bx + c$ とおくと，

$f(1) = 1,\ f(-2) = -1,\ f'(1) = \dfrac{2}{5},\ f'(-2) = 2$

より

$$f(x) = -\frac{4}{15}x^2 + \frac{14}{15}x + \frac{1}{3}$$

$f(3) = 9,\ f(-4) = 34,\ f'(3) = 2,\ f'(-4) = \dfrac{2}{5}$

より

$$f(x) = \frac{4}{35}x^2 + \frac{46}{35}x + \frac{141}{35}$$

物　理

解答　28年度

Ⅰ

〔解答〕

(1) ア　$\dfrac{1-e}{2}v$　　イ　$\dfrac{1+e}{2}v$　　ウ　$\dfrac{3+2e-e^2}{4}$

(2) エ　60　　オ　$\dfrac{1}{4}$

〔出題者が求めたポイント〕

直線上および平面内での 2 物体の衝突

〔解答のプロセス〕

(1) ア．物体 A，B の質量を m，衝突後の物体 A，B の速度を v_A，v_B とおくと，運動量保存則より

$$mv = mv_A + mv_B$$

$$\therefore\ v = v_A + v_B \quad \cdots\cdots①$$

はねかえり係数の式より

$$e = -\dfrac{v_A - v_B}{v - 0}$$

$$\therefore\ ev = -v_A + v_B \quad \cdots\cdots②$$

①−②より

$$(1-e)v = 2v_A \quad \therefore\ v_A = \dfrac{1-e}{2}v \quad \cdots(答)$$

イ．①+②より

$$(1+e)v = 2v_B \quad \therefore\ v_B = \dfrac{1+e}{2}v \quad \cdots(答)$$

ウ．衝突で物体 A が失う運動エネルギー ΔE_A は

$$\Delta E_A = \dfrac{1}{2}mv^2 - \dfrac{1}{2}mv_A^2$$

よって，衝突前の A の運動エネルギー $E_A = \dfrac{1}{2}mv^2$ に対して，失われる運動エネルギーの割合 r_E は

$$r_E = \dfrac{\Delta E_A}{E_A} = 1 - \left(\dfrac{v_A}{v}\right)^2 = 1 - \dfrac{(1-e)^2}{4}$$

$$= \dfrac{3+2e-e^2}{4} \quad \cdots(答)$$

(2) エ．小球 A，B の質量を m，衝突後の物体 A，B の速度の大きさを v'_A，v'_B とおく．小球 A の入射方向と，それに垂直な方向についての運動量保存則より

入射方向：$mv = mv'_A \cos 30° + mv'_B \cos\theta_B$ $\cdots\cdots③$

垂直方向：$0 = mv'_A \sin 30° - mv'_B \sin\theta_B$ $\cdots\cdots④$

また，力学的エネルギー保存則より

$$\dfrac{1}{2}mv^2 = \dfrac{1}{2}mv'^2_A + \dfrac{1}{2}mv'^2_B \quad \cdots\cdots⑤$$

(③$/m$)^2 + (④$/m$)^2 より

$$v^2 = v'^2_A + v'^2_B + 2v'_A v'_B(\cos 30° \cos\theta_B - \sin 30° \sin\theta_B)$$

$$= v'^2_A + v'^2_B + 2v'_A v'_B \cos(30° + \theta_B)$$

一方，⑤より $v^2 = v'^2_A + v'^2_B$ であるから

$$2v'_A v'_B \cos(30° + \theta_B) = 0$$

$$\therefore\ 30° + \theta_B = 90° \quad \therefore\ \theta_B = 60° \quad \cdots(答)$$

オ．$\theta_B = 60°$ のとき，④式から

$$\dfrac{1}{2}v'_A = \dfrac{\sqrt{3}}{2}v'_B \quad \therefore\ v'_A = \sqrt{3}\,v'_B$$

これと⑤式から

$$v'_A = \dfrac{\sqrt{3}}{2}v, \quad v'_B = \dfrac{1}{2}v$$

衝突で小球 A が失う運動エネルギー $\Delta E'_A$ は

$$\Delta E'_A = \dfrac{1}{2}mv^2 - \dfrac{1}{2}mv'^2_A = \dfrac{1}{2}mv'^2_B$$

より，衝突前の A の運動エネルギー $E'_A = \dfrac{1}{2}mv^2$ に対して，失われる運動エネルギーの割合 r'_E は

$$r'_E = \dfrac{\Delta E'_A}{E'_A} = \left(\dfrac{v'_B}{v}\right)^2 = \dfrac{1}{4} \quad \cdots(答)$$

Ⅱ

〔解答〕

(1) ア　$\dfrac{\sin\theta_B}{\sin\theta_A}$　　イ　$K + qV$　　ウ　$\sqrt{1 + \dfrac{qV}{K}}$

(2) エ　$\dfrac{2\pi m}{qB}$　　オ　$\dfrac{mv}{qB}\sin\left(\dfrac{qB}{m}t\right)$

〔出題者が求めたポイント〕

電磁場中の荷電粒子の運動

〔解答のプロセス〕

(1) ア．入射する速さを v_A，出射する速さを v_B とおく．グリッドに平行な方向には力が働かないから，グリッドに平行な速度成分は変化しない．よって，

$$v_A \sin\theta_A = v_B \sin\theta_B$$

$$\therefore\ \dfrac{v_A}{v_B} = \dfrac{\sin\theta_B}{\sin\theta_A} \quad \cdots(答)$$

イ．荷電粒子はグリッド間の電場から qV の仕事をされる．出射したときの運動エネルギー K' は，仕事とエネルギーの関係より

$$K' = K + qV \quad \cdots(答)$$

ウ．$\dfrac{K'}{K} = \dfrac{\dfrac{1}{2}mv_B^2}{\dfrac{1}{2}mv_A^2} = \left(\dfrac{v_B}{v_A}\right)^2 = \left(\dfrac{\sin\theta_A}{\sin\theta_B}\right)^2$

よって

$$\dfrac{\sin\theta_A}{\sin\theta_B} = \sqrt{\dfrac{K'}{K}} = \sqrt{1 + \dfrac{qV}{K}} \quad \cdots(答)$$

(2) エ．磁場に垂直に速さ v で運動する粒子は，磁場から大きさ qvB のローレンツ力を受ける．円運動の半径を r とすると，粒子の向心方向の運動方程式は

$$m\dfrac{v^2}{r} = qvB \quad \therefore\ r = \dfrac{mv}{qB}$$

したがって，周期 T は

$$T = \dfrac{2\pi r}{v} = \dfrac{2\pi m}{qB} \quad \cdots(答)$$

オ．回転の角速度 ω は

$$\omega = \frac{v}{r} = \frac{qB}{m}$$

$t=0$ で粒子の x 座標は $x=0$ であるから，時刻 t での x 座標は

$$x = r\sin\omega t = \frac{mv}{qB}\sin\left(\frac{qB}{m}t\right) \quad \cdots（答）$$

Ⅲ

〔解答〕

ア　$\dfrac{mRT}{4PV}$　　イ　$\dfrac{9}{2}PV$　　ウ　$2P$

エ　$\dfrac{3RT}{N}$　　オ　$\dfrac{7}{4}T$

〔出題者が求めたポイント〕

気体の状態変化，熱力学第1法則

〔解答のプロセス〕

ア．気体全体の物質量を n〔mol〕とすると，状態方程式は

$$P\cdot 4V = nRT \quad \therefore \quad n = \frac{4PV}{RT}$$

分子量 M は1mol あたりのグラム数に相当するから

$$M = \frac{m}{n} = \frac{mRT}{4PV} \quad \cdots（答）$$

イ．容器B内の気体の物質量を n_B〔mol〕とすると，加熱前での状態方程式は

$$P\cdot 3V = n_B RT$$

定積モル比熱は $C_V = \dfrac{3}{2}R$ であるから，Bの温度を T から $2T$ に上げるのに必要な熱量 Q〔J〕は

$$Q = n_B C_V (2T - T) = \frac{3}{2}n_B RT = \frac{9}{2}PV \quad \cdots（答）$$

ウ．B内の圧力を P_B〔Pa〕とすると，体積は一定なのでボイル・シャルルの法則より

$$\frac{P\cdot 3V}{T} = \frac{P_B \cdot 3V}{2T} \quad \therefore \quad P_B = 2P \quad \cdots（答）$$

エ．分子全体の運動エネルギーの総和が内部エネルギーであるから，B内の気体全体の運動エネルギー U_B は

$$U_B = \frac{3}{2}n_B R\cdot 2T = 3n_B RT$$

一方，B内の気体分子の数は $n_B N$ 個であるから，分子1個あたりの平均運動エネルギー K〔J〕は

$$K = \frac{U_B}{n_B N} = \frac{3RT}{N} \quad \cdots（答）$$

オ．コックを開く前の容器A内の気体の物質量を n_A〔mol〕とする。コックを開く前後で，内部エネルギーは保存するから，求める温度を T'〔K〕とすると

$$\frac{3}{2}n_A RT + \frac{3}{2}n_B R\cdot 2T = \frac{3}{2}(n_A + n_B)RT'$$

ここで，状態方程式より

$$n_A = \frac{PV}{RT}, \quad n_B = \frac{3PV}{RT}$$

であるから

$$\frac{3}{2}PV + 9PV = \frac{3}{2}\cdot\frac{4PV}{T}T'$$

$$\therefore \quad T' = \frac{7}{4}T \quad \cdots（答）$$

Ⅳ

〔解答〕

(1)　ア　$\dfrac{J\lambda}{hc}$　　イ　$\dfrac{h}{\lambda}$　　ウ　$\dfrac{hc}{\lambda}$　　エ　$h\sqrt{\dfrac{\lambda}{2m}}$

(2)　オ　$\dfrac{pc}{h}$

〔出題者が求めたポイント〕

光電効果，光の粒子性

〔解答のプロセス〕

(1)　ア．光子1個のエネルギー ε は $\varepsilon = \dfrac{hc}{\lambda}$ とかけるから，J に含まれる光子の数 n は

$$n = \frac{J}{\varepsilon} = \frac{J\lambda}{hc} \quad \cdots（答）$$

イ．光子の運動量 p は

$$p = \frac{h}{\lambda} \quad \cdots（答）$$

ウ．金属板から飛び出す電子の運動エネルギー E_K は

$$E_K = \varepsilon - W$$

で表される。電子が飛び出す条件は $E_K > 0$ より

$$\varepsilon - W > 0 \quad \therefore \quad W < \frac{hc}{\lambda} \quad \cdots（答）$$

エ．電子の運動量を p_e とすると，$E_K = \dfrac{p_e^2}{2m}$ より

$$p_e = \sqrt{2mE_K} = \sqrt{\frac{2m(hc - \lambda W)}{\lambda}}$$

よって，電子波の波長を λ_e とすると

$$\lambda_e = \frac{h}{p_e} = \frac{h\sqrt{\dfrac{\lambda}{2m}}}{\sqrt{hc - \lambda W}} \quad \cdots（答）$$

(2)　オ．$p = \dfrac{h}{\lambda}$ より　$\lambda = \dfrac{h}{p}$

よって，ガンマ線の振動数 ν は

$$\nu = \frac{c}{\lambda} = \frac{pc}{h} \quad \cdots（答）$$

化　学

解答

28年度

Ⅰ

〔解答〕

問 1　C　　問 2　B　　問 3　(あ), (う), (か)

問 4　$C_{10}H_8$　　問 5　(あ), (え)

問 6　6.0×10^{-2}(mol/kg)　　問 7　75%

〔出題者が求めたポイント〕

溶液の性質(冷却曲線と凝固点降下に関する知識, 二量体に関する計算問題)

〔解答のプロセス〕

問 1, 2　本来の凝固点は B 点だが, 結晶は析出せず, 凝固点以下になっても液体のままである。この不安定な状態を過冷却といい, 何かの刺激で結晶核が生成し, 急激に凝固がはじまる。(C 点)

問 3 (あ) 正：一般に溶液の凝固点は純溶媒の凝固点より低くなる。

　　(い) 誤：ゆっくり冷却した方が過冷却状態を保ちやすく, C 点の温度はより低くなる。

　　(う) 正：溶液中においては, 溶媒であるベンゼンだけが先に凍る。(C 点〜E 点)

　　(え) 誤：(う)の解説参照。

　　(お) 誤：D 点〜E 点においてグラフが右下がりになっているのは, 溶液が熱を吸収しているのではなく, 凍っていない溶液部分の濃度が大きくなり, より凝固点が下がるからである。

　　(か) 正：溶液が飽和溶液になると, 溶質である炭化水素 X も析出しはじめる(E 点)。このときの温度を共晶点といい, 濃度(溶液の組成)が一定となるため, すべて固体となる F 点に達するまで, 温度も一定値をとる。

問 4　X の分子量を M として, $\Delta t = k \times m$ の公式より,

$$5.53 - 3.61 = \underset{\text{モル凝固点降下}}{\underline{5.12}} \times \cfrac{\dfrac{4.80}{M}}{\underset{\text{質量モル濃度(mol/kg)}}{\underline{0.100}}}$$

$M = 128$

分子式を, C_nH_{2m} とすると,

　$1 \leqq n \leqq 8$ のとき　$2m > 2n + 2$ となり, 不適。

　$n = 9$ のとき　　　$2m = 20$ となり飽和炭化水素となるので不適。

　$n = 10$ のとき　　$2m = 8$。

　$n \geqq 11$ のとき　$2m < 0$ となり不適。

よって, 分子式　$C_{10}H_8$

問 5 (あ) 正：

(…水素結合)

　　(い) 誤：水などの極性溶媒中では, 溶媒分子がカルボキシル基部分に引きよせられることで, 安息香酸は二量体を形成しにくくなる。安息香酸イオンの存在が理由であるとはいえない。

(う) 誤：アルコールは極性分子なので, (い)同様に考える。

(え) 正：ベンゼンなどの無極性溶媒はイオンのように帯電しているものには溶媒和しにくいため, 安息香酸は電離せず, 二量体を形成しやすくなる。

(お) 誤：安息香酸(カルボン酸)は炭酸より強い酸なので, $NaHCO_3$ と反応し, 塩となり溶ける。

問 6　溶かした安息香酸(分子量122)の物質量を

$$n \left(= \frac{1.71}{122} \fallingdotseq 0.0140 \right) (\text{mol}),$$ 会合した割合を α とおくと,

$$2C_6H_5COOH \rightleftharpoons (C_6H_5COOH)_2 \quad \cdots (※)$$

反応前	n	0 (mol)
反応	$-n\alpha$	$+\dfrac{1}{2}n\alpha$
平衡	$n(1-\alpha)$	$\dfrac{1}{2}n\alpha$

二量体の物質量 $\dfrac{1}{2}n\alpha = n'(\text{mol})$ とおくと, 会合していない安息香酸は $n - n\alpha = n - 2n'(\text{mol})$ と表せ, 総溶質粒子数は $n - n'(\text{mol})$ となる。よって, $\Delta t = k \times m$ より,

$$5.53 - 5.12 = 5.12 \times \frac{n - n'}{0.100}$$

$$n - n' \fallingdotseq 8.01 \times 10^{-3}(\text{mol})$$

ここで, $n = 0.0140(\text{mol})$ であることより,

$$n' = 0.00599 \fallingdotseq 6.0 \times 10^{-3}(\text{mol})$$

求める濃度は, $\dfrac{6.0 \times 10^{-3}}{0.100} = 6.0 \times 10^{-2}(\text{mol/kg})$

問 7　「温度による平衡の移動は無視できる」とあるので, 本問においては, 平衡定数が一定であると考えてよい。また, 「溶液はすべて希薄溶液とみなせる」とあるので, (質量モル濃度 mol/kg) $\fallingdotseq$ (モル濃度 mol/L) としてよいので, 問 6 の結果より, 平衡時におけるモル濃度は,

$$[C_6H_5COOH] \fallingdotseq \frac{0.0140 - 2 \times 0.00599}{0.100}$$
$$= 2.0 \times 10^{-2}(\text{mol/kg})$$

$$[(C_6H_5COOH)_2] \fallingdotseq 6.0 \times 10^{-2}(\text{mol/kg})$$

(＊)式の平衡定数を K とすると,

$$K = \frac{[(C_6H_5COOH)_2]}{[C_6H_5COOH]^2} = \frac{6.0 \times 10^{-2}}{(2.0 \times 10^{-2})^2}$$
$$= 1.5 \times 10^2(\text{L/mol})$$

溶かした安息香酸が $n = \dfrac{4.88}{122} = 0.040(\text{mol})$ のとき, 会合した割合を α とすると, 平衡時

$$[C_6H_5COOH] \fallingdotseq \frac{0.040(1-\alpha)}{1.00} \ (\text{mol/kg})$$

$$\left[(C_6H_5COOH)_2\right] \fallingdotseq \dfrac{\dfrac{1}{2} \times 0.040\alpha}{1.00} \ (mol/kg)$$

$$K = \dfrac{\dfrac{1}{2} \times 0.040\alpha}{\{0.040(1-\alpha)\}^2} = 1.5 \times 10^2$$

$$12\alpha^2 - 25\alpha + 12 = 0$$

$$(3\alpha - 4)(4\alpha - 3) = 0$$

$0 < \alpha < 1$ より，$\alpha = \dfrac{3}{4} = 0.75$ なので，会合している

割合は 75%。

II

〔解答〕

問1　硫酸イオン　　問2　マグネシウムイオン

問3　1.16(mol/L)

問4　K^+…0.01 (mol/L)

　　　Z^{2-}…0.03 (mol/L)

問5　最初…(2)，2番目…(8)

〔出題者が求めたポイント〕

無機総合(金属イオンの沈殿)，溶液の性質(蒸気圧降下)，電離平衡(溶解度積を利用した沈殿生成の有無の判定)

〔解答のプロセス〕

問1，2　Z^{2-} は Ba^{2+} と白色沈殿をつくることから，$CO_3{}^{2-}$ や $SO_4{}^{2-}$ などが考えられるが，濃塩酸と煮沸しても溶けないこと，2族のイオン X^{2+} との塩が水に溶けることから，Z^{2-}…$SO_4{}^{2-}$，X^{2+}…Mg^{2+} とわかる。

問3

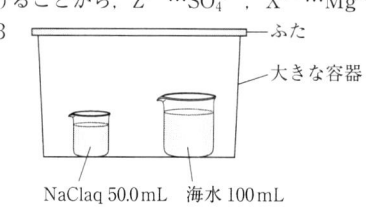

NaClaq 50.0mL　　海水 100mL

NaClaq，海水ともに蒸気圧降下がおこるが，NaClaq の体積が 20.0 mL 減少したことから，NaClaq の方が海水より蒸気圧降下が小さい，つまり濃度が小さく，水分子の蒸発が進んでいることがわかる(20.0 mL 減少分は蒸発した水分子に相当)。両液の蒸気圧が等しくなったとき平衡状態となり，このとき質量モル濃度，すなわち，モル濃度が等しいと考えればよい。

最初の海水に含まれていた陽イオンと陰イオンのモル濃度の和を $C\,mol/L$ とおくと，平衡時におけるモル濃度より，

$$\underbrace{\dfrac{0.290 \times 2 \times \dfrac{50.0}{1000}}{\dfrac{50.0-20.0}{1000}}}_{\text{平衡時のNaClaq(mol/L)}} = \underbrace{C \times \dfrac{\dfrac{100}{1000}}{\dfrac{100+20}{1000}}}_{\text{平衡時の海水(mol/L)}}$$

$$C = 1.16(mol/L)$$

問4　K^+…x(mol/L)，Z^{2-}…y(mol/L)とおくと，問3の結果と，表1のデータをあわせて，

$$0.06 + 0.01 + 0.48 + x + y + 0.57 = 1.16$$

$$\therefore \quad x + y = 0.04 \quad \cdots\cdots①$$

また，正電荷の総和と負電荷の総和は等しく，海水には，表1以外の溶質は含まれてないことから，

$$2[X^{2+}] + 2[Ca^{2+}] + [Na^+] + [K^+] = 2[Z^{2-}] + [Cl^-]$$

$$2 \times 0.06 + 2 \times 0.01 + 0.48 + x = 2y + 0.57$$

$$\therefore \quad x = 2y - 0.05 \quad \cdots\cdots②$$

①，②を連立して，

$$x = 0.01(mol/L), \quad y = 0.03(mol/L)$$

問5　$x \leqq K_{sp}$ のとき沈殿は生成せず，$x > K_{sp}$ のとき沈殿が生成する。$x > K_{sp}$ において，両辺底が 10 の対数をとると，$\log_{10}x > \log_{10}K_{sp}$ なので，

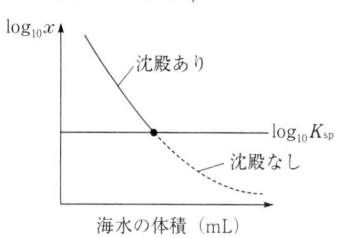

100 mL から濃縮することを考えていくと，100 mL のとき，(2)CaZ はすでに沈殿している。また，74 mL 付近で(8)NaCl が沈殿しはじめることがわかる。

III

〔解答〕

問1　0.10(mol)

問2　A：C_3H_8　B：C_4H_4

問3　A：$CH_3{-}CH_2{-}CH_3$

　　　B：$CH_2{=}CH{-}C{\equiv}CH$

問4　3 mol

問5　アセチレン

問6　銀アセチリド

〔出題者が求めたポイント〕

脂肪族化合物(炭化水素の燃焼からの分子式決定，アセチレンの反応)

〔解答のプロセス〕

問1　混合気体を n mol とすると，

$$4.15 \times 10^4 \times 7.0 = n \times 8.30 \times 10^3 \times 350$$

$$n = 0.10(mol)$$

問2　混合気体 0.10 mol は 0.50 mol の酸素を消費し燃焼したことから，A，B 各 1 mol に対して 5 mol 酸素を消費していることがわかる。また，A に Br_2 が付加しなかったことから，A はアルカンと考えられるので，

$$\underset{\boxed{A}}{C_nH_{2n+2}} + \dfrac{3n+1}{2}O_2 \longrightarrow nCO_2 + (n+1)H_2O$$

$$\dfrac{3n+1}{2} = 5 \quad \therefore \quad n = 3 \text{より，A の分子式は } C_3H_8。$$

B に Br_2 が付加したことから，不飽和結合をもっている。分子式を C_nH_{2m} とすると，

$$C_nH_{2m} + \frac{2n+m}{2}O_2 \longrightarrow nCO_2 + mH_2O$$

$$\frac{2n+m}{2} = 5$$

n, m は自然数なので,

| $n=1, 2$ のとき | $2m>2n+2$ より不適。 |

$n=3$ のとき　　$2m=8$ より飽和しているので不適。（Aの分子式に一致）

$n=4$ のとき　　$2m=4$。

$n≧5$ のとき　　$2m≦0$ となり不適。

以上より，Bの分子式は C_4H_4。

問3～6　Aはプロパン。Bは銅（Ⅰ）イオンを触媒でCから得られること，また問6の設問よりCがアセチレンであることがわかるので，

$$\overset{CH≡CH}{\underset{H-C≡CH}{}} \xrightarrow[\text{（触媒：CuCl）}]{\text{付加}} \overset{CH=CH}{\underset{H\ \ \ C≡CH}{}}$$

Bはビニルアセチレン。C=C を1つと C≡C を1つもつので，付加する Br_2 は 3 mol。なお銀アセチリド生成反応は次のとおり。

$$HC≡CH + 2[Ag(NH_3)_2]^+$$
$$\longrightarrow \underset{\text{白色沈殿}}{AgC≡CAg↓} + 2NH_3 + 2NH_4^+$$

Ⅳ
〔解答〕

問1　ア：タンパク質　イ：中性　ウ：脱水　エ：重合
　　　オ：不対電子

問2　セッケンは，硬水中に含まれる Ca^{2+} や Mg^{2+} と不溶性の塩を生じ沈殿するため。

問3　2：NaO₃S—⟨benzene⟩—C₁₂H₂₅

問3　2：NaO_3S—⟨benzene⟩—$C_{12}H_{25}$

3：⟨benzene⟩—CH-CH₃
　　　　　　　｜
　　　　　　　OH

問4　6：⟨benzene⟩—C-O-CH₂-CH-CH₂-ĊH—⟨benzene⟩
　　　　　　　‖
　　　　　　　O
　　　（with phenyl below CH）

問5　$2.9×10^2$（分子）

問6　CH₂=CH—⟨benzene⟩—CH=CH₂

問7　2.6（倍）

〔出題者が求めたポイント〕

有機総合（セッケン，合成洗剤に関する知識，ポリスチレンのラジカル反応による生成），合成高分子化合物（イオン交換樹脂の構造および計算）

〔解答のプロセス〕

問1　ア：動物性繊維である羊毛や絹はセッケンで洗浄すると，主成分のタンパク質が変性してしまう。
　　　イ：合成洗剤はスルホン酸の Na 塩であるので，加水分解がおこらないため中性を示す。
　　　ウ：化合物3の生成はクメンヒドロペルオキシドからフェノールが生成する過程と同様に考えるとよい。

⟨benzene⟩—CH-CH₂ $\xrightarrow{\text{脱水}}$ ⟨benzene⟩—CH=CH₂
　　　　　　｜__｜　　　　　　　　　スチレン
　　　　　　OH H
　　　化合物3

問3　化合物2のドデシルベンゼンスルホン酸ナトリウムは LAS（直鎖アルキルベンゼンスルホン酸ナトリウム）と呼ばれる代表的な合成洗剤で強酸と強塩基からなる塩である。

問4　反応式(4), (5)はラジカル重合といい，過酸化ベンゾイルのようなラジカル開始剤により，スチレンの C=C 部分の電子（正確には π 電子）を奪い，新たなラジカル部位（ラジカル5）をつくる。「ラジカル5にスチレンが付加するとラジカル6が生成…くり返すことによってポリスチレンが生成」という説明文より，解答の構造と予測することができる。

問5　ポリスチレンの分子量を M とすると，ファントホッフの法則より，

$$2.49×10^2×1.00 = \frac{3.00}{M}×8.30×10^3×300$$

$$M = 3.0×10^4$$

スチレン単位の式量が 104 なので,

$$\frac{3.0×10^4}{104} = 288 ≒ 2.9×10^2（分子）$$

問6　樹脂 A は，代表的な陽イオン交換樹脂で，一般に，スチレンと少量の p-ジビニルベンゼン（解答の構造）を共重合したのち，スルホン化してつくる合成樹脂である。

問7　陽イオン交換樹脂は地下水中の陽イオンを水素イオン H^+ と交換する。地下水 20.0 mL 中に含まれる 1 価の陽イオンを x mol，2 価の陽イオンを y mol とおくと，流れ出てきた溶液中に含まれる H^+ の物質量は $x+2y$(mol) と表せる。これを NaOHaq により中和したので，

$$x+2y = 0.100×\frac{11.1}{1000}×1 \quad ……①$$

また，地下水の陽イオンの総濃度より，

$$4.35×10^{-2}×\frac{20.0}{1000} = x+y \quad ……②$$

①，②を連立すると

$$x = 6.30×10^{-4}(mol),\ y = 2.4×10^{-4}(mol)$$

よって，$\dfrac{6.30×10^{-4}×\dfrac{1000}{20.0}}{2.40×10^{-4}×\dfrac{1000}{20.0}} = 2.62\cdots ≒ 2.6$（倍）

生　物

解答　28年度

I

〔解答〕

問1　ア．極体　イ．微小管　ウ．中心体　エ．8
　　　オ．胞
　　　細胞骨格にあてはまるもの：(あ)(お)(き)

問2
　(1)A群：(か)　B群：(き)　C群：(う)
　　　染色体の組み合わせ：16通り
　(2)A群：(い)　B群：(い)　分裂の時期：⑥
　(3)(あ)：①，②，④，⑤，⑧　(い)：⑤　(う)：①
　　　(え)：⑦，⑧
　(4)雌：(あ)，(い)　雄：(い)
問3　(お)→(え)→(き)→(く)→(い)
問4　(あ)，(う)，(か)
問5　(1)(あ)　(2)(か)
問6　(1)(う)　(2)(お)　(3)(い)(え)

〔解説：動物の生殖と発生〕

問1　微小管は3種類の細胞骨格のうち，最も太い管状の構造であり，チューブリン分子が重合して形成されている。中心体は，3つの微小管が連なった三連微小管が9組環状に配列した中心粒2つから成っている。

問2　(1)(2)図1の細胞は，赤道面付近に対合した相同染色体が並ぶことから，減数第一分裂中期のものとわかる。また，性決定様式が雌ヘテロ型のZW型であり，(1)のリード文に「図1の細胞がもつ性染色体はすべて同じ種類」とあることから，雄のつくる配偶子とわかる。よって，A群は(か)，B群は(き)，C群は(う)となる。そして，乗換えがないことから，形成される配偶子のもつ染色体の組み合わせは，$2^4=16$(通り)となる。
　(3)図2のグラフで減数分裂が行われているのは，⑥～⑦の時期である。したがって，その前の③～④の時期には体細胞分裂が行われている。よって，(う)は①であり，(い)は⑤となる。また，(え)は⑦と⑧であり，③，⑥はG₂期とM期から成るため(あ)は①②④⑤⑧となる。
　(4)雌ヘテロ型のZW型では，精子がもつ染色体はZのみ，卵がもつ染色体はZまたはWとなる。

問3　(あ)は哺乳類に見られ，(か)は両生類に見られる現象である。また，(う)は精子の形成過程であり，これら以外がウニに見られる現象となる。ウニの受精では，まず，精子がゼリー層に到達して先体反応が起こり，先体突起が伸長する。これが卵黄膜を通過し，卵の細胞膜に達すると精子と卵との細胞膜融合が行われる。このとき，表層粒の崩壊が生じ，卵黄膜が細胞膜から分離して受精膜となる。その間，卵内に精子が侵入し，精核と卵核の融合が行われる。以上より，(お)→(え)→(き)→(く)→(い)の順となる。

問4　下線部(b)の現象は多精拒否とよばれる。ウニの多精拒否のしくみは大きく二つに分けられ，卵細胞膜の電位変化による速い反応と，受精膜の形成による遅い反応とから成る。前者は受精開始後1～3秒で進み，卵内の膜電位が膜外に対しておよそ1分間は正の状態となり，精子は卵に侵入することができない。一方，後者は卵細胞内に存在する表層粒の崩壊によって起こり，完了までに受精開始からおよそ1分程度かかる。受精膜が形成されると，精子は物理的に卵に侵入できない。このような反応により多精が防がれている。よって，(あ)(う)(か)が正解となる。

問5　卵割は受精卵に見られる連続して起こる体細胞分裂のことである。通常の体細胞分裂と異なり，卵割は細胞成長を伴わないが，DNAの複製は行われる。よって，(あ)は卵割と通常の体細胞分裂と共通でもつ特徴であり，(か)が卵割だけがもつ特徴となる。

問6　(あ)と(い)は等黄卵であり，等割を行うのに対し，(う)と(え)は端黄卵で，(う)は全割で不等割，(え)は盤割を行い，(お)は心黄卵で表割を行う。また，胚が羊膜に包まれて発生するのは(い)と(え)である。

II

〔解答〕

問1　ア．(け)　イ．(い)　ウ．(く)
問2　(あ)，(え)，(か)
問3　(1)(か)，(き)　(2)(う)，(お)，(く)
問4　(1)(あ)→(お)→(う)→(い)→(え)
　　　(2)ナトリウムイオン－「内」
　　　　　カリウムイオン－「外」　ATP－「内」
問5　生体膜部分－(え)，(か)
　　　生体膜以外の部分－(あ)，(い)，(う)
問6　61 kg

〔解説：細胞とエネルギー〕

問1　「ポンプ」はATPを分解して得られるエネルギーを用いて，濃度勾配に逆らった能動輸送を行うのに対し，「チャネル」はエネルギーを必要としない，濃度勾配に従った受動輸送を行う。

問2　細胞膜は疎水性部分が向き合ったリン脂質の二重層中に，膜タンパク質が埋め込まれた構造をしている。物質はその性質に応じて，各部分から細胞内外への出入りをする。たとえば，酸素や二酸化炭素などの極性のない小さな分子は，リン脂質のすきまを透過し，ステロイドなどの脂溶性物質はリン脂質部分を透過する。また水分子は，分子量は小さいが，極性のためリン脂質部分を透過しにくく，水のみを通す小孔をもつタンパク質であるアクアポリンを透過する。一方，分子量の大きなグルコースや電荷をもつイオンは，チャネルやポンプ，運搬体などのその物質を特異的に透過させる膜タンパク質を通って

出入りする。こうした構造のため，細胞を低張液に浸すと細胞内外の溶質分子は自由に膜を透過できず，水分子だけが浸透圧差によって細胞内に流入し，細胞膜は破裂する。以上より，(あ)，(え)，(か)が正しい。

問3　真核生物のもつ細胞小器官のうち，ミトコンドリアと葉緑体はそれぞれ好気性細菌とシアノバクテリアに由来し，原核生物由来の生体膜をもつと考えられている。一方，膜構造をもたない構造体は，細胞壁，染色体，リボソームである。

問4　(1)ナトリウムポンプのはたらく仕組みは，「ポンプ⇒汲み出す」から連想していくと理解しやすい。まず，細胞内の Na^+ がポンプに結合し，次いでポンプに結合した ATP が分解されてポンプの立体構造が変化し，Na^+ が細胞外に放出される。次いで，細胞外の K^+ がポンプに結合し，ポンプの立体構造が変化して K^+ が細胞内に放出される。このはたらきをくり返すことにより，細胞内では K^+ 濃度が高く，細胞外では Na^+ 濃度が高くなるように保たれている。

問5　生体膜部分で行われる ATP 合成とは，生体膜上にある電子伝達系での電子の移動によって形成された H^+ の濃度勾配を利用するものを指す。また，生体膜以外の部分で行われる ATP 合成とは，細胞質基質やミトコンドリアの基質部分ストロマで行われるものを指す。

問6　ヒトが安静時に1日に取り込む酸素は $0.8 \times 24 = 19.2$(mol)となるので，(好気)呼吸の反応式 $C_6H_{12}O_6 + 6O_2 + 6H_2O \rightarrow 6CO_2 + 12H_2O + 38ATP$ を利用して考える。合成される ATP を X mol とおくと，$6 : 38 = 19.2 : X$ より，$X = 121.6$(mol)。ATP の分子量は 500 なので，質量にすると，$121.6 \times 500 = 60,800$(g)=60.8(kg)となる。小数第一位を四捨五入して，求める ATP 量は 61 kg となる。

Ⅲ
〔解答〕
問1　(あ)
　　理由：タンパク質 E の作用を阻害するタンパク質 D が破壊されており，タンパク質 A の有無に関わらず，遺伝子 S が発現するため。
問2　(1)Ⅰ群：(う)　(2)Ⅱ群：(い)
問3　(1)Ⅰ群：(う)　Ⅱ群：(あ)
　　(2)Ⅰ群：(お)　Ⅱ群：(え)
問4　(え)
問5　(う)
〔解説：幹細胞の増殖と分化〕
問1　問題文と図1から，未分化細胞における遺伝子 S の発現と，分化に向かう細胞における遺伝子 T の発現のしくみは次のように理解できる。
　　タンパク質 A が受容体 B と C へ結合すると，タンパク質 D による阻害が解除され，タンパク質 E

が核内へ移行して遺伝子 U などの発現が促進される。このとき遺伝子 S が発現し，細胞は未分化な状態に維持される。一方，タンパク質 E が作用できず，遺伝子 U などが発現しないと，遺伝子 S の発現が停止し，細胞が分化するようになる。

　　よって，タンパク質 D を特異的に破壊して実験2を行うと，どちらの娘細胞でもタンパク質 E が作用するので，(あ)が正解となる。

問2　受容体 B がビーズと接触する領域でしか観察されなかった理由としては，受容体 B が細胞膜上を移動してビーズと接触する領域へと移動したか，あるいは新たに合成された受容体 B がビーズと接触する領域へと集合し，細胞膜上のそのほかの領域のものが分解されたかの二つの可能性が考えられる。実験3で翻訳阻害剤を加えても受容体 B の分子数が変化しなかったことから，前者のしくみであることがわかる。

問3　対照実験は，本実験から一つだけ条件を変え，どのような実験結果となるかを観察する。したがって，(1)ではビーズのみを ES 細胞に接触させて培養し，それが受容体 B の分布に影響しないことを示せばよく，(2)では受容体 B と受容体 C の一方にしか結合しないタンパク質 A の変異体を加えて，遺伝子 S が発現しないことを示せばよい。

問4　(あ)，(い)，(お)は実験結果と矛盾する。(う)は実験1～4 だけでは判別できない。(え)が正しい。

問5　実験4より，タンパク質 A が受容体 B と受容体 C に結合すると，やがて受容体 C は分解され，遺伝子 U の発現量が低下するが，タンパク質 F が存在すると，受容体 G が受容体 C と結合し，受容体 C の分解が阻害され，結果として遺伝子 U の発現量が増加していることがわかる。よって，(う)が正解となる。

平成27年度

問 題 と 解 答

英　語

問題

27年度

[I]　次の英文を読み，設問に答えよ。

For the first few months of Bill's professorship we were rivals. I had arrived as a National Health Service consultant a few months before him with an ambition to establish a major endocrine unit in the West Midlands. He then arrived with the same idea. After nine months we simultaneously decided that wasting our energies competing with each other was ridiculous and that it would be far better to work together which from then on we did.

I was recently told by someone who was Bill's house physician and his patient that he was a marvelous boss and a knowledgeable, thoughtful and caring doctor. (1)Certainly he had the reputation of being a first-class clinician, whose opinion was sought far and wide, and a popular and highly regarded teacher, as well as a farsighted organizer of medical education. Among the new ideas he pioneered while at Birmingham University was the extension of clinical teaching outside the originally recognized teaching hospital. This move was a manifestation of his desire and his ability to bring colleagues 'within the tent', rather than pursuing a selfish and self-regarding ambition to maintain exclusivity. Indeed, as his powers of leadership became increasingly recognized and his own professional responsibilities increased, he happily handed on to others some of the influential positions he was holding. It was not empire building, just the pursuit of a vision to do the best as he saw it.

A further innovation during Bill's time in Birmingham was to introduce medical audit where doctors reviewed with each other the detailed conduct of cases, with particular reference to the examination of outcomes and of the procedures that led to them. In instances where things had gone wrong there would be a detailed examination of the notes to ascertain where matters had gone awry* and whether there were lessons to be learnt for the future.

There is no denying that Bill was tough. He knew what he wanted, was determined to get it, and usually succeeded. He was a decisive, indeed formidable, chairman of a committee. He was well informed about the topics and issues to be discussed and quick and articulate in advancing the arguments. He had a rule that no meeting should last for more than two hours. There was one exception to this, meetings of Council at the Royal College of Physicians. These to ordinary council members could be interminable, as much of the agenda was devoted to procedural matters and everything else had largely been settled in advance by the senior officers, Bill, and others. It was not for personal gain but as a matter of supporting the causes and achieving the objectives in which he passionately believed that Bill deployed his strengths. Indeed personally he was a most modest man. (2)Never once did I hear him use his position or title to advance his own interests, nor did he ever boast of his personal achievements.

(Adapted from an article written by David London in *Clinical Medicine*, Vol. 8 No. 3, Royal College of Physicians)

＜注＞ *awry:　not in the intended way

問 1　次の (1) と (2) の英文の空所に入れるのにふさわしい英語 1 語を，本文で使われている単語の中からそれぞれ探し出し，そのままの形で記入せよ。

(1)　The basic relationship between Bill and the writer throughout their years at the university can be best described in these words: Bill and the writer were (　　　　　).

(2)　The writer most likely implies that Bill did not cling to his authority. The example to best illustrate this can be found in the sentence which starts with the word (　　　　　) and ends with the word (　　　　　).

問 2　次の (1)〜(3) の英文の空所に入れるのにふさわしい英語 1 語を，それぞれ記入せよ。

(1)　Rather than trying to (　　　　　), Bill encouraged others into his own group.

(2)　Bill brought a new method into the hospital for a formal checking of accounts or records. There would be a thorough evaluation of materials to decide what could be improved upon when (　　　　　) had been made.

(3)　At certain meetings the committee members may have wished that Bill had spent (　　　　　) time discussing a certain issue.

問3　次の(1)と(2)の会話文の空所に入れるのにふさわしい英語 1 語を，本文で使われている単語の中からそれぞれ探し出し，そのままの形で記入せよ。

(1)　A: The economic policies of the government look effective.
　　 B: But it is too early to predict their efficiency until we see the (　　　　　).

(2)　A: I saw a ghost.
　　 B: You saw a ghost? Don't be so (　　　　　)!

問4　次の(1)～(3)および(あ)～(こ)は本文で使われている単語を示したものである。まず，(1)～(3)の最も強く発音される部分を，単語の下に表示されている数字から 1 つ選び，それぞれ解答欄の左側に記入せよ。さらに，選んだ数字の部分と同じ母音を持ちしかもその母音が最も強く発音される単語をそれぞれ(あ)～(こ)から 1 つ選び，その記号を解答欄の右側に記入せよ。

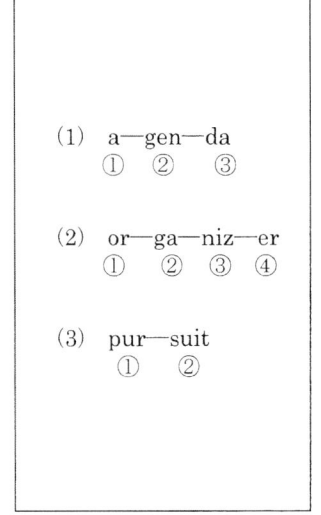

(1)　a—gen—da
　　　①　　②　　③

(2)　or—ga—niz—er
　　　①　　②　　③　　④

(3)　pur—suit
　　　①　　②

(あ)　achievement
(い)　devoted
(う)　further
(え)　introduce
(お)　objective
(か)　passionately
(き)　pioneer
(く)　recently
(け)　service
(こ)　support

問5　下線部(1)を和訳せよ。解答欄にはすでに「たしかに彼は・・・また・・・」という訳語が与えられている。空所を埋める形で解答を完成させること。

問6　下線部(2)を和訳せよ。解答欄にはすでに「私は彼が」という訳語が与えられている。この訳語に続けて解答を完成させること。

[**II**] 次の英文を読んで，設問に答えよ。

Humans are highly visual (1)creatures. Evolution has refined the human brain into a supremely efficient tool for ☐1☐ information from visual images, which far exceeds the capabilities of the most powerful computer vision systems available today. The areas of the brain devoted to our visual sense are much larger than the areas devoted to all of our other (2)faculties. Vision ☐2☐ with an image cast onto the inside surface of the eyes. Large populations of brain cells analyze this image in terms of several essential visual characteristics, including shape, size, texture, color and motion. These highly complex brain processes underlie all visual experience but they are largely ☐3☐ from conscious awareness. The detailed characteristics of brain function ☐A☐ a profound role to play in our experience of visual art. It thus appears worthwhile to put forward an approach to understanding visual art that is ☐4☐ on our knowledge of how the eyes and brain function together to create visual experience.

Before we can embark on this task, it is important to define some fundamental terms of reference. Everyone understands ☐B☐, namely the1.4-kg jelly-like mass of nerve cells and fibers cradled* inside the human skull. The visual system of the brain includes the eyes, the neural pathways ☐5☐ the eyes to the brain and all the neurons in the brain that respond primarily to visual information. On the other hand, it is much more difficult to ☐6☐ on a definition of art. Philosophers continue to debate the (3)virtues of alternative ways to define art; however, one point is clear: any attempt to define artworks in terms of a single characteristic such as their representational properties or their expressive (4)qualities is bound to fail. Counter-examples to single characteristics such as these can always be found. ☐7☐, for example, are representational because they represent the layout of the land but they are not usually considered to be art; human postures have expressive properties but are not usually considered as art ☐C☐ an artistic performance such as ballet. On the other hand, it is difficult to consider the collection of Italian Renaissance paintings in London's National Gallery as anything ☐8☐.

Some philosophers favor a definition of art in terms of a (5)cluster of characteristics or properties. According to this scheme, ☐9☐ as a work of art but some subset of properties may be sufficient. This approach seems to capture the essential characteristics of visual art.

(Adapted from *The Psychology of Visual Art* by George Mather)

＜注＞ *cradle: to hold something, as if to protect it

問 1 ┌─A─┐ ～ ┌─C─┐ に入れるのに適切な表現をそれぞれ (a) ～ (d) から 1 つ選び, 記号で答え
よ。

┌─A─┐　(a)　are surely having

　　　　(b)　may have been

　　　　(c)　must have

　　　　(d)　would probably be

┌─B─┐　(a)　that is meant by the brain

　　　　(b)　that the brain means by

　　　　(c)　what is the brain meant by

　　　　(d)　what we mean by the brain

┌─C─┐　(a)　except when participating in

　　　　(b)　in spite of representing during

　　　　(c)　regardless of when expressed in

　　　　(d)　unless adopted during

問 2 ┌─1─┐ ～ ┌─6─┐ に入れるのに最もふさわしい動詞を次の語群から選び, 必要ならば適切
な形に直して 1 語で記入せよ。なお, 同じ語を繰り返して選ばないこととする。

affect	agree	begin	connect	correspond	discuss
extract	found	hide	lead	restrict	transmit

問 3　下線部 (1) ～ (5) の本文における意味に最も近いものをそれぞれ (a) ～ (d) から 1 つ選び, 記
号で答えよ。

(1)　(a)　beings　　　(b)　creators　　　(c)　elements　　　(d)　objects

(2)　(a)　abilities　　(b)　departments　(c)　facilities　　　(d)　occasions

(3)　(a)　benefits　　(b)　illusions　　　(c)　morals　　　　(d)　origins

(4)　(a)　attitudes　　(b)　features　　　(c)　standards　　　(d)　values

(5)　(a)　class　　　　(b)　division　　　(c)　fraction　　　　(d)　group

問 4　　7　　に入れるのにふさわしい英語 1 語を記入せよ。

問 5　本文の内容に即して，　8　　に入れるのにふさわしい英語表現を記入せよ。

問 6　　9　　に入れるのにふさわしい英語表現となるように，次の(あ)～(き)のすべての語を最も適切な順序に並べかえ，順番にその記号を記入せよ。

(あ) classification　　(い) essential　　(う) for　　(え) is

(お) no　　(か) property　　(き) single

[III]　*Read this passage and answer the questions that follow.*

Most people are just not comfortable in their own heads, according to a new psychological investigation led by the University of Virginia.

In a series of 11 studies, psychologist Timothy Wilson and his team found that study participants from a range of ages generally did not enjoy spending even short periods of time alone in a room with ┌ A ┐ think, ponder or daydream. The participants, by and large, enjoyed doing external activities much more, such as listening to music or using a smartphone. Some even preferred to give themselves mild electric shocks than to think.

The period of time that Wilson and his colleagues asked participants to be alone with their thoughts varied from 6 to 15 minutes. Many of the first studies involved college student participants, most of whom reported that this "thinking period" wasn't very enjoyable and that it was hard to concentrate. So Wilson conducted another study with participants from a broad selection of backgrounds, ┌ B ┐, and found essentially the same results.

He does not necessarily attribute this to the fast pace of modern society, or the prevalence of readily available electronic devices, such as smartphones. ┌ C ┐, he thinks the devices might be a response to people's desire to always have something to do.

In his paper, Wilson notes that broad surveys have shown that people generally prefer not to disengage* from the world, and, when they do, they do not particularly enjoy it. Based on these surveys, Americans spent their time watching television, socializing or reading, and actually spent little or no time "relaxing or thinking."

During several of Wilson's experiments, participants were asked to sit alone in an unadorned** room at a laboratory with no cell phone, reading materials or writing implements, and to spend 6 to 15 minutes — depending on the study — entertaining themselves with their thoughts. Afterward, they answered questions about how much they enjoyed the experience and if they had difficulty concentrating.

Most reported they found it difficult to concentrate and that their minds wandered, though nothing was competing for their attention. On average the participants did not enjoy the experience. A similar result was found in further studies when the participants were allowed to spend time alone with their thoughts in their homes.

"We found that about a third admitted that they had 'cheated' at home by engaging in some activity, such as listening to music or using a cell phone, or leaving their chair," Wilson said. "And they didn't enjoy this experience any more at home than at the lab."

An additional experiment randomly assigned participants to spend time with their thoughts or the same amount of time doing an external activity, such as reading or listening to music, but not to communicate with others. Those who did the external activities reported that they enjoyed themselves much more than those asked to just think, that they found it easier to concentrate and that their minds wandered less.

The researchers took their studies further. Because most people prefer having something to do rather than just thinking, they then asked, "Would they rather do an ☐ D activity than no activity at all?"

The results show that many would. Participants were given the same circumstances as most of the previous studies, with the added option of also administering a mild electric shock to themselves by pressing a button.

Twelve of 18 men in the study gave themselves at least one electric shock during the study's 15-minute "thinking" period. By comparison, 6 of 24 females shocked themselves. All of these participants had received a sample of the shock and reported that they would pay to avoid being shocked again.

Wilson and his team note that men tend to seek "sensations" more than women, which may explain why 67 percent of men self-administered shocks to the 25 percent of women who did.

(Adapted from an article in *University of Virginia Today* by Fariss Samarrai)

＜Notes＞　＊　disengage: to become separated

　　　　　＊＊unadorned: minimally decorated and furnished

1. *Select the best option to fill each of the blank spaces marked* [A] *to* [C].

[A] (a) no more except

(b) no more than

(c) nothing else than

(d) nothing to do but

[B] (a) included 18 to 77 by age

(b) including in age from 18 to 77

(c) ranged from 18 to 77 by age

(d) ranging in age from 18 to 77

[C] (a) As a consequence

(b) In comparison

(c) Instead

(d) Otherwise

2. *Give a suitable English word to fill the blank space marked* [D].

3. *In* **A** *and* **B** *below, select the best option to complete each sentence, and give specific reason(s) for the choice* <u>*in Japanese*</u>.

   A. In their series of studies, Wilson and his team included an experiment

     (a)   in which participants were left alone either with or without company.

     (b)   in which participants were required to stay in a room over a quarter of an hour.

     (c)   that examined if their earlier findings were consistent among participants who were allowed to contact other people.

     (d)   that examined whether their earlier findings were distinctive to college students.

   B. In attending the final experiment described in the passage, all of the participants

     (a)   could have paid in advance not to receive electric shocks any more.

     (b)   were placed in a laboratory room either with or without access to the button that released electric shocks.

     (c)   knew in advance that an electronic shock was something they would rather refrain from.

     (d)   could have had an electric shock administered by the research team if they desired.

4. *Give a suitable word (starting with the letter given) to fill each of the blank spaces* (1) *to* (4) *below.*

     The results of the studies indicate that most people find it difficult to use their own (1) m_____ to occupy themselves, even for fairly (2) b_____ periods of time, and that many of them, especially men, prefer to (3) h_____ themselves than to sit alone in a room (4) w_____ distractions.

5. *Which three of the following* (a) *to* (i) *are <u>not</u> true, according to the passage?*

(a)   The participants mostly struggled with the tasks that they were instructed to follow.

(b)   The degree to which people appreciated time spent in a solitary situation reflected their age.

(c)   The researchers strongly believe that having constant internet access and entertainment options has had a significant effect on the ability of humans to mentally detach from the external world.

(d)   Wilson thinks that use of technology is more a symptom than a cause of difficulty with entertaining oneself.

(e)   The survey results used in Wilson's paper show that Americans were more inclined to do external activities than to devote themselves to solitary thought.

(f)   The unfamiliar laboratory environment seemed to be an important factor in making it difficult for people to enjoy their thoughts.

(g)   One in three participants confessed after one experiment that when not observed closely, they pretended that they were behaving in accordance with the rules assigned.

(h)   The participants who were allowed to engage in the activities that distracted them from their own thought were much happier.

(i)   The results suggest that there appears to be a noticeable difference in sensation-seeking behavior according to sex.

数 学

問題

27年度

[I]　次の各問いの答えのみを解答用紙に記せ。

問1　正三角形 ABC の頂点上を点 P が次の規則 ①, ② にしたがって移動する：

> ① 時刻 0 に P は A にいる。
>
> ② 1 秒ごとに，P は確率 $\dfrac{1}{4}$ で今いる頂点にとどまり，等確率で
>
> 　今いる頂点以外の他の 2 頂点のどちらかに移動する。

n 秒後に P が A にいる確率を p_n とし，$p = \lim\limits_{n \to \infty} p_n$ とするとき，以下の各問いに答えよ。

(1)　p_n を用いて p_{n+1} を表せ。

(2)　p_n を n の式で表せ。

(3)　p の値を求めよ。

(4)　不等式 $|p_n - p| < 5^{-20}$ を満たす最小の n の値を求めよ。ただし必要ならば，$\log_{10} 2 = 0.3010$，$\log_{10} 3 = 0.4771$ であることは用いてよい。

問2　O を原点とする座標平面において，点 (x, y) が 3 つの不等式

$$y \geqq \frac{1}{2}x - 1, \qquad y \geqq 2x - 7, \qquad y \leqq -x^2 + 8x - 12$$

を満たしているとき，以下の各問いに答えよ。

(1)　$\dfrac{y+1}{(x+1)^2}$ の最大値，最小値と，それらを与える点 (x, y) をそれぞれ求めよ。

(2)　$\dfrac{y+1}{(x+1)^2} + \dfrac{(x+1)^2}{y+1}$ の最大値，最小値を求めよ。

[**II**]　次の極限値を求めよ。

問 1

$$\lim_{n \to \infty} \left(\frac{1}{n + \frac{1}{2}} + \frac{1}{n + \frac{2}{2}} + \frac{1}{n + \frac{3}{2}} + \cdots + \frac{1}{2n} \right)$$

問 2

$$\lim_{n \to \infty} \left(\frac{1}{n + \frac{1}{2}} + \frac{1}{n + \frac{3}{2}} + \frac{1}{n + \frac{5}{2}} + \cdots + \frac{2}{6n - 1} \right)$$

問 3

$$\lim_{n \to \infty} \left(\left\{ \left(1 + \sin\frac{n\pi}{2n}\right)^{\sin\frac{n\pi}{n}} \left(1 + \sin\frac{(n+1)\pi}{2n}\right)^{\sin\frac{(n+1)\pi}{n}} \left(1 + \sin\frac{(n+2)\pi}{2n}\right)^{\sin\frac{(n+2)\pi}{n}} \cdots \right. \right.$$
$$\left. \left. \cdots \left(1 + \sin\pi\right)^{\sin 2\pi} \right\}^{\frac{1}{n}} \right)$$

[III]　放物線 $y = x^2 - nx$ と直線 $y = mx$ とで囲まれる部分を D_n とする。ただし n, m は

$$n > 1, \qquad m > 0, \qquad n > m, \qquad n > \frac{1}{m}$$

を満たす実数の定数とする。

問1　D_n を x 軸のまわりに回転してできる回転体の体積 V_n の値を，n, m を用いて表せ。

問2　D_n を直線 $y = mx$ のまわりに回転してできる回転体の体積 W_n の値を，n, m を用いて表せ。

問3　極限 $\displaystyle \lim_{n \to \infty} \frac{V_n}{W_n}$ の値を，m を用いて表せ。

物　理

問　題

27年度

[I]　下記の(1)および(2)の文章の □□□ に適した答えを記せ。ただし，重力加速度の大きさは $9.8\,\mathrm{m/s^2}$ とし，有効数字 2 桁で答えること。なお，□エ□ では，部屋が図 1 の右側に正の加速度運動をしている場合には正の値として，また，左側に正の加速度運動をしている場合には負の値として記せ。

(1)　大気圧 $1.0\times10^5\,\mathrm{Pa}$ の大きさは，水平な面 $1.0\,\mathrm{m^2}$ あたりに □ア□ kg の物体を載せたときの圧力（ただし，水平な面 $1.0\,\mathrm{m^2}$ 全体が均等な圧力と考える）と等しい。

(2)　図 1 のように，静止している部屋に水槽が置かれていて，水槽には密度 $1.0\times10^3\,\mathrm{kg/m^3}$ の水と密度 $8.0\times10^2\,\mathrm{kg/m^3}$ の油が入っている（水と油は完全に 2 層に分かれていると考えて良い）。この水槽の水の層の部分に，密度 $9.5\times10^2\,\mathrm{kg/m^3}$，一辺の長さが $2.0\times10^{-1}\,\mathrm{m}$ の立方体の物体を，質量の無視できる糸につけて沈ませたところ，図 1 のようになった。なお，この立方体の物体は，物体を構成しているどの部分も密度が一定で，立方体の上面あるいは底の面はつねに水平を保ち，糸は立方体の底の面の中心についている。この立方体の物体の質量は □イ□ kg であり，糸の張力の大きさは □ウ□ N である。

　　次に，この水槽が置かれている部屋が，静止している状態から図 1 の左右方向（水平方向）に等加速度運動をした（水槽と部屋はすべることなく一緒に動く）。その向きはわからなかったが，物体につながっている糸が，図 2 のように，鉛直方向から θ の角度で左側に傾いた。測定すると，$\tan\theta = 0.20$ であった。この測定結果から，部屋は図 1 の右側方向を正の方向として，□エ□ $\mathrm{m/s^2}$ の等加速度運動をしていることがわかる。

　　再び水槽が置かれている部屋は静止し，その後，物体につながっている糸を静かに切った。しばらくすると，この物体は，立方体の上面あるいは底の面を水平面にして，水の層と油の層にまたがって静止した。このとき，この物体は水と油の境界面から □オ□ m だけ油の層に入っている。

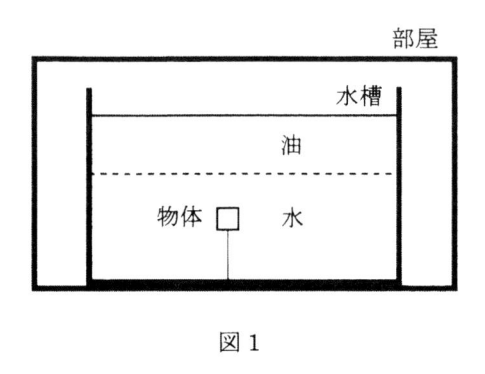

図 1

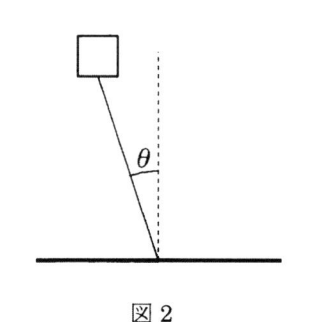

図 2

[II]　図のように，小さい間隔 d〔m〕で向かい合った 2 枚の平行な導体板 A および B で作られたコンデンサーがある。その電気容量は，最初 C〔F〕である。上側の導体板 A は，導体板 B に対して平行に保ったまま，A についている絶縁体でできた棒によって上方へ引き上げることができる。下側の固定された導体板 B につながっている電池の両極間の電位差は，一定の値 V〔V〕につねに保たれている。また，導体板 A はスイッチ S によって，端子 W あるいは端子 X と接続することができる。導体板 Y と Z からなるコンデンサーの電気容量はつねに C〔F〕であり，導体板 Z は接地されている。下記の文章の ☐ に適した答えを記せ。なお，接地点を電位の基準として 0〔V〕と考え，電荷および電位については正負の符号も正しく答えること。

　　まず，Y の電位を Z と同じ電位，すなわち 0〔V〕にしておく。そして，S を W につけて A をいったん接地した後に，S を W から離す。このとき，A のもつ電荷は ☐ ア ☐〔C〕である。次に，A を長さ d〔m〕だけ引き上げて A と B との間隔を広げると，A の電位は ☐ イ ☐〔V〕となる。ここで，S を X につけて充分に時間が経つと，A の電位は ☐ ウ ☐〔V〕となり，A のもつ電荷は ☐ エ ☐〔C〕となる。最後に，X につけていた S を X から離して，その後 A を長さ d〔m〕だけ下げて元の位置に戻す。このとき，A と B との間の電場の大きさは ☐ オ ☐〔N/C〕である。

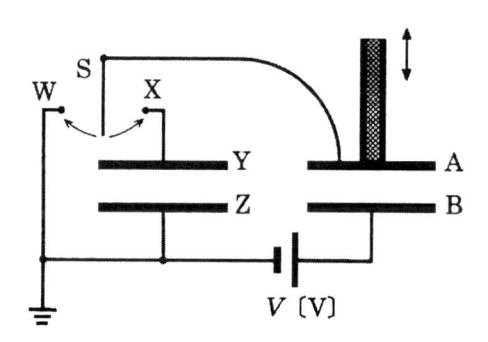

図

[**III**] なめらかに動くピストンのついた円筒容器に，単原子分子の理想気体を入れ，図のように圧力 P と体積 V を A の状態から B, C, D の状態を経て，再び A の状態に戻るように変化させた。ただし，すべての区間は直線に沿っての変化であり，その変化は非常にゆっくりしているとする。下記の文章の ☐ の中に適した答えを記せ。なお， ☐ ア ☐ から ☐ エ ☐ に関しては P_0, V_0 を使って答え， ☐ オ ☐ に関しては有効数字 2 桁で答えること。

A → B の過程で気体が吸収する熱量は ☐ ア ☐ である。また， D → A の過程で気体が放出する熱量は ☐ イ ☐ である。B → C の区間で気体が外部にする仕事は ☐ ウ ☐ であり，吸収する熱量は ☐ エ ☐ である。熱効率は（外部にした仕事）÷（吸収した熱量）で定義されるが，この熱機関に対する熱効率は ☐ オ ☐ である。

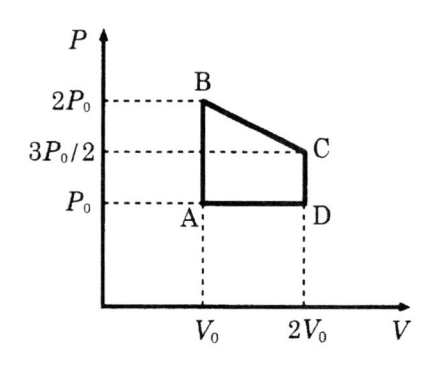

図

［Ⅳ］ 図のように，スリットが複数開いているときのスクリーン上の干渉縞について調べよう。以下では，1つのスリットからスクリーン上の点 P に到達する波の変位は

$$U(x,\, t) = A \sin\left\{2\pi\left(\frac{t}{T} - \frac{x}{\lambda}\right)\right\}$$

と書けることを使ってよい。ただし，ここで，A は波の振幅，t は時間，T は波の周期，λ は波の波長，x は1つのスリットと点 P との間の距離である。図において，S_0S_1 間の距離と S_0S_2 間の距離は等しく，T や λ はつねに一定とする。また，S_1S_0 を結ぶ直線と PO を結ぶ直線は平行であり，$\angle S_0OP$ は直角である。下記の文章の ☐ の中に適した答えを記せ。

まず，中央のスリット S_0 をふさいで，スリットが2つ開いている場合を考えよう。このとき，S_1 と S_2 からの波がスクリーン上で重ね合わさり，干渉縞が生じる。図の点 O より上の干渉縞のみについて考えよう。S_0P の距離を x_0 とすると，S_1P の距離 x_1 および S_2P の距離 x_2 は，それぞれ $x_0 - \Delta x/2$ および $x_0 + \Delta x/2$ と考えて良い。ただし，$\Delta x/2$ は S_0P と S_1P（もしくは S_0P と S_2P）の距離の差である。スクリーン上の点 P での合成波は，$U(x_1,\, t) + U(x_2,\, t)$ から，

$$B \sin\left\{2\pi\left(\frac{t}{T} - \frac{x_0}{\lambda}\right)\right\}$$

と書ける。このときの係数 B は ア ×A である。これから，明点が生じる条件は適当な正の整数を m として，$\Delta x = m \times$ イ となる。

次に3つのスリットがすべて開いている場合を考えよう。このときスクリーン上の点 P での合成波は

$$C \sin\left\{2\pi\left(\frac{t}{T} - \frac{x_0}{\lambda}\right)\right\}$$

と書けて，係数 C は ウ ×A となる。これから，1番明るい明点が生じる条件は，適当な正の整数を m として，$\Delta x = m \times$ エ となる。波の強さは振幅の2乗に比例するが，1番目に明るい明点の波の強さを2番目に明るい明点の波の強さで割った値は，オ である。

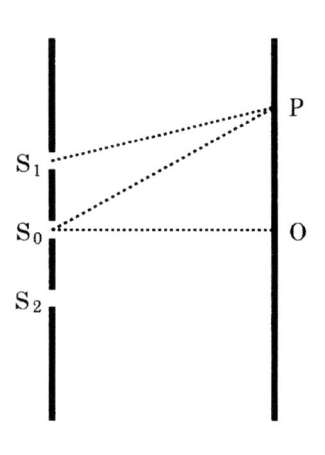

図

化 学

問題

27年度

必要であれば，原子量として H=1.00，C=12.0，O=16.0，S=32.0，K=39.0，Fe=56.0，I=127 を用いよ。また，気体定数 R を $8.31×10^3$ L・Pa/(K・mol) とし，$\log_{10}2=0.30$，$\log_{10}3=0.48$ とする。

[Ⅰ]　文章を読んで，問いに答えよ。

表1に代表的な非金属元素を示す。元素記号の下の数値は電気陰性度の値である。

表 1

族 / 周期	1	13	14	15	16	17
1	H 2.2					
2	—	B 2.0	C 2.6	N 3.0	O 3.4	F 4.0
3	—	—	Si 1.9	P 2.2	S 2.6	Cl 3.2
4	—	—	—	As 2.2	Se 2.6	Br 3.0
5	—	—	—	—	Te 2.1	I 2.7

　　これら非金属元素の単体や化合物は，非金属元素の性質の違いにもとづいてさまざまな物理的性質および化学的性質を示す。13〜17族の非金属元素の水素化合物のうち，酸として作用する物質は　A　とよばれる。また，非金属元素の酸性酸化物が水と化合してできる酸を　B　という。硫黄の　B　である亜硫酸および硫酸は，それぞれ，二酸化硫黄および三酸化硫黄が水と反応することにより生成する。硫酸の工業的な製造法である接触法では，まず，単体の硫黄を燃焼させて二酸化硫黄を生成する。続いて，二酸化硫黄を，酸化バナジウム(V)の存在下で500℃前後に加熱し，空気中の酸素で酸化して三酸化硫黄を得る。さらに，三酸化硫黄を水と反応させて硫酸を製造する。したがって，硫酸の生成過程は反応式(1)〜(3)で表される。

$$S(固) \;+\; O_2(気) \;\longrightarrow\; SO_2(気) \tag{1}$$

$$2SO_2(気) \;+\; O_2(気) \;\longrightarrow\; 2SO_3(気) \tag{2}$$

$$SO_3(気) \;+\; H_2O(液) \;\longrightarrow\; H_2SO_4(液) \tag{3}$$

　亜硫酸および硫酸はそれぞれ，他の物質との間で特徴的な反応性を示す。亜硫酸は反応する物質によって酸化剤としても還元剤としてもはたらき，例えば，亜硫酸水溶液に単体のヨウ素を加えると，硫酸と $\boxed{\text{a}}$ が生じる。また，亜硫酸が過剰の塩酸の共存下で塩化鉄(II)と反応すると，塩化鉄(III)と $\boxed{\text{b}}$ が生成する。

　硫酸は種々の金属と反応して硫酸塩を生じるが，その反応性は金属元素によって異なる。亜鉛は希硫酸に容易に溶解して，硫酸亜鉛と $\boxed{\text{c}}$ を生じる。これに対して，銅は希硫酸には溶解しないが，熱濃硫酸に溶けて硫酸銅になり，$\boxed{\text{d}}$ が発生する。また，グルコースに濃硫酸を加えると黒変する。このとき生成する黒色の物質は $\boxed{\text{e}}$ である。

問 1　表 1 に示した非金属元素からなる単体や化合物の性質に関する A 群および B 群の記述のうち，**誤っているもの**をすべて選び，それぞれの群について(あ)〜(か)の記号で答えよ。

A 群

（あ）17 族元素の単体は $I_2 > Br_2 > Cl_2 > F_2$ の順に沸点が高い。

（い）17 族元素の水素化合物のうち HCl が最も沸点が低い。

（う）第 3 周期元素の水素化合物のうち，SiH_4 は PH_3 よりも沸点が高い。

（え）14 族元素の水素化合物の分子間力は，SiH_4 より CH_4 が弱い。

（お）15 族元素の水素化合物の分子間力は，PH_3 より NH_3 が強い。

（か）16 族元素では，水素化合物の分子間力が $S > Se > Te$ の順に強い。

B 群

（あ）$HF > HCl > HBr > HI$ の順に酸性が強い。

（い）H_2S は H_2O より酸性が強い。

（う）H_3BO_3 は H_2CO_3 より酸性が弱い。

（え）$HBrO_3$ は $HBrO$ より酸性が強い。

（お）$H_3AsO_3 > H_2SeO_3 > HBrO_3$ の順に酸性が強い。

（か）H_2SeO_3 は H_2SeO_4 より酸性が弱い。

問 2　$\boxed{\text{A}}$ および $\boxed{\text{B}}$ に適する語句を記せ。

問 3　$\boxed{\text{a}}$ 〜 $\boxed{\text{e}}$ に適する物質を化学式で記せ。ただし，水を除く。

問4 反応式(2)の25℃，$1.0×10^5$ Pa における反応熱〔kJ〕を求めよ。必要ならば表2の生成熱の値を用いよ。

表2

物 質	生成熱 〔kJ/mol〕
SO_2（気）	297
SO_3（気）	395
H_2SO_4（液）	908
H_2O（液）	286

（25℃，$1.0×10^5$ Pa）

問5 (2)の反応は可逆反応である。この反応が平衡に達した後の変化に関する(あ)〜(か)の記述のうち，**誤っているもの**をすべて選び，記号で答えよ。

(あ) 圧力一定で温度を上げると，三酸化硫黄の体積百分率は減少する。

(い) 体積一定で温度を上げると，三酸化硫黄の体積百分率は増加する。

(う) 温度一定で圧力を上げると，三酸化硫黄の体積百分率は増加する。

(え) 温度・圧力ともに上げても，三酸化硫黄の体積百分率は増加するとは限らない。

(お) 温度と圧力を一定に保って不活性ガスを加えると，二酸化硫黄に対する三酸化硫黄のモル比は増加する。

(か) 温度と体積を一定に保って不活性ガスを加えても，二酸化硫黄に対する三酸化硫黄のモル比は変化しない。

問6 接触法によって得られる濃硫酸中の硫酸のモル濃度は 18 mol/L である。0.050 g の濃硫酸を水に溶かして 1 L とした溶液の pH を求めよ。ただし，濃硫酸の密度は 1.8 g/cm^3 であり，硫酸は完全に解離するものとする。

[II] 体積が一定の真空の容器に 0.100 mol のメタノールと 0.900 mol の水を入れて混合し，全体を 42.0℃で平衡になるまで放置した。容器の容積は溶液の体積より大きく，平衡時の容器内の全圧は 11.5 kPa であった。このとき，蒸気中のメタノールと水のモル比は，溶液中のメタノールと水のモル比と同じ値になるとは限らない。平衡時のメタノール蒸気の分圧を p_A，水蒸気の分圧を p_B とし，溶液内だけを考えた場合の，溶液中のメタノールと水のモル分率をそれぞれ x_A, x_B とすると，次の式が成立する。

$$p_A = K_A x_A \qquad (1)$$
$$p_B = K_B x_B \qquad (2)$$

ここで K_A と K_B は定数で，$K_A = 53.6$ kPa，$K_B = 7.33$ kPa である。溶液の全物質量を n〔mol〕，蒸気の全物質量を n'〔mol〕，蒸気中だけを考えた場合のメタノール蒸気と水蒸気のモル分率をそれぞれ x'_A, x'_B，容器全体を考えた場合のメタノールと水のモル分率を X_A, X_B とし，容器内は平衡状態にあるとして問いに答えよ。なお，蒸気は理想気体であると仮定し，数値の答えは有効数字 2 桁で記せ。

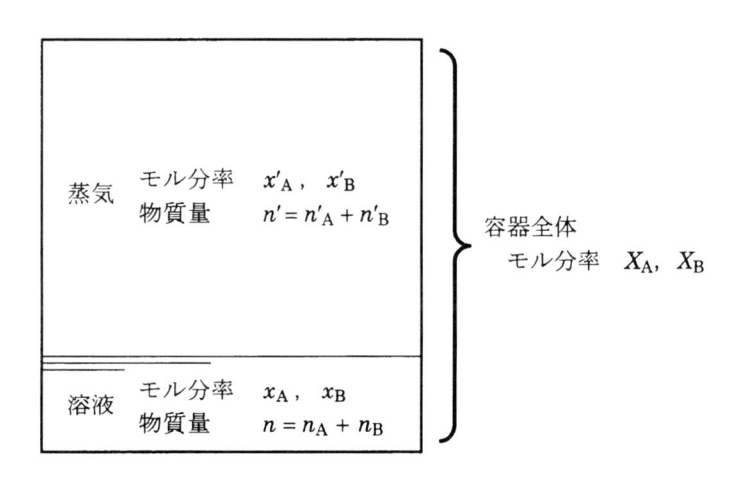

問1 (1)式はある法則を式で表したものである。この法則は，一定量の溶媒に溶解する気体の質量を w，気体の圧力を p，比例定数を k とすると $w = kp$ と書かれることもある。この法則の名称を答えよ。

問2 溶液中のメタノールの物質量を n_A〔mol〕として，n_A を x_A を用いて等式で示せ。

問3 容器内の全圧を P とすると $P = p_A + p_B$ であることを手がかりに，x_A の値を求めよ。

問4 x'_A の値を求めよ。

問 5 メタノール蒸気の物質量〔mol〕を n'_A とすると，$X_A = \dfrac{n_A + n'_A}{n + n'}$ と表されることを手がかりに，容器内の全物質量に対する蒸気の物質量の比 $\dfrac{n'}{n + n'}$ の値を求めよ。

問 6 溶液の体積は何 mL か。ただし，溶液の密度は $1.0\,\mathrm{g/cm^3}$ とせよ。

問 7 蒸気の体積は何 L か。

[III] 文章を読んで，問いに答えよ。

1分子の油脂は高級脂肪酸 ア 分子とグリセリン イ 分子からなるエステルであり，ウ ともよばれる。油脂 1 g をけん化するのに必要な水酸化カリウムの質量（mg 単位）をけん化価といい，この値が大きいほど油脂の分子量は エ くなる。また，油脂 100 g に付加するヨウ素の質量（g 単位）をヨウ素価といい，この値が大きいほど不飽和度は オ くなる。

油脂をナトリウムメトキシドなどのアルカリ触媒を用いてアルコールと反応させると，エステルの交換反応が起こり，高級脂肪酸とアルコールからなるエステルとグリセリンに変換される。

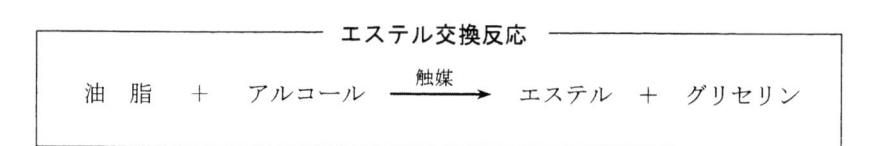

いま，2種類の高級脂肪酸からなる油脂Aとメタノールとのエステル交換反応を行ったところ，いずれも炭素数が n のエステルBとCが生成した。このエステルBとCは異性体を含まず，エステルB 0.1 mol に標準状態で水素を 2.24 L 付加したところ，エステルCになった。

問1 ア ～ オ に適する語句または数値を(あ)～(こ)から選び，記号で答えよ。ただし，同じ記号を何度使ってもよい。

(あ) セッケン　　(い) 硬化油　　　(う) トリグリセリド　(え) 大き　　(お) 小さ
(か) 1　　　　(き) 2　　　　　(く) 3　　　　　(け) 5　　　(こ) 10

問2 油脂Aのけん化価が 189.2 のとき，油脂Aの分子量を求めよ。ただし，答えは小数第1位を四捨五入すること。

問3 油脂Aのヨウ素価が 28.6 のとき，1分子の油脂Aに含まれる炭素原子間の二重結合の数を答えよ。

問4 エステルBの示性式を n を用いて表せ。

問5 n の値を求めよ。

問6 下線部の条件を考慮したとき，油脂Aにはいくつの異性体があるか。ただし，光学異性体の関係にある化合物も1つずつ区別して数えるものとする。

[**IV**]　文章を読んで，問いに答えよ。

　　鉄は地殻中において，酸素，ケイ素，　ア　に次いで多量に存在する元素である。鉄鉱石，コークス，石灰石を溶鉱炉に入れ，下から熱風を送ると，コークスの燃焼で生じた (1)一酸化炭素によって酸化鉄(III)が還元される。こうして得られた鉄は銑鉄とよばれ，　イ　を約4%含み，硬くてもろい。鉄の単体は塩酸，希硫酸には溶けるが，濃硝酸には　ウ　となるため溶解しない。

　　「鉄がさびる」とは，鉄が空気中の酸素などと反応して鉄イオンとなり，生成した鉄イオンが酸化鉄(III)などになっていく現象である。鉄のさびを防止するものとして，鉄の表面に亜鉛をめっきしたトタンが知られている。亜鉛表面の酸化亜鉛の緻密な層が酸素の透過を防ぐとともに，(2)傷がついて鉄が露出してもさびにくい特徴をもっている。また，使い捨てカイロは，鉄粉に食塩水や活性炭などを混ぜて，(3)鉄がさびるときに発生する熱を利用するものである。

　　鉄は酸化還元反応にかかわることができるので，化学反応の触媒や還元剤として用いられる。生物にとって鉄は必須元素であり，生体内に鉄を取り入れて，さまざまな形で利用している。血液中には鉄が約 $0.01\,mol/L$ 含まれているが，(4)中性の水溶液中では Fe^{3+} がこの濃度でそのまま存在することはできない。そこで生体は，配位子が鉄イオンに配位結合した錯体の形で，体内で鉄を貯蔵，運搬，利用している。また，ヘモグロビンは，右に示すようなプロト

プロトポルフィリン IX の構造

ポルフィリン IX と呼ばれる平面状の配位子の中心に Fe^{2+} が入った錯体をつくっている。(5)酸素が結合したヘモグロビンでは，プロトポルフィリン IX 由来の 4 つの N 原子，タンパク質のヒスチジン由来の 1 つの N 原子，そして酸素由来の 1 つの O 原子が鉄イオンに配位しており，それらの原子が正八面体型構造を形成している。

問 1　　ア　～　ウ　に適する語句を記せ。

問 2　　下線(1)の反応式を記せ。

問 3　　鉄の金属結晶は体心立方構造をとる。単位格子の一辺の長さが $3.0 \times 10^{-8}\,cm$ であるとしたとき，鉄の密度〔g/cm^3〕を有効数字 2 桁で求めよ。

問 4　　単体の鉄は酸化鉄(III)とアルミニウム粉末を混合して点火することによっても得られる（テルミット反応）。この反応の反応式を記せ。

問 5　下線(2)の理由を簡潔に説明せよ。

問 6　下線(3)について，20 g の鉄を含む使い捨てカイロから発生した熱によって，25℃の水 1000 g が 60℃になり，鉄はすべて酸化鉄(III)になった。25℃における酸化鉄(III)の生成熱 〔kJ/mol〕を有効数字 2 桁で求めよ。ただし，水の比熱は 4.2 J/(g·K) とし，発生した熱はすべて水の温度を上げるのに使われたとする。

問 7　鉄粉を触媒として，ベンゼンと塩素を反応させたところ，化合物Ａが生じた。次に，化合物Ａを「反応条件Ｂ」で反応させた後，二酸化炭素を十分に通じると化合物Ｃが生じた。化合物Ｃは $FeCl_3$ 水溶液と反応し，紫色の呈色反応を示した。化合物Ａ，Ｃの名称を記せ。また，「反応条件Ｂ」を簡潔に記せ。

問 8　ニトロベンゼンに鉄粉と濃塩酸を加えて反応させるとアニリン塩酸塩が生じた。この反応式を記せ。

問 9　下線(4)について，その理由を $Fe(OH)_3$ の溶解度積 K_{sp} を用いて簡潔に説明せよ。中性とは pH 7 と考えてよい。

$$Fe^{3+} + 3OH^- \rightleftharpoons Fe(OH)_3\,(固) \qquad K_{sp} = 2.5\times10^{-39}\ (mol/L)^4$$

問 10　ヘモグロビンは質量パーセントで 0.35 % の鉄を含む。ヘモグロビンの分子量を 64000 とすると，ヘモグロビン 1 分子あたり何原子の鉄を含んでいるか。

問 11　下線(5)について，ヘモグロビン中の鉄イオンに配位している原子を，解答欄の図の空欄 ☐ に記せ。ただし，ヒスチジン由来の N 原子は Ⓝ で表すこと。

生　物

問題

27年度

[Ⅰ]　動物の眼に関する下記の文章を読み，各問いに答えよ。

　発生の過程で (a)神経管が形成されると，神経管の前方の一部が膨らみ，眼胞がつくられる。眼胞は表皮に近づき，やがて内側にくぼんで眼杯となる（図1）。(b)眼胞や眼杯は水晶体を誘導し，さらに水晶体は角膜を誘導する。このような誘導の連鎖によって，眼の複雑な構造がつくられる。

　ヒトの眼（図2）では，角膜から入射した光は，水晶体を通って網膜に達する。このとき，(c)水晶体の厚さを変化させることにより遠近の調節が行われ，網膜にうまく像が結ばれる。網膜にある視細胞は，黄斑に特に多く分布する　ア　細胞と，その周辺部に多い　イ　細胞の2種類に分けられる。光により網膜で生じた興奮は，視覚の情報として (d)視覚中枢へと伝えられたり，眼に入る光量を調節するための　ウ　反射を起こしたりする。

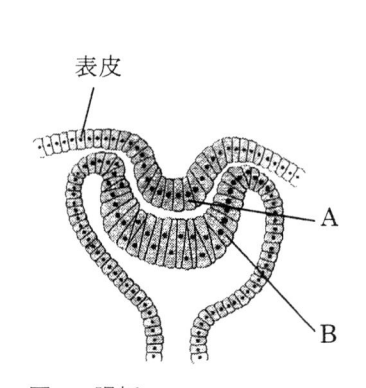

図1　眼杯

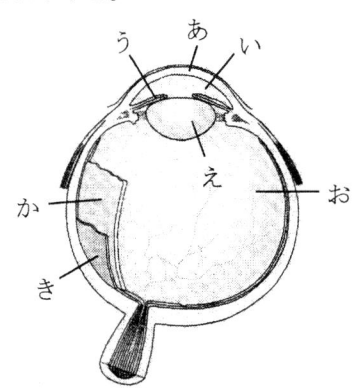

図2　ヒトの眼

問1　文中の　ア　～　ウ　にあてはまる語句を入れよ。

問2　　イ　細胞にあてはまるものを，以下の(あ)～(か)よりすべて選び，記号で答えよ。

（あ）盲斑に存在する。

（い）明るい所で，色の識別に関わる。

（う）適刺激として化学物質を受容する。

（え）　ア　細胞よりも，わずかな弱い光に反応する。

（お）暗い所から明るい所に出ると，光に対する感度が上昇する。

（か）明るい所から暗い所に入ると，光を吸収する色素（視物質）が蓄積する。

問3　図1のAおよびBは，ヒトの眼が完成すると，図2のどの部位へと分化するか。また，　ウ　反射の効果器は，図2のどの部位に存在する筋肉か。あてはまるものを図2の(あ)～(き)より1つずつ選び，それぞれ記号と部位の名称を答えよ。

問 4 下線部(a)の神経管は，イモリ胚ではどのようにして形成されるか。以下の(あ)〜(か)より
正しい記述を 3 つ選び，形成過程で早く起こる順に，左から右へと記号を並べよ。

（あ）外胚葉の一部が，神経管へと誘導される。
（い）原口背唇部の一部が，神経管へと誘導される。
（う）中胚葉誘導の前に，原口背唇部が形成される。
（え）中胚葉誘導の後に，原口背唇部が形成される。
（お）予定外胚葉の一部が，中胚葉へと誘導される。
（か）予定内胚葉の一部が，中胚葉へと誘導される。

問 5 神経管の一部が分化してできるものを，以下の(あ)〜(か)よりすべて選び，記号で答えよ。

（あ）角膜　　　　　　（い）脊索　　　　　　　（う）脊髄
（え）水晶体　　　　　（お）脊椎の骨　　　　　（か）視床下部

問 6 下線部(b)の誘導について調べるため，イモリの尾芽胚から眼胞を取り出して別の個体に移
植し，移植片に接する組織から水晶体が形成されるかどうかを観察した。以下の①〜⑥の実験
結果から導かれる結論として最も適切なものを，以下の(あ)〜(う)より 1 つ選び，記号で答え
よ。また，その判断の根拠となる実験結果の組み合わせとして最も適切なものを，①〜⑥より
2 つ選び，番号で答えよ。

【実験】
　①　尾芽胚の頭部表皮直下に移植したところ，水晶体が形成された。
　②　神経胚の頭部表皮直下に移植したところ，水晶体が形成された。
　③　尾芽胚の体節内に移植したところ，水晶体は形成されなかった。
　④　神経胚の中胚葉内に移植したところ，水晶体は形成されなかった。
　⑤　幼生の尾部表皮直下に移植したところ，水晶体は形成されなかった。
　⑥　尾芽胚の尾部表皮直下に移植したところ，水晶体は形成されなかった。

【結論】
　（あ）眼胞からの誘導に反応する能力は，同じ組織であっても発生時期により異なる。
　（い）眼胞からの誘導に反応する能力は，同じ組織であっても存在部位により異なる。
　（う）外胚葉由来の組織と内胚葉由来の組織が，眼胞からの誘導に反応する能力をもつ。

問7　ヒトが近くを見るとき，下線部(c)の調節はどのようにして行われるか。調節の過程で起こる現象を以下の(あ)〜(か)より3つ選び，早く起こる順に，左から右へと記号を並べよ。

(あ)　水晶体が厚くなる。
(い)　水晶体が薄くなる。
(う)　毛様体の筋肉が弛緩する。
(え)　毛様体の筋肉が収縮する。
(お)　チン小帯がゆるむ。
(か)　チン小帯が引っ張られる。

問8　ヒトの網膜では，以下の(あ)〜(お)が規則正しく並んで層状構造をつくっており，光が入る向きも決まっている。網膜に入る光は，(1)最初にどこから入り，(2)最後にどこへと達するか。以下の(あ)〜(お)よりあてはまるものを1つずつ選び，それぞれ記号で答えよ。

(あ)　視細胞　　　　　(い)　色素細胞　　　　　(う)　連絡の神経細胞
(え)　視神経繊維　　　(お)　視神経の細胞体

問9　(1)下線部(d)の視覚中枢 および (2)　ウ　　反射の中枢は，ヒトではどこに存在するか。以下の(あ)〜(か)よりあてはまるものを1つずつ選び，それぞれ記号で答えよ。

(あ)　脊髄　　　　　　(い)　延髄　　　　　　(う)　中脳
(え)　大脳の髄質　　　(お)　大脳の古皮質　　　(か)　大脳の新皮質

問10　(1)イモリ および (2)ヒトは，どのような動物に分類されるか。以下の(あ)〜(か)よりあてはまるものをすべて選び，それぞれ記号で答えよ。

(あ)　両生類　　　　　(い)　爬虫類　　　　　(う)　哺乳類
(え)　羊膜類　　　　　(お)　脊椎動物　　　　(か)　旧口動物

[II]　酵素に関する下記の文章を読み，各問いに答えよ。

　カタラーゼは，好気呼吸をするほぼすべての生物に含まれ，好気呼吸により発生する有毒な過酸化水素を分解して無毒化する。この酵素の性質を調べるために，以下の実験を行った。カタラーゼはウシの肝臓から精製し，リン酸緩衝液（pH 7 に調整）に溶かして実験に用いた。

　試験管 A には，カタラーゼ溶液 1 mL とリン酸緩衝液 2 mL を入れ，35℃で 30 分間保った（前処理）。その後，3% 過酸化水素水 2 mL を加えて 35℃で 30 分間反応させた（酵素反応）。

　試験管 B～E には，カタラーゼ溶液 1 mL とリン酸緩衝液 2 mL を入れ，4℃あるいは 90℃で 30 分間保った（前処理）。液温を 4℃，35℃あるいは 90℃に調整した後，3% 過酸化水素水 2 mL を加えて 30 分間反応させた（酵素反応）。

　試験管 F と G には，カタラーゼ溶液 1 mL を入れ，水酸化ナトリウム水溶液で pH 13 にし，35℃で 30 分間保った（前処理）。試験管 G の溶液のみ塩酸で中和し，さらに試験管 F と G の溶液に蒸留水を加えて 3 mL にした。このときの試験管 F と G の溶液は，それぞれ pH 13 と pH 7 であった。その後，3% 過酸化水素水 2 mL を加えて 35℃で 30 分間反応させた（酵素反応）。

　各試験管において酵素反応中に発生した気体の量を測定した結果を，試験管 A の気体発生量を 10（相対量）として下表に示す。一般に，タンパク質の変性は不可逆であることが知られている。

表　カタラーゼの活性測定の結果

試験管	A	B	C	D	E	F	G
前処理	pH 7 35℃	pH 7 4℃	pH 7 4℃	pH 7 90℃	pH 7 90℃	pH 13 35℃	pH 13 35℃
酵素反応	pH 7 35℃	pH 7 4℃	pH 7 35℃	pH 7 90℃	pH 7 35℃	pH 13 35℃	pH 7 35℃
気体発生量（相対値）	10	1	ア	0	イ	0	ウ

問1　　ア　～　ウ　にあてはまるものを，以下の(あ)～(う)より 1 つずつ選び，それぞれ記号で答えよ。また，その原因として考えられることを，以下の(a)～(f)より 1 つずつ選び，それぞれ記号で答えよ。同じ記号を何度用いてもよい。

(あ) 0～1　　(い) 2～8　　(う) 9～10

(a) 前処理でカタラーゼの構造は変化しなかったので，酵素としての働きが保たれた。

(b) 前処理でカタラーゼの構造は変化しなかったが，酵素としての働きが一部失われた。

(c) 前処理でカタラーゼの構造は変化しなかったが，酵素としての働きがすべて失われた。

(d) 前処理でカタラーゼの構造は変化したが，酵素としての働きが保たれた。

(e) 前処理でカタラーゼの構造は変化し，酵素としての働きが一部失われた。

(f) 前処理でカタラーゼの構造は変化し，酵素としての働きがすべて失われた。

問2　カタラーゼの基質が過酸化水素であることを示すのに最も適切な実験を，以下の(あ)〜(か)より1つ選び，記号で答えよ。

(あ)　試験管Aの前処理のときに，過酸化水素水を加える。

(い)　試験管Aの酵素反応のときに，過酸化水素水の代わりに蒸留水を入れる。

(う)　試験管Aの前処理のときに，カタラーゼ溶液の代わりにリン酸緩衝液を入れる。

(え)　試験管Aの前処理のときに，カタラーゼ溶液の代わりに酸化マンガン(IV)を入れる。

(お)　試験管Aの前処理のときに，カタラーゼの阻害剤を入れる。

(か)　試験管Aの酵素反応のときに，カタラーゼの阻害剤を入れる。

問3　酵素反応後の試験管Aを，気体が発生しなくなるまで放置した後，試験管Aの溶液を2つに分けて溶液A1とA2とした。溶液A1にカタラーゼ溶液をさらに加えたところ，気体は発生しなかった。この結果から，溶液A1の成分についてあてはまる可能性があるものを，以下の(あ)〜(え)より2つ選び，記号で答えよ。また，この2つのうち，どちらが正しいかを調べる実験として，溶液A2には何を加えると良いか。最も適切な物質の名称を答えよ。

(あ)　活性のあるカタラーゼも過酸化水素も残っていた。

(い)　活性のあるカタラーゼは残っていたが，過酸化水素はなくなっていた。

(う)　活性のあるカタラーゼはなくなっていたが，過酸化水素は残っていた。

(え)　活性のあるカタラーゼも過酸化水素もなくなっていた。

問4　カタラーゼは4本のペプチドから構成され，立体構造を保っている。この立体構造をタンパク質の何構造というか。以下の(あ)〜(お)より最も適切なものを1つ選び，記号で答えよ。

(あ)　一次構造　　　(い)　二次構造　　　(う)　三次構造　　　(え)　四次構造　　　(お)　五次構造

[III]　　動物細胞の増殖に関する下記の文章を読み，各問いに答えよ。

　　動物細胞を，細胞どうしが接触しない低密度にして培養すると，細胞は分裂を繰り返して増殖する。やがて，細胞が増えて高密度，すなわち細胞どうしが隙間なく接触するようになると増殖を止める。また，初めから細胞を高密度にして培養すると，細胞増殖は起こらない。

　　タンパク質 A は細胞増殖に関与する因子として知られており，このタンパク質を構成するアミノ酸のうち，127 番目のセリンがリン酸化（※）されると，タンパク質 A は細胞膜へ移動するが，このセリンが脱リン酸化されると，タンパク質 A は核内へ移動する。核内に入ったタンパク質 A は，転写因子であるタンパク質 B と複合体を形成することによりタンパク質 B を活性化し，遺伝子 E の転写を促進する。その他，タンパク質 A の働きに関与するタンパク質として，タンパク質 C やタンパク質 D があり，タンパク質 D は細胞接着を担うカドヘリンという膜貫通タンパク質と常に結合している（図）。細胞増殖における各タンパク質の働きを調べるため，マウスの培養細胞を用いて以下の各実験を行った。ただし，タンパク質 D はキナーゼとして働くことはないものとする。また，タンパク質 A が発現すると，127 番目のセリンは直ちにリン酸化されるものとする。なお，遺伝子を導入していない細胞を「野生型細胞」とよぶ。

　（※）キナーゼという酵素により，タンパク質を構成するアミノ酸にリン酸基が付加されることをリン酸化，ホスファターゼという酵素により，このリン酸基が取り除かれることを脱リン酸化という。このような化学変化がタンパク質の機能を調節していることが知られている。

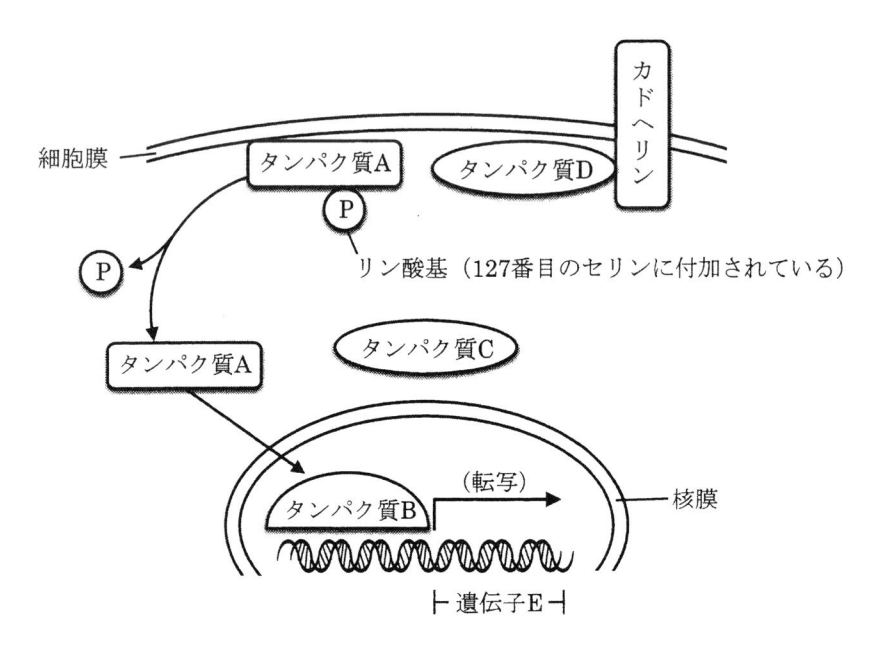

　　図　マウスの培養細胞の模式図

【実験 1】　野生型細胞を低密度で培養し，高密度になる前後でタンパク質 A が細胞内のどの部位に存在するか調べたところ，高密度になる前（以下，高密度になる前のいかなる細胞密度も低密度とする）は核内でのみ，高密度になった後は細胞膜でのみ，それぞれ検出された。

【実験 2】　この細胞の増殖には，細胞接着が関与していることが考えられた。そこで，野生型細胞を高密度で培養し，細胞接着に必要なカルシウムイオンを培養液から取り除いたところ，細胞は増殖した。また，タンパク質 A は核内でのみ検出された。

【実験 3】　タンパク質 A のリン酸化を防ぐため，127 番目のセリンをアラニンに置換した変異体（タンパク質 A2）を作製し，このタンパク質がリン酸化されないことを確認した。野生型細胞にタンパク質 A2 の遺伝子を導入して発現させ，この細胞を高密度で培養したところ，細胞は増殖した。また，タンパク質 A2 は核内でのみ検出された。

【実験 4】　新たに用意した野生型細胞を低密度で培養し，高密度になる前後でそれぞれタンパク質を抽出した。これらの抽出液中でタンパク質 A が，タンパク質 B とタンパク質 D のどちらと結合しているかを調べた。また，実験 3 で用いたタンパク質 A2 を発現する細胞についても同様の実験を行い，タンパク質 A2 がどちらのタンパク質と結合しているかを調べた。実験結果を表 1 にまとめる。

表 1　タンパク質 A もしくはタンパク質 A2 が結合していたタンパク質

	タンパク質 A		タンパク質 A2	
細胞の密度	低密度	高密度	低密度	高密度
タンパク質 B との結合	○	×	○	○
タンパク質 D との結合	×	○	×	×

「○」は結合していたことを，「×」は結合していなかったことを，それぞれ示す。

【実験 5】　新たに用意した野生型細胞に，タンパク質 C もしくはタンパク質 D の遺伝子のどちらかを導入し，目的のタンパク質を過剰に発現させた。これらの細胞を低密度で培養すると，タンパク質 C を過剰に発現させた細胞では，高密度になっても細胞増殖が止まらずに増殖し続けた。また，タンパク質 A は核内でのみ検出された。一方，タンパク質 D を過剰に発現させた細胞では，細胞増殖が起こらず，タンパク質 A は細胞膜でのみ検出された。

【実験6】　新たに用意した野生型細胞に，特定の mRNA のみを分解する化合物を作用させ，タンパク質 A〜D のいずれかがつくられないようにした（それぞれを実験群 G1〜G5 とする）。これらの細胞を低密度で培養し，高密度になる前後の　①細胞増殖の有無，②タンパク質 A の存在する細胞内の部位，③タンパク質 A の 127 番目のセリンのリン酸化の有無，④遺伝子 E の発現の有無，を調べて表 2 にまとめた。なお，細胞増殖を起こさなかった実験群については，低密度の結果のみが示してある。

表 2　特定のタンパク質を失わせたときの実験の結果

実験群	G1		G2	G3	G4	G5	
失わせた タンパク質	なし		A	B	C	D	
細胞の密度	低密度	高密度	低密度	低密度	低密度	低密度	高密度
①細胞増殖	有	無	無	無	無	有	有
②タンパク質 A の 存在する部位	核内	細胞膜	−	核内	細胞膜	核内	核内
③127 番目の セリンのリン酸化	無	有	−	無	有	無	無
④遺伝子 E の発現	有	無	無	無	無	有	有

「−」は，その項目について，何も検出されなかったことを示す。127 番目のセリンのリン酸化については，「有」がリン酸化されていたことを，「無」が脱リン酸化されていたことを，それぞれ示す。

問 1　カドヘリンを介する細胞接着の構造（細胞間結合）を以下の(あ)〜(え)より 1 つ選び，記号で答えよ。また，その細胞接着の構造について正しく説明しているものを，以下の(a)〜(d)より 1 つ選び，記号で答えよ。

(あ) ギャップ結合　　(い) 接着結合　　(う) ヘミデスモソーム　　(え) 密着結合

(a) カドヘリンは，細胞内では細胞骨格の中間径フィラメントと結合している。
(b) カドヘリンは，細胞内では細胞骨格のアクチンフィラメントと結合している。
(c) カドヘリンによって接着した細胞どうしは，細胞質の一部がつながっている。
(d) カドヘリンによって接着した細胞どうしの間は，小さな分子も通れないほど密着している。

問 2　この実験で用いた細胞が増殖するために必須の条件を，以下の(あ)～(お)より 1 つ選び，記号で答えよ。

(あ)　細胞接着の形成

(い)　タンパク質 C の発現

(う)　タンパク質 D とカドヘリンの結合

(え)　タンパク質 A とタンパク質 D の結合

(お)　タンパク質 A の 127 番目のセリンのリン酸化

問 3　タンパク質 A の性質について最も適切に述べているものを，以下の(あ)～(お)より 1 つ選び，記号で答えよ。

(あ)　細胞接着の形成に伴い，核内に移動する。

(い)　カドヘリンとタンパク質 D の結合を阻害する。

(う)　タンパク質 B の有無とは関係なく，核内へ移動する。

(え)　タンパク質 D がない場合は，遺伝子 E の転写を抑制する。

(お)　127 番目のセリンのリン酸化とは関係なく，タンパク質 D と結合する。

問 4　タンパク質 C とタンパク質 D の働きについて，最も適切に述べているものを，以下の(あ)～(お)より 1 つずつ選び，それぞれ記号で答えよ。

(あ)　カドヘリンと結合し，細胞接着を抑制する。

(い)　細胞質に移動し，タンパク質 A を分解する。

(う)　タンパク質 A の 127 番目のセリンを脱リン酸化する。

(え)　タンパク質 B と結合し，タンパク質 B による遺伝子 E の転写を抑制する。

(お)　127 番目のセリンがリン酸化されたタンパク質 A と結合し，細胞増殖を止める。

問 5　タンパク質 C とタンパク質 D の両方をつくらないように操作した細胞を低密度で培養すると，この細胞は増殖しなかった。この細胞ではタンパク質 A は主としてどの部位に存在したか。以下の(あ)～(う)より最も適切なものを 1 つ選び，記号で答えよ。また，その部位に存在することになった理由を説明せよ。

(あ)　核内

(い)　細胞膜

(う)　細胞膜を除く細胞質

英　語

解答

27年度

❶

〔解答〕

問1

(1) colleagues　(2) Indeed / holding

問2

(1) separate　(2) mistakes（errors）　(3) more

問3

(1) outcomes　(2) ridiculous

問4

(1) 2（お）　(2) 1（こ）　(3) 2（え）

問5

（たしかに彼は）その意見が至る所で求められる一流の臨床医として、また人気があり高く評価される教師として、評判が高かった。

問6

（私は彼が）一度たりとも自分の利益を増すために地位や肩書きを使ったということを聞いたことがないし、彼が自分の個人的業績を自慢したことも一度もなかった。

〔出題者が求めたポイント〕

〔解説〕

問1

(1) ビルと筆者は同じ病院に努める同僚。

(2) Indeed, ～ holding. の部分に「ビルが自分の地位のいくつかを喜んで他人に渡した」とある。

問2

(1) 2 パラ第4文に、「排他性を維持したいという利己的で自己再生的な野心の追求というよりはむしろ、『陣営』に同僚を入れたい」とあることから。

(2)「失敗を犯す」は、make mistakes または make errors。この受動態が正解。

(3) 4 パラ第5文に「彼は、会議は2時間以上続くべきではないとのルールを持っていた」とあることから。

問3

(1)「結果」の意味の outcomes が入る。

(2)「ばかなことを言うな」は、Don't be ridiculous.

問4

（略）

問5

reputation of ～の of は同格の of。far and wide は「至る所で、あまねく」、highly regarded は「高く評価される」の意味。

問6

Never once が文頭に出た「否定語文頭倒置」のため、did I hear ～の倒置が起きている。advance は「～を促進する」の意味の動詞。nor ～の部分も「否定語文頭倒置」のため、文が疑問文の語順になっている。

〔全訳〕

　ビルが教授職について最初の数ヶ月間、我々はライバルだった。私は、ウエスト・ミッドランド病院に大型の内分泌腺科を設立する野心を持ち、国民医療サービスのコンサルタントとして彼より数ヶ月前に着任していた。彼はその後、同じ考えを持ってやって来た。9ヶ月後我々は時を同じくして、互いに競争してエネルギーを浪費するのは馬鹿げていると思い、協力してやっていく方がはるかにましだと考え、それからは協力することにした。

　私は最近、ビルの病院の住込み医師と彼の患者から、彼が素晴らしい上司であり、また、知識があり思いやりがあって面倒見のよい医者であることを告げられた。たしかに彼は、その意見が至る所で求められる一流の臨床医として、また人気があり高く評価される教師として、さらには、先見の明ある医療教育のまとめ役として評判が高かった。バーミンガム大学にいるときに彼が先駆者となった新しい考えのひとつが、元々公認されている研修病院の外で医療教育をする学外講座だった。この動きは、排他性を維持したいという利己的で自己再生的な野心の追求というよりはむしろ、「陣営」に同僚を入れたいという彼の願望と能力の現れであった。事実、彼のリーダーシップの力が次第に認められるにつれて、また、彼自身の職業的責任が増えるにつれて、彼は自分が持っていた影響力のある地位のいくつかを、喜んで他人に渡した。それは帝国建設ではなく、彼が思い描くところの最善をなすというビジョンの追求だった。

　バーミンガムに彼がいる間のさらなる改革は、患者に対する詳細な処置を、その結果と結果に至る治療を調べて、医者が互いに点検するという医療監査制度の導入だった。うまく行かなかった事例については、事態が想定通りに行かなかった点と、将来のために学ぶべき教訓があるかどうかを確認するために、記録が詳細に調べられた。

　ビルが妥協なき男だったことは否定できない。彼は自分が何を欲しているか分かっていたし、決然としてそれを得ようとし、たいてい成功した。彼は決断力のある、実際に手強い議長だった。彼は論じられるテーマや問題は知悉しており、議論の進め方が明確であった。彼は、会議は2時間以上続くべきではないとのルールを持っていた。これにはひとつの例外があった。それは、英国内科医師会の評議会だった。一般の評議員にとってこの会議は、ダラダラと続く長ったらしいものだった。というのも議題の大部分が手続き問題と、上級評議員とビルらによってあらかじめ決着済みのその他の事項だったからだ。これは個人的利得のためではなく、大義名分を維持するためと、ビルが自分の力を広く展開できると信じた目的の達成のためであった。事実、個人的には彼は極めて謙虚な男だった。私は彼が、一度たりとも自分の利益を増すために地位や肩書きを使ったということを聞いたことがないし、彼が自分の個人的業績を自慢したことも一度もなかった。

2

〔解答〕

問2

A (c)　B (d)　C (d)

問2

1. extracting　2. begins　3. hidden　4. founded
5. connecting　6. agree

問3

(1) a　(2) a　(3) a　(4) b　(5) d

問4

Maps

問5

other than works of art (other than artistic works)

問6

(お)(き)(か)(え)(い)(う)(あ)

no single property is essential for classification

〔出題者が求めたポイント〕

〔解説〕

問1

A　a profound role を目的語に取る動詞を求めているので、(b)、(d)は不可。have は進行形を取らない、から不可。

B　what we mean by A で「A の定義」。

C　「バレエのような芸術的パフォーマンス中に用いられない限り」。unless と adopted の間に they are の省略がある。

問2

1. extract「抽出する」。前置詞 for の目的語なので、動名詞 extracting になる。
2. begins 主語に合わせて三人称単数の s がつく。
3. hidden 受動態の文なので過去分詞。
4. found「創立する」の過去分詞。
5. connecting 直前の the neural pathway を修飾する現在分詞。
6. agree 不定詞。

問3

選択肢訳

(1) beings「生き物」。creators「創造者」。elements「要素」。objects「物体」。
(2) abilities「能力」。departments「部、局」。facilities「施設、設備」。occasions「機会」。
(3) benefits「利益」。illusions「幻想」。morals「教訓」。origins「起源」。
(4) attitudes「態度」。features「特徴」。standards「基準」。values「価値」。
(5) class「階級」。division「分割」。fraction「破片、少量」。group「集団」。

問4

they represent the layout of the land「それは土地の見取りを示す」から Maps「地図」を想定。複数形にすること。

問5

「芸術作品以外の物」との意味になるよう作文する。

other than ～「～以外の」。

問6

no single property is essential for classification「いかなる単一の特性も分類に不可欠ではない」の意。

〔全訳〕

　人間はとても視覚的な生き物である。進化によって人間の脳は、視覚イメージから情報を抽出する極めて効率的な道具へと洗練された。これは今日利用可能な最も強力なコンピューター画像処理システムの能力を遥かに凌ぐ。我々の視覚を司る脳の部分は、他の能力を司る部分よりもずっと大きい。視覚は、眼球の内面に投影されたイメージから始まる。多数の脳細胞が、形、大きさ、素材、色、そして動きを含む、いくつかの重要な視覚的特徴という観点から、このイメージを分析する。この高度に複雑な脳の処理過程はあらゆる視覚経験の根底にあるが、それは大部分自覚的意識からは隠れている。脳機能の細かい特徴が、我々が視覚芸術を経験する中で、何らかの深淵な役割を果たしているに違いない。それゆえ、視覚経験を生み出す際に眼と脳がどのように共に機能しているかに関する我々の知識に基づいて、視覚芸術を理解する取り組みを進めるのは価値があるように思える。

　この仕事に着手する前に、いくつかの基本的用語を定義することが重要である。誰でも脳という語が意味すること、つまり、頭蓋骨内に安置された1.4キロのゼリー状の神経細胞繊維の固まりであることは、理解している。脳の視覚系は、眼および眼と脳を繋ぐ神経回路、そして視覚情報に対して最初に反応する脳内の全神経細胞を含む。一方、芸術の定義について合意することはこれより遥かに困難である。哲学者は、様々な芸術の定義の仕方を議論し続けている。しかし、ひとつの点は明らかだ。すなわち、表示性とか表現性といった単一の特徴から芸術作品を定義しようという試みは、必ず失敗するということだ。こうした単一の特性に対する反証は常に見いだしうる。例えば地図は、土地の見取りを示しているので表示性はあるが、通常芸術とは見なされない。人間の姿勢も表現性を持つが、それもバレエのような芸術的パフォーマンス中に用いられない限り、ふつう芸術とは見なされない。一方、ロンドンの国立美術館にあるイタリア・ルネッサンス絵画の所蔵品を、芸術作品でないと見なすことは難しい。

　哲学者の中には、特色や特性の集合体という観点から芸術を定義することを好む人もいる。こうした考え方によれば、いかなる単一の特性も芸術作品の分類に不可欠ではなく、いくつかの特性を持つ小集団で十分かもしれない。この手法は視覚芸術の本質的特色を捉えているようだ。

3

〔解答〕

1.

A (d)　B (d)　C (c)

2.

unpleasant (uncomfortable)

３．
A (d)　B (c)
４．
(1) mind　(2) brief　(3) hurt　(4) without
５．
(b)　(c)　(f)

〔出題者が求めたポイント〕
〔解説〕
１．
A　nothing to do but 〜「〜以外することがない」。前
　置詞の but。
B　ranging in age from 18 to 77「18 歳から 77 歳まで
　年齢が様々」。
C　Instead「そうではなくて」。
２．
「電気ショックを受けること」を指しているので、「不愉
快な」の意味の unpleasant または uncomfortable が適
切。
３．
〔選択肢訳〕
A．一連の研究で、ウイルソンと彼のチームは次の実験
　を行った。
(a) 同伴者がいる、またはいない状態に参加者が置かれ
　る実験
(b) 参加者が 15 分以上部屋にいることを要求される実
　験
(c) 他人との接触が許された参加者も、初期の実験結果
　と一致するかどうかを調べる実験
(d) 初期の実験結果が大学生に特有のものかどうかを調
　べる実験
B．文章に記載された最後の実験に参加する際、全参加
　者は、
(a) 二度と電気ショックを受けないよう、あらかじめ金
　を払っていたかも知れない
(b) 電気ショックを発するボタンがあるない、いずれか
　の実験室に入れられた
(c) 電気ショックが、できれば避けたいものであること
　をあらかじめ知っていた
(d) 望めば、実験チームが管理する電気ショックを受け
　られたかも知れない
４．
(1) use their own mind「自分自身の精神を使う」
(2) even for fairly brief periods of time「かなり短い時
　間でさえ」
(3) hurt themselves「自分を傷つける」
(4) without distractions「気を散らさずに」
５．
〔選択肢訳〕
(a) 参加者は大部分、やるように指示された作業をする
　のに苦労した。
(b) 人々が孤独な状態で過ごした時間を認識する度合い
　は、彼らの年齢を反映していた。
(c) ネットに常時接続し娯楽を選ぶことは、精神的に外

部世界から離れる人間の能力に重大な影響を与える
と、研究者たちは強く信じている。
(d) 技術の利用が、自分を楽しませることの難しさの原
　因というよりはその症状だと、ウイルソンは考える。
(e) ウイルソンの論文で使われた調査結果は、アメリカ
　人が孤独な思索に自分を捧げるというよりはむしろ、
　外的活動をする傾向にあることを示す。
(f) 親しみのない研究所の環境は、人が思索を楽しむの
　を困難にする重要な一因のようだった。
(g) ある実験の後、参加者 3 人に 1 人は、厳密に観察さ
　れていないと、与えられた規則に従って行動している
　ふりをしたと告白した。
(h) 自分の思考から逸脱する活動に従事することを許さ
　れた参加者はより幸せだった。
(i) 実験結果は、興奮を求める行動において、性による
　顕著な違いがあるように思えることを示している。

〔全訳〕
　ヴァージニア大学によって行われた新しい心理学的調
査によれば、たいていの人は、単に自分の脳内だけで快
適という訳ではない。
　11 の連続研究で、心理学者ティモシー・ウイルソン
と彼のチームは、幅広い年齢層の研究参加者は一般的
に、思考や熟考、あるいは空想にふける以外、何もする
ことなく一人で部屋にいることは、たとえ短い時間でも
楽しまなかった。参加者は概して、音楽を聴くとか、ス
マホを使うといった、外的活動をすることをより楽しん
だ。考えることよりも、自分に穏やかな電気ショックを
与えることを好んだ人さえいた。
　ウイルソンと彼の同僚が参加者に、思考しながら一人
でいるようにと依頼した時間は、6 から 15 分まで様々
だった。初期の研究の多くは大学生が参加者であり、そ
の大部分はこの「思考時間」はあまり楽しくないし、集
中が困難だと回答した。そこでウイルソンは、年齢が
18 歳から 77 歳という幅広い背景の参加者で別の実験を
行い、本質的に同じ結果を得た。
　彼はこのことが、必ずしも現代社会の忙しさや、スマ
ホのような手軽に入手できる電子装置のせいではないと
する。そうではなくて、こうした装置は、常に何かをし
ていたいという人々の願望を反映しているのではないか
と彼は考える。
　自身の論文でウイルソンは、次のことに注目する。広
範な調査が、人は一般的に現実世界から分離することを
好まず、分離すると、彼らは世界をあまり楽しめないこ
とを明らかにしたことだ。こうした調査によれば、アメ
リカ人はテレビを見たり、人付き合いをしたり、読書し
たりして自分の時間を使い、「リラックスしたり思考し
たり」することには、事実ほとんど全く時間を使ってい
ない。
　いくつかのウイルソンの実験中、参加者は、携帯電話
も、読む物も、書く道具もなく、研究所の飾り気のない
部屋に一人で座り、自分の思考で自分を楽しませなが
ら、6 分ないし 15 分(実験による)過ごすように依頼
された。後で彼らはこの実験をどれくらい楽しめたか、

そして集中するのが難しかったかどうかに関する質問に答えた。

たいていの人は、集中するのが難しいと思った、また、集中を妨げるものは何も無かったにもかかわらず自分の精神はさまよった、と回答した。平均すると、参加者たちはこの実験を楽しめなかった。参加者が自宅で、思考しながら一人でいることを許されるさらなる研究においても、同様の結果が見られた。

「我々は、約3分の1の人が自宅では、音楽を聴いたり、携帯電話を使ったり、自分のイスを離れたりといった、何らかの活動に従事することで、『ズル』をしたと認めたことを知った」とウイルソンは語った。そして彼らは、研究所で楽しまなかったのと同様、自宅でもこの経験を楽しまなかった。

思考しながら時間を過ごすか、読書や音楽鑑賞のような外的活動をして同じ時間を過ごすが、他人とはコミュニケーションはしないという追加的実験が、無作為に選ばれた参加者対象に行われた。外的活動をした人は、単に考えるよう依頼された人よりもずっと楽しめたし、集中するのも容易だと思ったし、精神がさまようことも少なかったと回答した。

研究者たちはさらに研究を推し進めた。たいていの人は単に思考するよりも何かやることがある方が好きなので、彼らは次に「全く何もしないよりは不快なことをしたいか」と尋ねた。

結果は、多くの人がそうしたい、ということを示す。参加者は、ボタンを押すことで穏やかな電気ショックを自身に与えられるという別の選択肢がある、以前の多くの研究と同じ環境を与えられた。

この実験に参加した18人の男性中12人が、この実験の15分の「思考」時間中少なくとも1回は、自分に電気ショックを与えた。対照的に、女性は24人中6人が自分にショックを与えた。全参加者はあらかじめショックを実際に経験しており、もう一度のショックを避けられるなら金を払うと回答していた。

ウイルソンと彼のチームは、男性の方が女性よりも「興奮」を求める傾向にあり、このことが女性の25パーセントに対して、男性の67パーセントが自分にショックを施した理由を説明するのかもしれない、と記している。

数　学

解答　　　　　　　27年度

I
〔解答〕

(1) $P_{n+1} = \dfrac{3}{8} - \dfrac{1}{8} p_n$

(2) $p_n = \dfrac{1}{3} - \dfrac{1}{12}\left(-\dfrac{1}{8}\right)^{n-1}$ 　　(3) $\displaystyle\lim_{n\to\infty} p_n = \dfrac{1}{3}$

(4) 16

〔出題者が求めたポイント〕

問1　ごく普通の確率漸化式の問題。(4)のみ整数値を求めさせるが，難度は低い。

問2　領域と最大・最小の問題。(2)では式の形から相加相乗平均を使ってしまいそうになるが，等号成立条件を満たす x, y の値がないことに注意したい。

〔解答のプロセス〕

問1(1)　n 秒後に B, C にいる確率を q_n, r_n とすると，

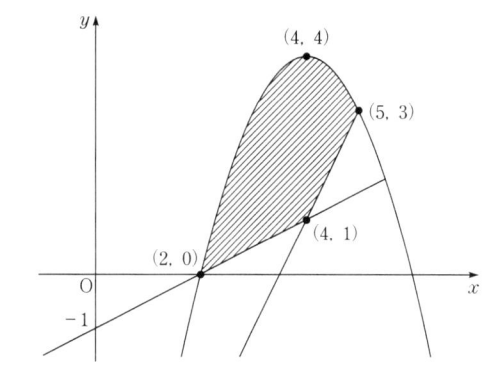

ゆえに，$p_{n+1} = \dfrac{1}{4} p_n + \dfrac{3}{8} q_n + \dfrac{3}{8} r_n$

$\qquad = \dfrac{1}{4} p_n + \dfrac{3}{8}(q_n + r_n)$

ここで，$p_n + q_n + r_n = 1$ より，$q_n + r_n = 1 - p_n$
これを代入して

$\qquad p_{n+1} = \dfrac{3}{8} - \dfrac{1}{8} p_n$ …(答)(1)

(2)　特性方程式をたてると，

$\qquad C = \dfrac{3}{8} - \dfrac{1}{8} C, \quad C = \dfrac{1}{3}$

ゆえに，$p_{n+1} - \dfrac{1}{3} = -\dfrac{1}{8}\left(p_n - \dfrac{1}{3}\right)$

$p_1 - \dfrac{1}{3} = \dfrac{1}{4} - \dfrac{1}{3} = -\dfrac{1}{12}$ より，

$\qquad p_n - \dfrac{1}{3} = -\dfrac{1}{12}\left(-\dfrac{1}{8}\right)^{n-1}$

$\therefore\ p_n = \dfrac{1}{3} - \dfrac{1}{12}\left(-\dfrac{1}{8}\right)^{n-1}$ …(答)(2)

(3)　$\left(-\dfrac{1}{8}\right) < 0$ であるから $\displaystyle\lim_{n\to\infty} p_n = \dfrac{1}{3}$ …(答)(3)

(4)　$|p_n - p| = \left| -\dfrac{1}{12}\left(-\dfrac{1}{8}\right)^{n-1} \right|$

$\qquad = \dfrac{1}{12}\left(\dfrac{1}{8}\right)^{n-1} < 5^{-20}$

両辺の常用対数をとって

$\qquad \log_{10} \dfrac{1}{12}\left(\dfrac{1}{8}\right)^{n-1} < \log_{10} 5^{-20}$

$\log_{10} \dfrac{1}{3 \cdot 2^2 \cdot (2^3)^{n-1}} < \log_{10} \dfrac{1}{5^{20}}$

$\qquad -\log_{10}(3 \cdot 2^{3n-1}) < -\log_{10} 5^{20}$

$\log_{10} 3 + (3n-1)\log_{10} 2 > 20\log_{10} 5 = 20(1 - \log_{10} 2)$

$\qquad 3n - 1 > \dfrac{20 - 20\log_{10} 2 - \log_{10} 3}{\log_{10} 2}$

$\qquad n > \dfrac{20 - 19\log_{10} 2 - \log_{10} 3}{3\log_{10} 2}$

$\qquad = 15.2 \quad$ よって 16 　…(答)(4)

問2　3つの不等式が示す領域は図の斜線部

(1)　$\dfrac{y+1}{(x+1)^2} = k$ とおくと，

$\qquad y = k(x+1)^2 - 1$ 　……①

①が(2, 0)を通るとき，$0 = 9k - 1$, $k = \dfrac{1}{9}$

①が(4, 1)を通るとき，$1 = 25k - 1$, $k = \dfrac{2}{25}$

①が(5, 3)を通るとき，$3 = 36k - 1$, $k = \dfrac{1}{9}$

①を放物線 $y = -x^2 + 8x - 12$ が接するとき

$\qquad kx^2 + 2kx + k - 1 = -x^2 + 8x - 12$

$\qquad (k+1)x^2 + (2k-8)x + k + 11 = 0$ 　……②

題意を満たすには，②が重解をもてばよく，領域と①の頂点の位置から，$k > 0$ は自明。ゆえに $k+1 \neq 0$ なので，

$\qquad D/4 = (k-4)^2 - (k+1)(k+11)$

$\qquad = k^2 - 8k + 16 - (k^2 + 12k + 11)$

$\qquad = 5 - 20k = 0 \quad$ ゆえに，$k = \dfrac{1}{4}$

このとき，②は

$\qquad \dfrac{5}{4}x^2 + \dfrac{15}{2}x + \dfrac{45}{4} = \dfrac{5}{4}(x-3)^2 = 0$ であり

$k = \dfrac{1}{4}$ を満たす (x, y) は，(3, 3)

ゆえに，$(x, y) = (3, 3)$ で最大値 $\dfrac{1}{4}$

$(x, y) = (4, 1)$ で最小値 $\dfrac{2}{25}$

(2)　$\dfrac{y+1}{(x+1)^2} = k$ とおけば，

（与式）$= k + \dfrac{1}{k} = f(k)$ とすると右辺を，k で微分して，

$$f'(k) = 1 - \dfrac{1}{k^2}$$

ここから増減表をつくれば，

k		$\dfrac{2}{25}$		$\dfrac{1}{4}$
$f'(k)$		$-$	$-$	$-$
$f(k)$			$\searrow$	

ゆえに，最大値　$\dfrac{629}{50}$

最小値　$\dfrac{17}{4}$

Ⅱ

〔解答〕

問1　$2\log2$　　問2　$\log3$　　問3　$e^{-\frac{1}{\pi}}$

〔出題者が求めたポイント〕

区分求積法の問題。

$$\lim_{n \to \infty} \frac{1}{n} \sum_{k=1}^{n} f\left(\frac{k}{n}\right) = \int_0^1 f(x)dx$$

忘れてしまいがちだが，「$k=1$」や「Σ の上が n」等に注意して変形する。問2では，全体から偶数項がなくなっていると考える。そのままでは変形できない。問3では，対数を用いて和の形にすることに気づけば早い。途中省略しているが，

$$\left(-\sin\frac{0 \cdot \pi}{n}\right)\log\left(1 + \cos\frac{0 \cdot \pi}{2n}\right) = 0$$

なのでこの式では，$k=0$ からでも区分求積にできる。

〔解答のプロセス〕

問1

$$\lim_{n \to \infty}\left(\frac{1}{n+\frac{1}{2}} + \frac{1}{n+\frac{2}{2}} + \frac{1}{n+\frac{3}{2}} + \cdots + \frac{1}{2n}\right)$$

$$= \lim_{n \to \infty} \sum_{k=1}^{2n}\left(\frac{1}{n+\frac{k}{2}}\right)$$

$$= \lim_{n \to \infty} \sum_{k=1}^{2n}\left(\frac{\frac{1}{n}}{1+\frac{k}{2n}}\right) = \lim_{n \to \infty} \frac{2}{2n} \sum_{k=1}^{2n}\left(\frac{1}{1+\frac{k}{2n}}\right)$$

$$= 2\int_0^1 \frac{1}{1+x}\,dx$$

$$= 2\Big[\log(1+x)\Big]_0^1$$

$$= 2\log2 \quad \cdots（答）$$

問2

$$\lim_{n \to \infty}\left(\frac{1}{n+\frac{1}{2}} + \frac{1}{n+\frac{3}{2}} + \frac{1}{n+\frac{5}{2}} + \cdots + \frac{2}{6n-1}\right)$$

$$= \lim_{n \to \infty} \sum_{k=1}^{2n}\left(\frac{1}{n+\frac{2k-1}{2}}\right)$$

$$= \lim_{n \to \infty}\left\{\sum_{k=1}^{4n}\left(\frac{1}{n+\frac{k}{2}}\right) - \sum_{k=1}^{2n}\left(\frac{1}{n+k}\right)\right\}$$

ここで，$\displaystyle\lim_{n \to \infty}\sum_{k=1}^{4n}\left(\frac{1}{n+\frac{k}{2}}\right)$

$$= \lim_{n \to \infty} \sum_{k=1}^{4n}\left(\frac{\frac{1}{2n}}{\frac{1}{2}+\frac{k}{4n}}\right)$$

$$= \lim_{n \to \infty} \frac{2}{4n} \sum_{k=1}^{4n}\left(\frac{1}{\frac{1}{2}+\frac{k}{4n}}\right)$$

$$= 2\int_0^1\left(\frac{1}{\frac{1}{2}+x}\right)dx = 2\log3$$

$$\lim_{n \to \infty} \sum_{k=1}^{2n}\left(\frac{1}{n+k}\right) = \lim_{n \to \infty} \frac{1}{2n} \sum_{k=1}^{2n}\left(\frac{1}{\frac{1}{2}+\frac{k}{2n}}\right)$$

$$= \int_0^1\left(\frac{1}{\frac{1}{2}+x}\right)dx = \log3$$

ゆえに，（与式）$= 2\log3 - \log3 = \log3$　…（答）

問3　与式の自然対数をとると

$$\lim_{n \to \infty} \sum_{k=0}^{n} \log\left(1 + \sin\frac{(n+k)\pi}{2n}\right)^{\sin\frac{(n+k)\pi}{n} \cdot \frac{1}{n}}$$

$$= \lim_{n \to \infty} \frac{1}{n} \sum_{k=0}^{n} \sin\frac{(n+k)\pi}{n} \log\left(1 + \sin\frac{(n+k)\pi}{2n}\right)$$

$$= \lim_{n \to \infty} \frac{1}{n} \sum_{k=0}^{n} \sin\left(\frac{n\pi}{n} + \frac{k\pi}{n}\right)\log\left\{1 + \sin\left(\frac{n\pi}{2n} + \frac{k\pi}{2n}\right)\right\}$$

$$= \lim_{n \to \infty} \frac{1}{n} \sum_{k=0}^{n} \left(-\sin\frac{k\pi}{n}\right)\log\left(1 + \cos\frac{k\pi}{2n}\right)$$

$$= \int_0^1 (-\sin\pi x)\log\left(1 + \cos\frac{\pi}{2}x\right)dx$$

$$= -\int_0^1 2\sin\frac{\pi}{2}x\cos\frac{\pi}{2}x \cdot \log\left(1 + \cos\frac{\pi}{2}x\right)dx$$

$$= \frac{4}{\pi}\int_0^1 \cos\frac{\pi}{2}x \cdot\left(-\frac{\pi}{2}\sin\frac{\pi}{2}x\right)\log\left(1 + \cos\frac{\pi}{2}x\right)dx$$

$1 + \cos\dfrac{\pi}{2}x = t$ とおくと，

$$-\frac{\pi}{2}\sin\frac{\pi}{2}x = \frac{dt}{dx}, \quad x : 0 \longrightarrow 1 \text{ で，} t : 2 \longrightarrow 1$$

よって，$\dfrac{4}{\pi}\displaystyle\int_2^1 (t-1)\dfrac{dt}{dx}\log t\,dx$

$$= \frac{4}{\pi}\left\{\int_2^1 t\log t\,dt - \int_2^1 \log t\,dt\right\}$$

$$= \frac{4}{\pi}\left\{\left(\frac{3}{4} - 2\log2\right) - (1 - 2\log2)\right\}$$

$$= \frac{4}{\pi} \cdot \left(-\frac{1}{4}\right) = -\frac{1}{\pi}$$

よって　（与式）$= e^{-\frac{1}{\pi}}$　…（答）

Ⅲ

〔解答〕

問1　$\pi\left(\dfrac{4}{3}n^2m^3 + \dfrac{4}{15}m^5 + \dfrac{1}{30}n^5\right)$

問2　$\dfrac{\pi(n+m)^5}{30\sqrt{m^2+1}}$

問3　$\sqrt{m^2+1}$

〔出題者が求めたポイント〕

回転体の問題。

正しく回転体の断面積をとらえることができれば，計算が面倒なだけの設問である。

〔解答のプロセス〕

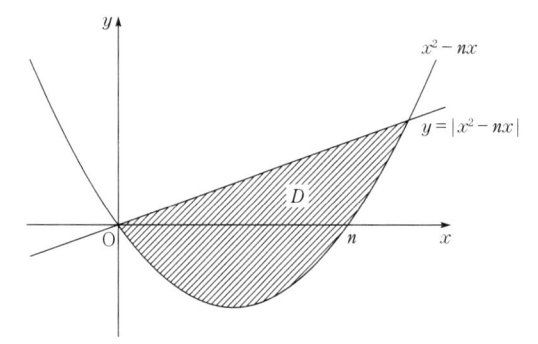

問1　$y = |x^2 - nx|$ を考えて

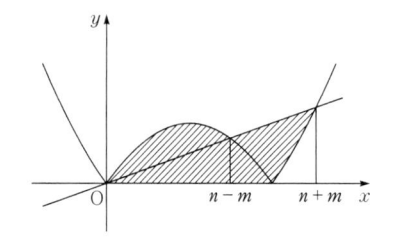

$$V_n = \pi\left\{\int_0^{n-m}(-x^2+nx)^2dx + \int_{n-m}^{n+m}(mx)^2dx \right.$$
$$\left. - \int_n^{n+m}(x^2-nx)^2dx\right\}$$
$$= \pi\left(\frac{4}{3}n^2m^3 + \frac{4}{15}m^5 + \frac{1}{30}n^5\right)$$

問2

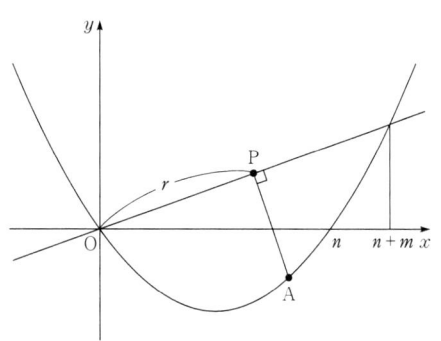

$y = mx$ 上の点 $P(p,\ mp)$ と $y = x^2 - nx$ 上の点 $A(t,\ t^2 - nt)$ を考える

AP を $y = mx$ に垂直となるようにとり，$OP = r$ とすれば

$$W_n = \int_0^{\sqrt{m^2+1}(n+m)} \pi AP^2 dr \qquad \text{と表わせる}$$

AP の傾きから，$\dfrac{(t^2-nt)-mp}{t-p} = -\dfrac{1}{m}$.

よって　　$p = \dfrac{mt^2+(1-mn)t}{m^2+1}$

$$AP^2 = \left(\frac{1}{m^2}+1\right)(t-p)^2$$
$$= \frac{m^2+1}{m^2} \cdot \left(\frac{mt(t-n-m)}{m^2+1}\right)^2$$
$$= \frac{t^2(t-n-m)^2}{m^2+1}$$
$$r^2 = (m^2+1)p^2 = \frac{\{mt^2+(1-mn)t\}^2}{m^2+1}.$$

よって　$r = \dfrac{1}{\sqrt{m^2+1}}\{mt^2+(1-mn)t\}$

$$\frac{dr}{dt} = \frac{1}{\sqrt{m^2+1}}\{2mt+(1-mn)\}$$

ゆえに，

$$W_n = \int_0^{n+m} \pi\left(\frac{t^2(t-n-m)^2}{m^2+1}\right) \cdot \frac{2mt+(1-mn)}{\sqrt{m^2+1}}\,dt$$
$$= \frac{\pi(n+m)^5}{30\sqrt{m^2+1}} \quad \text{…（答）}$$

問3

$$\lim_{n\to\infty}\frac{V_n}{W_n} = \lim_{n\to\infty}\frac{\pi\left(\dfrac{4}{3}n^2m^3+\dfrac{4}{15}m^5+\dfrac{1}{30}n^5\right)}{\dfrac{\pi(n+m)^5}{30\sqrt{m^2+1}}}$$
$$= \lim_{n\to\infty}\sqrt{m^2+1}\,\frac{(40n^2m^3+8m^5+n^5)}{(n+m)^5}$$
$$= \lim_{n\to\infty}\sqrt{m^2+1}\,\frac{\left(40\cdot\dfrac{m^3}{n^3}+8\dfrac{m^5}{n^5}+1\right)}{\left(1+\dfrac{m}{n}\right)^5}$$

$n > m$ より，（与式）$= \sqrt{m^2+1}$　…（答）

物　理

解答 27年度

Ⅰ

〔解答〕

(1)　ア　1.0×10^4

(2)　イ　7.6　　ウ　3.9　　エ　－2.0

　　　オ　5.0×10^{-2}

〔出題者が求めたポイント〕

浮力，慣性力

〔解答のプロセス〕

(1)　ア．〔Pa〕＝〔N/m²〕であるから，大気圧による力の大きさは 1 m² あたり 1.0×10^5 N である。質量 m の物体に働く重力の大きさは mg だから

$$mg = 1.0 \times 10^5$$

$$\therefore \quad m = \frac{1.0 \times 10^5}{9.8} = 1.02\cdots \times 10^4$$

$$\fallingdotseq 1.0 \times 10^4 \, \text{〔kg〕} \quad \cdots\cdots\text{(答)}$$

(2)　イ．物体の密度を ρ，立方体の一辺の長さを l とおくと質量 m は

$$m = \rho l^3$$

$$= 9.5 \times 10^2 \times (2.0 \times 10^{-1})^3 = 7.6 \, \text{〔kg〕} \quad \cdots\cdots\text{(答)}$$

ウ．水の密度を ρ_0 とおくと，物体に働く浮力の大きさは $\rho_0 l^3 g$ とかけるから，張力の大きさを T として，力のつりあいの式は

$$\rho_0 l^3 g - mg - T = 0$$

$$\therefore \quad T = (\rho_0 l^3 - m)g$$

$$= \{1.0 \times 10^3 \times (2.0 \times 10^{-1})^3 - 7.6\} \times 9.8$$

$$= 3.92 \fallingdotseq 3.9 \, \text{〔N〕} \quad \cdots\cdots\text{(答)}$$

エ．部屋が加速度運動するとき，慣性力が働くことによる見かけの重力の方向は，糸の方向に一致する。したがって，慣性力の向きは水平右向きである。一方，浮力 F は見かけの重力と逆向きに働くから，力のつりあいの式は，部屋の加速度の大きさを a として

水平方向：$ma + T\sin\theta - F\sin\theta = 0$

鉛直方向：$F\cos\theta - T\cos\theta - mg = 0$

これら 2 式より

$$a = g\tan\theta = 9.8 \times 0.20 = 1.96 \fallingdotseq 2.0 \, \text{〔m/s²〕}$$

部屋の加速度は慣性力の向きと逆なので，左向きである。したがって，符号を含めて加速度の値は -2.0 〔m/s²〕 $\cdots\cdots$（答）

オ．油の層に入っている部分の長さを x 〔m〕とおくと，水の部分の長さは $0.20 - x$ となる。油の密度を ρ_1 とおくと，物体に働く浮力の大きさ F' は

$$F' = \rho_1 l^2 x g + \rho_0 l^2 (0.20 - x)g$$

これが重力とつりあっているから

$$\rho_1 l^2 x g + \rho_0 l^2 (0.20 - x)g = mg$$

$$\{8.0x + 10 \times (0.20 - x)\} \times 10^2 \times (2.0 \times 10^{-1})^2 = 7.6$$

$$\therefore \quad x = 5.0 \times 10^{-2} \, \text{〔m〕} \quad \cdots\cdots\text{(答)}$$

Ⅱ

〔解答〕

ア　$-CV$　　イ　$-V$　　ウ　$-\dfrac{1}{3}V$

エ　$-\dfrac{2}{3}CV$　　オ　$\dfrac{2V}{3d}$

〔出題者が求めたポイント〕

コンデンサーのつなぎ換え

〔解答のプロセス〕

ア．BA 間の電位差は V であるから，AB のコンデンサーに蓄えられる電気量 Q は

$$Q = CV$$

B 側が高電位であるから，A がもつ電荷 Q_A は

$$Q_A = -Q = -CV \quad \cdots\cdots\text{(答)}$$

イ．極板間隔を 2 倍にすると，静電容量は $\dfrac{C}{2}$ となる。電気量は不変だから，BA 間の電位差 V_{AB} は

$$V_{AB} = \frac{Q}{\dfrac{C}{2}} = 2V$$

B の電位が V であるから，A の電位 V_A は

$$V_A = V - 2V = -V \quad \cdots\cdots\text{(答)}$$

ウ．スイッチ S を X に接続すると，電池に対して AB，YZ のコンデンサーが直列に繋がれる。BA 間，YZ 間の電位差をそれぞれ V_1，V_2，蓄えられる電気量を，B 側および Y 側を正として Q_1，Q_2 とすると

$$Q_1 = \frac{C}{2}V_1, \quad Q_2 = CV_2$$

$$V_1 + V_2 = V$$

極板 A と Y について電気量保存より

$$-Q_1 + Q_2 = Q_A = -CV$$

以上より　$V_1 = \dfrac{4}{3}V$

よって，A の電位 V_A' は

$$V_A' = V - \frac{4}{3}V = -\frac{1}{3}V \quad \cdots\cdots\text{(答)}$$

エ．A の電荷 Q_A' は

$$Q_A' = -Q_1 = -\frac{2}{3}CV \quad \cdots\cdots\text{(答)}$$

オ．静電容量が C に戻るから，BA 間の電位差 V_1' は

$$V_1' = \frac{Q_1}{C} = \frac{2}{3}V$$

よって，電場 E は

$$E = \frac{V_1'}{d} = \frac{2V}{3d} \quad \cdots\cdots\text{(答)}$$

Ⅲ

〔解答〕

ア　$\dfrac{3}{2}P_0V_0$　　イ　$\dfrac{5}{2}P_0V_0$　　ウ　$\dfrac{7}{4}P_0V_0$

エ　$\dfrac{13}{4}P_0V_0$　　オ　0.16

〔出題者が求めたポイント〕

気体の状態変化，熱力学第1法則

〔解答のプロセス〕

ア．状態 A 〜 D の温度をそれぞれ T_A，T_B，T_C，T_D とすると，気体の物質量を n として状態方程式は

A：$P_0V_0 = nRT_A$

B：$2P_0V_0 = nRT_B$

C：$\dfrac{3}{2}P_0 \cdot 2V_0 = nRT_C$

D：$P_0 \cdot 2V_0 = nRT_D$

A → B の過程で内部エネルギー変化 ΔU_{AB} は

$$\Delta U_{AB} = \frac{3}{2}nR(T_B - T_A) = \frac{3}{2}P_0V_0$$

定積変化だから，気体が吸収する熱量 Q_{AB} は

$$Q_{AB} = \Delta U_{AB} = \frac{3}{2}P_0V_0 \quad \cdots\cdots(答)$$

イ．D → A の過程で内部エネルギー変化 ΔU_{DA} は

$$\Delta U_{DA} = \frac{3}{2}nR(T_A - T_D) = -\frac{3}{2}P_0V_0$$

定圧変化だから気体がした仕事 W_{DA} は

$$W_{DA} = P_0(V_0 - 2V_0) = -P_0V_0$$

熱力学第1法則より，気体が吸収する熱量 Q_{DA} は

$$Q_{DA} = \Delta U_{DA} + W_{DA} = -\frac{5}{2}p_0V_0$$

よって，放出する熱量 Q_{DA}' は

$$Q_{DA}' = -Q_{DA} = \frac{5}{2}p_0V_0 \quad \cdots\cdots(答)$$

ウ．PV グラフの面積が仕事を表すから，B → C の過程で気体が外部にする仕事 W_{BC} は

$$W_{BC} = \frac{1}{2}\left(2P_0 + \frac{3}{2}P_0\right)(2V_0 - V_0)$$

$$= \frac{7}{4}P_0V_0 \quad \cdots\cdots(答)$$

エ．B → C の過程で内部エネルギー変化 ΔU_{BC} は

$$\Delta U_{BC} = \frac{3}{2}nR(T_C - T_B) = \frac{3}{2}P_0V_0$$

よって，気体が吸収する熱量 Q_{BC} は

$$Q_{BC} = \Delta U_{BC} + W_{BC} = \frac{13}{4}p_0V_0 \quad \cdots\cdots(答)$$

オ．1サイクルで気体が外部から吸収した熱量は Q_{AB} と Q_{BC}，気体がした仕事は W_{BC} と W_{DA} だから，熱効率 e は

$$e = \frac{W_{BC} + W_{DA}}{Q_{AB} + Q_{BC}} = \frac{3}{19} \fallingdotseq 0.16 \quad \cdots\cdots(答)$$

Ⅳ

〔解答〕

ア　$2\cos\dfrac{\pi \cdot \Delta x}{\lambda}$　　イ　λ

ウ　$1 + 2\cos\dfrac{\pi \cdot \Delta x}{\lambda}$　　エ　2λ　　オ　9.0

〔出題者が求めたポイント〕

多重スリットによる干渉

〔解答のプロセス〕

ア．合成波の変位 $Y(t)$ は

$$Y(t) = U\left(x_0 - \frac{\Delta x}{2},\ t\right) + U\left(x_0 + \frac{\Delta x}{2},\ t\right)$$

$$= 2A\cos\left(2\pi \cdot \frac{\Delta x}{2\lambda}\right) \cdot \sin\left\{2\pi\left(\frac{t}{T} - \frac{x_0}{\lambda}\right)\right\}$$

$$\therefore\ B = 2\cos\frac{\pi \cdot \Delta x}{\lambda} \times A \quad \cdots\cdots(答)$$

イ．振幅 B が最大となるのは $\cos\dfrac{\pi \cdot \Delta x}{\lambda} = \pm 1$ より

$$\frac{\pi \cdot \Delta x}{\lambda} = m\pi \quad \therefore\ \Delta x = m \times \lambda \quad \cdots\cdots(答)$$

ウ．合成波の変位 $Y'(t)$ は

$$Y'(t) = U(x_0,\ t) + Y(t)$$

$$= \left(1 + 2\cos\frac{\pi \cdot \Delta x}{\lambda}\right)A\sin\left\{2\pi\left(\frac{t}{T} - \frac{x_0}{\lambda}\right)\right\}$$

$$\therefore\ C = \left(1 + 2\cos\frac{\pi \cdot \Delta x}{\lambda}\right) \times A \quad \cdots\cdots(答)$$

エ．振幅 C が最大となるのは $\cos\dfrac{\pi \cdot \Delta x}{\lambda} = 1$ より

$$\frac{\pi \cdot \Delta x}{\lambda} = 2m\pi \quad \therefore\ \Delta x = m \times 2\lambda \quad \cdots\cdots(答)$$

オ．1番目に明るい明点の強さ I_1 は，C の式で

$\cos\dfrac{\pi \cdot \Delta x}{\lambda} = 1$ として

$$I_1 = (3A)^2 = 9A^2$$

2番目に明るい点は，C の式で $\cos\dfrac{\pi \cdot \Delta x}{\lambda} = -1$ となる点だから，その強さ I_2 は

$$I_2 = (-A)^2 = A^2$$

よって，求める比は

$$\frac{I_1}{I_2} = 9.0 \quad \cdots\cdots(答)$$

化 学

解答

Ⅰ

〔解答〕

問1 A群：(う)，(か)　B群：(あ)，(お)

問2 Ⓐ 水素酸(二元酸)　Ⓑ オキソ酸

問3 ⓐ HI　ⓑ S　ⓒ H_2　ⓓ SO_2　ⓔ C

問4 196(kJ)

問5 (い)(お)

問6 pH3.0

〔出題者が求めたポイント〕

非金属の水素化物・オキソ酸の性質，硫酸に関する知識，熱化学，平衡の移動，pH の計算

〔解答のプロセス〕

問1 A群　あ：正：分子量が大きいほど，沸点が高い。

い：正：HF だけは分子間に水素結合がはたらく。それ以外は分子量で決まるので，HF＞HI＞HBr＞HCl の順

う：誤：沸点は分子量および極性の有無で決まる。SiH_4(シラン)は正四面体形の無極性分子だが，PH_3(ホスフィン)は三角錐形の極性分子。(第2周期の同族である CH_4 と NH_3 で考えて予測するとよい。)

え：正：分子構造の似ている無極性分子の場合，分子量で決まる。

お：正：NH_3 の分子間には水素結合がはたらく。

か：誤：分子量の順になるので，$H_2Te＞H_2Se＞H_2S$　となる。なお，H_2O は分子間に水素結合がはたらくので，16族水素化合物の中では最も沸点が高くなる。

B群　あ：誤：HF は弱酸。

い：正：H_2O は中性。

う：正：オキソ酸の場合，一般に中心原子の陰性が強いほど酸性は強くなる。

え：正：中心原子が同じオキソ酸の場合，結合する酸素原子の数が多くなるほど酸性は強くなる。

お：誤：(う)と同様。

か：正：(え)と同様。

問3　おこる反応は以下のとおり。

ⓐ $H_2SO_3 + I_2 + H_2O \longrightarrow H_2SO_4 + 2HI$

ⓑ $H_2SO_3 + 4FeCl_2 + 4HCl \longrightarrow S + 4FeCl_3 + 3H_2O$

ⓒ $Zn + H_2SO_4 \longrightarrow ZnSO_4 + H_2$

ⓓ $Cu + 2H_2SO_4 \longrightarrow CuSO_4 + SO_2 + 2H_2O$

ⓔ $C_6H_{12}O_6 \longrightarrow 6C + 6H_2O$

問4　(反応熱)＝(生成物の生成熱の総和)

　　　　　　　－(反応物の生成熱の総和)

より，求める反応熱を QkJ とすれば，

$Q = 2 \times 395 - 2 \times 297 = 196$(kJ)

問5　あ：正：吸熱方向，つまり左へ平衡が移動。

い：誤：(あ)と同様。

う：正：気体の総分子数が減少する方向，つまり右へ平衡が移動。

え：正

お：誤：全圧一定で不活性ガスを加えると，平衡に関係する SO_2，O_2，SO_3 の分圧は減少する。よって，気体の総分子数が増加する左へ平衡が移動。

か：正：体積一定で不活性ガスを加えても，SO_2，O_2，SO_3 の分圧は変化しない。

問6　0.050 g の濃硫酸(溶液)に含まれる硫酸(溶質)は，

$$\underset{\text{濃硫酸 }(cm^3)}{\frac{0.050}{1.8}} \times 18 = 0.50(\text{m mol})$$

これを水に溶かして，1 L とするので，

$$[H^+] = \frac{0.50 \times 10^{-3}}{1} \times \underset{\text{電離度}}{1} \times \underset{\text{価数}}{2}$$

$$= 1.0 \times 10^{-3} \quad (\text{mol/L})$$

Ⅱ

〔解答〕

問1 ヘンリーの法則　問2 $n_A = n x_A$

問3 9.0×10^{-2}　問4 0.42

問5 3.0×10^{-2}　問6 19 (mL)

問7 6.9 (L)

〔出題者が求めたポイント〕

密閉容器中の気体の溶解度

〔解答のプロセス〕

問3　気相において，

$P_{全圧} = P_{メタノール(気)} + P_{水(気)} = 11.5(\text{kPa})$

　　　　　$\vdots$　　　　　$\vdots$

　　　　　p_A　　　　　p_B

また，$p_A = K_A x_A = 53.6 x_A$ (kPa)

　　　$p_B = K_B x_B = 7.33 x_B$ (kPa)

　　　$x_A + x_B = 1$

これらを連立して，$x_A = 0.0901 \cdots ≒ 0.090$

　　　　　　　　　　$x_B = 0.909 \cdots ≒ 0.91$

問4　問3の結果より，

　　　$p_A = 53.6 \times 0.0901 ≒ 4.83(\text{kPa})$

同体積中の気相において，(分圧比)＝(モル比)なので，

$$x'_A = \frac{p_A}{P} = \frac{4.83}{11.5} = 0.42$$

なお，

　　　$x'_B = 1 - 0.42 = 0.58$

問5　問3，4の結果より

　　メタノール　…　$0.090n + 0.42n' = 0.100$ (mol)

（水　…　$0.91n + 0.58n' = 0.900$（mol））

$n + n' = 0.100 + 0.900 = 1.00$（mol）なので，

代入すると，$n = \dfrac{32}{33}$（mol）　$n' = \dfrac{1}{33}$（mol）

よって，$\dfrac{n'}{n+n'} = \dfrac{\frac{1}{33}}{1.00} = 3.03\cdots \times 10^{-2}$

$\qquad\qquad\qquad\quad \fallingdotseq 3.0 \times 10^{-2}$

問6　溶液全体の質量は，

（メタノール（液）の質量）＋（水（液）の質量）

$= 0.090 \times \dfrac{32}{33} \times 32 + 0.91 \times \dfrac{32}{33} \times 18$

$= 2.79\cdots + 15.8\cdots$

$\fallingdotseq 18.6$（g）

よって，密度が 1.0 g/cm^3 であることより，

$\dfrac{18.6\ \text{g}}{1.0\ \text{g/cm}^3} = 18.6 \fallingdotseq 19$（cm^3）

問7　蒸気の全物質量が $n' = \dfrac{1}{33}$ mol であることより，

蒸気の体積を V L として，

$11.5 \times 10^3 \times V = \dfrac{1}{33} \times 8.31 \times 10^3 \times (273 + 42)$

$V = 6.89\cdots \fallingdotseq 6.9$（L）

Ⅲ
〔解答〕

問1 ㋐ く　㋑ か　㋒ う　㋓ お　㋔ え

問2 888　問3 1

問4 $C_{n-2}H_{2n-5}COOCH_3$

問5 19　問6 3

〔出題者が求めたポイント〕

油脂に関する知識・計算

〔解答のプロセス〕

問1 ㋓　油脂（分子量 M とする）1 mol をけん化するのに必要な KOH（式量 56.0）は 3 mol なので，

（けん化価）$= \dfrac{1}{M} \times 3 \times 56 \times 10^3$

油脂(mol)　KOH(mol)　KOH(mg)

と表すことができる。よって，M が小さいほどけん化価は大きくなる。

㋔　不飽和度（1分子の油脂に含まれる炭素間二重結合 C＝C の数）を n とすると，1 mol の油脂に付加する I$_2$（分子量 254）は n mol となるから，

（ヨウ素価）$= \dfrac{100}{M} \times n \times 254$

油脂(mol)　I$_2$(mol)　I$_2$(g)

と表すことができる。よって，n が大きいほどヨウ素価は大きくなる。

問2　問1 ㋓の解説より，

$\dfrac{1}{M} \times 3 \times 56 \times 10^3 = 189.2$

$M = 887.9\cdots \fallingdotseq 888$

問3　問1 ㋔の解説より，

$\dfrac{100}{888} \times n \times 254 = 28.6$

$n = 0.99\cdots \fallingdotseq 1$

問4　油脂 A を構成する 2 種類の高級脂肪酸を B′, C′ とすれば，それぞれのメチルエステルがエステル交換反応により得られたエステル B, C に等しくなる。また，B 0.1 mol に H$_2$ が $\dfrac{2.24}{22.4} = 0.1$（mol）付加したことより，B′ は C＝C を 1 つもち，C′ は飽和脂肪酸であることがわかる。よって，B′ は炭素数 $n-1$ で C＝C を 1 つ有する脂肪酸だから，示性式は，

$C_{\blacksquare}H_{2\blacksquare-1}COOH = C_{n-2}H_{2(n-2)-1}COOH$
$\qquad\qquad\qquad\qquad = C_{n-2}H_{2n-5}COOH$

このメチルエステルがエステル B である。

なお，脂肪酸 C′ の示性式は，

$C_{n-2}H_{2n-3}COOH$ となる。

問5　油脂 A（分子量 888）には C＝C が 1 つしか含まれないことより，脂肪酸 B′（分子量 $14n+16$）が 1 つ，脂肪酸 C′（分子量 $14n+18$）が 2 つグリセリン（分子量 92）に結合した油脂とわかる。

分子量の関係から，

$888 = 14n + 16 + (14n+18) \times 2 + 92 - 18 \times 3$

$\therefore n = 19$

$\left(\begin{array}{l}\text{なお，B′ はオレイン酸，C′ はステアリン酸で，}\\ \text{ステアリン酸のトリグリセリドの分子量は 890}\\ \text{となる。}\end{array}\right)$

問6　グリセリンへの結合のしかたで A の構造異性体には次の 2 つが考えられる。

$\begin{array}{l} CH_2-OCO-R_{B'} \\ | \\ C^*H-OCO-R_{C'} \\ | \\ CH_2-OCO-R_{C'} \end{array}$　　$\begin{array}{l} CH_2-OCO-R_{C'} \\ | \\ CH-OCO-R_{B'} \\ | \\ CH_2-OCO-R_{C'} \end{array}$

$\left(\begin{array}{l}\text{R}_{B'}, \text{R}_{C'} \text{はそれぞれ B′, C′ のアルキル基とする。}\\ \text{C}^* \text{は不斉炭素原子。}\end{array}\right)$

光学異性体も区別するので，全部で 3 つ。

Ⅳ
〔解答〕

問1 ㋐ アルミニウム　㋑ 炭素　㋒ 不動態

問2 $Fe_2O_3 + 3CO \longrightarrow 2Fe + 3CO_2$

問3 6.9（g/cm^3）

問4 $Fe_2O_3 + 2Al \longrightarrow 2Fe + Al_2O_3$

問5 鉄が露出しても，イオン化傾向の大きい亜鉛の方が先に酸化され電子が供給されるので，鉄が溶けにくい状態となるから。

問6 8.2×10^2（kJ/mol）

問7 化合物 A：クロロベンゼン

化合物 C：フェノール

反応条件 B：水酸化ナトリウム水溶液を加えて，高温・高圧にする。

問8

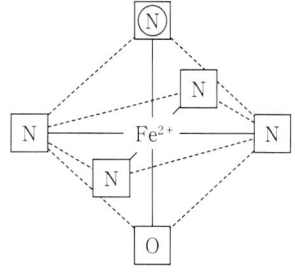
$+\ 2Fe\ +\ 7HCl$

$\longrightarrow$ $+\ 2FeCl_3\ +\ 2H_2O$

問9 pH7 においては，$[OH^-]=1.0\times10^{-7}\,(mol/L)$。
血液中の Fe^{3+} がすべてイオンになっているとすると，

$$[Fe^{3+}][OH^-]^3=0.01\times(1.0\times10^{-7})^3$$
$$=1.0\times10^{-23}\,(mol/L)^4>K_{sp}$$

と溶解度積をこえているため，大部分が $Fe(OH)_3$ の沈殿として存在することになる。

問10 4個

問11

N
N　N
N　Fe²⁺　N
N
O

〔出題者が求めたポイント〕

Fe に関する知識，体心立方格子，比熱の計算，ベンゼン誘導体，溶解度積

〔解答のプロセス〕

問2 実際は段階的に還元されていく。

$$Fe_2O_3\longrightarrow Fe_3O_4\longrightarrow FeO\longrightarrow Fe$$

問3 体心立方構造なので，

$$(密度)=\frac{格子に含まれる\,Fe\,の質量}{格子の体積}$$

$$=\frac{\dfrac{56.0}{6.0\times10^{23}}\times2}{(3.0\times10^{-8})^3}$$

$$=6.91\cdots\fallingdotseq6.9\,(g/cm^3)$$

（本問にアボガドロ定数 N_A が与えられていないので，$N_A=6.0\times10^{23}\,(/mol)$ とした。）

問6 酸化鉄（Ⅲ）の生成熱を表す熱化学方程式は次のとおり。

$$2Fe(固)+\frac{3}{2}O_2(気)=Fe_2O_3(固)+Q\,kJ$$

20 g の Fe（式量 56.0）より生成する Fe_2O_3 は

$$\frac{20}{56.0}\times\frac{1}{2}\ (mol)\,である。$$

また，このとき発生した熱量は比熱の公式より，

$$4.2\times1000\times(60-25)=147.0\times10^3\,(J)$$

よって，求める生成熱 Q は

$$Q=\frac{147.0\times10^3\times10^{-3}\,(kJ)}{\dfrac{2.0}{56.0}\times\dfrac{1}{2}\,(mol)}$$

$$=823.2\ (kJ/mol)$$

問8 半反応式より考えるとよい。

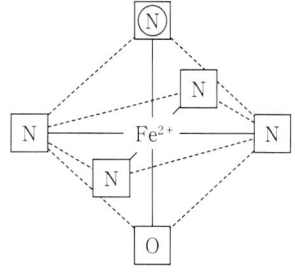
$+\ 6H^+\ +\ 6e^-\ \longrightarrow$ （アニリン） $+\ 2H_2O\cdots①$

$Fe\ \longrightarrow Fe^{3+}+3e^-\ \cdots②$

①＋②×2より，e^- を消去し両辺に $6Cl^-$ を加える。
濃塩酸により，実際は

（アニリン） $+\ HCl\ \longrightarrow$ （アニリン塩酸塩）

となるので，その分の HCl を両辺に加え書き直すと解答の式となる。

問9 イオンのまま存在できる Fe^{3+} は

$$[Fe^{3+}]=\frac{K_{sp}}{[OH^-]^3}$$

$$=\frac{2.5\times10^{-39}}{(1.0\times10^{-7})^3}=2.5\times10^{-18}\ (mol/L)$$

よって，約 0.01 mol/L のうち，2.5×10^{-18} mol/L しか溶けることができず，ほとんど沈殿してしまうとわかる。

問10 ヘモグロビン 1 mol あたりで考える。
含まれる Fe 原子は，

$$64000\times\frac{0.35}{100}\times\frac{1}{56.0}=4\,(mol)$$
Fe(g)　Fe(mol)

生　物

解答　27年度

Ⅰ
〔解答〕

問1．ア　錐体　イ　かん体　ウ　瞳孔

問2．(え)，(か)

問3．A　記号：(え)　名称：水晶体
　　　B　記号：(か)　名称：網膜
　　　ウ　記号：(う)　名称：虹彩

問4．(お)→(え)→(あ)

問5．(う)，(か)

問6．結論：(い)　根拠：①，⑥

問7．(え)→(お)→(あ)

問8．(1)(え)　(2)(い)

問9．(1)(か)　(2)(う)

問10．(1)(あ)(お)　(2)(う)(え)(お)

〔解説〕

問3．瞳孔反射の効果器とは瞳孔筋(瞳孔括約筋と瞳孔
　　　散大筋)のことであり，それが存在する虹彩を答え
　　　る。

問6．実験結果より，眼胞からの誘導に反応して水晶体
　　　を形成する組織は頭部表皮であることがわかる。①
　　　②より，(あ)は正しくないといえるので，(い)が正解
　　　となる。

問8．瞳孔から入った光は水晶体からガラス体を通って
　　　網膜に達する。網膜内の構造は，ガラス体側から視
　　　神経繊維，視神経の細胞体，連絡神経細胞，視細胞，
　　　色素細胞の順に並んでいる。

Ⅱ
〔解答〕

問1．ア (う)(a)　イ (あ)(f)　ウ (あ)(f)

問2．(い)

問3．(い)，(え)　加える物質：過酸化水素

問4．(え)

〔解説〕

問1．試験管Cは前処理で4℃の低温に保っているが，
　　　酵素の立体構造に変化は起こらないため，気体発生
　　　量はAと同程度を示すと考えられる。一方，試験
　　　官Eでは90℃の高温，試験管Gでは強い塩基性の
　　　前処理を施しているために，酵素のタンパク質が変
　　　性し，活性を失っていると考えられる。

Ⅲ
〔解答〕

問1．(い)(b)

問2．(い)

問3．(う)

問4．C：(う)　D：(お)

問5．(う)

　　理由：タンパク質Cがないことからタンパク質Aの
　　　　　リン酸化の解除は起こらない。また，タンパク

質Dがないことから，リン酸化されたタンパク
質Aと細胞膜との結合も起こらないものと考
えられるから。

〔解説〕

問1．カドヘリンを介する細胞接着の構造には「接着結
　　　合」と「デスモソーム」の二つがある。前者のカドヘ
　　　リンは細胞骨格のアクチンフィラメントと結合し，
　　　後者のカドヘリンは中間径フィラメントと結合して
　　　いる。ここでは後者に該当する選択肢がないため，
　　　前者の「接着結合」を選び，それについての説明であ
　　　る(b)が正解となる。

問2．(あ)(お)は明らかに誤った選択肢である。また，
　　　(う)と(え)は実験6の実験群G5より，タンパク質
　　　Dを欠損していても増殖が起こることから誤りとわ
　　　かる。一方，(い)は実験5の結果を見ると，タンパ
　　　ク質Cを過剰に発現させた細胞は高密度でも増殖
　　　し続けたが，実験6の実験群G4では，タンパク質
　　　Cが作られないようにすると，低密度でも細胞増殖
　　　が起こっていない。このことから，細胞が増殖する
　　　ためには，タンパク質Cの発現が必須とわかる。

問3．実験6の実験群G3より，タンパク質Aの核内へ
　　　の移動はタンパク質Bの有無とは関係なく起こっ
　　　ていることがわかる。

問4．問題文からタンパク質Aは脱リン酸化されて核
　　　内に移動し，タンパク質Bと結合し，遺伝子Eの
　　　転写を促進して細胞増殖に働くタンパク質であると
　　　わかる。実験6の実験群G4より，タンパク質Cを
　　　欠損すると低密度でも細胞増殖が起こらず，このと
　　　きタンパク質Aは脱リン酸化せずに細胞膜に結合
　　　していることから，タンパク質Cがタンパク質A
　　　を脱リン酸化させているといえる。
　　　　また，実験6の実験群G5より，タンパク質Dを
　　　欠損すると密度の高低に関わらず，タンパク質A
　　　が脱リン酸化され，核内に移動して遺伝子Eが発
　　　現して細胞増殖が起こることがわかる。よってタン
　　　パク質Dの働きとしては(お)が正しいとわかる。

問5．リード文中に「127番目のセリンがリン酸化(※)
　　　されると，タンパク質Aは細胞膜へ移動する」とあ
　　　ることから，表面的に捉えると(い)が正解とも考え
　　　られる。しかし，その後の問題の設定でタンパク質
　　　Dが膜貫通タンパク質であるカドヘリンと常に結合
　　　していること，タンパク質Aはタンパク質Dと結
　　　合することがわかるので，ここでは解答のように捉
　　　えるのが出題者の意図に沿うものと考えられる。

平成26年度

問 題 と 解 答

英　語

問題　　　　　　　　　　　　26年度

[Ⅰ]　次の英文を読み，設問に答えなさい。なお＊印が付された語には，本文の後ろに注がある。

　　I couldn't do my job 　1　 in a team environment. Emergency physicians, physician assistants, nurse practitioners, registered nurses, licensed practical nurses, patient care associates, patient advocates, social workers and mental health specialists, along with registration and administrative personnel, are my regular companions — not to mention pharmacists, radiology teams, and our hospital's staff of physician specialists and technicians. We all have our roles to play, and we play them regularly in harmony.

　　Because of the variety and urgency of the cases we see, my team-based practice is the norm rather than the 　ア　 for an emergency department.

　　But emergency departments are not alone. These days, most physicians routinely call on a wide variety of expertise* to care for patients. We are practicing medicine in a world where we have identified more than 13,600 different diagnoses for what may ail our patients. There are 4,000 medical and surgical procedures to remedy those problems, along with more than 6,000 drug options, to reduce suffering, extend lives and sometimes stop a disease altogether.

　　The physician plays a central and leading role in this complex system. (1)No one, however, no matter how well-trained he or she is, can possibly know all the answers or individually do all the work required.

　　This complexity requires a systems-based approach to health care in which we have access to a wide variety of expertise, tools and other information. And we are moving in that direction. Even before passage of the Affordable Care Act, we began to see alternative care models like accountable care organizations and patient-centered medical homes offering the promise of better care for patients at lower overall cost. And in much-heralded** places like Mayo Clinic, the Geisinger Health Center in Pennsylvania, and Intermountain Healthcare, we have 　イ　 of team medical practices that have been successful over many years.

　　A decade ago, the majority of physicians were independent, self-employed or practicing in small groups. Today, only about a quarter of doctors are in solo or small group practice. We commonly have become 　ウ　 of integrated multispecialty physician practices, hospitals and health systems that offer the possibility for more support, improved life-work balance, and an opportunity to better serve our patients. There are trade-offs to these changes, certainly, but 　2　 doubt or deny that they are well under way.

　　Even though physician-led, team-based medicine appears to be the way of the future, a lot must happen for it to succeed. And a lot of the change is going to be focused on physicians themselves.

Recently, an Institute of Medicine working group published an article in the Oct. 3, 2012, issue of *The Journal of the American Medical Association* (2)<u>concerning principles and values they consider key for successful interprofessional team-based care</u>. That working group suggested that it would not be a simple transition. Just putting a group of highly trained people together around a table or in a patient care environment does not make [**A**], just as putting 11 highly trained athletes on a field does not make a winning football team.

Shared responsibility without highly coordinated teamwork simply will not work well. As we continue this evolution in team-based care, sufficient time — and energy — must be allotted to training the teams to work together and to develop trust and recognition that each medical team member has unique skills and knowledge to help a patient. We must supplement and support this trust with open and timely communication.

Each member of the team should practice to the extent of his or her training and expertise. Team-based care does not imply or justify that the type, duration and quality of the education and experience of individual professionals no longer matters. [**B**], maximizing the contributions of each individual team member also requires recognition of the limitations of each team member.

(Adapted from an article in *American Medical News* by Steven J. Stack)

* expertise: special skill or knowledge that is acquired by training, study, or practice
**herald: to say in public that something is good or important

問1　この本文に含まれている単語について，次の(1)と(2)の①〜④の中に最も強く発音される音節の母音が<u>他の3語と異なるもの</u>がそれぞれ1つある。その数字を書きなさい。

(1)　① assistant　　② athlete　　③ practitioner　　④ technician
(2)　① complexity　② procedure　③ professional　④ specialist

問2 ┌ 1 ┐と┌ 2 ┐に入る最も適切な表現をそれぞれ **a ～ d** から 1 つ選び，記号で答えなさい。

┌ 1 ┐
a. if I hadn't been operated   **b.** if I wouldn't have operated
c. if I didn't operate   **d.** without being operated

┌ 2 ┐
a. a little could   **b.** little might
c. a few should   **d.** few would

問3 ┌ ア ┐～┌ ウ ┐に入れるのに適当な英語 1 語をそれぞれ書きなさい。すべて **e** で始まる単語を書くこと。

問4 [**A**]に入れるのに適当な英語を 5 語以内で書きなさい。

問5 [**B**]に入れるのに適切な英語を 3 語で書きなさい。前後の論理的な脈略を示す語句を書くこと。

問6 次の(1)～(3)の意味に最も近い語義を持つ単語を本文から探し出し，そのまま英語で書き抜きなさい。

(1) the opportunity or right to use something
(2) indication of something favorable to come
(3) to increase something to make it larger or better

問7 下線部(1)を日本語に訳しなさい。解答欄に記載されている訳語の前後の空所を埋める形で訳文を完成させなさい。

問8 下線部(2)について，**they** の意味を明らかにしながら日本語に訳しなさい。

[**II**]　次の英文を読んで，設問に答えなさい。なお＊印が付された語には，本文の後ろに注がある。

　　Reading is a complex skill that most of us can perform without thought of how it is ▢ 1 . Skilled drivers change gear without thinking about their grip on the gear lever or the position of the heel of their left foot, and reading can also be described as being skilled because the component activities require no thought. In reading the last couple of sentences, you have inspected words and phrases of varying difficulty and you have integrated the words into a cognitive* construction of meaning. Your mind is unlikely to have been ▢ 2 with thoughts about the meaning of each word — whether, for example, the word *grip* in the sentence about skilled driving was ▢ 3 to mean a travelling bag or holdall, or whether it meant the act of grasping. When we read, we can be said to transform written language into meanings, but it is only occasionally that we need to ▢ 4 about an individual word. This is not to say that reading is always a continuously smooth activity, because when we do come across unfamiliar words we are disturbed by them and the calm flow of ideas is halted. On these occasions we often ▢ 5 to inferring their meanings from the context in which they appear, and this interrupts our personal reconstruction of the writer's story in our minds. We can solve the problem of what the word probably means, and we can think about how the word ▢ 6 in the sentence, about the meaning of the whole sentence, and about the ideas in the paragraph. There is no single activity here that can be identified as reading and this is why we shall regard reading ▢ 7 a set of component subskills. The closest that we can come to defining reading is by use of a generality, by suggesting that it is a form of problem solving that is directed 　{　**(a)** recover　　**(b)** in　　**(c)** words　　**(d)** at　　**(e)** the integration　　**(f)** of　　**(g)** an attempt　　**(h)** to　} 　the writer's ideas. By describing reading as 'problem solving' we have, of course, used one mysterious activity ▢ 8 , and we present ourselves the difficulty of saying what it means to solve a problem. Reading, like all forms of problem solving, can be described as an information-processing task.

　　The task of identifying the component processes (1)<u>necessarily</u> for reading is not straightforward because they are not directly accessible. We might try to make the readers' (2)<u>mental</u> activities more 'visible' by asking them to read a sentence (3)<u>aloud</u>, but in doing this we are asking them to do more than recover the meanings conveyed by the writer, and perhaps also asking them to do less. *More* because recognizing meanings (4)<u>do</u> not require the conversion of words from a written form to an (5)<u>overtly</u> spoken form, and *less* because we can sometimes pronounce [　**A**　]. So, converting printed or written material into a spoken representation may or may not [**B**] the text, but in any case pronunciation is not a required condition for reading. ⎣ **9** ⎦, we cannot investigate reading by simply asking volunteers to tell us (6)<u>what</u> they are thinking about while they read. Thinking about a well-practiced activity will often change the performance and interfere (7)<u>with</u> the (8)<u>execute</u> of an automatic action. We are unable to introspect** on any cognitive task without changing the activity, and so investigations have to be less direct. ⎣ **10** ⎦ ask readers what they are doing while they are reading, we can observe them as they read words and sentences (9)<u>that</u> vary (10)<u>in</u> some measurable way.

(Adapted from *Reading and Understanding* by Geoffrey Underwood and Vivienne Batt)

* cognitive: related to the process of knowing, understanding, and learning something

**introspect: to examine one's own thoughts or feelings

問 1 ⎣ **1** ⎦ 〜 ⎣ **6** ⎦ に入れるのに最も適当な動詞を次の語群から選び，必要ならば適切な形に直して 1 語で書きなさい。なお，同じ語を繰り返して選ばないこととする。

accomplish	become	concentrate	correspond	decide	derive
fit	intend	occupy	resort	succeed	worry

問 2 ⎣ **7** ⎦ 〜 ⎣ **10** ⎦ に入る最も適切な表現を，それぞれ **a** 〜 **d** から 1 つ選び，記号で答えなさい。

⎣ **7** ⎦　**a.** to be consisted of　**b.** as comprising
　　　c. to be made of　**d.** as composing of

⎣ **8** ⎦　**a.** that describes the other　**b.** to describe another
　　　c. that is described as another　**d.** to be described as the other

⎣ **9** ⎦　**a.** Although　**b.** Nevertheless
　　　c. Similarly　**d.** Despite

⎣ **10** ⎦　**a.** It is true that we cannot　**b.** By contrast, we cannot
　　　c. We cannot, however,　**d.** Whereas we cannot

問3　第1パラグラフにある {　　　} 内の語句を最も適切な順序に並べかえて，4番目と6番目にくるものの記号を順に書きなさい。

問4　下線部(1)～(10)のうち3か所に文法的な誤りがある。誤りの番号をそれぞれ解答欄に書き，正しい英語に書き直した単語1語を矢印の右側に書きなさい。

問5　本文の内容に即して，[　**A**　] と [　**B**　] に入れるのに適当な英語表現を書きなさい。

[**III**]　*Read this passage and answer the questions that follow.*

Much of daily journalism for nearly two centuries has focused on being fast and first. The extra editions of newspapers on city streets in the 1890s and the radio reports of the London bombings in World War Two illustrate how fast delivery of news (using the new technologies of the times) established journalism reputations in the nineteenth and twentieth centuries. The live television coverage of the aftermath of President John F. Kennedy's assassination in 1963 to live reporting from war zones in Iraq in March, 2003 and the Twitter and Skype reports from democratic protests in Egypt in February, 2011 all show that news audiences value the latest news delivered in the quickest and most reliable way.

Our ability to *get* information easily and quickly wherever we are and from whoever we want, thanks to mobile and digital technologies, has put the pressure on those of us who *deliver* it, i.e. journalists, to meet those expectations. In addition, the ability of anyone with a cellphone to commit a random act of journalism by sending a tweet or uploading a picture of a news event as it is happening, adds more pressure on journalists to meet audience demands for fast and first information. To | **1** | those expectations, journalists must take advantage of the tools available to get their reporting out quickly, while delivering the key elements of news. During the past decade, the tools that once limited live reporting to television networks with large amounts of technology and satellite time have been transformed into devices and delivery methods that are [**A**]. Less than a decade ago, some newspapers began using blogs to provide live reporting from major news events, such as important court hearings. It provided | **2** | in live news coverage. Nowadays, news organizations have a variety of Web tools for live coverage. These are tools you may already use to communicate to your friends and family or to people and online communities with similar interests. These are tools like Flickr, YouTube, Twitter, Facebook, i.e. any site where you can upload text, video, pictures and audio. But using these tools for journalism requires developing a sense of newsworthiness, a sense of ethics and a sense of responsibility to the audience and the story. These all involve decision-making while reporting the news.

Journalists often had the time and opportunity to gather information and then go back to the newsroom to sort through it all and then write a story, or a news script, or an online mix of text and pictures. While some decisions are made while reporting, others might be left until the production time for the story. The modern demand for instantaneous news means that <u>journalists may be called upon to deliver a story often in the midst of the incomplete process of newsgathering</u>. For decades, radio and television reporters have had to do this type of instant decision-making about the readiness of information when they were doing live reporting. Sports journalists may have had to deliver "play-by-play" of the action of the game, keeping track of major events in the action (such as a run in baseball or [**B**]) even before they put together a story that summarizes the action of the game. Now, anyone can commit a random act of journalism instantly by posting information and pictures. As such, professional journalists should promote their ⌷ **3** ⌷, such as their credibility and reliability, so they can deliver the instant and accurate news that audiences demand and depend on.

(Janet Kolodzy, *Practicing Convergence Journalism*)

1. *Explain <u>in Japanese</u> what the writer means by "those expectations" in the first sentence of the second paragraph.*

2. *Translate the underlined expression into Japanese (third paragraph).*

3. *Select the best option to fill each of the blank spaces marked* ⌷ **1** ⌷ *to* ⌷ **3** ⌷.

⌷ **1** ⌷   **a.** address   **b.** awaken
              c. confirm   **d.** disappoint

⌷ **2** ⌷   **a.** radio and television with a way to compete with newspapers
              b. newspapers with a way to compete with radio and television
              c. radio and television with the opportunity to be more highly valued than newspapers
              d. newspapers with the opportunity to be more highly valued than radio and television

⌷ **3** ⌷   **a.** beliefs   **b.** identities
              c. views   **d.** strengths

4. *Fill the blank space marked* [**A**] *with an appropriate expression. Answer in English, using at least five words.*

5. *Give another example of a major event in the action of the game that could be used to fill the blank space marked* [**B**]. *Answer in English, using at least four words.*

6. *Which three of the following (**a**. to **h**.) are <u>not</u> in accordance with the writer's ideas of journalism?*

a. The radio and the television raised the pace of the fast-and-immediate approach of journalism in the twentieth century.

b. For almost two hundred years the development of media technologies has been viewed as a serious threat to their preceding technologies.

c. Much of the impact of portable technologies, in combination with the Internet, is in the pressure on journalism to provide an immediate response to any event anywhere.

d. Today's news audiences seem to be more attracted to online news sources than to traditional print media.

e. The adoption of the latest technology in newsgathering and reporting news has opened up new moral and ethical questions for journalists.

f. Journalists are expected to be accurate and even-handed while adhering to certain standards of action that promote trust and reliability.

g. The need for journalism to be collaborative and profitable can guide the decisions journalists make about what and how to report.

h. The author maintains that those who commit a random act of journalism will increase because of the ease of use and availability of tools to gather information and report news.

数　学

問題

26年度

[I]　次の各問いの答えのみを解答用紙に記せ。

問1　トランプのスペードとハートのカードが合わせて9枚ある。よく切って2枚を同時に取り出す。スペードの枚数を n $(0 \leqq n \leqq 9)$ とするとき，以下の各問いに答えよ。

(1)　ハートの出ない確率を n の式で表せ。

(2)　ハートとスペードがともに1枚ずつ出る確率を n の式で表せ。

(3)　ハートの出ない確率が 0.3 以上 0.6 未満で，ハートとスペードがともに1枚ずつ出る確率が 0.4 未満であるとき，n の値を求めよ。

問2　四面体 OABC において

$$\mathrm{OA} = \mathrm{OB} = \mathrm{OC} = \sqrt{3}, \quad \overrightarrow{\mathrm{OA}} \cdot \overrightarrow{\mathrm{OB}} = \overrightarrow{\mathrm{OB}} \cdot \overrightarrow{\mathrm{OC}} = 2, \quad \overrightarrow{\mathrm{OC}} \cdot \overrightarrow{\mathrm{OA}} = 1$$

であるとき，以下の各問いに答えよ。

(1)　辺 AB, BC の長さを求めよ。

(2)　内積 $\overrightarrow{\mathrm{BA}} \cdot \overrightarrow{\mathrm{BC}}$ の値を求めよ。

(3)　四面体 OABC の体積を求めよ。

問3　a を実数とする。x の2次方程式 $(a^2 + 1)x^2 - 2(a + 1)x + a = 0$ の2つの解が $\sin\theta$, $\cos\theta$ (ただし $0 \leqq \theta \leqq \pi$) であるとき，a と θ の値の組 (a, θ) をすべて求めよ。

[**II**] $\boxed{1}$, $\boxed{2}$, $\boxed{3}$ には, $\geqq$ または $\leqq$ が入る。この各々の不等式について, $\geqq$ または $\leqq$ を決定し, その証明を与えよ。問2, 問3 については等号成立条件は述べなくてよい。なお以下に現れる全ての文字, すなわち

$$x, k, \alpha, \beta, \gamma, a, b, c \qquad \text{および} \qquad s_n, \alpha_n, \beta_n, \gamma_n \quad (n = 1, 2, 3)$$

は正の実数をとるものとする。 また対数の底は e とする。

問1 k を定数とするとき, 全ての x について

$$\log x - \log k \;\boxed{1}\; \frac{1}{k}(x - k)$$

が成り立つ。

問2 k を $\alpha a + \beta b + \gamma c$ とおき, 問1 の不等式を利用することにより, 次を得る。ただし, $\alpha + \beta + \gamma = 1$ とする。

$$\alpha \log a + \beta \log b + \gamma \log c \;\boxed{2}\; \log(\alpha a + \beta b + \gamma c).$$

問3 s_1, s_2, s_3 を次で定める:

$$\begin{cases} s_1 = \alpha_1 a + \beta_1 b + \gamma_1 c \\ s_2 = \alpha_2 a + \beta_2 b + \gamma_2 c \\ s_3 = \alpha_3 a + \beta_3 b + \gamma_3 c \end{cases}$$

ただし,

$$\sum_{n=1}^{3} \alpha_n = \sum_{n=1}^{3} \beta_n = \sum_{n=1}^{3} \gamma_n = 1, \qquad \alpha_n + \beta_n + \gamma_n = 1 \ (n = 1, 2, 3)$$

とする。 このとき

$$s_1 s_2 s_3 \;\boxed{3}\; abc$$

が成り立つ。

[III] e を自然対数の底とするとき, 定積分 $I = \displaystyle\int_0^2 e^{-x^2} dx$ の値に関する以下の各問いに答えよ。

問1 次の 2 つの定積分の値を, I を用いて表し, 計算過程を記せ。

$$(1) \quad \int_0^2 x^2 e^{-x^2} dx \qquad (2) \quad \int_0^2 x^4 e^{-x^2} dx$$

問2 閉区間 $a \leqq x \leqq b$ において, 関数 $f(x)$ とその導関数 $f'(x)$ は 微分可能, 第 2 次導関数 $f''(x)$ は連続であるとする。このとき不等式

$$\int_a^b \left(\{f(x)\}^2 - \{f'(x)\}^2 + \{f''(x)\}^2 \right) dx + \left[\{f(x) + f'(x)\}^2 \right]_a^b \geqq 0$$

が成り立つことを示せ (等号成立条件は述べなくてよい)。ただし, 関数 $g(x)$ に対して $\left[g(x) \right]_a^b$ は $g(b) - g(a)$ を表す。

問3 不等式

$$I \geqq \frac{4}{5} + \frac{6}{5e^4}$$

が成り立つことを示せ。

物　理

問題

26年度

[I]　(1)および(2)の文章の 　□　 に適した答えを書きなさい。

(1)　図1のように，水平でなめらかな床の上に，長さ L，質量 M の直方体の木材を置く。
この木材に質量 m の弾丸を速度 v で水平に打ちこんだところ，弾丸は木材の $L/2$ の深さ
まで進み，その後，弾丸と木材は一定の同じ速さになって一緒に運動した。ただし，弾
丸が木材から受ける抵抗力は，弾丸の速さによらず一定であるとする。弾丸が木材の $L/2$
の深さまで進んだ後の速さは 　ア　 であり，抵抗力の大きさは 　イ　 である。また，
弾丸が木材に接触してから木材の中で止まるまでに，弾丸が床に対して移動した距離は
　ウ　 である。

(2)　図2のように，長さ L の支柱 OP に，等しい長さ a の棒 PA，PB を取り付けたヤジ
ロベエがある。ただし，支柱や棒の質量は無視できるほど小さく，支柱と棒のなす角
$\angle$OPA，$\angle$OPB は等しく β である。また，A と B に取り付けられたおもりの質量は等
しく m であるとする。以下では APB からなる面内の運動だけを考える。支柱が図2の
ように鉛直から θ だけ傾いたときの支点 O の周りの力のモーメントは 　エ　 となる。
ただし，重力加速度を g とし，図2にあるように反時計回りの角度を正の向き，反時計
方向に回転させる力のモーメントを正として計算しなさい。なお，力のモーメントの大
きさは，支点から力の作用線におろした垂線の長さ（腕の長さ）と力の大きさの積で与
えられる。

　ヤジロベエが安定であるためには，θ を 0 から微小に変化させたときに，θ の符号と
力のモーメントの符号が異符号である必要がある。この条件からヤジロベエが安定な条
件として，$L <$ 　オ　 が得られる。

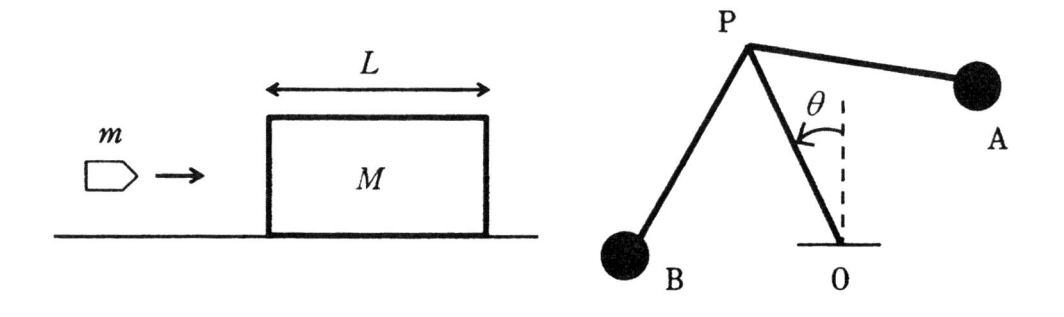

図1　　　　　　　　　　　　　　　　　　図2

[Ⅱ] 図のように，抵抗値 R の抵抗，自己インダクタンス L のコイル，および電気容量 C のコンデンサーを並列に接続し，その両端に電圧 $V = V_0 \sin \omega t$ の交流電源を接続する。ここで V_0 は電圧の最大値，ω は交流の角周波数であり，図中の A が B よりも高電位であるときを正とする。また，図中の矢印の向きに流れる電流をそれぞれ I_R，I_L，I_C とする。下記の文章の 　　　 に適した答えを書きなさい。

時刻 t において抵抗に流れる電流は $I_R = \boxed{\text{ア}} \times \sin \omega t$ である。また，同じ時刻でのコイル，コンデンサーに流れる電流はそれぞれ $I_L = \boxed{\text{イ}} \times \cos \omega t$，$I_C = \boxed{\text{ウ}} \times \cos \omega t$ となる。このとき回路全体を流れる電流は図中の矢印の向きを正として，$I = \boxed{\text{エ}} \times V_0 \sin(\omega t + \delta)$ と表される。ここで δ は位相のずれである。この式から電流の実効値が最小値をとるのは，$\omega = \boxed{\text{オ}}$ という角周波数のときであることがわかる。

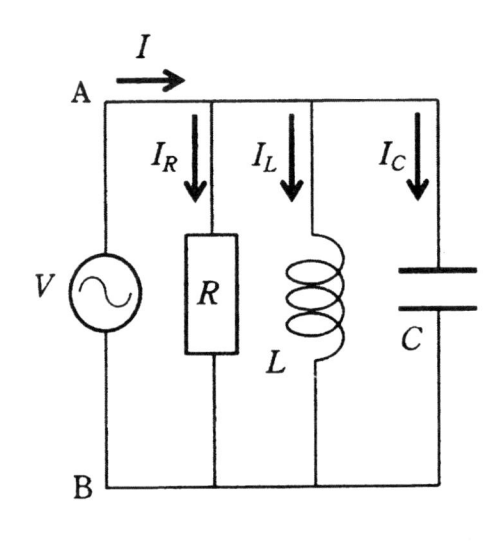

図

[**III**]　両端開放の一様な断面積 S のU字管の中に，最初，図の
点線の高さまで水が入っていた。U字管の左端を膜で図のよう
に密閉し，開放している右端からゆっくりと水を注いだところ，
しばらくして図に示すような平衡状態に達した。そのときの水
柱の長さを L，高さの差を h，密閉された空間の体積を V とす
る。下記の文章の　　　　に適した答えを書きなさい。ただし，
水の密度を d，重力加速度を g，大気圧を P とし，水の粘性お
よび空気の温度変化は無視するものとする。なお，平衡状態に
達した後の水柱の体積は常に SL と考えてよい。

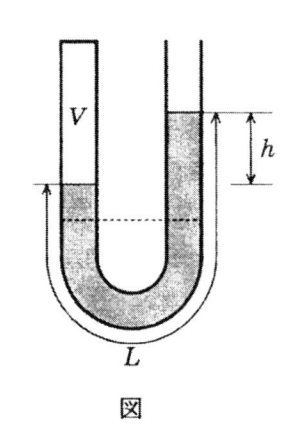

図

　図に示すような平衡状態に達したとき，密閉された空間の圧力は大気圧より　ア　だ
け高い。また，密閉された空間の体積 V は，水を注ぐ前の最初の体積の　イ　倍になっ
ている。最初に入っていた水の体積は　ウ　である。

　平衡状態に達した後に，突然，U字管の左端の膜が破れた。すると，水柱はU字管の中
で往復運動を始めた。U字管の左右の水柱の高さが等しくなる位置を基準の位置とし，そ
の基準の位置からの水柱の高さの変位に着目したとき，水柱は基準の位置を中心として単
振動をしていることがわかる。この単振動の周期は　エ　である。往復運動中，水柱の
最大の加速度の大きさは　オ　である。

[**IV**]　(1)および(2)の文章の　□　に適した答えを書きなさい。ただし，□ ウ □ と
□ エ □ では，小数点以下を四捨五入して整数で答えなさい。

(1)　平面と考えて良い，高い崖を海岸
　　　線とする陸地があり，海面を伝わる波
　　　が海岸線に対して垂直な方向に沖か
　　　ら海岸線に向かって進んでいる。波は
　　　正弦波で，海流および海岸での反射の
　　　影響はないものとする。このような状

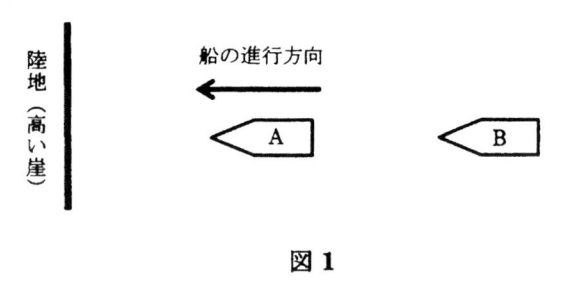

図 1

況で，船 A と船 B が海岸線に垂直な一直線上を，図 1 のように一定の間隔を保ちながら，
海岸線の方向に向かって 5 m/s の速さで進行していた。

　　船 A において，船首を後ろから追い越す波の山と山との間の時間を計測すると 10 秒で
あった。また，船 B は停止し，その停止状態で波の様子を調べたところ，船首を通る波
の山と山との間の時間が 5 秒であった。このとき，波の進む速さは □ ア □ m/s であり，
波の波長は □ イ □ m であることがわかる。次に，速さ 5 m/s で進行している船 A が長
い間 170 Hz の音を発し続けたところ，停止している船 B では 1 秒間に □ ウ □ 回のう
なりを計測した。なお，音の速さは 340 m/s とする。

(2)　長いガラス管の中に柄のついたピストンをはめ込んで，振動数 440 Hz の音が出てい
　　　るスピーカーを管口におく。最初にピストンの右端の位置を，ガラス管の開口端に一致
　　　させ，この状態からピストンをゆっくりと左の方向に引っ張った。すると，ピストンの
　　　右端が開口端から 18 cm の位置で，1 度目の共鳴が起こった。さらに，ピストンをゆっ
　　　くり引っ張っていくと，ピストンの右端が開口端から 56 cm の位置で 2 度目の共鳴が起
　　　こった（図 2）。このとき，音の速さは □ エ □ m/s である。図 2 に示したように，ピ
　　　ストンの右端を原点とし，ガラス管に平行に x 軸を選び，ガラス管の開口端側を x 軸
　　　の正の方向とするとき，気柱の中で一番圧力の変化が大きいところは，$x > 0$（$x = 0$ は
　　　含まない）において，$x =$ □ オ □ cm のところである。

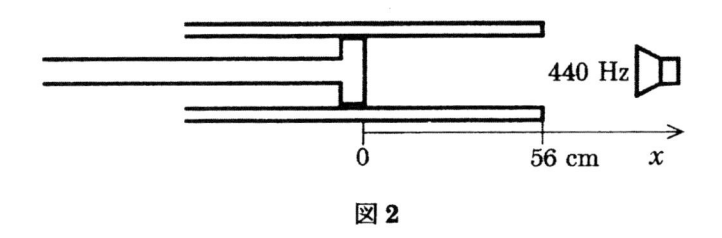

図 2

化　学

問　題

26年度

必要であれば，原子量として H=1.00，C=12.0，N=14.0，O=16.0，Na=23.0，S=32.0，Cl=35.5，Cu=63.5，I=127 を用いなさい。また，気体定数 R を $8.31×10^3$ L·Pa/(K·mol) とし，ファラデー定数 F を $9.65×10^4$ C/mol とする。

[I]　**A～C** の文章を読んで，問いに答えなさい。

A.　炭酸ナトリウムの工業的製法であるソルベー法では，次のような反応が利用される。
塩化ナトリウムの飽和水溶液にアンモニアを十分に吸収させ，| ア | を吹き込むと，| イ | と | ウ | が生じ，溶解度の低い | ウ | が沈殿する。分離した | ウ | を 270℃以上に加熱すると無水炭酸ナトリウムが得られる。

B.　炭酸ナトリウムを用いて，塩酸の濃度を決定するために滴定を行った。
正確にはかり取った無水炭酸ナトリウムの結晶を蒸留水に溶かして | あ | に移し，一定体積に希釈して $5.00×10^{-2}$ mol/L の標準溶液を調製した。この標準溶液の 20.0 mL を，| い | を用いてコニカルビーカーに取り，メチルオレンジ溶液を数滴加えた。この溶液に | う | から塩酸を滴下した。溶液が変色したときの滴下量は 20.6 mL であった。また，滴定溶液の pH は下図のように変化した。

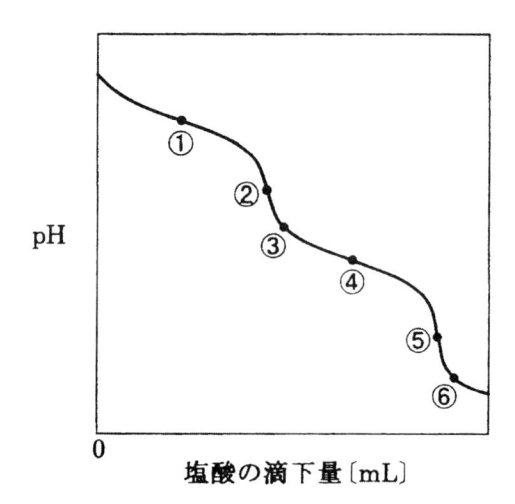

pH

0

塩酸の滴下量〔mL〕

C. 炭酸ナトリウムの濃厚水溶液を室温で放置したら溶液が濃縮されて，炭酸ナトリウム水和物 **a** の無色透明な結晶が析出した。この結晶 8.58 g に過剰の希硫酸を加えて発生した気体のすべてを，塩化カルシウム管*，ソーダ石灰管*の順に通じたところ，ソーダ石灰管の質量が 1.32 g 増加した。

　一方，炭酸ナトリウム水和物 **a** の結晶を室温で空気中に放置したら，水和水の一部を失って炭酸ナトリウム水和物 **b** の白色粉末にすべて変化した。この白色粉末の 3.10 g を 300℃に加熱して発生した気体のすべてを，塩化カルシウム管，ソーダ石灰管の順に通じたところ，塩化カルシウム管の質量が 0.45 g 増加し，ソーダ石灰管の質量に変化は見られなかった。

　＊ 塩化カルシウムまたはソーダ石灰の粒子を充填した管

問1 **A** の ｜ ア ｜ ～ ｜ ウ ｜ に適した化学式を書きなさい。

問2 **B** の ｜ あ ｜ ～ ｜ う ｜ に適したガラス器具の名称を書きなさい。

問3 **B** の滴定に用いた塩酸のモル濃度を有効数字 3 桁で求めなさい。

問4 **B** において，溶液が変色したのは滴定曲線上のどの位置か。最も近い点を①～⑥の番号で答えなさい。

問5 **B** において，滴定溶液の pH が 8.00 になるのは塩酸を何 mL 滴下したときか。小数第 2 位を四捨五入して求めなさい。ただし，炭酸の電離定数を $K_1 = 1.00 \times 10^{-6}$ mol/L および $K_2 = 1.00 \times 10^{-10}$ mol/L とする。

問6 **C** の下線部の現象を一般に何とよぶか。

問7 **C** の下線部において，炭酸ナトリウム水和物 **a** から失われた水和水の物質量は炭酸ナトリウム水和物 **b** に含まれる水和水の物質量の何倍か。

[**II**]　図1のような容器に 200 mL の硫酸銅水溶液を入れ，陽極と陰極に白金板を用いて電解を行った。開始からしばらくの間は，陰極からの気体の発生はなかったが，陽極からは気体が発生した。電解を続けると，やがて陰極からも陽極からも気体が発生したので，しばらく気体を発生させた後，電解を終えた。陽極と陰極から発生した気体は，断面積 17.4 cm^2 のシリンダーの中に水上置換によってすべて一緒に捕集した。27.0℃における水上置換の結果は図2に示されている通りである。電解終了後，陰極として用いた電極を取り出して蒸留水で洗浄し，それを別の容器に入った希硝酸の中に完全に沈めたところ，電極表面から無色の気体が発生した。このとき発生した気体の物質量は 0.01467 mol であった。気体はすべて理想気体の状態方程式にしたがうと仮定して，問いに答えなさい。ただし，大気圧は 1.0000×10^5 Pa であり，27.0℃における飽和水蒸気圧は 350 mmH$_2$O である。mmH$_2$O とは，水銀柱のかわりに，水柱の高さ〔mm〕によって圧力を表す単位であり，ここでは 1 mmH$_2$O = 10 Pa と換算しなさい。また，気体の水への溶解は無視しなさい。なお，特に指示がなければ数値の答えは有効数字 3 桁で書きなさい。ただし，有効数字を 3 桁とれない場合は，それより少ない桁数で答えてよい。

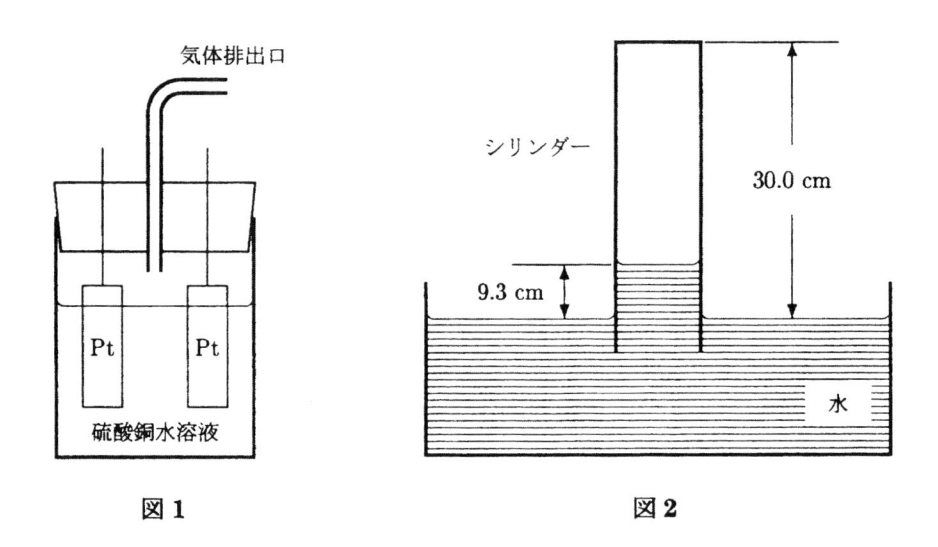

図1　　　　　　　　　　　　　図2

問1　電解中に陽極と陰極から発生した気体をそれぞれ化学式で書きなさい。

問2　シリンダー内にある気体は，水蒸気と 2 種類の捕集気体である。このうち 2 種類の捕集気体の分圧の和は何 Pa か。有効数字 4 桁で書きなさい。

問3　シリンダー内の捕集気体の総物質量〔mol〕を答えなさい。

問4　次の反応式は，電解終了後に取り出した電極を希硝酸に浸けた際に生じた反応を示している。空欄に係数または化学式を入れて反応式を完成させなさい。係数が 1 の場合は省略せずに 1 と書きなさい。

$$\boxed{a}\ Cu + \boxed{b}\ HNO_3 \longrightarrow \boxed{c}\ Cu(NO_3)_2 + \boxed{d}\ H_2O + 2\ \boxed{e}$$

問5　電解を行う前の硫酸銅水溶液の濃度はいくらか。硫酸銅のモル濃度を答えなさい。

問6　電解によって陽極と陰極から発生した気体の物質量〔mol〕をそれぞれ答えなさい。

[**Ⅲ**] 炭素と水素からなる化合物は炭化水素とよばれ，炭素原子の結合の仕方によって以下の①〜⑤のように分類される。この分類に関して，問1〜3に答えなさい。

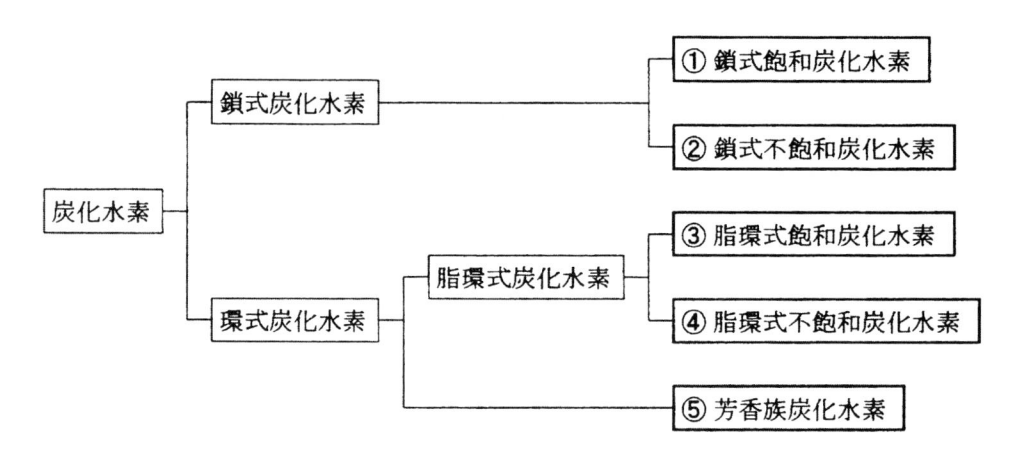

問1 ①〜⑤に分類されるものを，下記の化合物 **a〜i** の中からすべて選び，記号で答えなさい。

a. ヘキサン	**b.** シクロヘキサン	**c.** アセチレン
d. エチレン	**e.** ナフタレン	**f.** シクロヘキセン
g. ジエチルエーテル	**h.** エタノール	**i.** トルエン

問2 C_5H_{12} の分子式で表される化合物は①〜⑤のどれに分類されるか。該当する番号をすべて答えなさい。

問3 C_5H_{10} の分子式で表される化合物は①〜⑤のどれに分類されるか。該当する番号をすべて答えなさい。

化合物 **A** は C_6H_{12} の分子式で表され，②に分類される。化合物 **A** に対して次の実験を行い，化合物 **B〜E** を得た。この実験に関して，問4〜8に答えなさい。

【実験】 化合物 **A** に水を付加したところ，主生成物の化合物 **B** と副生成物の化合物 **C** が生じた。化合物 **B** は不斉炭素原子をもたず，酸化剤とも反応しなかった。また，化合物 **C** はヨードホルム反応に陽性であった。一方，化合物 **A** に臭素を付加したところ不斉炭素原子をもつ化合物 **D** が生成したが，化合物 **A** に水素を付加して得られた化合物 **E** は不斉炭素原子をもたなかった。

問 4 化合物 **B** は第何級アルコールか。

問 5 化合物 **C** の不斉炭素原子の数を答えなさい。

問 6 化合物 **D** の不斉炭素原子の数を答えなさい。

問 7 化合物 **E** の構造式を，例にならって**簡略化して**書きなさい。

問 8 化合物 **A** にあてはまる構造式の 1 つを，例にならって**簡略化して**書きなさい。

【例】

[**IV**]　文章を読んで，問いに答えなさい。

　　ビタミン C として知られるアスコルビン酸は，下に示す構造式で表される。強い還元力をもつ物質であるため，酸化防止剤として食品などにしばしば添加される。しかし，水溶液中のアスコルビン酸は酸化されやすいために，そのままでは不安定である。そこで，化粧品などに添加する際には，アスコルビン酸を安定化させる目的で，下に示す構造のアスコルビン酸誘導体 1 を用いることがある。この誘導体は皮膚から吸収されると，細胞内の酵素により徐々にリン酸エステル結合が切断され，ゆっくりとアスコルビン酸に変化していくことにより，アスコルビン酸の効力を持続させる。

アスコルビン酸（ビタミン C）　　　　　アスコルビン酸誘導体 1

【実験 1】　アスコルビン酸 3.52 g を水に溶かして正確に 500 mL として，アスコルビン酸標準溶液をつくった。0.0100 mol/L の $FeCl_3$ および少量のサリチル酸を含む水溶液を正確に 100 mL はかり取ったものに，このアスコルビン酸標準溶液を滴下したところ，12.5 mL 滴下したところで溶液が赤紫色から無色になった。

【実験 2】　実験 1 で用いたアスコルビン酸標準溶液 100 mL を正確にはかり取り，少量のデンプン水溶液を加えた。これに 0.0250 mol/L のヨウ素を含む溶液を滴下して，溶液が青紫色になったところを終点とした。

問 1　アスコルビン酸の構造式中の炭素原子①〜⑥のうち不斉炭素原子をすべて番号で答えなさい。

問 2　実験 1 で溶液の色が変化した理由について，50 字以内で説明しなさい。英数字と記号は，解答欄の 1 マスあたり 2 文字を目安にして書きなさい。

問 3　実験 2 で終点までに要したヨウ素溶液の滴下量〔mL〕を求めなさい。

問4 アスコルビン酸が還元剤としてはたらくとき，1分子のアスコルビン酸から何個の電子が放出されるか答えなさい。

問5 アスコルビン酸が酸化されるとどのような化合物になるか推測し，構造式を書きなさい。

問6 下に示すアスコルビン酸誘導体 2 もさまざまな用途で使われている。どのような効果を期待してこの誘導体 2 がつくられたのか推測し，50 字以内で述べなさい。英数字と記号は，解答欄の 1 マスあたり 2 文字を目安にして書きなさい。

アスコルビン酸誘導体 2

生 物

問題

26年度

[I] 植物ホルモンに関する下記の文章を読み，各問いに答えなさい。

　植物の茎頂に一方向から光を当て続けると，植物はある方向へ屈曲して成長する。このように，光の刺激に対して植物体が一定方向に屈曲する現象を光屈性という。光屈性は，光の当たる側の組織と光の当たらない側の組織で，細胞の成長に差が生じることでおこる成長運動の一種である。

　なぜ植物は光を当てるとある方向に屈曲するのかを調べるために，暗所で育てた単子葉植物のマカラスムギの芽生えを用いて，以下の実験を行った。

【実験1】　芽生えの幼葉鞘に図①のように，左から右の一方向から光を当て続けると，ある方向に曲がりながら伸びた。

【実験2】　図②のように，幼葉鞘の先端部を切除し，実験1と同様に一方向から光を当て続けた。

【実験3】　幼葉鞘の先端部に光を通さないキャップをかぶせ，実験1と同様に一方向から光を当て続けた。

【実験4】　いかなる物質も通さない膜Xと，水溶性の物質のみを通す膜Yの2種類を用意した。図③のように，幼葉鞘の先端部を切断し，切断面に膜Xあるいは膜Yをはさみ，実験1と同様に一方向から光を当て続けた。

　図　光屈性と植物ホルモンの関係を調べる実験

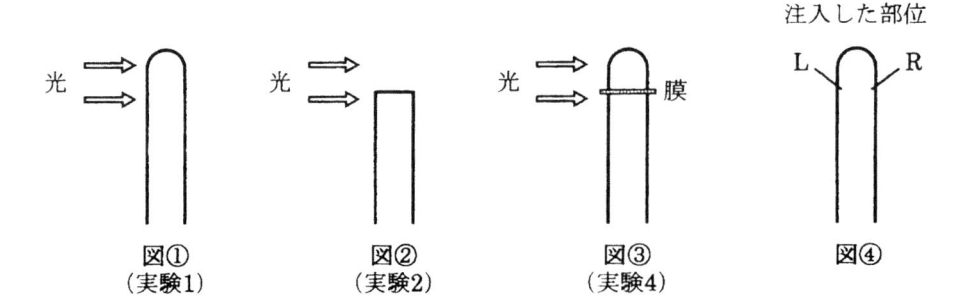

| 図①
（実験1） | 図②
（実験2） | 図③
（実験4） | 図④ |

問1　実験2〜実験4では幼葉鞘はどのようになったか。以下の(ア)〜(エ)よりあてはまるものをそれぞれ1つずつ選び，記号で答えなさい。

(ア) 光の当たる方向に曲がりながら伸びた。
(イ) 曲がらずに垂直方向に伸びた。
(ウ) 光の当たらない方向に曲がりながら伸びた。
(エ) 曲がりもせず，伸びもしなかった。

問2　実験1と実験3の結果の違いが光の影響だけで生じることを証明するために，どのような対照実験を行ったか。以下の(a)〜(f)よりあてはまるものを1つ選び，記号で答えなさい。また，どのような結果となったか。問1の(ア)〜(エ)よりあてはまるものを1つ選び，記号で答えなさい。

(a) キャップをかぶせずに，暗所に置いた。
(b) キャップをかぶせずに，幼葉鞘の下部を遮光した。
(c) キャップをかぶせずに，左から右の一方向から光を当て続けた。
(d) 透明なキャップをかぶせ，左から右の一方向から光を当て続けた。
(e) 光を通さないキャップをかぶせて，右から左の一方向から光を当て続けた。
(f) 光を通さないキャップをかぶせて，暗所に置いた。

問3　実験1のように，芽生えの幼葉鞘に一方向から光を当て続けると，ある方向へ曲がりながら伸びる現象を引き起こす植物ホルモンの総称を，答えなさい。またこの植物ホルモンの働きにあてはまるものを，以下の(ア)〜(カ)より2つ選び，記号で答えなさい。

(ア) 葉の気孔を開かせる。
(イ) 葉の気孔を閉じさせる。
(ウ) 葉のつけ根の離層の細胞壁の分解を促進して，落葉を促進する。
(エ) 葉のつけ根の離層の形成を抑制して，落葉を防ぐ。
(オ) 不定根の形成を促進する。
(カ) 不定根の形成を抑制する。

問4　問3の植物ホルモンを人工的に合成し，実験1と同程度の屈曲をおこす量の植物ホルモンを，(1)幼葉鞘の左側（図④のL）にのみ注入した。(2)同様に同量を幼葉鞘の左側(L)に注入し，その半分量を右側(R)にも注入した。これらを暗所に放置すると幼葉鞘はどのようになったか。以下の(ア)～(キ)よりあてはまるものをそれぞれ1つずつ選び，記号で答えなさい。

(ア)　実験1の屈曲よりも大きく，左側に曲がった。

(イ)　実験1と同程度の屈曲で，左側に曲がった。

(ウ)　実験1の屈曲よりも小さく，左側に曲がった。

(エ)　曲がらなかった。

(オ)　実験1の屈曲よりも小さく，右側に曲がった。

(カ)　実験1と同程度の屈曲で，右側に曲がった。

(キ)　実験1の屈曲よりも大きく，右側に曲がった。

[II]　動物の浸透圧調節に関する下記の文章を読み，各問いに答えなさい。

　　海にすむ軟骨魚類の体液には，塩類のほかに　ア　が多く含まれているため，その浸透圧は海水の浸透圧とほぼ同じ程度に保たれている。これに対し，硬骨魚類の体液の浸透圧は，海水のものとも淡水のものとも大きく異なっている。このため，硬骨魚類では，えらや腎臓などの働きによって浸透圧を一定に保つしくみが発達している。

　　腎臓は，ヒトでも体液の浸透圧を調節するために重要な働きをしている。腎臓には腎単位（ネフロン）が数多く存在し，ここで血液がろ過されて原尿がつくられる。原尿の成分は腎臓内で再吸収され，最終的に尿として排出される水や塩類の量は，ホルモンなどによって調節されている。このほかに，腎臓は体内の老廃物を取り除く働きもしている。タンパク質が分解されて生じる有害な　イ　は，肝臓で毒性の弱い物質につくり変えられ，腎臓で尿の成分となる。腎臓から出た尿は，ぼうこうにためられるが，自律神経の 1 つである　ウ　神経がぼうこうの収縮を促進すると，体外へと排出される。

問 1　　ア　～　ウ　にあてはまる語句を入れなさい。

問 2　　ウ　神経の末端から，主として分泌される神経伝達物質の名称を答えなさい。また，　ウ　神経が働いて起こる現象を，以下の(ア)〜(カ)より 2 つ選び，記号で答えなさい。

　　(ア) 瞳孔の縮小　　　　　(イ) 血圧の上昇　　　　　(ウ) 発汗の促進
　　(エ) 気管支の拡張　　　　(オ) 心臓の拍動促進　　　(カ) 胃腸のぜん動促進

問 3　　腎臓および肝臓は，発生の過程で主として胚のどの部分から形成されるか。以下の(ア)〜(カ)より最も適切なものをそれぞれ 1 つずつ選び，記号で答えなさい。

　　(ア) 脊索　　　(イ) 体節　　　(ウ) 脊索と体節以外の中胚葉　　　(エ) 胚の表皮
　　(オ) 神経管　　(カ) 腸管

問 4　　以下の(ア)〜(カ)のうち，海にすむ軟骨魚類に属するものを 1 つ選び，記号で答えなさい。

　　(ア) ウニ　　　　　(イ) エイ　　　　　(ウ) クジラ　　　(エ) ヤツメウナギ
　　(オ) ナメクジウオ　(カ) サンショウウオ

問5　淡水に生息する硬骨魚類は，浸透圧調節のためにどのようなことをしているか。以下の(ア)〜(ケ)よりあてはまるものを 4 つ選び，記号で答えなさい。また，なぜそのようなことをしているのか，理由を説明しなさい。

(ア) 淡水を積極的に飲む。　　　　(イ) 淡水をほとんど飲まない。
(ウ) えらから塩類を取り込む。　　(エ) えらから塩類を排出する。
(オ) 少量の尿を排出する。　　　　(カ) 多量の尿を排出する。
(キ) 体液より高張な尿を排出する。　(ク) 体液とほぼ等張な尿を排出する。
(ケ) 体液より低張な尿を排出する。

問6　ヒトの体内で以下の①〜③の働きをする構造は何か。下記の(ア)〜(カ)よりそれぞれ 1 つずつ選び，記号で答えなさい。

① ネフロンの一部を構成し，血液を通す。
② ネフロンには含まれないが，原尿中の水分を再吸収する。
③ 腎臓から出た尿をぼうこうまで運ぶ。

(ア) 腎動脈　　　(イ) 糸球体　　　(ウ) 集合管　　　(エ) 細尿管（腎細管）
(オ) 輸尿管　　　(カ) ボーマンのう

問7　下の表は，健康なヒトの血しょう，原尿，および尿の成分を示している。この表を見て，以下の各問いに答えなさい。ただし，表中のイヌリンは，体内では合成も分解もされず，静脈に注射するとネフロンでろ過され，再吸収されることなく尿中に排出される物質である。

表　血しょう，原尿，尿の成分濃度の比較

成分	血しょう (mg/ml)	原尿 (mg/ml)	尿 (mg/ml)
X	1.1	1.1	0
Y	3.0	3.0	3.3
Z	0.3	0.3	21.0
カリウム	0.2	0.2	1.5
イヌリン	0.8	0.8	あ

(i)　表中の成分 X〜Z にあてはまるものを，以下の(ア)〜(ケ)よりそれぞれ 1 つずつ選び，記号で答えなさい。また，(ア)〜(ケ)のうち，通常，血しょうには存在するが原尿には存在しないものをすべて選び，記号で答えなさい。

(ア) 水　　　　　(イ) 尿素　　　　　(ウ) 血小板　　　　　(エ) 赤血球
(オ) リンパ球　　(カ) グルコース　　(キ) ナトリウム　　　(ク) 免疫グロブリン
(ケ) フィブリノーゲン

(ii)　1 時間に原尿が 7.5 l，尿が 60 ml つくられるとき，表中の ┃ あ ┃ の値はいくつになるか。整数で答えなさい。

(iii)　成分 X〜Z のうち，原尿から再吸収される割合（再吸収率）が，カリウムの再吸収率よりも低い成分を 1 つ選び，アルファベットで答えなさい。また，その成分の再吸収率 (%) と，1 時間当たりに原尿から再吸収される成分の量 (mg) を，それぞれ整数で答えなさい。

(iv)　以下の①〜④の働きをするホルモンとして最も適切なものを，I 群よりそれぞれ 1 つずつ選び，記号で答えなさい。また，各ホルモンをつくる細胞が存在する部位（神経分泌細胞の場合は，細胞体が存在する部位）を，II 群よりそれぞれ 1 つずつ選び，記号で答えなさい。

① 血液中の成分 X の濃度を下げる。
② タンパク質を成分 X へと変えることにより，血液中の成分 X の濃度を上げる。
③ ②の働きをするホルモンの分泌を促進する。
④ 体液の浸透圧が上昇したとき，浸透圧を正常な値まで下げる。

I 群 :　(ア) アドレナリン　　　　(イ) インスリン　　　　(ウ) グルカゴン
　　　　(エ) パラトルモン　　　　(オ) バソプレシン　　　(カ) 放出ホルモン
　　　　(キ) 鉱質コルチコイド　　(ク) 糖質コルチコイド
　　　　(ケ) 副腎皮質刺激ホルモン

II 群 :　**(a)** 間脳の視床下部　　**(b)** 脳下垂体の前葉　　**(c)** 脳下垂体の後葉
　　　　(d) 副甲状腺　　　　　**(e)** 副腎の皮質　　　　**(f)** 副腎の髄質
　　　　(g) すい臓のランゲルハンス島 A 細胞
　　　　(h) すい臓のランゲルハンス島 B 細胞

[**III**] 動物胚の遺伝子発現調節に関する下記の文章を読み，各問いに答えなさい。

カエル原腸胚に存在するタンパク質 A は，ある細胞（標的細胞）に到達すると，細胞膜上の受容体タンパク質 B（以下，受容体 B）とのみ結合し，細胞内の様々な反応を活性化することで，遺伝子 c の転写を促進する（下図参照）。また，タンパク質 A の働きに関与することが知られるタンパク質 D は，標的細胞の細胞膜上にある受容体タンパク質 E（以下，受容体 E）とのみ結合する。タンパク質 A と D のどちらも，タンパク質 1 分子が受容体 1 分子と結合する。ただし，受容体 B と E は，標的細胞以外には存在しないものとする。なお，標的細胞にはタンパク質 X と Y も発現しており，これらは細胞膜上に存在する分子を細胞内に取り込む現象に関与している。

遺伝子 c の転写調節における各タンパク質の役割を調べるために，カエルの受精卵を用いて，以下の各実験を行った。

図 標的細胞において遺伝子 c の発現調節に関与するタンパク質

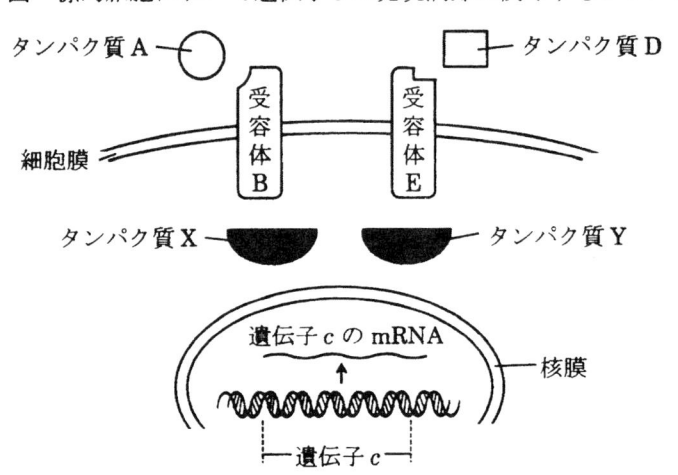

【実験 1】 カエルの受精卵を G1-1 から G1-6 の 6 つのグループに分け，各タンパク質を指定する mRNA を注入することで，目的のタンパク質のみを過剰に発現させた。これらを原腸胚まで発生させ，標的細胞における遺伝子 c の mRNA 量を測定した。実験の条件と結果を表 1 に示す。

表 1 特定のタンパク質を過剰に発現させたときの遺伝子 c の mRNA 量の平均（相対値）

	G1-1	G1-2	G1-3	G1-4	G1-5	G1-6
過剰発現させたタンパク質	なし	A	B	D	A, D	A, B, D
遺伝子 c の mRNA 量	10	20	10	10	50	100

【実験2】 新たに用意したカエルの受精卵を G2-1 から G2-7 の 7 つのグループに分け，特定の mRNA の翻訳を阻害する化合物を注入することで，目的のタンパク質のみがつくられないようにした。これらを原腸胚まで発生させ，標的細胞における遺伝子 c の mRNA 量を測定した。実験の条件と結果を表 2 に示す。

表2 特定のタンパク質を失わせたときの遺伝子 c の mRNA 量の平均（相対値）

	G2-1	G2-2	G2-3	G2-4	G2-5	G2-6	G2-7
失わせた タンパク質	なし	A	B	D	E	X	Y
遺伝子 c の mRNA 量	10	1	1	1	1	10	1

【実験3】 新たに用意したカエルの受精卵を G3-1 から G3-6 の 6 つのグループに分け，実験 1 と同じ方法でタンパク質 A を過剰に発現させた状態で，実験 2 と同じ方法で特定のタンパク質のみがつくられないようにした。これらを原腸胚まで発生させ，標的細胞における遺伝子 c の mRNA 量を測定した。実験の条件と結果を表 3 に示す。

表3 タンパク質 A を過剰に発現させた状態で，特定のタンパク質を失わせたときの遺伝子 c の mRNA 量の平均（相対値）

	G3-1	G3-2	G3-3	G3-4	G3-5	G3-6
失わせた タンパク質	なし	B	D	E	X	Y
遺伝子 c の mRNA 量	20	1	1	1	あ	い

【実験4a】 新たに用意したカエルの受精卵を G4-1 から G4-9 の 9 つのグループに分け，実験 2 と同じ方法で特定のタンパク質のみがつくられないようにした。これらを原腸胚まで発生させてから標的細胞を取り出し，生理食塩水中に移した。続いて，標的細胞の細胞膜上にある受容体 B のみ，もしくは受容体 E のみに蛍光色素を結合させて標識した（蛍光標識）。これらを顕微鏡で観察すると，いずれも蛍光は細胞膜でのみ検出された。その後，生理食塩水にタンパク質 D を加えて受容体 E と結合させ，1 時間後に蛍光が主として細胞のどの部位で検出されるかを調べた。実験の条件と結果を表 4 に示す。ただし，蛍光色素による標識は，各受容体の機能には何も影響を及ぼさないものとする。また，この蛍光色素は，受容体が分解されると蛍光を失うものとする。

表 4　特定のタンパク質を失わせた状態でタンパク質 D を作用させたときに，蛍光が検出された部位

	G4-1	G4-2	G4-3	G4-4	G4-5	G4-6	G4-7	G4-8	G4-9
蛍光標識した受容体	B	B	B	B	E	E	E	E	E
失わせたタンパク質	なし	A	X	Y	なし	A	B	X	Y
蛍光の検出部位	細胞質	細胞質	細胞質	細胞膜	細胞質	細胞質	細胞膜	細胞質	細胞膜

【実験 4b】　実験 4a の観察終了後，G4-1 と G4-5 の細胞を，タンパク質 D を含まない生理食塩水中に移した。1 時間後に観察したところ，G4-1 では蛍光は検出されなかったが，G4-5 では細胞膜でのみ蛍光が検出された。そこで，(1)生理食塩水に再度タンパク質 D を加えて 1 時間後に観察したところ，G4-1 では蛍光は検出されなかったが，(2)G4-5 では蛍光は主として細胞質で検出された。

問 1　実験 1 と実験 2 の結果から，何も実験操作をしていない正常なカエル胚について導き出される結論として最も適切なものを，以下の(ア)～(カ)より 2 つ選び，記号で答えなさい。また，それぞれの根拠は，どのグループの実験結果を比較することにより得られるか。以下の(a)～(f)より最も適切なものをそれぞれ 1 つずつ選び，記号で答えなさい。

(ア)　標的細胞に到達することができるタンパク質 A の分子数は，標的細胞上の受容体 B の分子数と比べて，相対的に少ない。

(イ)　標的細胞に到達することができるタンパク質 D の分子数は，標的細胞上の受容体 E の分子数と比べて，相対的に多い。

(ウ)　受容体 B は，遺伝子 c の転写調節には関与しない。

(エ)　受容体 E は，遺伝子 c の転写調節には関与しない。

(オ)　タンパク質 A による遺伝子 c の転写の促進には，タンパク質 D が不可欠である。

(カ)　タンパク質 D は，タンパク質 A の存在下では遺伝子 c の転写を抑制する。

(a)　G1-1 と G1-2 と G1-3

(b)　G1-2 と G1-3 と G1-4

(c)　G1-1 と G1-4 と G1-5

(d)　G2-1 と G2-2

(e)　G2-2 と G2-3

(f)　G2-1 と G2-4

問2 表3の あ と い にあてはまるものを，以下の(ア)～(オ)より1つずつ選び，記号で答えなさい。

(ア) 1　　(イ) 10　　(ウ) 20　　(エ) 50　　(オ) 100

問3 受容体の細胞内への取り込みに関与する分子は，タンパク質 X とタンパク質 Y のどちらであるか，正しい方を○で囲みなさい。また，実験1～実験4b の結果から導き出される結論として適切なものを，以下の(ア)～(カ)より2つ選び，記号で答えなさい。

(ア) 受容体 E が細胞内へ取り込まれるためには，タンパク質 A が受容体 B に結合する必要がある。

(イ) 受容体 E が細胞内へ取り込まれるためには，タンパク質 D が受容体 E に結合する必要がある。

(ウ) 受容体 B の非存在下では，受容体 E は細胞内へ取り込まれない。

(エ) 受容体 E の存在下では，受容体 B は細胞内へ取り込まれない。

(オ) 受容体 B が細胞内へ取り込まれると，必ず遺伝子 c の転写が促進される。

(カ) 受容体 E が細胞内へ取り込まれると，必ず遺伝子 c の転写が促進される。

問4 細胞内で働くタンパク質は，(i)一度働くと分解されてしまうもの，(ii)すぐに分解されずに何度か同じ働きを繰り返すもの，に分けることができる。受容体 B と受容体 E は，それぞれ(i)と(ii)のどちらに分類されるか記号で答えなさい。また，下線部(1)の結果として，G4-5 については実験 4a の G4-7 と同じ結果を予測していたが，実際には下線部(2)のようになった。その理由を簡潔に説明しなさい。

英　語

解答

26年度

I

〔解答〕

問1.（1）②　　（2）②

問2.　1　c　　　2　d

問3.　ア　exception　　イ　examples

　　　ウ　employees

問4. A. a functioning health care team

問5. B. To the contrary

問6.（1）access　　（2）promise　　（3）supplement

問7.（しかし、どれほどよく）訓練されて（いたとして
も）、すべての（答えを知ることができ）、（必要とされ
る）すべての仕事を（個人でやる医師は誰もいない）。

問8. 専門家をつないだチームベースの医療が成功する
ために重要だと医学研究所の分科会が考える、原則と
価値基準に関して

〔解答のヒント〕

問1.（1）②のみ［æ］、他は［i］

　　　（2）②のみ［iː］、他は［e］

問2. 仮定法過去の構文である

問6. 語の定義文の意味

　　（1）何かを使うための機会または権利

　　（2）これから起こる好ましいことの兆候

　　（3）より大きくより良くするために増やすこと

問8. they は「医学研究所の分科会」のこと

〔全訳〕

　①チームで取り組むという環境になければ、私は仕事
をすることができないだろう。救急医、助手、診療看護
師、公認看護師、免許准看護師、患者介護人、患者擁護
人、ソーシャルワーカー、メンタルヘルス専門家、それ
に登録管理運営職員、これらが私の通常の仲間である。
薬剤師、放射線科チーム、そしてわが病院の専門医と技
術者のスタッフは言うまでもない。私たちにはみんな、
果たすべき役割があり、私たちは常に調和しながらそれ
を果たしている。私たちが目にするケースは多様で緊急
性が高いので、私のやっているチーム医療は救命救急科
にとって、(ア)特例ではなく標準なのである。

　しかし、救急救命科は孤立しているわけではない。最
近、ほとんどの医師は、患者を治すためさまざまな専門
知識をたえず頼りにしている。私たちが医療を実践して
いるのは、患者を苦しめるものに対してこれまで13600
を越える診断を下してきた世界である。それらの病気を
治すには、4000 の内科治療と外科治療があり、そして、
苦しみを和らげ、命を延ばし、時には病気を根絶するた
めに、6000 種以上の薬がある。

　この複雑なシステムの中で、医師は中心的でリーダー
的な役割を果たす。(1)しかし、どれほどよく訓練され
ていたとしても、すべての答えを知ることができ、必要
とされるすべての仕事を個人でやる医師は誰もいない。

　この複雑さは、私たちが広範な専門知識や道具や情報
を使えるような、医療に対するシステムベースの方法を
必要とする。そして私たちはその方向に向かっている。
医療保険制度改革法（Affordable　Care　Act)が議会を通
過する以前にも、私たちは、説明責任を果たす医療組織
や、低めの全経費で患者のためのより良い医療を保証す
る患者中心の病院のような、今までのものに替わる医療
モデルを考え始めていた。そして、今私たちは、メイヨー
クリニックやペンシルベニアのゲイジンガーヘルスケア
センターやインターマウンテンヘルスケアなどの評判の
高い場所に、何年にもわたって成功しているチーム医療
の診療所の(イ)実例を目にしている。

　10 年前、医師たちの大半は独立していて、自営か小
さなグループでの医療だった。今日、1 人あるいは小さ
なグループで診療する医師は、約 4 分の 1 しかいない。
私たちは普通は、より大きなサポートとライフワークバ
ランス改善の可能性やもっと患者の役に立つ機会を提供
する、さまざまな専門医が統合した診療所、病院、医療
組織に(ウ)雇われている。このような変化には確かにゆり
戻しもあるだろうが、変化が進行中であることを2疑っ
たり否定したりする人はほとんどいないだろう。

　たとえ、医師主導、チームベースの医療が、未来の方
法のように見えるとしても、それが成功するためには、
まだたくさんのことがなされなければならない。そして、
変化の多くは医師たち自身に集中していくだろう。

　最近、医学研究所の分科会がアメリカ医学協会ジャー
ナル 2012 年 10 月 3 日号に、(2)専門家をつないだチー
ムベースの医療が成功するために重要と彼らが考える、
原則と価値基準に関して、記事を発表した。この分科会
は、それは簡単な移行ではないだろうと示唆した。高度
な技術を持った人々のグループをテーブルのまわりに集
め、患者医療の環境の中に置くだけでは、[A] 機能す
る医療チームはできない。11 人の高度な技術を持つア
スリートをフィールドに置くだけでは、勝利するサッ
カーチームができないのと同様である。

　高度に調和したチームワークなしに単に責任を分担し
ようとしても、うまくいかないだろう。チームベースの
医療のこの進化を継続させようとすれば、共同で仕事を
し、患者を助けるための特別な技術と知識をそれぞれの
メンバーが持っていることを信じて認めるようにチーム
を鍛えるのに、十分な時間－そしてエネルギー－が充て
られなければならない。私たちはこの信頼を、開かれた
タイミングのいいコミュニケーションで補い支えなけれ
ばならない。

　チームのメンバーのそれぞれは、自分の訓練と専門知
識の範囲で実践しなければならない。チームベースの医
療は、個々の専門家が受けた教育と持っている経験の種
類、期間、質がもはや問題とならないことを、意味する
のでも正当化するのでもない。[B] その反対に、チー
ムメンバーそれぞれの貢献を最大限に生かすためには、

チームメンバーそれぞれの限界を認めることが必要なのである。

II

〔解答〕

問 1.（1）accomplished　　（2）occupied
　　　（3）intended　　（4）worry　　（5）resort
　　　（6）fits

問 2.（7）b　　（8）b　　（9）c　　（10）d

問 3. 4 番目 − c　　　6 番目 − g

問 4.（1）necessarily → necessary
　　　（4）do → does　　（8）execute → execution

問 5.　［A］without any knowledge of the meanings
　　　　［B］require an understanding of

〔解答のヒント〕

問 1. 全訳中の下線部参照

問 2.

（7）「〜から成り立っている」は
consist of 〜、comprise 〜、be made up of 〜のいずれかだが、文法的に正しいのは（b）

（8）　文接続詞は（b）「それにもかかわらず」と（c）「同じように」のふたつ。意味の上から（c）が正解

（10）　構文上従属節がくるべきなので、従属節を導く接続詞 whereas が使われているのが正しい。

問 3. 完成した英文は

　　（d）at（e）the integration（f）of（c）words（b）in（g）an attempt（h）to（a）recover

〔全訳〕

　リーティングは、私たちのほとんどが、それがどういうふうに（1）成し遂げられるのかを考えることなしに行うことができる、複雑なスキルである。熟練のドライバーは、ギアレバーを握った手や左足のかかとの位置のことを考えることなくギアチェンジをするが、リーディングも、構成部分の活動を考える必要がなくなると、熟練していると見なされる。あなたは最後の数個の文（センテンス）を読むまでには、さまざまな難易度の単語（ワード）や語句（フレーズ）を検証し、それらの語を統合し、認識可能な意味の構造に作り上げている。あなたの頭は、例えば、熟練ドライビングに関するセンテンスの中の grip という語は旅行かばんの意味で（2）使おうとしていたのかどうかとか、握る行為の意味だったのかどうかという具合に、ひとつひとつの単語の意味について考えることで（3）占められていたのではなさそうだ。私たちは物を読むとき、書かれた言葉を意味に変換すると言われているが、個々の単語を（4）気にする必要があるのはほんのときたまである。といっても、リーディングがいつも変わらずに円滑な活動というのではない。なぜなら、見慣れない言葉に出会うと、私たちはそれに煩わされ、思考の穏やかな流れがせき止められるからである。このようなときにはしばしば、言葉の現れる文脈からその意味を推測する方法（5）に頼るが、そのことが、私たちが自分の頭の中で筆者の物語を再構築するのを妨げる。私

たちは、その語がおそらくどういう意味なのかという問題を解決することができる。その語がセンテンスにどう（6）当てはまるのかを考え、センテンス全体の意味を考え、そして、パラグラフに書いてある思想を考えることができる。ここには、これがリーディングだと言えるような単独の活動はない。そしてこれが、私がリーディングをワンセットの部分的サブスキル（7）から成り立っていると見なす理由である。一般性というものを利用することで、私たちはリーディングの定義にもっとも近づくことができる。筆者の考えを再生しようとして語を統合すること、リーディングはそこへと向けられた問題解決の形式であると考えるのである。リーディングを「問題解決」と表現することによって、もちろん私たちは、ひとつの活動を表現するのにもう一つの謎めいた活動を使ってしまっていて、よって私たちは自ら、問題を解決するとはどういう意味なのか言うのを難しくしてしまっている。リーディングは、問題解決のすべての形式と同じく、情報処理作業としてとらえることができる。

　リーディングに必要な工程がどのようなものかを特定する作業は、工程が直接わかるものではないだけに、簡単ではない。読み手にセンテンスを声に出して言ってと頼んで、読み手の精神活動をもっと可視的にしようと試みたところで、そうなると、筆者が伝えている意味を再生する以上のこと、あるいはおそらくそれ以下のことを頼んでいることになってしまう。以上というわけは、意味の認識は、書かれた形式から話された形式への語の変換を必要としないからであり、以下というわけは、私たちは時々［A］意味を知らなくても発音できるからである。よって、印刷されたり書かれたりした材料を話す表現に変えることは、原文の意味［B］の理解を必要とするのかもしれないし、しないかもしれないが、いずれにしても、発音はリーディングの条件として必要とされてはいない。（9）同じように、ただ単に、読んでいるときに何を考えていたのか教えてと他人に頼むことで、リーディングの検討はできない。よく練習された活動について考えることは、しばしば実行そのものに変化を及ぼし、行動が自動的に行われるのを妨げる。認識に関するどんな課題も、内観するときには必ず活動の変化を伴う。よって検討は直接的ではなくなるはずだ。読んでいるときに何をしているのかを、読み手に尋ねることは（10）できないけれども、なんらかの計測可能な点で違いのある語やセンテンスを読むときに、読み手を観察することはできる。

III

〔解答〕

1. 簡単にすばやく情報を得られるという期待

2. ジャーナリストは、ニュースを取材する過程がしばしば不完全なさなかに、記事を出すことを求められるかもしれない

3.（1）a　　（2）b　　（3）d

4. portable and can send live report any time

5. a goal in soccer

6. b, f, g

〔設問と選択肢の意味〕

1. 第 2 パラグラフ 1 行目の「those expectation」を筆者はどういう意味で言っているのか、日本語で説明しなさい。

2. 下線部の英文を日本語に訳しなさい。（第 3 パラグラフ）

3. 1 2 3 に入る最も適切なものを選びなさい。

4. ［ A ］に適切な表現を入れなさい。5 語以上の英語で答えること。

5. ［ B ］に入るような、試合の競技中の大きな事件のもうひとつの例を挙げなさい。4 語以上の英語で答えること。

6. 下記の a から h のうち、筆者のジャーナリズムに対する考え方と一致しないものを 3 つ選びなさい。（下線部が一致しない部分）

　a. ラジオとテレビは 20 世紀に、「速くすぐに」というジャーナリズムの方法のペースを上げた。

　b. ほぼ 200 年間、メディアテクノロジーの発展は、従来のテクノロジーに対する重大な脅威とみなされてきた。（このような記述はない。）

　c. インターネットと結びついた携帯テクノロジーが与える衝撃の大部分は、どこでもどんな事件にでも即座に反応しなければならないというプレッシャーを、ジャーナリズムに与えたことにある。

　d. 今日のニュースの受け手は、従来の印刷媒体よりも、オンライン配信のニュースに、より引きつけられているように思われる。

　e. 取材とニュース報道に最新のテクノロジーを採用することは、ジャーナリストにとっての新しい道徳上、倫理上の疑問をつきつけている。

　f. ジャーナリストは、信用と信頼性を促進する一定の活動基準にこだわりながらも正確で公正であることが、期待されている。

　g. ジャーナリズムは共同作業的で利益を生み出すことが必要であるという観点から、何をどのように報道するかの決定が導かれる。

　h. 筆者は、情報を集めニュースを報じるツールが使いやすく身近になったことから、行き当たりばったりにジャーナリズム活動をする人たちが増えるだろうと言っている。

〔全訳〕

ほぼ 2 世紀の間、日刊新聞の多くは、速いこと最初であることに力を集中してきた。1890 年代の街頭の号外新聞と、第二次世界大戦のときのロンドン爆撃を報じたラジオ報道は、ニュースを（その時代の新技術を使って）速く届けることが、いかにして 19 世紀から 20 世紀のジャーナリズムの名声を確立したかを示している。1963 年のジョン・F・ケネディ大統領暗殺直後のテレビ放送から、2003 年 3 月のイラクの戦地からの中継リポート、2011 年 2 月のエジプトの民主化運動からのツィッター、スカイプのリポートにいたるまで、これらはすべて、ニュースの受け手たちが、もっとも速くもっとも信頼で

きる方法で送られた最新ニュースに、価値を置いていることを示している。

私たちがモバイルテクノロジーとデジタルテクノロジーのおかげで、どこにいようと誰からであろうと、簡単にすばやく情報を「得る」ことができることは、情報を「送る」人たち、すなわちジャーナリストに、期待に応えなければというプレッシャーを与えてきた。さらに、携帯電話を持った人ならだれでも、起こっている最中の事件をツィートしたり、映像をアップロードしたりすることによって、行き当たりばったりにジャーナリズム活動をすることができるということが、速い最初の情報を求める人々に応えなければというさらなるプレッシャーを、ジャーナリストに与えている。そのような期待を 1 確かなものにするためには、ジャーナリストは、ニュースの大事な要素を伝えつつ、早くリポートを出すのに使えるツールを、利用しなければならない。過去 10 年の間に、かつては中継リポートのツールが、大量のテクノロジーと衛星時間を持つテレビジョンネットワークに限られていたところが、［ A ］持ち運びできていつでも中継リポートを送ることができる機器と発信手段に転換されてきた。まだ 10 年にもならない前から、たとえば重要な公判のような、大きなニュース事件の実況中継リポートをするのに、ブログを使い始めた新聞もある。これは 2 新聞に、中継ニュース放送でラジオやテレビと競合するための手段を与えている。最近では、ニュース会社は、中継放送のためのさまざまなウェブ機器を持っている。あなたはすでにこのようなツールを、友だちや家族や興味を同じくする人々やオンラインコミュニティーと、コミュニケーションをする時に使っているかもしれない。これらはフリッカー、ユーチューブ、ツィッター、フェイスブックなどのようなツール、つまりあなたがテキスト、ビデオ、ピクチャー、オーディオをアップロードできるサイトのことである。しかしこれらのツールを報道に使うためには、報道価値があるかないかの判断、倫理観、読者と内容に対する責任感を育てる必要がある。これらすべての中には、ニュースを報道する時の意志決定の問題が含まれている。

ジャーナリストは、情報を集め、ニュースルームに持ち帰ってそれをすべて整理し、それから記事、あるいはニュース原稿、あるいはオンライン用のテキスト・ピクチャー混合の原稿を書く時間と機会を持っていることが多かった。報道中になにかの決定が下される間、他の人たちは記事が生み出されるまで待たされるかもしれない。最近は即時的なニュースが求められるという意味は、ジャーナリストは、ニュースを取材する過程がしばしば不完全なさなかに、記事を出すことを求められるかもしれないということである。数十年間、ラジオとテレビのリポーターは、中継リポートをする時に、情報を提供できるのかどうかについて、この種の瞬間意志決定をしてこなければならなかった。スポーツジャーナリストは、試合の様子を要約する記事をまとめる前であっても、競技中の主な出来事（野球の 1 点とか［ B ］サッカーの 1 ゴールなどのような）から目を離さないようにしながら、

「プレイを逐次」伝えなければならなかった。今、だれでも、情報やピクチャーを掲示することによって、即時に行き当たりばったりのジャーナリズム活動をすることができる。そうであるから、プロのジャーナリストは、信用性や信頼性などの 3 強みを強化しなければならない。受け手が求めかつ頼りにしている、すばやい正確なニュースを届けることができるように。

数　学

❶

〔解答〕

問1. (1) $\dfrac{n(n-1)}{72}$　　(2) $\dfrac{n(9-n)}{36}$　　(3) $n=7$

問2. (1) $AB=\sqrt{2}$, $BC=\sqrt{2}$　　(2) 0　　(3) $\dfrac{\sqrt{2}}{3}$

問3. $\left(-1,\ \dfrac{3}{4}\pi\right)$, $\left(-\sqrt{3},\ \dfrac{5}{6}\pi\right)$, $\left(\sqrt{3},\ \dfrac{\pi}{6}\right)$,

　　　$\left(\sqrt{3},\ \dfrac{\pi}{3}\right)$

〔出題者が求めたポイント〕

　確率，ベクトル，解と偶数の関係，三角関数

問2. 正四面体の直角になる部分を利用して体積を求める。

問3. 一方の式から出した a と θ の値をもつ一方の式に代入して成り立つものが解となる。

〔解答のプロセス〕

問1. スペードが n 枚，ハートが $9-n$ 枚だから，2 枚ともスペードとなる確率は $\dfrac{{}_nC_2}{{}_9C_2}=\dfrac{n(n-1)}{72}$

　　　　　　　　　　　　　　　　　　　……（答）

(2) $\dfrac{{}_nC_1\times{}_{9-n}C_1}{{}_9C_2}=\dfrac{n(9-n)}{36}$　　　　……（答）

(3) (1)と(2)より $\begin{cases} 0.3<\dfrac{n(n-1)}{72}<0.6 & ……① \\[2mm] \dfrac{n(9-n)}{36}<0.4 & ……② \end{cases}$

　　①より　$21.6<n(n-1)<43.2$　……①′

　　②より　$n(9-n)<14.4$　……②′

　　①′を満たす n は 6 と 7，このうち②′を満たすのは $n=7$　　　　　　　　　　……（答）

問2.

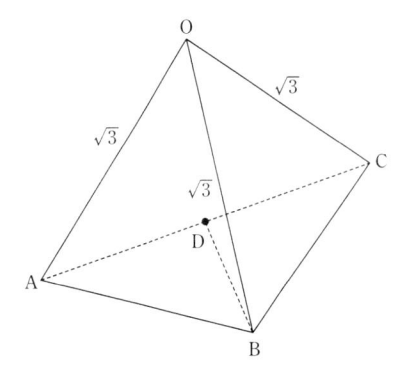

(1) $\overrightarrow{AB}=\overrightarrow{OB}-\overrightarrow{OA}$
　　$\overrightarrow{BC}=\overrightarrow{OC}-\overrightarrow{OB}$ より
　　$|\overrightarrow{AB}|^2=|\overrightarrow{OB}-\overrightarrow{OA}|^2$

$\qquad=|\overrightarrow{OB}|^2-2\overrightarrow{OA}\cdot\overrightarrow{OB}+|\overrightarrow{OA}|^2$

$\qquad=3-2\times2+3=2$

$|\overrightarrow{BC}|^2=|\overrightarrow{OC}-\overrightarrow{OB}|^2=|\overrightarrow{OC}|^2-2\overrightarrow{OC}\cdot\overrightarrow{OB}+|\overrightarrow{OB}|^2$

$\qquad=3-2\times2+3=2$

よって，$|\overrightarrow{AB}|>0$, $|\overrightarrow{BC}|>0$ より

$AB=\sqrt{2}$, $BC=\sqrt{2}$　……（答）

(2) $\overrightarrow{BA}\cdot\overrightarrow{BC}=(\overrightarrow{OA}-\overrightarrow{OB})\cdot(\overrightarrow{OC}-\overrightarrow{OB})$

$\qquad=\overrightarrow{OA}\cdot\overrightarrow{OC}-\overrightarrow{OA}\cdot\overrightarrow{OB}-\overrightarrow{OB}\cdot\overrightarrow{OC}+|\overrightarrow{OB}|^2$

$\qquad=1-2-2+3=0$　……（答）

(3) 辺 AC の中点を D とおくと，△ABC は直角二等辺三角形なので BD=1。△OAC は二等辺三角形なので $OD^2=OA^2-AD^2=3-1=2$, $OD>0$ より

$OD=\sqrt{2}$

すると $OB=\sqrt{3}$ だから，$OB^2=OD^2+BD^2$ が成り立つので，$\angle ODB=90°$ となる。よって，四面体 OABC は△ABC を底面とし，高さ OD の四面体となるので，その体積 V は

$$V=\dfrac{1}{3}\times\dfrac{1}{2}\times\sqrt{2}\times\sqrt{2}\times\sqrt{2}=\dfrac{\sqrt{2}}{3}\quad……（答）$$

問3. 解と係数の関係より，

$\sin\theta+\cos\theta=\dfrac{2(a+1)}{a^2+1}$　　……①

$\sin\theta\times\cos\theta=\dfrac{a}{a^2+1}$　　　　……②

①, ②より，

$1=\sin^2\theta+\cos^2\theta=(\sin\theta+\cos\theta)^2-2\sin\theta\cdot\cos\theta$

$\quad=\left\{\dfrac{2(a+1)}{a^2+1}\right\}^2-2\times\dfrac{a}{a^2+1}=1$

両辺に $(a^2+1)^2$ をかけて，整理すると

$a^4+2a^3-2a^2-6a-3=0$

$a=-1$, $\pm\sqrt{3}$ が解となるから因数定理を使って因数分解をすると，

$(a-\sqrt{3})(a+\sqrt{3})(a+1)^2=0$

$\therefore\ a=-1$, $\pm\sqrt{3}$

次に②より $2\sin\theta\times\cos\theta=\sin2\theta=\dfrac{2a}{a^2+1}$ に代入すると $0\leqq\theta\leqq\pi$ に注意して

（ア）　$a=-1$ のとき，$\sin2\theta=\dfrac{-2}{1+1}=-1$.

$2\theta=\dfrac{3}{2}\pi$, $\theta=\dfrac{3}{4}\pi$　　これを①へ代入すると

左辺 $=\dfrac{\sqrt{2}}{2}-\dfrac{\sqrt{2}}{2}=0$,　　右辺 $=\dfrac{2(-1+1)}{1+1}=0$

よって成り立つ。　　$\left(-1,\ \dfrac{3}{4}\pi\right)$

（イ）　$a=\sqrt{3}$ のとき　$\sin2\theta=\dfrac{2\sqrt{3}}{3+1}=\dfrac{\sqrt{3}}{2}$,

$2\theta=\dfrac{\pi}{3}$, $\dfrac{2}{3}\pi$, $\theta=\dfrac{\pi}{6}$, $\dfrac{\pi}{3}$

$\theta = \dfrac{\pi}{6}$ を①へ代入すると左辺 $= \dfrac{1}{2} + \dfrac{\sqrt{3}}{2}$,

右辺 $= \dfrac{2(\sqrt{3}+1)}{3+1} = \dfrac{1+\sqrt{3}}{2}$

よって成り立つ。　$\left(\sqrt{3}, \dfrac{\pi}{6}\right)$

$\theta = \dfrac{\pi}{3}$ を①へ代入する。左辺 $= \dfrac{\sqrt{3}}{2} + \dfrac{1}{2}$,

右辺 $= \dfrac{2(\sqrt{3}+1)}{3+1} = \dfrac{\sqrt{3}+1}{2}$ となり成り立つ。

$\left(\sqrt{3}, \dfrac{\pi}{3}\right)$

（ウ）　$a = -\sqrt{3}$ のとき $\sin 2\theta = \dfrac{-2\sqrt{3}}{3+1} = -\dfrac{\sqrt{3}}{2}$,

$2\theta = \dfrac{4}{3}\pi, \dfrac{5}{3}\pi, \ \theta = \dfrac{2}{3}\pi, \dfrac{5}{6}\pi$

$\theta = \dfrac{2}{3}\pi$ を①へ代入　左辺 $= \dfrac{\sqrt{3}}{2} - \dfrac{1}{2}$,

右辺 $= \dfrac{2(-\sqrt{3}+1)}{3+1} = \dfrac{1-\sqrt{3}}{2}$

左辺 $\neq$ 右辺（不適）

$\theta = \dfrac{5}{6}\pi$ を①へ代入　左辺 $= \dfrac{1}{2} - \dfrac{\sqrt{3}}{2}$,

右辺 $= \dfrac{2(-\sqrt{3}+1)}{3+1} = \dfrac{1-\sqrt{3}}{2}$

左辺 $=$ 右辺　$\left(-\sqrt{3}, \dfrac{5}{6}\pi\right)$

2

〔解答〕

$\boxed{1}\leqq, \boxed{2}\leqq, \boxed{3}\geqq$

〔出題者が求めたポイント〕

　微分を使った不等式の証明，対数の不等式の証明
問 1 は不等式の証明の基本問題，平均値の定理を用いた
証明もある。問 2 は $x = a, b, c$ を代入した式を 3 個作
り，辺々加える。問 3 も同様に代入し 3 個の式を作る。

〔解答のプロセス〕

問 1. $f(x) = \log x - \log k - \dfrac{1}{k}(x-k)$　$(x>0, \ k>0)$

とおく。

$f'(x) = \dfrac{1}{x} - \dfrac{1}{k}$

増減表は

x	0		k	
$f'(x)$		$+$	0	$-$
$f(x)$		↗	0	↘

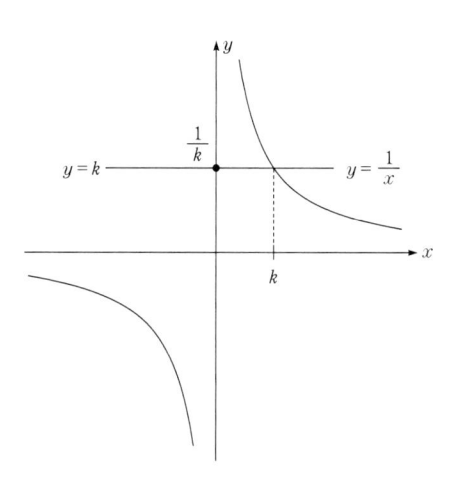

よって　$f(x) \leqq f(k) = 0$　等号は $x = k$ のとき成り
立つ。

よって，$\log x - \log k \leqq \dfrac{1}{k}(x-k)$ は $x > 0$ となるす
べての x について成り立つ。等号は $x = k$ のとき成
り立つ。

問 2　問 1 の不等式に $x = a, b, c$ を代入すると

$$\begin{cases} \log a - \log k \leqq \dfrac{1}{k}(a-k) \\[2mm] \log b - \log k \leqq \dfrac{1}{k}(b-k) \\[2mm] \log c - \log k \leqq \dfrac{1}{k}(c-k) \end{cases}$$

上の式にそれぞれ α, β, γ をかけると

$$\begin{cases} \alpha\log a - \alpha\log k \leqq \dfrac{\alpha}{k}(a-k) \\[2mm] \beta\log b - \beta\log k \leqq \dfrac{\beta}{k}(b-k) \\[2mm] \gamma\log c - \gamma\log k \leqq \dfrac{\gamma}{k}(c-k) \end{cases}$$

辺々加えると

$\alpha\log a + \beta\log b + \gamma\log c - (\alpha+\beta+\gamma)\log k$

$\leqq \dfrac{1}{k}(\alpha a + \beta b + \gamma c) - (\alpha+\beta+\gamma)$

ここで，$\alpha+\beta+\gamma = 1, \ \alpha a + \beta b + \gamma c = k\,(>0)$ と
おくと

$\alpha\log a + \beta\log b + \gamma\log c - \log(\alpha a + \beta b + \gamma c)$

$\leqq \dfrac{1}{k} \times k - 1 = 0$

よって，$\alpha\log a + \beta\log b + \gamma\log c \leqq \log(\alpha a + \beta b + \gamma c)$

問 3. 問 2 の式の α, β, γ に $\alpha_i, \beta_i, \gamma_i\,(i=1, 2, 3)$ を
代入すると

$$\begin{cases} \alpha_1\log a + \beta_1\log b + \gamma_1\log c \leqq \log(\alpha_1 a + \beta_1 b + \gamma_1 c) \\ \hspace{3.5cm} = \log s_1 \\ \alpha_2\log a + \beta_2\log b + \gamma_2\log c \leqq \log(\alpha_2 a + \beta_2 b + \gamma_2 c) \\ \hspace{3.5cm} = \log s_2 \\ \alpha_3\log a + \beta_3\log b + \gamma_3\log c \leqq \log(\alpha_3 a + \beta_3 b + \gamma_3 c) \\ \hspace{3.5cm} = \log s_3 \end{cases}$$

辺々加えると

$(\alpha_1 + \alpha_2 + \alpha_3)\log a + (\beta_1 + \beta_2 + \beta_3)\log b$
$\qquad\qquad + (\gamma_1 + \gamma_2 + \gamma_3)\log c$

$\leqq \log s_1 + \log s_2 + \log s_3 = \log s_1 s_2 s_3$

条件より

$\alpha_1 + \alpha_2 + \alpha_3 = \beta_1 + \beta_2 + \beta_3 = \gamma_1 + \gamma_2 + \gamma_3 = 1$ だから

$\log abc = \log a + \log b + \log c \leqq \log s_1 s_2 s_3$

対数の底は $e > 0$ だから $s_1 s_2 s_3 \geqq abc$

❸

〔解答〕

問1. (1) $\dfrac{1}{2}\mathrm{I} - \dfrac{1}{e^4}$ (2) $\dfrac{3}{4}\mathrm{I} - \dfrac{11}{2e^4}$

問2. 解答のプロセスを参照

問3. 解答のプロセスを参照

〔出題者が求めたポイント〕

(1) 微分積分の中の部分積分を多用する。(2)の不等式の証明は $(a+b+c)^2 = a^2 + b^2 + c^2 + 2(ab+bc+ca)$ を使う。式が長くなるので展開式を予想していないと難しい。問3は問1を問2へ代入する。

〔解答のプロセス〕

問1. (1) 部分積分を行う。

$\mathrm{I} = \displaystyle\int_0^2 e^{-x^2}dx = \Big[\ xe^{-x^2}\ \Big]_0^2 + 2\int_0^2 x^2 e^{-x^2}dx$

$= 2e^{-4} - 0 + 2\displaystyle\int_0^2 x^2 e^{-x^2}dx$

よって. $\mathrm{H} = \displaystyle\int_0^2 x^2 e^{-x^2}dx = \dfrac{1}{2}\mathrm{I} - \dfrac{1}{e^4}$ ……(答)

(2) 部分積分を行う。

$\mathrm{H} = \displaystyle\int_0^2 x^2 e^{-x^2}dx = \Big[\dfrac{1}{3}x^3 e^{-x^2}\Big]_0^2$

$\qquad + \dfrac{2}{3}\displaystyle\int_0^2 x^4 e^{-x^2}dx = \dfrac{8}{3}e^{-4} + \dfrac{2}{3}\int_0^2 x^4 e^{-x^2}dx$

よって. $\mathrm{J} = \displaystyle\int_0^2 x^4 e^{-x^2}dx = \dfrac{3}{2}\mathrm{H} - \dfrac{3}{2}\times\dfrac{8}{3}\cdot\dfrac{1}{e^4}$

$= \dfrac{3}{2}\Big(\dfrac{1}{2}\mathrm{I} - \dfrac{1}{e^4}\Big) - \dfrac{8}{3}\cdot\dfrac{1}{e^4} = \dfrac{3}{4}\mathrm{I} - \dfrac{11}{2e^4}$

……(答)

問2. $\mathrm{F}(x) = \Big\{f(x) + f'(x)\Big\}^2$ とおくと

$\Big[\Big\{f(x)+f'(x)\Big\}^2\Big]_a^b = \mathrm{F}(b) - \mathrm{F}(a) = \displaystyle\int_a^b \mathrm{F}'(x)dx$

$\mathrm{F}'(x) = 2\Big\{f(x)+f'(x)\Big\}\Big\{f'(x)+f''(x)\Big\}$

これを与えられた式の左側に代入する。

左辺 $= \displaystyle\int_a^b\Big(\big\{f(x)\big\}^2 - \big\{f'(x)\big\}^2 + \big\{f''(x)\big\}^2\Big)dx$

$+ \displaystyle\int_a^b 2\Big\{f(x)+f'(x)\Big\}\Big\{f'(x)+f''(x)\Big\}dx$

$= \displaystyle\int_a^b\Big(\big\{f(x)\big\}^2 + \big\{f'(x)\big\}^2 + \big\{f''(x)\big\}^2$

$\qquad + 2f(x)f'(x) + 2f'(x)f''(x) + 2f''(x)f(x)\big)dx$

$= \displaystyle\int_a^b\Big\{f(x)+f'(x)+f''(x)\Big\}^2 dx \geqq 0$

問3. $\Big\{f(x)\Big\}^2 = e^{-x^2}$ と考えて $f(x) = e^{-\frac{1}{2}x^2}$ とおく

$f'(x) = -xe^{\frac{1}{2}x^2}$, $f''(x) = (x^2-1)e^{-\frac{1}{2}x^2}$

これらを問2の不等式に代入する。$a = 0$, $b = 2$

$\displaystyle\int_0^2\Big\{e^{-x^2} - x^2 e^{-x^2} + (x^2-1)^2 e^{-x^2}\Big\}dx$

$\qquad\qquad + \Big[\Big\{e^{-\frac{1}{2}x^2} - xe^{-\frac{1}{2}x^2}\Big\}^2\Big]_0^2 \geqq 0$

$\displaystyle\int_0^2 (2e^{-x^2} - 3x^2 e^{-x^2} + x^4 e^{-x^2})dx + \Big[(1-x)^2 e^{-x^2}\Big]_0^2$

$\geqq 0$

$2\mathrm{I} - 3\Big(\dfrac{1}{2}\mathrm{I} - \dfrac{1}{e^4}\Big) + \dfrac{3}{4}\mathrm{I} - \dfrac{11}{2e^4} + \dfrac{1}{e^4} - 1 \geqq 0$

展開して整理すると $\mathrm{I} \geqq \dfrac{4}{5} + \dfrac{6}{5e^4}$ を得る。

物　理

I

〔解答〕

ア $\dfrac{mv}{m+M}$　　イ $\dfrac{mMv^2}{(m+M)L}$

ウ $\dfrac{(2m+M)}{2(m+M)}L$

エ $2mg(L-a\cos\beta)\sin\theta$　　オ $a\cos\beta$

〔解答のプロセス〕

(1) 一体となった後の速度を V とすると，運動量保存則より

$$mv=(m+M)V \quad \therefore V=\dfrac{mv}{m+M} \quad \cdots\cdots ① \quad （答え）$$

弾丸が床に対して移動した距離を x とすると，木材の移動距離は $\left(x-\dfrac{L}{2}\right)$ である。抵抗力を F とすれば，F のする仕事の分だけ弾丸の運動エネルギーは変化するので

$$\dfrac{1}{2}mV^2-\dfrac{1}{2}mv^2=-Fx \quad \cdots\cdots ②$$

また，抵抗力の反作用がする仕事の分だけ，木材の運動エネルギーは変化するので

$$\dfrac{1}{2}MV^2-0=F\left(x-\dfrac{L}{2}\right) \quad \cdots\cdots ③$$

②＋③より

$$\dfrac{1}{2}(m+M)V^2-\dfrac{1}{2}mv^2=-F\times\dfrac{L}{2}$$

上式と①より

$$F=\dfrac{mMv^2}{(m+M)L} \quad \cdots\cdots ④ \quad （答え）$$

を得る。
また，②と④より

$$x=\dfrac{m(v^2-V^2)}{2F}=\dfrac{(2m+M)}{2(m+M)}L \quad （答え）$$

(2)

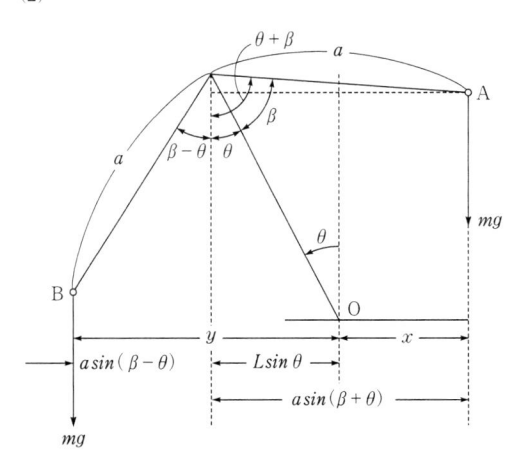

前図より，支点 O の周りの力のモーメントの和 M は，

$$M=mgy-mgx$$
$$=mg\{L\sin\theta+a\sin(\beta-\theta)\}$$
$$-mg\{a\sin(\beta+\theta)-L\sin\theta\}$$

三角関数の公式

$$\sin(\beta\pm\theta)=\sin\beta\cos\theta\pm\cos\beta\sin\theta$$

を用いて，整理すると

$$M=2mg(L-a\cos\beta)\sin\theta \quad （答え）$$

を得る。
題意より，$\theta>0$ になる微小角に対して $M<0$ であればよいから

$$2mg(L-a\cos\beta)\sin\theta<0$$
$$\therefore L-a\cos\beta<0 \quad \therefore L<a\cos\beta \quad （答え）$$

II

〔解答〕

ア $\dfrac{V_0}{R}$　　イ $-\dfrac{V_0}{\omega L}$　　ウ ωCV_0

エ $\sqrt{\left(\dfrac{1}{R}\right)^2+\left(\omega C-\dfrac{1}{\omega L}\right)^2}$　　オ $\dfrac{1}{\sqrt{LC}}$

〔解答のプロセス〕

抵抗は交流に対して，電流と電圧の位相差＝0だから，

$$I_R=\dfrac{V_0}{R}\sin\omega t$$

コイルのリアクタンスは ωL であり，電流は電圧に対して位相が $\dfrac{\pi}{2}$ だけ遅れるから

$$I_L=-\dfrac{V_0}{\omega L}\cos\omega t$$

また，コンデンサーのリアクタンスは $\dfrac{1}{\omega C}$ であり，電流は電圧に対して位相が $\dfrac{\pi}{2}$ だけ進むから

$$I_C=\omega CV_0\cos\omega t \quad となる。$$

回路全体を流れる電流

$$I=I_R+I_L+I_C$$
$$=\dfrac{V_0}{R}\sin\omega t+\left(\omega C-\dfrac{1}{\omega L}\right)V_0\cos\omega t$$

ここで，三角関数の合成を用いて

$$I=\sqrt{\left(\dfrac{1}{R}\right)^2+\left(\omega C-\dfrac{1}{\omega L}\right)^2}V_0\sin(\omega t+\delta) \cdots\cdots ⑤$$

$$\tan\delta=\dfrac{\omega C-\dfrac{1}{\omega L}}{\dfrac{1}{R}}=R\left(\omega C-\dfrac{1}{\omega L}\right) である。$$

電流の実効値が最小になるのは，⑤の $\sqrt{}$ の中が最小になるときであるから，

$$\omega C-\dfrac{1}{\omega L}=0 \ のときである。$$

$$\therefore \omega = \frac{1}{\sqrt{LC}}$$

Ⅲ
〔解答〕

ア dgh　イ $\dfrac{P}{P+dgh}$　ウ $S(L-h)-\dfrac{2dghV}{P}$

エ $2\pi\sqrt{\dfrac{L}{2g}}$　オ $\dfrac{h}{L}g$

〔解答のプロセス〕

密閉された空間の圧力を P' とすると，水にはたらく力のつり合いより

$$P'S = PS + dgSh \quad \therefore P' = P + dgh$$

水を注ぐ最初の体積を V_0 とすると，ボイルの法則より

$$PV_0 = P'V \quad \therefore V = \frac{P}{P'}V_0 = \left(\frac{P}{P+dgh}\right)V_0$$

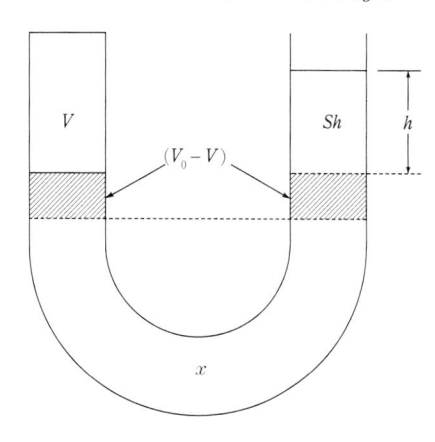

最初に入っていた水の体積を x とすると

$$x + 2(V_0 - V) + Sh = SL$$

が成り立つ。これより，

$$x = (L-h)S - 2(V_0 - V)$$
$$= (L-h)S - 2\left(\frac{P'}{P}-1\right)V$$
$$= (L-h)S - 2\left(\frac{dgh}{P}\right)V$$

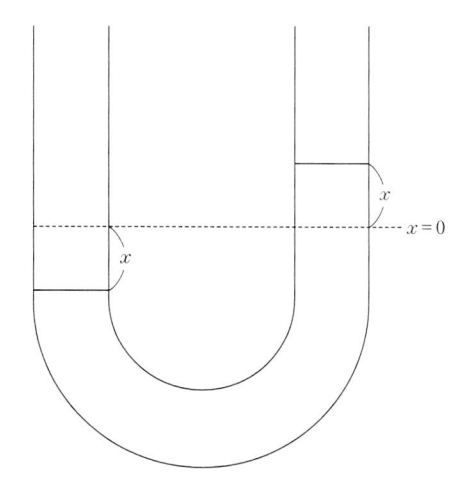

基準の位置から右側の部分が x だけ上昇すると，左側の部分は，x だけ下降するので，水柱にはたらく復元力 F は

$$F = -dgS \times 2x$$

運動方程式は

$$dSL \times a = -2dgSx$$

となるので，求める周期 T は

$$T = 2\pi\sqrt{\frac{dSL}{2dgS}} = 2\pi\sqrt{\frac{L}{2g}}$$

加速度 a の大きさが最大になるのは，$|x|$ が最大のときである。これは，振動の開始直後におこり，このとき，

$2|x| = h$ より　$|x| = \dfrac{h}{2}$ である。

$$\therefore |a| = \frac{2dgS}{dSL}\times\frac{h}{2} = \frac{hg}{L}$$

Ⅳ
〔解答〕

ア　10　イ　50　ウ　5　エ　334　オ　38

〔解答のプロセス〕

(1) 波の速さを v [m/s]，波長を λ [m] とする。

船 A からみて，波は $(v-5)$ [m/s] の速さで追い越していき，10 s で一波長分進むから，

$$(v-5)\times 10 = \lambda \quad \cdots ①$$

静止している船 B からみると，

$$v \times 5 = \lambda \quad \cdots ②$$

が成り立つ。①，②を連立させて解くと，

$$v = 10 \text{ m/s}, \ \lambda = 50 \text{ m を得る。}$$

船 B で聞く直接音の振動数 f_1 は

$$f_1 = \frac{340}{340+5}\times 170 \text{ Hz}$$

船 B で聞く崖での反射音の振動数 f_2 は

$$f_2 = \frac{340}{340-5}\times 170 \text{ Hz}$$

1 秒間あたりのうなりの回数 $f = |f_1 - f_2|$ だから

$$f = \frac{340}{340-5} \times 170 - \frac{340}{340+5} \times 170$$

$$= \frac{170}{\left(1 - \dfrac{5}{340}\right)} - \frac{170}{\left(1 + \dfrac{5}{340}\right)}$$

ここで $\alpha \ll 1$ のとき，$(1+\alpha)^{-1} \fallingdotseq 1-\alpha$ と近似できるから

$$f \fallingdotseq 170\left(1 + \frac{5}{340}\right) - 170\left(1 - \frac{5}{340}\right)$$

$$= \frac{170}{340} \times 5 \times 2 = 5 \text{ Hz}$$

(2) 1 度目と 2 度目の共鳴が起こったピストンの位置の差は，音波の $\dfrac{1}{2}\lambda$ に等しいから

$$\frac{1}{2}\lambda = 0.56 - 0.18 \qquad \therefore \lambda = 0.76 \text{ m}$$

したがって，音速 $v = \lambda f = 0.76 \times 440 = 334.4$
気柱の中で一番圧力変化が大きいところは，ガラス管内に生じた定常波の節である。図 2 の場合，ピストンの右端 $x = 0$，$x = \dfrac{1}{2}\lambda = 0.38$ m の点に節ができる。

化　学

Ⅰ

〔解答〕

問1. ア. CO_2　イ. NH_4Cl　ウ. $NaHCO_3$

問2. あ. メスフラスコ　い. ホールピペット
　　　う. ビュレット

問3. 9.71×10^{-2} mol/L

問4. ⑤　　問5. 10.3 mL

問6. 風解　　問7. 9倍

〔出題者が求めたポイント〕

ソルベー法, 中和滴定, 実験器具, 滴定曲線, 炭酸ナトリウム水和物の性質

〔解答のプロセス〕

問1. $NaCl + H_2O + NH_3 + CO_2$
$$\rightarrow NH_4Cl + NaHCO_3 \downarrow$$

問3. 化学反応式は,
$$Na_2CO_3 + HCl \rightarrow NaHCO_3 + NaCl$$
$$NaHCO_3 + HCl \rightarrow NaCl + H_2O + CO_2$$
の二段階反応である。滴定曲線から分かる。
全体で,
$$Na_2CO_3 + 2HCl \rightarrow 2NaCl + CO_2 + H_2O$$
塩酸を滴下し, 溶液の色が, 黄色→薄い赤色(橙赤色)に変化したときが終点である。塩酸の濃度を x〔mol/L〕とすると,
$$5.00 \times 10^{-2} \times \frac{20.0}{1000} : x \times \frac{20.6}{1000} = 1 : 2$$
$$x = 0.09708 \fallingdotseq 0.0971 = 9.71 \times 10^{-2} \text{ mol/L}$$

問4. ⑤が第2中和点

問5. $pK_1 = 6.00$, $pK_2 = 10.00$ であるから
第一中和点のpHは, $\dfrac{6.00 + 10.00}{2} = 8.00$
第一中和点は第二中和点の半分であるから
$\dfrac{20.6}{2} = 10.3$ mL となる。

問7. 炭酸ナトリウム水和物の化学式を $Na_2CO_3 \cdot nH_2O$ と表わす。
$Na_2CO_3 + 2H^+ \rightarrow 2Na^+ + CO_2 + H_2O$　と反応する。
発生した CO_2 の物質量は,
$$\frac{1.32}{44.0} = 0.0300 \text{ mol}$$
したがって, $\dfrac{8.58}{106 + 18n} = 0.0300$　∴ $n = 10$
次に, 白色粉末($Na_2CO_3 \cdot n'H_2O$)を加熱すると水のみが得られた。
$$Na_2CO_3 \cdot n'H_2O \rightarrow Na_2CO_3 + n'H_2O$$
$(106 + 18n') : 18n' = 3.10 : 0.45$,　$n' = 1$
以上から,
$Na_2CO_3 \cdot 10H_2O \rightarrow Na_2CO_3 \cdot H_2O + 9H_2O$　(風解)
1 mol の十水和物から 9 mol の水が失われる。

したがって, $9 \div 1 = 9$ 倍

Ⅱ

〔解答〕

問1. 陽極；O_2　陰性；H_2

問2. 9.557×10^4 Pa　問3. 1.38×10^{-2} mol

問4. a. 3　b. 8　c. 3　d. 4　e. NO

問5. 0.110 mol/L

問6. 陽極；1.19×10^{-2} mol　陰極；1.87×10^{-3} mol

〔出題者が求めたポイント〕

電気分解, 発生気体の全圧と物質量, 銅と希硝酸の反応, 電解液のモル濃度

〔解答のプロセス〕

問1. 陽極における変化：$2H_2O \rightarrow 4H^+ + O_2 + 4e^-$
陰極における変化：
はじめは, $Cu^{2+} + 2e^- \rightarrow Cu$
Cu^{2+} がなくなると,
$2H^+ + 2e^- \rightarrow H_2$ または $2H_2O + 2e^- \rightarrow H_2 + 2OH^-$
H_2 が発生する。

問2. シリンダー内の水柱を Pa 単位で表わすと,
$$9.3 \times 10 \times 10 = 9.3 \times 10^2 \text{ Pa}$$
飽和水蒸気圧は,
$$350 \times 10 = 3.5 \times 10^3 \text{ Pa}$$
捕集気体の分圧の和を P〔Pa〕とすると,
$$P + 9.3 \times 10^2 + 3.5 \times 10^3 = 1.0000 \times 10^5$$
$$\therefore P = 9.557 \times 10^4 \text{ Pa}$$

問3. シリンダー内の体積は,
$$17.4 \times (30.0 - 9.3) = 360.18 \text{ cm}^3$$
総物質量を n〔mol〕とすると,
$$9.557 \times 10^4 \times 0.3602 = n \times 8.31 \times 10^3 \times (273 + 27.0)$$
$$\therefore n = 1.381 \times 10^{-2} \fallingdotseq 1.38 \times 10^{-2} \text{ mol}$$

問4. 銅と希硝酸の反応で, 無色の気体, 一酸化窒素が発生する。この反応式を2つの半反応式から導く。
$$Cu \rightarrow Cu^{2+} + 2e^-　\cdots ①$$
$$HNO_3 + 3H^+ + 3e^- \rightarrow NO + 2H_2O　\cdots ②$$
[①×3 + ②×2]を計算すると,
$$3Cu + 2HNO_3 + 6H^+ \rightarrow 3Cu^{2+} + 2NO + 4H_2O$$
両辺に, $6NO_3^-$ を加えて整理すると,
$$3Cu + 8HNO_3 \rightarrow 3Cu(NO_3)_2 + 2NO + 4H_2O$$
このように①, ②を作れると容易に導くことができる。

問5. 陰極に析出した Cu は, 問4 の反応式から求められる。
NO が 0.01467 mol 発生したので, 反応した Cu は,
$$0.01467 \times \frac{3}{2} = 0.02201 \fallingdotseq 0.0220 \text{ mol}$$
$Cu^{2+} + 2e^- \rightarrow Cu$　の反応で析出するので, Cu^{2+} が 0.0220 mol 溶けていたことが分かる。

その濃度は，$\dfrac{0.0220}{0.200} = 0.110$ mol/L

問6. Cu の析出後の気体の発生は，

陰極：$2H^+ + 2e^- \rightarrow H_2$

陽極：$2H_2O \rightarrow 4H^+ + O_2 + 4e^-$

H_2 が x〔mol〕発生したとすると，O_2 は $x/2$〔mol〕

Cu が析出している間の陽極における変化は，

$Cu^{2+} + 2e^- \rightarrow Cu$ で 0.0220 mol 析出したので，

$2H_2O \rightarrow 4H^+ + O_2 + 4e^-$ で O_2 は，

$0.0220 \times \dfrac{1}{2} = 0.0110$ mol 発生する。

以上から，$x + \dfrac{x}{2} + 0.0110 = 0.0138$

$\therefore x = 0.00187$ mol

陰極：1.87×10^{-3} mol

陽極：$0.0110 + \dfrac{1.87 \times 10^{-3}}{2} = 0.011935$

$\qquad\qquad\qquad\qquad \fallingdotseq 1.19 \times 10^{-2}$ mol

Ⅲ

〔解答〕

問1. ① a　② c. d　③ b　④ f　⑤ e. i

問2. ①　　問3. ②. ③　　問4. 第三級アルコール

問5. 2　　問6. 2

問7. $CH_3 - CH_2 - \underset{\underset{\displaystyle CH_3}{|}}{CH} - CH_2 - CH_3$

問8.

$\underset{H}{\overset{CH_3}{\diagdown}} C = C \underset{CH_2 - CH_3}{\overset{CH_3}{\diagup}}$

〔**出題者が求めたポイント**〕

炭化水素の分類，脂肪族化合物の推定，不斉炭素原子

〔**解答のプロセス**〕

問1. a～i を示性式で示す。

a. $CH_3CH_2CH_2CH_2CH_2CH_3$　　b. (シクロヘキサン構造)

c. $CH \equiv CH$

d. $CH_2 = CH_2$

e. (ナフタレン構造)

f. (シクロヘキセン構造)

g. $C_2H_5 - O - C_2H_5$

h. $C_2H_5 - OH$

i. (ベンゼン環)$- CH_3$

ここで，g と h は炭化水素でないので除かれる。

問2. 一般式　C_nH_{2n+2}

アルカンであるから①

問3. 一般式　C_nH_{2n}

アルケンとシクロアルカン②と③

問4. A はアルケンで水が付加し，アルコールになる。

B は酸化されにくいアルコールなので第三級アルコールと推定される。不斉炭素原子をもたないので，

$CH_3 - CH_2 - \underset{\underset{\displaystyle OH}{|}}{\overset{\overset{\displaystyle CH_3}{|}}{C}} - CH_2 - CH_3$

問5. B とともに生成するので，C の構造式は，

$CH_3 - \overset{*}{\underset{\underset{\displaystyle OH}{|}}{C}}H - \overset{*}{\underset{\underset{\displaystyle H}{|}}{\overset{\overset{\displaystyle CH_3}{|}}{C}}} - CH_2 - CH_3$　　＊印をつけた炭素が，不斉炭素原子である。

$CH_3 - \underset{\underset{\displaystyle OH}{|}}{CH} -$　の構造をもつので，ヨードホルム反応が起こる。

問6. A の構造式は，　$CH_3 - CH = \underset{\underset{\displaystyle CH_3}{|}}{C} - CH_2 - CH_3$

これに Br_2 が付加すると，

$CH_3 - \overset{*}{\underset{\underset{\displaystyle Br}{|}}{\overset{\overset{\displaystyle H}{|}}{C}}} - \overset{*}{\underset{\underset{\displaystyle CH_3}{|}}{\overset{\overset{\displaystyle Br}{|}}{C}}} - CH_2 - CH_3$　　＊印をつけた炭素が，不斉炭素原子である。

問7. $CH_3 - CH = \underset{\underset{\displaystyle CH_3}{|}}{C} - CH_2 - CH_3 + H_2$

$\rightarrow CH_3 - CH_2 - \underset{\underset{\displaystyle CH_3}{|}}{CH} - CH_2 - CH_3$

(E)

問8.

$\underset{H}{\overset{CH_3}{\diagdown}} C = C \underset{CH_2 - CH_3}{\overset{CH_3}{\diagup}}$（シス体）　　$\underset{H}{\overset{CH_3}{\diagdown}} C = C \underset{CH_3}{\overset{CH_2 - CH_3}{\diagup}}$（トランス体）

Ⅳ

〔解答〕

問1. ④. ⑤

問2. Fe^{3+} がアスコルビン酸により，Fe^{2+} に還元されたため，サリチル酸による呈式反応を示さなくなったから。(45字)

問3. 160 mL　　問4. 2個

問5.

$HO - \overset{\overset{\displaystyle H}{|}}{\underset{\underset{\displaystyle H}{|}}{C}} - \overset{\overset{\displaystyle H}{|}}{\underset{\underset{\displaystyle OH}{|}}{C}} - \overset{\overset{\displaystyle H}{|}}{C} \cdots$ (無水物環構造)

問6. 大きな疎水基をもつため油脂などに溶けやすいので油脂の酸化を防止する働きが期待される。(42字)

〔出題者が求めたポイント〕
アスコルビン酸の反応と性質，酸化還元滴定，小論文

〔解答のプロセス〕
問 2. この反応は次のように示される。

$Fe^{3+} + e^- \rightarrow Fe^{2+}$

$C_6H_8O_6 \rightarrow C_6H_6O_6 + 2H^+ + 2e^-$

ただし，$C_6H_8O_6$ ＝アスコルビン酸

$C_6H_6O_6$ ＝デヒドロアスコルビン酸

（問 5 の物質）

サリチル酸と Fe^{3+} の反応で赤紫色に呈色しているが，Fe^{3+} が Fe^{2+} に還元されると色が消える。

問 3. この反応は次のように示される。

$I_2 + 2e^- \rightarrow 2I^-$

$C_6H_8O_6 \rightarrow C_6H_6O_6 + 2H^+ + 2e^-$

辺々加えると，

$I_2 + C_6H_8O_6 \rightarrow 2HI + C_6H_6O_6$

ヨウ素溶液の滴下量を V〔mL〕とすると，

$$0.040 \times \frac{100}{1000} = 0.0250 \times \frac{V}{1000}$$

∴ V＝160 mL

問 4. 実験 1 の酸化還元滴定から，

$$0.0100 \times \frac{100}{1000} : 0.040 \times \frac{12.5}{1000}$$

$$= 1.00 \times 10^{-3} : 0.50 \times 10^{-3}$$

（Fe^{3+} の物質量）：（アスコルビン酸の物質量）＝2：1

$Fe^{3+} + e^- \rightarrow Fe^{2+}$ と変化するので，アスコルビン酸 1 分子から 2 個の電子を放出することがわかる。

問 6. この誘導体 2 は，アスコルビン酸とステアリン酸を反応させて生じたエステルである。ステアリン酸の炭化水素基が長いので水に溶けにくくなることは明らかである。

生　物

解答

26年度

Ⅰ
〔解答〕

問1　〔実験1〕(エ)　〔実験3〕(イ)
　　　〔実験4〕膜X:(エ)　膜Y:(ア)
問2　〔対照実験〕:(d)　結果:(ア)
問3　〔総称〕:オーキシン　〔働き〕:(エ)・(オ)
問4　(1)　(カ)　　(2)　(オ)

〔出題者が求めたポイント〕

問1　【実験2】:光を検知するとともに,オーキシンを
　　　つくる先端部が無いので,屈曲もせず,伸びもしな
　　　い。【実験3】:光を感知する先端部に光を通さない
　　　キャップをかぶせてあるため,屈曲せず伸長する。
　　　【実験4】:先端部は光の当たらない側にオーキシン
　　　が多く存在するが,膜Xはオーキシンを通さない
　　　ため,屈曲もせず伸びもしない。膜Yはオーキシ
　　　ンを通すため,光の当たらない側が伸長する結果,
　　　光の当たる側に屈曲して伸長する。
問2　結果の違いが,光の影響だけで生じることを証明
　　　するためには,光を通すキャップをかぶせて,左か
　　　ら光を当てれば良い。
問3　屈性に関与している植物ホルモンは,オーキシン
　　　である。教科書で扱われている5種類の植物ホルモ
　　　ンについて代表的な働きは知っておく必要がある。
　　　葉の離層の形成抑制や不定根の形成の促進はオーキ
　　　シンの作用である。
問4　(1)左側にのみ注入すると,左側が伸長する結果,
　　　右側へ屈曲する。(2)右側に左側の半分の量の注入す
　　　ると,右側もある程度伸長する結果,(1)に比べその
　　　度合いは小さいものの右側へ屈曲する。

Ⅱ
〔解答〕

問1　(ア)尿素　(イ)アンモニア　(ウ)副交感
問2　名称:アセチルコリン　現象:(ア)・(カ)
問3　腎臓:(ウ)　肝臓:(カ)
問4　(イ)
問5　記号:(イ)・(ウ)・(カ)・(ケ)
　　　理由:体液の浸透圧が外液より高く体内に水が浸
　　　透するため,塩類の吸収と水の排出を行うから。
問6　①:(イ)　②:(ウ)　③:(オ)
問7　(ⅰ) X:(カ)　　Y:(キ)　　Z:(イ)
　　　(血しょうには存在しないが原尿には存在するも
　　　の):(ウ)・(エ)・(オ)・(ク)・(ケ)
　　　(ⅱ) 100　(ⅲ)(成分):Z　(再吸収率)44(%)
　　　(再吸収量)990(mg)
　　　(ⅳ) ①Ⅰ(イ)・Ⅱ(h)　②Ⅰ(ク)・Ⅱ(e)
　　　　　　③Ⅰ(ケ)・Ⅱ(b)　④Ⅰ(オ)・Ⅱ(a)

〔出題者が求めたポイント〕

問1　タンパク質が分解するとアンモニアが生ずる。軟
　　　骨魚類は,アンモニアから尿素をつくり,尿素を体
　　　内にためて浸透圧を高めることにより海水とほぼ同
　　　じ浸透圧にしている。ぼうこうの収縮を促進するの
　　　は副交感神経である。
問2　活動的な場面ではたらくのが交感神経であり,休
　　　息的な場面ではたらくのが副交感神経であるという
　　　ことを押さえておく。
問3　腎臓は中胚葉の腎節から,肝臓は内胚葉から形成
　　　される。
問4　サメ,エイの仲間が軟骨魚類である。
問5　硬骨魚類の淡水,海水における浸透圧調節のしく
　　　みはよく出題される。淡水では,体内に水が浸透す
　　　るので水を排出すると同時に,不足する無機塩類を
　　　えらの塩類細胞から取り込む。
問6　腎臓の構造に関する問題である。②は「ネフロン
　　　に含まれない」という部分に注意する。
問7　尿生成に関する問題である。
　　　(ⅰ) Xはすべて再吸収されているのでグルコー
　　　ス,Yは血しょう,原尿中の濃度と尿中の濃度がほ
　　　ぼ同じであることからナトリウム(イオン),Zは濃
　　　縮率がかなり高い物質であることから,選択肢より
　　　尿素であることが分かる。

　　　(ⅱ) $\dfrac{7500}{60}=125$　より,尿量は原尿量の$\dfrac{1}{125}$に

　　　なっている。イヌリンは再吸収されないため,尿で
　　　の濃度は $0.8 \times 125 = 100$ mg/ml となる。
　　　(ⅲ) カリウム(イオン)の濃縮率は,7.5である。
　　　これより再吸収率が低い(排出されやすい)物質は,
　　　Zの尿素である。尿素について,1時間当たり原
　　　尿中には,$0.3 \times 7500 = 2250$ mg 含まれ,尿中に,
　　　$60 \times 21 = 1260$ mg 排出される。このことから再吸
　　　収量は,$2250 - 1260 = 990$ mg,　再吸収率は,
　　　$\dfrac{990}{2250} \times 100 = 44\%$ となる。

　　　(ⅳ) 各ホルモンの名称と,関係する内分泌腺を答
　　　える問題。②はタンパク質の糖化ということから糖
　　　質コルチコイド,③は糖質コルチコイドの分泌を促
　　　すホルモンであるので,副腎皮質刺激ホルモンであ
　　　ることが分かる。④はバソプレシンであることは分
　　　かるが,問題文に神経分泌細胞の場合は,細胞体の
　　　存在する部位とあるので,間脳の視床下部と答える
　　　ことに注意する必要がある。

Ⅲ
〔解答〕

問1　結論:(ア)　根拠:(a)　　結論:(オ)　根拠(c)
問2　あ:(ウ)　い:(ア)
問3　タンパク質Y　結論:(イ)・(ウ)

問 4　受容体 B：(i)　　受容体 E：(ii)
　　　理由：受容体 B が分解された後，もう一度受容
　　　体 B が合成されたため，受容体 E が細胞内に取
　　　り込まれた。

〔出題者が求めたポイント〕
　実験の内容を整理して理解する必要がある。問題の設
定が複雑ではあるものの，実験と設問がきちんと対応し
ているので，落ち着いて取り組めば解答にたどり着ける。
問 1　【実験 1】G1-2 で A を過剰発現させると mRNA
　　　量は増加するのに対し，G1-3 で B を過剰発現させ
　　　ても増加していないことから，（ア）が正しいことが
　　　分かる。また，G1-4 で D だけ過剰発現させても増
　　　加しないが，G1-5 で A と D を過剰発現させると増
　　　加していることから，（オ）が正しいことが分かる。
問 2　【実験 2】G2-6 で X を失わせても，mRNA 量は変
　　　化しないが，G2-7 で Y を失わせると，mRNA 量は
　　　減少することから，タンパク質 Y が受容体の細胞
　　　内の取り込みに関与していることが分かる。このこ
　　　とから，【実験 3】G3-5 では，G3-1 と同じ結果となる
　　　のに対し，G3-6 では G3-2 ～ -4 と同じ結果となる。
問 3　タンパク質 Y が関与している。さらに実験結果
　　　から言えることについて，（ア）は G4-6 よりタンパ
　　　ク質 A がなくても細胞内に取り込まれていること
　　　から誤り。（エ）は【実験 4】受容体 E が存在してい
　　　ても，受容体 B は取り込まれているものがあるの
　　　で誤り。（オ）受容体 B が細胞内に取り込まれても，
　　　G2-7 のようにタンパク質 Y がないと転写が促進さ
　　　れないことがあるので誤り。（カ）受容体 E が取り
　　　込まれても，G1-4 のように転写が促進されないこ
　　　とがあるので誤り。
問 4　【実験 4 b】G4-1 では蛍光が検出されなくなったと
　　　あるので，受容体 B はすぐに分解されるのに対し，
　　　G4-5 では検出されたとあるので何度も同じ働きを
　　　繰り返すことが分かる。また，G4-5 について再び
　　　蛍光が検出されるようになったのは，分解された受
　　　容体 B が再び合成されたと考えると説明できる。

平成25年度

問題と解答

英 語

問題

25年度

[I] 次の英文を読んで, 設問に答えなさい。

Many people in Western countries seem to treat freedom of expression as an almost sacred, inviolable right, but this is far from the reality. In constitutional democracies, free speech is already justifiably restricted in many ways by law or policy, even in the United States. The famous example of prohibited speech is falsely shouting " [1] " in a crowded theater.

In practice, courts will look at circumstances on a case-by-case basis to see where a balance should be struck between freedom of expression and other rights. No single right should be treated as an absolute. For example, Canada's constitution allows fundamental rights such as freedom of expression to be limited to protect someone else's fundamental rights, such as the right to life or liberty — or in the case of abortion, women's right to safely access a necessary medical service, which courts have determined outweighs the protesters' right to protest outside abortion clinics. Canadian society has a consensus on the legitimacy of using laws to counter hate speech.

(1)The history of violence against abortion providers makes a strong case for prosecution of those who spread hate speech against them. Almost all of this violence has occurred in the U.S., which makes a compelling argument for limiting First Amendment* protections of free speech.

On a Sunday morning in May 2009, abortion provider Dr. George Tiller was assassinated while attending church in Wichita, Kansas. The killer, Scott Roeder, had been planning the act for some time and had collected information about the doctor's movements from Operation Rescue (OR) — an anti-abortion group that Roeder was actively involved in and donated money to. This radical group had moved to Wichita in 2002 for the sole purpose of driving Dr. Tiller out of business, and in the seven years (2)lead up to his murder, OR engaged in a relentless campaign of hate and harassment against him.

Of course, { (a) wasn't just (b) and (c) the targets (d) his clinic (e) that were (f) it (g) Dr. Tiller } of ongoing harassment and inflammatory hateful rhetoric. The reign of terror directed at clinics and providers across North America has been going on for 35 years — including 9 murders and 20 (3)attempt murders of doctors and clinic workers, and hundreds of arson and bomb attacks on clinics.

Some shootings in the early 1990s were directly preceded by "Wanted Posters" put out by anti-abortion groups on the doctors, complete with their home and clinic addresses and often their photographs. Doctors David Gunn and John Britton were murdered by anti-abortion extremists and had been featured on wanted posters, along with Dr. Tiller, who was shot and wounded in 1993. The posters were deemed by a federal court in 2002 to be a " [2] " under the Freedom of Access to Clinic Entrances Act, federal legislation that protects clinics from violence. With this decision, the judges overturned a lower court ruling that had deemed the posters and a related website to be "protected speech" because they did not directly threaten violence.

When people and courts defend hate speech against abortion providers as "protected speech," it must be asked: Why are abortion providers required to risk their lives so their persecutors** can have free speech rights? Why should doctors constantly have to look over their shoulder in fear, pay out of pocket for security guards and other expensive safety measures, [   ], and see their children ostracized and (4)bully at school, just so their persecutors have the right to call them "baby killers"?

The idea that vulnerable people and groups should have to tolerate ┌─ 3 ─┐ against them in the name of freedom of expression is offensive. We're talking about peoples' lives after all — this is not just a philosophical debate. The right to free speech is a fundamental value, but it should not be allowed to outweigh the basic human rights of other people, especially their right to life.

* First Amendment: the statement in the U.S. Constitution that protects freedom of expression and religion and the right to meet in peaceful groups

** persecutor: a person who treats another person or group of people in a cruel and unfair way

問 1　下線部(1)を日本語に訳しなさい。

問 2　┌─ 1 ─┐ と ┌─ 2 ─┐ に入る最も適切な表現を，それぞれ **a**〜**d** から 1 つ選び，記号で答えなさい。

┌─ 1 ─┐　**a.** Be quiet!　**b.** Bravo!　**c.** Fire!　**d.** Speak up!

┌─ 2 ─┐　**a.** false alarm　**b.** kindly warning　**c.** legal notice　**d.** true threat

問 3　第 5 パラグラフにある {　　　} 内の語句を最も適切な順序に並べかえて，2 番目と 6 番目にくるものの記号を順に書きなさい。

問 4　下線部(2)〜(4)の動詞をそれぞれ適切な形に直して 1 語で書きなさい。直す必要がない場合はそのままの形でよい。

問 5　第 7 パラグラフの [　　　] に入れるのに適当な英語表現を自由に書きなさい。

問6　 3 　に入る最も適当な語句を，この本文で使われている連続した英語2語で書き抜きなさい。

問7　次のa～dから本文の内容と一致する英文を1つ選び，その記号を書きなさい。

a. The author supports the view that hate speech should only be restricted in extreme and very limited circumstances, such as when it leads directly to violence.

b. A federal court ruled in 2002 that wanted posters and a website identifying and sharing personal information about abortion providers are free speech protected by the First Amendment.

c. Since the assassination of Dr. Tiller, a clear pattern has emerged between the distribution of wanted posters and the murder of the doctors named on the posters.

d. The author indicates that Operation Rescue created an environment where a person who is already sympathetic to its views feels validated and encouraged to take action.

問8　この本文に含まれている単語について，次の(1)と(2)のア～エの中に最も強く発音される音節の母音が他の3語と異なるものがそれぞれ1つある。その記号を書きなさい。

(1)　ア．campaign　　イ．debate　　ウ．legislation　　エ．rhetoric

(2)　ア．photograph　　イ．pocket　　ウ．poster　　エ．shoulder

［**II**］ 次の英文を読んで，設問に答えなさい。

Communication can range from a gesture, which has specific meaning only to two people in love, to war between many nations. It involves the sending of messages between people of the same culture to messages sent around the world between various cultures through modern telecommunications media.

We communicate messages, but not meanings. People who have { (**a**) the same message (**b**) give　(**c**) similar experiences　(**d**) to　(**e**) similar meanings　(**f**) had }. For example, those who adapt to another culture go through a stressful period of adjustment called "culture shock" during which they may be disoriented, homesick, sad, or angry. They know what the term culture shock refers to because they have experienced it. For those who have never adapted to another culture, this phrase may evoke something (1)entirely different or it may have no meaning whatsoever.

People who come from the same culture tend to pay attention to similar messages and share meanings attributed to those messages. Culture is (2)simply the way of life of a group of people ⌐ 1 ⌐ down from one generation to the next through learning. It is not ⌐ 2 ⌐ but instead gradually acquired during childhood by participating in human interactions with others. This process of learning our native culture is termed enculturation.

People from the same society have (3)roughly the same values, beliefs, behaviors, and ways of thinking about and perceiving reality. However, there are also individual differences. Any description of culture is a generalization — it never ⌐ 3 ⌐ to everyone in every situation.

Art, music, literature or history are the artifacts, relics or results of culture. We might examine these external aspects of a culture to ⌐ 4 ⌐ that people have a particular pattern or system of values, beliefs, thoughts and perceptions. However, culture is not what people produce. It is mostly internal or inside our heads.

We learn our native culture well before adolescence simply by ⌐ 5 ⌐ up in a particular society. Because this process is largely unrecognized, we usually take our own culture for granted until we are surrounded by people who are different. At that time, we contrast and compare our own culture with theirs and become more consciously aware of our own.

Americans who go overseas to work or live do not lose their culture by adapting to another culture. Instead, most return home more consciously aware of what it ⌐ 6 ⌐ to be an American. The irony is that [　　　A　　　].

In a new culture, we become more aware of what makes us different, and in the transitional period of culture shock we consciously examine our culturally embedded values, beliefs, and thought patterns. Not only ⌐ 7 ⌐ greater awareness of our home culture by going overseas, we gain greater awareness of our "self" and what is really important to us.

The bad news is that [　　　B　　　], often termed "reverse culture shock" or "reentry transition stress." The limited evidence suggests that this stressful period is even more severe and prolonged than culture shock, and it sets in much more quickly.

These transitional periods of stress are (4)somewhat analogous to the common cold. Culture shock and reverse culture shock are not terminal, yet there's no "cure." The "symptoms" are similar for each person, but they also vary by individual as do the severity and duration; and throughout life we have many colds.

We each develop our own techniques for dealing with the symptoms of a cold — get plenty of rest, drink liquids, eat chicken soup, and so forth. As people experience culture shock, they develop coping strategies to help them minimize its severity and duration. Many of these techniques are 　8　 for dealing with reverse culture shock.

問1　第2パラグラフにある {　　　　} 内の語句を最も適切な順序に並べかえて，2番目と6番目にくるものの記号を順に書きなさい。

問2　下線部(1)〜(4)を言い換える場合に最も適当な表現を，それぞれ a 〜 d から 1 つ選び，記号で答えなさい。

(1)　a. eternally　　b. partially　　c. slightly　　d. totally
(2)　a. by no means　b. easily　　c. hardly　　d. merely
(3)　a. distinctly　　b. exactly　　c. more or less　d. ultimately
(4)　a. barely　　　b. subsequently　c. thoroughly　d. to some degree

問3　　1　 〜 　6　 に入れるのに最も適当な動詞を次の語群から選び，必要ならば適切な形に直して1語で書きなさい。なお，同じ語を繰り返し選ばないこととする。

| affect | apply | bring | commit | emerge | grow |
| infer | inherit | investigate | mean | pass | transport |

問4　　7　 と 　8　 に入る最も適切な表現を，それぞれ a 〜 d から 1 つ選び，記号で答えなさい。

　7　　a. gain　　　　　　b. gaining
　　　　c. we gain　　　　d. do we gain

8	**a.** as useful as	**b.** just as useful
	c. no more useful	**d.** far more useful

問5　[　A　]に入れるのに適当な英語表現を書きなさい。なお，leave と enter の 2 語を必要ならば適切な形に直し，それぞれ 1 回用いること。

問6　[　B　]に入れるのに適当な英語表現を書きなさい。なお，return を必要ならば適切な形に直し，1 回用いること。

[**III**]   *Read this passage and answer the questions that follow.*

Giving children and adolescents with egg allergy small but increasing daily (1)<u>doses</u> of egg white powder holds the possibility of developing into a way to enable some of them to eat egg-containing foods without having allergic reactions, according to a 2012 study supported by the National Institutes of Health.

The study is one of several federally funded trials of oral immunotherapy (OIT), an approach ☐ 1 ☐ a person with food allergy consumes gradually increasing doses of the allergy-causing food as a way to treat the allergy. Because OIT carries significant risk for allergic reactions, these studies are all conducted under the guidance of trained clinicians.

The (2)<u>goals</u> of the study were to determine if daily egg OIT reduced or eliminated participants' allergic responses to egg protein and if it did, whether or not the benefit (3)<u>persisted</u> after therapy was stopped for four to six weeks.

The study enrolled 55 children and adolescents ☐ 2 ☐ who had egg allergy, one of the most common food allergies seen in children. Participants were randomly assigned either to the treatment group, which received egg OIT (40 participants), or to the control group, which did not (15 participants). Both groups were followed for 24 months.

Participants received a daily dose of egg white powder or cornstarch powder (placebo) at home. Researchers gradually increased the dose of egg or placebo powder every two weeks until the children in the egg OIT group were eating the equivalent of about one-third of an egg every day.

Participants came to the clinic to have three oral food challenges with egg white powder at 10 months, 22 months, and 24 months. As part of the 24-month challenge, they were also given a real egg to eat. Participants passed the challenge if they had either no symptoms or only transient* symptoms not directly observable by a doctor, such as throat discomfort. Participants failed the challenge if they had a symptom that could be observed by a doctor, such as vomiting.

After 10 months, none of the participants who received placebo passed the challenge of 5 grams of egg white powder, but 55 percent of those on egg OIT did. After 22 months of egg OIT, researchers gave a second oral food challenge with 10 grams of egg white powder to all of the children in the treatment group. At this food challenge, 75 percent of those on egg OIT passed.

"At the beginning of the study, most of the participants were highly allergic to egg, but after months of daily egg OIT, we found that many of them could eat more than a whole egg without having a reaction," said A. Wesley Burks, M.D., chair of the Department of Pediatrics at the University of North Carolina, Chapel Hill, one of the study's lead authors.

"Reducing these kids' allergic response to egg also lessened parental anxiety over how their children might react if (4)<u>accidentally</u> exposed to egg at school or at someone else's house," added Stacie Jones, M.D., professor in the Department of Pediatrics at the University of Arkansas for Medical Sciences, Little Rock, another lead author on the study.

To determine if egg OIT had any long-term benefit on treating the children's food allergy, the participants who passed the 22-month test were completely removed from egg OIT for four to six weeks and then rechallenged at 24 months. Eleven of the original 40 children (about 27 percent) passed this third food challenge with egg white powder and a cooked egg. None of the children from the placebo group were retested because they had failed the (5)<u>prior</u> food challenges. The 11 children who passed the third test were allowed to eat egg or egg-containing foods in their normal diets as frequently or infrequently as they chose. At a one-year follow-up, they reported no symptoms.

*transient: short-lived, passing

1. *Select the best option to fill each of the blank spaces marked* ☐ 1 *and* ☐ 2 .

☐ 1	**a.** for	**b.** such as
	c. in which	**d.** whether

☐ 2	**a.** 5 to 18 years	**b.** age 5 to 18
	c. aged 5 to 18 years	**d.** aging 5 to 18 years old

2. *In* **A** *and* **B** *below, select the option that best completes each sentence to reflect the contents of the passage.*

  A. In the 10-month oral food challenge more than half of the patients

    a. on the egg therapy experienced no allergic symptoms.

    b. who received oral immunotherapy withdrew from the study.

    c. in the control group successfully completed the challenge.

    d. in the treatment group had minor symptoms or none at all.

  B. Less than a third of the participants treated with egg white powder

    a. lost the tolerance to egg protein they had achieved after discontinuing treatment.

    b. were able to ingest eggs after 22 months.

    c. lost their allergic reactions altogether after two years.

    d. could be safely exposed to egg while on egg oral immunotherapy.

3. *Which three of the following (a. to j.) are <u>not</u> true, according to the passage?*

    a. Exposing people with egg allergy to higher and higher doses of egg protein can trigger adverse reactions.

    b. The U.S. study described in the passage was conducted with government funding.

    c. The participants of the study were allocated by chance to one of the two groups.

    d. Oral immunotherapy for food allergy involves injecting the allergy-producing food over time, in gradually increasing doses.

    e. The participants on oral immunotherapy received small doses of egg white powder for 24 consecutive months.

    f. The participants in the two groups took their daily doses without being hospitalized.

    g. Oral immunotherapy appears to help parents of food-allergic children feel more at ease when their children are outside of the home environment.

    h. The participants in the oral immunotherapy group started on a daily dose that equated to about one-third of a whole egg.

    i. Those who passed the oral food challenge at 24 months were instructed to incorporate egg into their regular diets.

    j. Oral immunotherapy has yet to be used in general clinical practice.

4. *For each of the underlined words marked (1) to (5), give one other English word with a similar meaning that could be used instead.*

5. *Briefly summarize the reason why the researchers included the third oral food challenge in this study. Answer <u>in Japanese</u>.*

数 学

問題 　　　25年度

[I] 　2つの行列 $A = \begin{pmatrix} 1 & 2 \\ -3 & 6 \end{pmatrix}$, $B = \begin{pmatrix} a-2 & -1 \\ a^2-2a-4 & 2a-6 \end{pmatrix}$ に対して，
以下の各問いに答えよ。解答欄には答えのみを記せ。

問1 　行列 $A - kE$ が逆行列をもたないような定数 k の値を求めよ。
　　ただし E は 2 次の単位行列を表す。

問2 　問1で求めた k の値を小さい順に α, β とするとき，$\alpha P + \beta Q = A$, $P + Q = E$ を
　　満たす行列 P, Q を求めよ。

問3 　行列の積 P^2, Q^2, PQ, QP を求めよ。

問4 　行列 A の n 乗 A^n $(n = 1, 2, \cdots)$ を求めよ。

問5 　$a > 0$ として，行列 C を $C = A + B$ と定めるとき，行列 $C - kE$ が逆行列をもた
　　ないような定数 k の値がただ 1 つしかないという。このような定数 k および a の値を求
　　めよ。

問6 　問5で求めた k を用いて行列 N を $N = C - kE$ と定めるとき，N^2 を求めよ。

問7 　行列 C の n 乗 C^n $(n = 1, 2, \cdots)$ を求めよ。

[**II**] 自然数 $m,\ n$ は，$2 \leqq m < n$ を満たすとする。

問 **1** 次の不等式が成り立つことを証明せよ。

$$\frac{n+1-m}{m(n+1)} < \frac{1}{m^2} + \frac{1}{(m+1)^2} + \cdots + \frac{1}{(n-1)^2} + \frac{1}{n^2} < \frac{n+1-m}{n(m-1)}$$

問 **2** 次の不等式が成り立つことを証明せよ。

$$\frac{3}{2} \leqq \lim_{n \to \infty} \left(1 + \frac{1}{2^2} + \cdots + \frac{1}{n^2} \right) \leqq 2$$

問 **3** 問 **2** の不等式をより精密にした，次の不等式が成り立つことを証明せよ。

$$\frac{29}{18} \leqq \lim_{n \to \infty} \left(1 + \frac{1}{2^2} + \cdots + \frac{1}{n^2} \right) \leqq \frac{61}{36}$$

[III]　次の各問いに答えよ。

問 1　$x \geq 1,\ k = 0, 1, 2, \cdots$ として

$$I_k(x) = \int \frac{(\log x)^k}{x^2} dx$$

とおくとき, $I_0(x)$ を求め, $I_{k+1}(x)$ を $I_k(x)$ を用いて表せ。また $I_4(x)$ を求めよ。

問 2　$x > 0$ で不等式 $\log x \leq \dfrac{3}{e} x^{\frac{1}{3}}$ が成り立つことを証明せよ。

問 3　関数 $f(x) = \dfrac{(\log x)^2}{x}$ に関する以下の各問いに答えよ。

(a)　$y = f(x)\ (x \geq 1)$ の極値, 極限 $\displaystyle \lim_{x \to +\infty} f(x)$ を調べ, 増減表を作り, グラフの概形を描け。解答欄には増減表とグラフの概形のみを記せ。

(b)　$n > 1$ として, $y = f(x)$ と 2 直線 $x = n,\ x = n^2$ および x 軸で囲まれる部分 D_n の面積 S_n を求めよ。

(c)　D_n を x 軸のまわりに回転して得られる立体の体積 V_n を求めよ。

(d)　極限 $\displaystyle \lim_{n \to \infty} \frac{n V_n}{(\log n) S_n}$ の値を求めよ。

物　理

問題　　　　　　　　　　25年度

[I]　地球の中心を原点とする座標系を慣性系と仮定し，下記の文章の □ に適した答えを書きなさい。ただし，地球は一様な密度で半径が R 〔m〕の球と考え，その自転周期を 24 時間とし，地球以外の天体による影響を考慮しない。また，重力加速度を g 〔m/s^2〕として，万有引力定数を解答に含めてはならない。なお，解答に平方根が現れた場合，特にそれを開く必要はない。

　空気抵抗を無視して，人工衛星が仮に地表すれすれの円軌道をまわるとすると，この人工衛星の速さは ［ ア ］〔m/s〕である。この速さは，第 1 宇宙速度とよばれている。また，第 2 宇宙速度は，地表から，地球の引力にさからって無限の遠方まで行くために必要な最小の速さのことをいうが，その速さは ［ イ ］〔m/s〕となる。

　気象観測や衛星放送に利用されている静止衛星は，地球の中心から一定距離の軌道上に存在している。その円軌道の半径を r 〔m〕とするとき，円軌道の半径が $r/4$ 〔m〕の人工衛星は地球を 1 周するのに ［ ウ ］ 時間かかる。

　次に，質量 $3m$ 〔kg〕で，半径 r 〔m〕の円軌道上をまわっている人工衛星について考える。この人工衛星は，進行方向側に質量 m 〔kg〕の人工衛星本体，進行方向と反対側に質量 $2m$ 〔kg〕の燃料の部分から構成されているが，ある瞬間，非常に短い時間ですべての燃料を進行方向と反対方向へ噴射した。その結果，人工衛星本体は無限遠方に飛んでいってしまう最小の速さとなったが，その速さは地球の中心から見ると ［ エ ］〔m/s〕である。また，すべての燃料が地球の中心から見て同じ速さで噴射されたとすると，その速さは ［ オ ］〔m/s〕である。

[II]　　下記の(1)から(3)の文章の　□　に適した答えを書きなさい。

(1) 真空中に，2枚の正方形の極板（その一辺は a〔m〕）からできている平行板コンデ
ンサーが置かれている。2枚の極板の間隔は d〔m〕である。いま，この2枚の極板の
一方に $+Q$〔C〕，他方に $-Q$〔C〕の電荷が，それぞれの板上に一様に分布している
とき，2枚の極板間には，単位面積当たり　ア　本の電気力線が存在する。ただし，
クーロンの法則における真空中での比例定数を k〔N·m²/C²〕とし，円周率を π とする。
この状態から，2枚の極板の間隔を d〔m〕から $2d$〔m〕に広げると，2枚の極板間の
単位面積当たりの電気力線の本数は，広げる前の　イ　倍である。

(2) 図1の点Mと点Nを結ぶ直線（以後これをMNとよぶ）の紙面上，上側には，紙面
に垂直で一様な磁束密度 B〔T〕が存在している。図1のMNの下側には磁束密度は存
在しない。いま，電子1個が，点Mにおいて，MNに垂直な方向で下側から上側へ通
過した。このときの運動量の大きさは p〔kg·m/s〕であった。その後この電子は，点
Mと点Nの中点Oを中心とする半円の軌道を描いて点Nを通過した。電子の電荷の大
きさを e〔C〕とすると，点Mと点Nの間の長さは　ウ　〔m〕である。

(3) 一辺の長さが a〔m〕の正方形の形状をした3回巻きのコイルが，真空中に置かれて
いて，磁束密度 B〔T〕がコイルの正方形の面に対して常に垂直にかかるようになって
いる。その磁束密度を，図2のように，$t = 0$〔s〕から $t = t_1$〔s〕の間に $B = B_0$〔T〕
から $B = 0$〔T〕に直線的に変化させる。
　　このとき，$t = 0$〔s〕から $t = t_1$〔s〕の間において，微小時間 Δt〔s〕の間に変化す
る磁束の変化量は　エ　〔Wb〕であり，そのときにコイルに発生する誘導起電力の
大きさは　オ　〔V〕である。

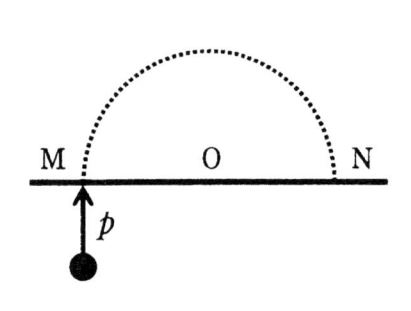

図1

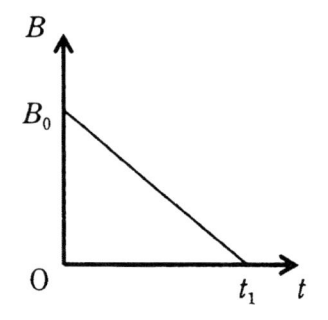

図2

[**III**]　下の図のように，断面積 S のシリンダーを固定し，なめらかに動く同じ断面積のピストンで n モルの理想気体を閉じこめる。ピストンにはばね定数 k のつる巻きばねがつけられ，その他端は動かない壁に固定されている。はじめ，シリンダー内の気体の体積は V_0，シリンダー内外の圧力は P_0 で，ばねは自然の長さになっている。また，ばねの質量は無視できるものとし，ピストンの質量を m，気体定数を R とする。下記の文章の　　　　　に適した答えを書きなさい。

まず，シリンダー内部の気体に熱を加えたところ，シリンダー内部の体積が増えて，ばねは縮み始めた。そのばねの縮みを x とすると，気体の圧力は $\boxed{\text{ア}}$ となる。また，ばねが L だけ縮むまでに，シリンダー内部の気体が外部にした仕事は $\boxed{\text{イ}}$ となる。

次に，シリンダーとピストンを，断熱材で作られた同じ大きさ・形状のものに変え，気体が断熱変化する場合を考える。このとき，気体が温度 T_0，体積 V_0，圧力 P_0 の状態から，それぞれ微小量 $\Delta T, \Delta V, \Delta P$ だけ変化すると，定積モル比熱を C_v として，熱力学の第一法則は $\Delta T = \boxed{\text{ウ}}$ のように書ける。また，理想気体の状態方程式 $PV=nRT$ より，高次の変化量である ΔP と ΔV の積（$\Delta P \Delta V$）を無視すると，$P_0 \Delta V + V_0 \Delta P = nR \Delta T$ と書けるので，これと $\Delta T = \boxed{\text{ウ}}$ を使って，圧力の変化と体積の変化の関係は $\Delta P = \boxed{\text{エ}}$ となる。このときにピストンを微小に動かすと，ピストンは単振動を行うが，その単振動の周期は $\boxed{\text{オ}}$ である。

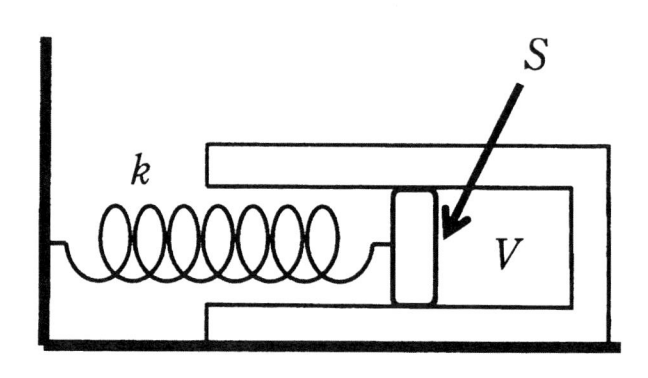

[**IV**]　下の図のような干渉実験について考える。下記の文章の　□　に適した答えを書きなさい。ただし，□オ□には適した整数を入れなさい。なお，すべての設問において，波長λの平面波（単色光）を左側から入射する場合を考えている。また，スリットとスクリーンの間の距離bはすべての設問で同じであり，他の距離よりも非常に長いものとする。

　図1のように，間隔dの2重スリットに光を入射すると，スクリーン上に干渉じまが生じた。スクリーンの中心Cに一番近い暗点Pについて考えよう。2つのスリットの位置から素元波が生じ，それらが暗点Pの位置で弱めあう干渉を起こすためには，その経路差が□ア□でなければならない。また，スクリーンの中心Cからm番目の暗点までの距離は□イ□となる。

　次に，図2のように，間隔dの2重スリットの片方を通過する光の経路上で，長さa，屈折率$n\,(>1)$の媒質をスリットに非常に近い位置に置く。このとき，スクリーンの中心Cに一番近い暗点の位置は□イ□の場合と比べて□ウ□だけずれる。ただし，媒質の表面での光の屈折についてはここでは考えなくてよい。

　最後に，図3にあるように，格子定数d_1の回折格子Dに光を入射する。ただし，回折格子とスクリーンの間は，屈折率$n\,(>1)$の媒質で満たされているとする。このとき，スクリーンの中心Cからm番目の明点までの距離は□エ□となる。この状態でスクリーンを取り除き，スクリーンがあった位置から右側は屈折率1の真空であるとする。光の波長$\lambda=6.1\times10^{-7}\,\mathrm{m}$，格子定数$d_1=1.0\times10^{-5}\,\mathrm{m}$であるとき，□オ□番目以降の明点に来る光は全反射する。

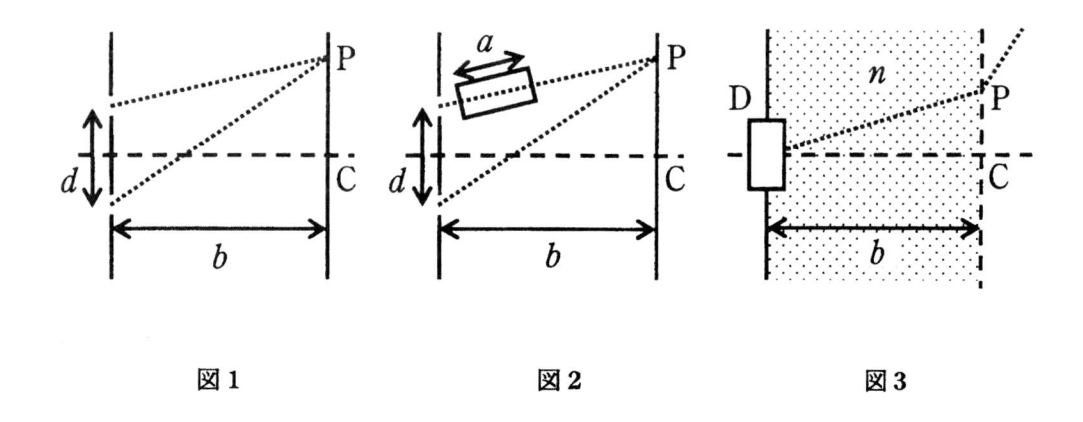

図1　　　　　　　　　図2　　　　　　　　　図3

化　学

問題　　　　　　　　　　　　25年度

必要であれば，原子量として H = 1.00，C = 12.0，N = 14.0，O = 16.0，Na = 23.0，P = 31.0，S = 32.0 を用いなさい。また，0℃を 273 K とし，気体定数 R を 8.314 J/(K·mol) とする。

[Ⅰ]　下の文章を読んで，問いに答えなさい。気体は理想気体とみなしなさい。

　オストワルト法では，次の①～③の過程を進めることによって(1)アンモニアを酸化して硝酸を製造する。

①　アンモニアを空気と混合して約 800℃に加熱した白金網に通じると，白金が　ア　として作用して，水に溶けにくい無色の気体 A が生成する。
②　気体 A は，冷却した後，空気と接触させると，赤褐色の気体 B に変化する。
③　気体 B を温水に吸収させると，硝酸が生じる。

　こうして得られる濃度 60% 以上の硝酸を濃硝酸という。濃硝酸は無色の溶液であるが，光によって徐々に(2)溶液が黄色に変化するので，　イ　びんに保存される。
　また，濃硝酸は，イオン化傾向が小さく塩酸や希硫酸には溶けない(3)銀を溶解する。しかし，鉄やニッケルはイオン化傾向が大きいにも関わらず，　ウ　となるため，濃硝酸に溶けない。

問1　　ア　～　ウ　に入る適切な語句を書きなさい。

問2　アンモニア分子が硝酸分子に酸化されるときの窒素原子の酸化数の変化量を数字で書きなさい。なお，酸化数が増加するときには＋の符号，減少するときには−の符号をつけなさい。

問3　気体 A および B の化学式を書きなさい。

問4　2.0 mol のアンモニアを原料として ①→②→③ と進めたとき，各過程の反応がそれぞれ完全に進行すると仮定すると，何 mol の硝酸が生成しますか。有効数字 2 桁で書きなさい。

問5　下線(1)においてアンモニアから硝酸が生成するときの反応熱は，25℃，1.013×10^5 Pa の下で硝酸 1 mol あたり何 kJ ですか。ただし，各物質は下表に示した状態をとるものとし，必要ならば，表の生成熱の値を用いなさい。また，硝酸の水への溶解は考えないこととする。

表　各物質の生成熱

物　質	生成熱〔kJ/mol〕
アンモニア（気体）	46
気体 A	−90
気体 B	−33
硝酸（液体）	174
水（液体）	286

（25℃，　1.013×10^5 Pa）

問6　25℃，1.013×10^5 Pa の下で 220 L の体積を示すアンモニアをすべて硝酸に変化させたとき，質量パーセント濃度 70% の硝酸は何 L 得られますか。25℃における体積を有効数字 2 桁で書きなさい。ただし，70% 硝酸の密度を 1.4 g/cm³ （25℃）とする。

問7　下線(2)の変化において生じる無色の気体の化学式を書きなさい。

問8　下線(3)において主に起こる反応の反応式を書きなさい。

[**II**]　下の図は，ある気体の反応(1)について，反応経路とエネルギーの関係を示したものである。

$$2X \xrightleftharpoons[k_r]{k_f} Y + Z \tag{1}$$

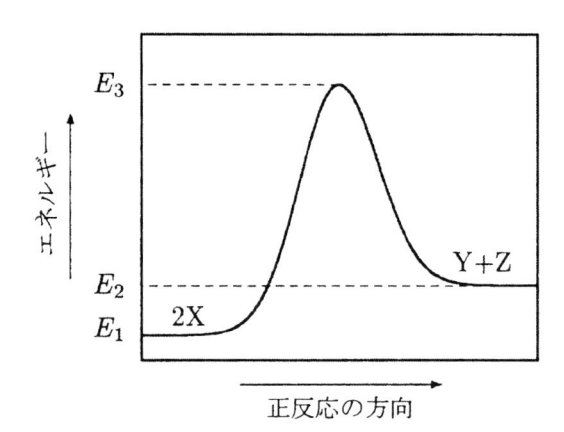

図の中の E_1 は反応(1)の反応物(2X)がもつエネルギー，E_2 は生成物(Y+Z)がもつエネルギー，E_3 は活性化状態のエネルギーである。この反応の正反応と逆反応の速度定数を，それぞれ k_f および k_r とし，活性化エネルギーを E_{af} および E_{ar} とすると，

$$\log_{10} k_f = -\frac{E_{af}}{2.303RT} + \log_{10} A_f$$

$$\log_{10} k_r = -\frac{E_{ar}}{2.303RT} + \log_{10} A_r$$

の関係が成立する。ただし，T は絶対温度，R は気体定数，A_f と A_r は定数であり，E_{af}，E_{ar}，A_f，A_r は温度によって変化しないものとする。この反応について，図をもとにして問いに答えなさい。

問1　E_{af} を，E_1，E_2，E_3 のうち必要な記号を用いて式で書きなさい。

問2　E_{ar} を，E_1，E_2，E_3 のうち必要な記号を用いて式で書きなさい。

問3　反応熱を Q として，熱化学方程式を $X = \frac{1}{2}Y + \frac{1}{2}Z + Q$ と定義すると，Q はどのような式で表されますか。E_1，E_2，E_3 のうち必要な記号を用いて書きなさい。

問4　280 K と 320 K において，正反応の速度のみを測定したところ，この温度上昇によって反応速度は 10.0 倍に増加した。E_{af} は何 kJ/mol ですか。有効数字 3 桁で書きなさい。

問5　反応(1)の濃度平衡定数 K_c は次の式で表すことができる。

$$K_c = \frac{k_f}{k_r}$$

この関係を用いて $\log_{10} K_c$ を T, R, および **問3** で定義された Q を含む式で書きなさい。

問6　次のうち，反応温度を上げたときの変化として正しいものの番号をすべて書きなさい。

1. 平衡は右に移動するが，K_c は変化しない。
2. 平衡は左に移動するが，K_c は変化しない。
3. K_c は増加する。
4. K_c は減少する。
5. k_f と k_r は変化しない。
6. k_f は増加するが，k_r は減少する。
7. k_f は減少するが，k_r は増加する。
8. k_f と k_r はともに増加するが，その増加の割合は k_f の方が大きい。
9. k_f と k_r はともに増加するが，その増加の割合は k_r の方が大きい。
10. k_f と k_r はともに減少するが，その減少の割合は k_f の方が大きい。
11. k_f と k_r はともに減少するが，その減少の割合は k_r の方が大きい。

[**III**]　下の文章を読んで，問いに答えなさい。

　カルボン酸，アミン，アルコールはそれぞれ特徴的な官能基をもつ化合物であり，生体内においてもさまざまな役割を担っている。これらの化合物どうしが縮合して水を失うと，**縮合の組合せ**の表に示すようなア〜エの総称でよばれる化合物が生成する。

表　縮合の組合せ

	カルボン酸	アルコール	アミン
カルボン酸	ア	イ	ウ
アルコール	イ	エ	
アミン	ウ		

　炭素，水素，酸素，窒素のみからなる化合物 A がある。1 mol の化合物 A に十分な水を加えて加水分解したところ，2 mol の水を消費して化合物 B，化合物 C，化合物 D がそれぞれ 1 mol ずつ生成した。これらの化合物 A，B，C，D は (1)〜(5) の条件を満たすことがわかった。

(1)　化合物 A には表のイに含まれる結合が存在する。

(2)　化合物 B をアジピン酸と縮合重合すると，ナイロン 66 (6,6−ナイロン) が得られた。

(3)　化合物 C は窒素を含まず，その分子量は 116 であった。この 5.8 mg を完全に燃焼させたところ，二酸化炭素が 8.8 mg と水が 1.8 mg 生成した。

(4)　化合物 C を 160℃ に急熱したところ分子内で脱水し，表のアに分類される化合物に変化した。また，化合物 C にはシス−トランス異性体が存在した。

(5)　化合物 D は α−アミノ酸であり，ニンヒドリンと反応して，赤紫色の化合物，水，アルデヒド，二酸化炭素を生じた。さらに，この反応により生じたアルデヒドを還元するとエチレングリコールが生じた。なお，ニンヒドリンは α−アミノ酸と以下のように反応する。

問1　表のア〜エに入る適切な語句を書きなさい。

問2　化合物 B の名称を書きなさい。

問3　ナイロン 66 のメチレン基が連続した部分を 1 つのベンゼン環で置換すると，アラミド繊維とよばれる芳香族ポリアミドが得られる。アラミド繊維の繰り返し部分の構造式を例にならって書きなさい。

例：

問4　化合物 C の分子式を書きなさい。

問5　化合物 C の名称を書きなさい。

問6　化合物 D の名称を書きなさい。

問7　化合物 D の構造式を書きなさい。

問8　化合物 B, C, D 間の縮合によって生じた結合を「—」で表すとき，化合物 A の構造に適合しない並び方の番号をすべて書きなさい。

1. B—C—D
2. B—D—C
3. C—B—D
4. C—D—B
5. D—B—C
6. D—C—B

［**IV**］　下の文章を読んで，問いに答えなさい。

　生体内に広く存在するグルタチオンは，グルタミン酸，システイン，グリシンの 3 つの
アミノ酸からなるペプチドであり，図のような構造をしている。

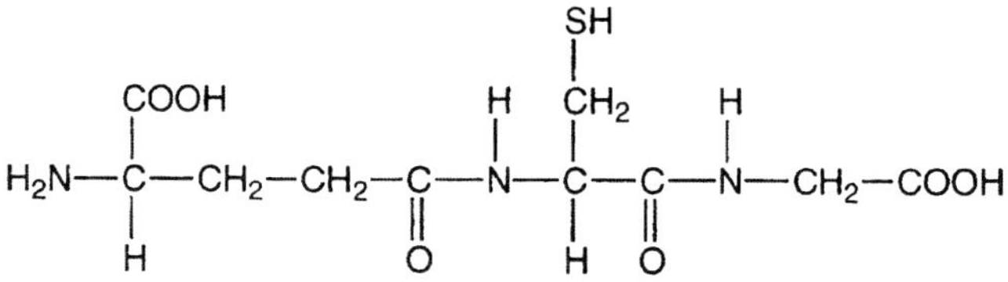

$$H_2N-\overset{\displaystyle COOH}{\underset{\displaystyle H}{C}}-CH_2-CH_2-\overset{}{\underset{\displaystyle O}{C}}-N-\overset{\displaystyle CH_2}{\underset{\displaystyle H}{C}}-\overset{}{\underset{\displaystyle O}{C}}-N-CH_2-COOH$$

（図：グルタチオンの構造）

問1　グルタチオンが通常のペプチドと構造的に異なる点を 50 字以内で書きなさい。

問2　グルタチオンは抗酸化物質としてはたらき，細胞内では主に上図に示すような還元
型として存在している。細胞内が酸化状態になるとグルタチオンは還元剤としてはたら
き，自らは酸化型となる。還元型のグルタチオンが酸化型になったとき，新たに生成し
た結合の名称を書きなさい。

問3　グルタチオンの水溶液に以下の反応を行ったときの結果について，正しいものの
番号をすべて書きなさい。

1.　水酸化ナトリウムの固体を加えて煮沸し，出てきた気体に湿らせた赤色リトマス紙
　　を近づけると青色に変わった。
2.　濃硝酸を加えて熱すると黄色になり，さらにアンモニア水を加えて塩基性にすると
　　橙黄色になった。
3.　水酸化ナトリウムの固体を加えて熱し，酢酸で中和した後，酢酸鉛(II)水溶液を加え
　　ると黒色沈殿が生じた。
4.　フェーリング液を加えて熱すると，赤色沈殿が生成した。
5.　塩化鉄(III)水溶液を加えると青紫色に呈色した。
6.　ヨウ素と水酸化ナトリウムを加えて温めると，黄色結晶が生じた。

問4　グルタミン酸，システイン，グリシンの等電点はそれぞれ 3.22，5.07，5.97 である。
これら 3 つのアミノ酸について，pH 2, 4, 7 の水溶液でそれぞれ電気泳動を行ったとき，
陰極に移動するものをすべて書きなさい。移動するものがひとつもない場合は「なし」
と書きなさい。

問5　pH 12 の水溶液中でのグルタミン酸の電離状態はどうなっていますか。電荷がわかる
　　ように構造式を書きなさい。ただし，グルタミン酸の電離定数 K_a〔mol/L〕は，6.5×10^{-3}，
　　5.6×10^{-5}，2.1×10^{-10} である。

問6　1.0 g のグルタミン酸を 100 mL のエタノールに加え，少量の濃硫酸を加えて加熱した。
　　反応が完全に進行したのを確認し，エタノールを蒸発させた後，塩基性水溶液で硫酸を
　　除いて生成物を得た。この生成物の構造式を書きなさい。また，理論的に最大何 g の生成
　　物が得られますか。有効数字 2 桁で書きなさい。

生　物

問題　　　　　　　　　25年度

［Ⅰ］　動物の発生に関する下記の文章を読み，各問いに答えなさい。

　脊椎動物の胚を構成する細胞群は，　あ　期に，外胚葉，中胚葉，内胚葉の3つの胚葉に分けられるようになる。その後，これらの胚葉をもとに，目や皮膚などの器官が形成されるが，その過程ではさまざまな形づくりのしくみがはたらいている。ニワトリ胚の皮膚を構成する表皮は，真皮からの誘導作用を受けながら，翼（つばさ）では羽毛型ケラチンを，あしではうろこ型ケラチンをつくるように分化する。この分化の過程ではたらく誘導のしくみについて調べるために，以下の各実験を行った。ただし通常，細胞が分化しても核内の遺伝子は変化せず，分化にともなって①多くの遺伝子の中から，特定の遺伝子だけが発現されるようになると考えられている。

【　実験Ⅰ　】

　受精後5日目から12日目までのニワトリ胚(5〜12日胚)から，将来翼になる部分Wの皮膚と，将来あしになる部分Lの皮膚を切り出した。それぞれの皮膚の表皮を真皮から分離し，いろいろな組み合わせで表皮と真皮を再び結合させた。このようにしてつくった皮膚(再結合皮膚)を，培養液Mの中で37℃に保って培養した。培養前の表皮はいずれも未分化で，ケラチンをつくっていなかった。2週間後，表皮が何に分化したのかを判定するために，分化した表皮がつくるようになったケラチンの型を調べた。その実験結果の一部を，下表に示す。これらの結果から，　い　の真皮が，表皮のうろこへの分化を誘導するはたらきをもつと考えられた。

表　ニワトリ胚の再結合皮膚における表皮の分化

再結合皮膚の番号	表皮が由来する部分	真皮が由来する部分	分化した表皮がもつケラチンの型
1	5日胚のW	5日胚のW	羽毛
2	5日胚のW	5日胚のL	羽毛
3	5日胚のW	9日胚のL	羽毛
4	5日胚のW	12日胚のL	うろこ
5	5日胚のL	12日胚のL	うろこ
6	7日胚のW	12日胚のL	うろこ
7	9日胚のW	12日胚のL	羽毛
8	9日胚のL	12日胚のL	うろこ

【 実験 II 】

　 い 　の真皮のみで合成され，それ以外の皮膚の部分では合成されないタンパク質を探したところ，②タンパク質 P とタンパク質 Q の 2 種類のタンパク質が見つかった。そこで，5 日胚の W から取り出した表皮をコラーゲンでつくったゲルの上にのせ，タンパク質 P を充分量加えた培養液 M の中で37℃に保って培養した。2 週間後，表皮はうろこ型のケラチンをつくるように分化した。これに対し，タンパク質 P の代わりにタンパク質 Q を培養液 M に加えて同様の培養を行った場合には，5 日胚の W から取り出した表皮は羽毛型のケラチンをつくるように分化した。

問1　 あ 　にあてはまる語句を以下の A 群より， い 　にあてはまる語句を以下の B 群より，それぞれ 1 つずつ選び，記号で答えなさい。

　A 群：（ア）桑実胚　　　（イ）胞胚　　　（ウ）原腸胚　　　（エ）神経胚　　　（オ）尾芽胚

　B 群：（ア）5 日胚の W　　（イ）5 日胚の L　　（ウ）9 日胚の L　　（エ）12 日胚の L

問2　真皮は，表皮とともに皮膚を構成している。(1)真皮はどの組織に分類されるか。以下の A 群より 1 つ選び，記号で答えなさい。(2)真皮と同じ組織に分類され，かつ同じ胚葉から形成されるものを，以下の B 群よりすべて選び，記号で答えなさい。

　A 群：（ア）上皮組織　　　（イ）結合組織　　　（ウ）筋組織　　　（エ）神経組織

　B 群：（ア）胃の結合組織　　（イ）角膜　　　（ウ）血液　　　（エ）骨格筋
　　　　（オ）すい臓の上皮　　（カ）脊髄　　　（キ）脊椎の骨　　（ク）網膜

問3　下線部①のような遺伝子の発現を，何的遺伝子発現というか。(　　)内に漢字 2 文字を入れて答えなさい。また，細胞が分化しても核内の遺伝子が変化しないことを示す根拠となるものを，以下の(ア)〜(カ)より 2 つ選び，記号で答えなさい。

（ア）メンデルが行った，エンドウの交配実験の結果
（イ）ガードンが行った，アフリカツメガエルの核移植実験の結果
（ウ）モーガンらが作成した，キイロショウジョウバエの染色体地図
（エ）シュペーマンが行った，イモリ神経胚原基間の交換移植実験の結果
（オ）ウィルムットらによりドリーと名づけられた，クローンヒツジの誕生
（カ）フォークトが局所生体染色法を使って作成した，イモリ胚の原基分布図

問 4　表皮がうろこへと分化する過程で起こる誘導について，以下の(1)と(2)の結論を導いた。実験 I の結果から，結論が正しいと判断される場合には○を，誤りと判断される場合には×を，それぞれ（　　）内につけなさい。また，その根拠は表中の何番と何番の再結合皮膚の実験結果を比較することにより得られるか。以下の(ア)〜(シ)より，最も適切なものをそれぞれ 2 つずつ選び，記号で答えなさい。

(1)　将来あしになる部分の真皮では，発生が進むと，表皮をうろこへと誘導する力が弱くなる。

(2)　将来翼になる部分の表皮では，発生が進むと，真皮からの誘導を受けてうろこへと分化する力が弱くなる。

(ア) 1 番と 2 番	(イ) 1 番と 4 番	(ウ) 2 番と 3 番	(エ) 2 番と 4 番
(オ) 3 番と 4 番	(カ) 4 番と 5 番	(キ) 4 番と 6 番	(ク) 4 番と 7 番
(ケ) 5 番と 6 番	(コ) 5 番と 7 番	(サ) 6 番と 7 番	(シ) 7 番と 8 番

問 5　実験 II で用いたタンパク質 P は，細胞膜にある受容体に結合してはたらくものとする。実験 I と実験 II の結果から，タンパク質 P の受容体をもたないと予想される表皮はどれか。以下の(ア)〜(オ)より 1 つ選び，記号で答えなさい。

(ア) 5 日胚の W　　(イ) 5 日胚の L　　(ウ) 7 日胚の W

(エ) 9 日胚の W　　(オ) 9 日胚の L

問 6　下線部②のいずれか 1 種類のタンパク質は，ホメオティック遺伝子からつくられていた。(1)ホメオティック遺伝子からつくられるタンパク質はどちらか。（　　）内にアルファベットを入れて答えなさい。(2)このタンパク質は，　い　の正常な発生過程ではどこに結合してはたらくのか。以下の(ア)〜(ク)より最も適切なものを 1 つ選び，記号で答えなさい。

(ア)　表皮細胞の細胞膜にある受容体

(イ)　真皮細胞の細胞膜にある受容体

(ウ)　表皮細胞の核にある DNA の特定の塩基配列

(エ)　真皮細胞の核にある DNA の特定の塩基配列

(オ)　表皮細胞の核にある RNA の特定の塩基配列

(カ)　真皮細胞の核にある RNA の特定の塩基配列

(キ)　表皮細胞の細胞質にあるタンパク質の特定のアミノ酸配列

(ク)　真皮細胞の細胞質にあるタンパク質の特定のアミノ酸配列

問7 動物の生体内において，細胞外に分泌され，細胞膜にある受容体に結合してはたらく物質はどれか。以下の(ア)〜(カ)よりあてはまるものを2つ選び，記号で答えない。

(ア) アセチルコリン　　(イ) アミラーゼ　　(ウ) インスリン

(エ) エクジステロイド　　(オ) エストロゲン　　(カ) ヒストン

問8 以下の(ア)〜(カ)のうち，ニワトリの翼に相同な器官および相似な器官はどれか。最も適切なものをそれぞれ1つずつ選び，記号で答えなさい。

(ア) クジラの胸びれ　　(イ) クラゲの触手　　(ウ) サメの背びれ

(エ) ハエのはね　　(オ) バッタのあし　　(カ) ヒトのあし

［Ⅱ］　タンパク質に関する下記の文章を読み，各問いに答えなさい。

　タンパク質は，アミノ酸が鎖状に長くつながった分子であり，このアミノ酸の配列が折り
たたまれて立体構造が形成される。タンパク質の立体構造は，機能と密接に関係している。
この立体構造が変化することを，タンパク質の　あ　という。また，　あ　によって，酵
素がそのはたらきを失うことを　い　という。

　酵素の中には，ペプシンのように細胞外に分泌されてはたらくものや，細胞内のリソソー
ムのような特定の場所ではたらくものがある。細菌やウイルスなどの異物が動物の体内に侵
入してマクロファージに取り込まれると，①異物はリソソームに運ばれて，その中に含まれ
ている酵素により処理される。

問1　あ　と　い　にあてはまる語句を，それぞれ漢字2文字で答えなさい。

問2　タンパク質の立体構造の一つである「らせん構造」は，タンパク質の何次構造に含ま
　　れるか。(　　)内に漢数字を入れて答えなさい。また，アミノ酸の配列が「らせん構造」
　　を形成するために必要な結合を，以下の(ア)～(エ)よりすべて選び，記号で答えなさい。

　　(ア) エステル結合
　　(イ) 高エネルギーリン酸結合
　　(ウ) 水素結合(水素を介した弱い結合)
　　(エ) ペプチド結合

問3　ペプシンの基質となりうるものを，以下の(ア)～(ク)よりすべて選び，記号で答え
　　なさい。

　　(ア) DNAポリメラーゼ　　　(イ) RNA　　　(ウ) アクチン　　　(エ) グリコーゲン
　　(オ) クロロフィル　　　　　(カ) 脂肪　　　(キ) セルロース　　　(ク) ヘモグロビン

問4　ペプシンを十二指腸の腸管の中ではたらかせた場合，胃液中に比べてペプシンの活性
　　はどのようになるか。以下の(ア)～(ウ)より1つ選び，記号で答えなさい。また，その
　　理由も説明しなさい。

　　(ア) 高くなる　　　(イ) 同じままである　　　(ウ) 低くなる

問5　ヒトの正常な食物消化の過程において，十二指腸に運ばれてはたらくタンパク質分解
　　酵素の名称と，それをつくる器官の名称を，それぞれ答えなさい。

問6　下線部①で処理された異物の一部は，抗原として認識される。体液性免疫が起こる場
　　合，どのような順番で免疫反応は進むのか。以下の(ア)～(オ)を，早く起こる順に並べ
　　かえなさい。

　　(ア)　T細胞が活性化される。
　　(イ)　抗原抗体反応が起こる。
　　(ウ)　抗体が体液中に分泌される。
　　(エ)　抗原の情報が細胞表面に提示される。
　　(オ)　分泌されたインターロイキンにより，B細胞が活性化される。

[Ⅲ]　動物細胞における遺伝子の転写調節に関する下記の文章を読み, 各問いに答えなさい。

　受容体 A は細胞膜に存在するタンパク質であり, 図1に示すように, 細胞膜を貫通している。別の細胞からタンパク質 B がやってきて受容体 A に結合すると, 何段階かの化学反応を経て, 核内に常に存在する調節タンパク質 C が活性化し, 遺伝子 d の転写が促進される。タンパク質 B による転写調節のしくみを調べるために, マウスの培養細胞を用いて以下の各実験を行った。ただし, DNA を導入する実験では, 該当する実験群のすべての細胞に目的の DNA が同じ量導入されて発現するものとする。なお, 実験に先立ち, 受容体 A の細胞内領域 (IC) とのみ結合する化合物 E-1 と, 受容体 A の細胞外領域 (EC) とのみ結合する化合物 E-2 を, それぞれ作製した。

図1　マウスの培養細胞

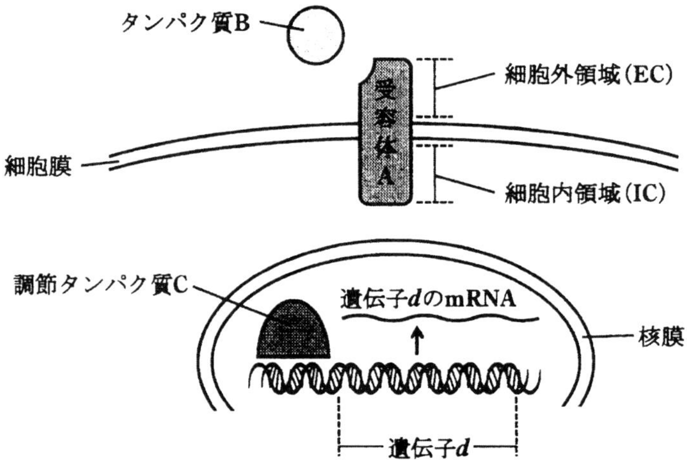

【 実験 Ⅰ 】
　マウスの培養細胞を 2 つの実験群に分け, 片方にのみタンパク質 B を投与したところ, 投与しなかった実験群に比べて, 遺伝子 d の mRNA 量は 10 倍になった。

【 実験 Ⅱ 】
　実験 Ⅰ でタンパク質 B を投与しなかった実験群の細胞を固定してスライドグラスにのせ, 化合物 E-1 と化合物 E-2 を反応させて観察した。その結果, どちらの化合物も細胞膜上で検出されたが, 化合物 E-1 は①細胞膜の内側に, 化合物 E-2 は細胞膜の外側に, それぞれ結合していた。

【 実験 Ⅲ 】
　実験 Ⅰ でタンパク質 B を投与した実験群の細胞を培養液から取り出した。これらの細胞を生理食塩水中ですりつぶした懸濁液から化合物 E-1 と結合する物質を抽出したところ, 抽出

液には受容体 A とその細胞外領域断片(受容体 A-EC)は含まれていなかったが，受容体 A の細胞内領域断片(受容体 A-IC)と調節タンパク質 C が含まれていた。一方，同じ懸濁液から化合物 E-2 と結合する物質を抽出したところ，抽出液には受容体 A，受容体 A-EC，受容体 A-IC，調節タンパク質 C のいずれも含まれていなかった。

さらに，実験 I でタンパク質 B を投与しなかった実験群の細胞についても同様の実験を行ったところ，どちらの化合物を用いて抽出しても，抽出液には受容体 A が含まれていたが，受容体 A-EC，受容体 A-IC，調節タンパク質 C のいずれも含まれていなかった。

なお，どの場合でも，化合物を用いて抽出する前の懸濁液には，調節タンパク質 C が含まれていた。

【 実験 IV 】

実験 II と実験 III の結果から，受容体 A はタンパク質分解酵素により細胞内領域と細胞外領域とに分断されることがわかった。そこで，受容体 A を分断する酵素を明らかにするために，この細胞で常に発現している 3 種類のタンパク質分解酵素(酵素-1，酵素-2，酵素-3)のそれぞれを阻害する実験を行った。培養細胞を 5 つの実験群に分け，タンパク質 B の存在下でいずれかの酵素を阻害し，遺伝子 d の mRNA 量を測定した。さらに，実験 III と同様に化合物 E-1 を用いて抽出液を調製し，抽出液中に調節タンパク質 C が含まれているかどうかを調べた。実験の条件と結果を表 1 に示す。

表 1　各タンパク質分解酵素を阻害したときの，遺伝子 d の mRNA 量の平均(相対値)と抽出液中の調節タンパク質 C の有無

	実験群 1	実験群 2	実験群 3	実験群 4	実験群 5
タンパク質 B	−	＋	＋	＋	＋
阻害した酵素	なし	なし	酵素-1	酵素-2	酵素-3
遺伝子 d の mRNA 量	1	10	1	10	1
調節タンパク質 C	×	○	×	○	×

注)投与した場合は「＋」，投与しなかった場合は「−」，含まれていた場合は「○」，含まれていなかった場合は「×」で示してある。

【 実験 V 】

受容体 A-IC をつくる遺伝子を人工的に合成し，この人工遺伝子 a-ic をプロモーターF に連結させた DNA-1 を作製した(図 2)。ただし，このプロモーターF は，薬剤 G を投与したときのみ，連結した遺伝子を発現させることができる。培養細胞を 4 つの実験群に分け，そのうち 2 つの群に DNA-1 を導入し，薬剤 G 投与前後の遺伝子 d の mRNA 量を測定した。さらに，実験 III と同様に化合物 E-1 を用いて抽出液を調製し，抽出液中に調節タンパク質 C が含まれているかどうかを調べた。実験の条件と結果を表 2 に示す。

図 2 　細胞に導入した DNA-1

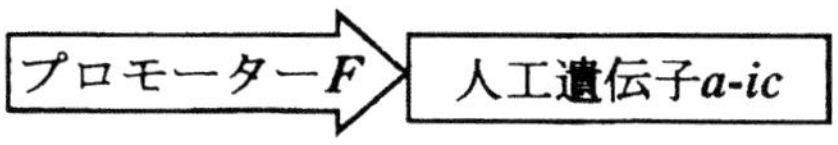

| プロモーター**F** ＞ | 人工遺伝子***a-ic*** |

表 2 　受容体 **A-IC** を発現させたときの，遺伝子 ***d*** の **mRNA** 量の平均(相対値)と抽出液中の調節タンパク質 **C** の有無

	実験群 1	実験群 2	実験群 3	実験群 4
タンパク質 B	−	−	−	−
DNA-1	−	−	＋	＋
薬剤 G	−	＋	−	＋
遺伝子 *d* の mRNA 量	1	1	1	10
調節タンパク質 C	×	×	×	○

注)投与もしくは導入した場合は「＋」，投与もしくは導入しなかった場合は「−」，含まれていた場合は「○」，含まれていなかった場合は「×」で示してある。

【 実験 VI 】

　調節タンパク質 C をつくる遺伝子を変異させることで，遺伝子 *d* の転写を促進するはたらきのみを失った変異体 CΔ をつくることができる。この変異体 CΔ をつくる遺伝子を人工的に合成し，この人工遺伝子 *cδ* をプロモーター*F* に連結させた DNA-2 を作製した(**図 3**)。培養細胞を 7 つの実験群に分け，そのうち 4 つの群に DNA-2 を導入し，薬剤 G 投与前後の遺伝子 *d* の mRNA 量を測定した。さらに，実験 III と同様に化合物 E-1 を用いて抽出液を調製し，抽出液中に変異体 CΔ が含まれているかどうかを調べた。実験の条件と結果を**表 3** に示す。

図 3 　細胞に導入した DNA-2

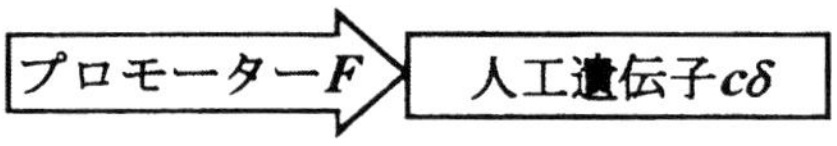

| プロモーター**F** ＞ | 人工遺伝子***cδ*** |

表 3 　調節タンパク質 C の変異体 CΔ を発現させたときの，遺伝子 ***d*** の **mRNA** 量の平均(相対値)と抽出液中の変異体 CΔ の有無

	実験群 1	実験群 2	実験群 3	実験群 4	実験群 5	実験群 6	実験群 7
タンパク質 B	−	−	−	＋	＋	＋	＋
DNA-2	−	＋	＋	−	−	＋	＋
薬剤 G	−	−	＋	−	＋	−	＋
遺伝子 *d* の mRNA 量	1	1	1	10	10	10	3
変異体 CΔ	×	×	×	×	×	×	○

注)表示方法については**表 2** と同様である。

問1 実験 I～実験 III の結果から導き出される結論として，最も適切なものを以下の(ア)～(エ)より1つ選び，記号で答えなさい。

(ア) タンパク質 B の存在下では，受容体 A-IC が調節タンパク質 C と結合して遺伝子 d の転写を促進する。

(イ) タンパク質 B の存在下では，受容体 A-EC が調節タンパク質 C と結合して遺伝子 d の転写を促進する。

(ウ) タンパク質 B の非存在下では，受容体 A-IC が調節タンパク質 C と結合して遺伝子 d の転写を抑制する。

(エ) タンパク質 B の非存在下では，受容体 A-EC が調節タンパク質 C と結合して遺伝子 d の転写を抑制する。

問2 タンパク質 B を投与した実験群の細胞を固定してスライドグラスにのせ，化合物 E-1 を反応させると，化合物 E-1 は下線部①とは異なる部位で検出されるようになった。その部位とは主にどこであるか。実験 II と実験 III の結果をふまえ，以下の(ア)～(ウ)より適切なものを1つ選び，記号で答えなさい。

(ア) 細胞膜の外側　　(イ) 細胞質　　(ウ) 核

問3 実験 III と実験 IV の結果から，(1)遺伝子 d の転写を促進するために必要な酵素を以下の A 群より，(2)その酵素が受容体 A を分断する条件を以下の B 群より，それぞれ1つずつ選び，記号で答えなさい。

A 群：
(ア) 酵素-1 のみ　　　(イ) 酵素-2 のみ　　　(ウ) 酵素-3 のみ
(エ) 酵素-1 と酵素-2　(オ) 酵素-1 と酵素-3　(カ) 酵素-2 と酵素-3
(キ) すべての酵素

B 群：
(ア) タンパク質 B の存在下でのみ分断する。
(イ) タンパク質 B の非存在下でのみ分断する。
(ウ) タンパク質 B の有無にかかわらず分断する。

問 4　実験 V の実験群 4 において，酵素-1，酵素-2，酵素-3 のいずれかを阻害すると，遺伝子 d の mRNA 量はどのようになるか。あてはまるものを以下の(ア)〜(カ)よりすべて選び，記号で答えなさい。

(ア) 酵素-1 を阻害すると，遺伝子 d の mRNA 量は 1 になる。

(イ) 酵素-2 を阻害すると，遺伝子 d の mRNA 量は 1 になる。

(ウ) 酵素-3 を阻害すると，遺伝子 d の mRNA 量は 1 になる。

(エ) 酵素-1 を阻害しても，遺伝子 d の mRNA 量は 10 のままである。

(オ) 酵素-2 を阻害しても，遺伝子 d の mRNA 量は 10 のままである。

(カ) 酵素-3 を阻害しても，遺伝子 d の mRNA 量は 10 のままである。

問 5　実験 VI で測定した遺伝子 d の mRNA 量について，実験群 7 では実験群 1 と同じ値を示すことを期待していたが，実際は実験群 1 よりも高い値を示した。下線部の理由として最も適切なものを，以下の(ア)〜(オ)より 1 つ選び，記号で答えなさい。

(ア) 実験群 7 のすべての細胞で，受容体 A-IC が変異体 CΔ と結合したから。

(イ) 実験群 7 のすべての細胞で，受容体 A-IC が変異体 CΔ と結合しなかったから。

(ウ) 実験群 7 のすべての細胞で，受容体 A-IC が調節タンパク質 C と結合したから。

(エ) 実験群 7 の一部の細胞で，受容体 A-IC が調節タンパク質 C と結合したから。

(オ) 実験群 7 の一部の細胞で，受容体 A-IC が調節タンパク質 C と結合しなかったから。

問 6　培養細胞に DNA-1 と DNA-2 の両方を導入し，タンパク質 B の非存在下で薬剤 G を投与すると，遺伝子 d の mRNA 量はどのくらいになるか。実験 V と実験 VI の結果をふまえ，以下の(ア)〜(ウ)より最も適切なものを 1 つ選び，記号で答えなさい。また，その理由を説明しなさい。ただし，薬剤 G 投与前の値を 1 とする。

(ア) 1　　(イ) 3　　(ウ) 10

英　語

解答　25年度

■ Ⅰ　出題者が求めたポイント

[全訳]

　欧米諸国の多くの人々は、表現の自由をほとんど神聖にして侵すべからざる権利として扱うように思われているが、これは現実とはかけ離れている。憲法を持つ民主主義国家では、アメリカ合衆国でさえ、言論の自由はすでに多くの点で、法律や政策によって正当に制限を受けている。禁止される言論の有名な例として、込み合っている劇場内で嘘で「[1] 火事だ！」叫ぶことがある。

　現実問題として、裁判所はケースバイケースで状況を見て、表現の自由と他の権利との間のどこでバランスを取るべきかを判断するだろう。どんな権利であれ、絶対的なものとして扱われてはならない。例を挙げると、カナダの憲法は表現の自由のような基本的権利でも、他の人の持つ生存や自由のための権利のような基本的権利を守るためなら、制限されてもよいとしている。また、中絶の問題で見ると、必要な医療機関に安全に行くことができるという裁判所が認めている女性の権利は、中絶を施す診療所の外で抗議行動をする中絶反対派の権利をしのぐものである。カナダ社会には、誹謗中傷に対抗するために法律を使うことは正当であるという合意がある。

　(1)中絶手術をする医師に対する暴力行為の歴史は、そのような医師への誹謗中傷を撒き散らす人々を告訴する時の、強力な援護となっている。この種の暴力のほとんどがアメリカで起こっていて、そのためやむなく憲法修正第一条にある言論の自由の保護は制限されるべきとされる。

　2009年5月のある日曜日の朝、中絶手術をしている医師のジョージ・ティラーが、カンザス州ウィチカの教会で礼拝中に暗殺された。暗殺者スコット・ロウダーはしばらく前から暗殺を計画し、医師の行動についての情報をオペレーションレスキュー(OR)から集めていた。ORは中絶に反対するグループで、ロウダーはこれに積極的に参加し、献金もしていた。この過激なグループは、ただただティラー医師を仕事から放逐することを目的に、2002年にウィチタに移ってきていたのだ。そして彼の死に至るまでの7年の間、ORは彼に対する憎しみと嫌がらせの、容赦ないキャンペーンを繰り広げた。

　もちろん、間断なく続く嫌がらせと憎悪を煽るような物言いのターゲットは、ティラー医師と彼の診療所に限られたことではなかった。北アメリカ中の診療所と医師に向けられた恐怖時代は35年も続いていて、医師や診療所関係者の殺人が9件、殺人未遂が20件、病院に対する放火や爆弾攻撃が数百回に及んでいる。

　1990年代初頭のいくつかの射撃事件では、直前に中絶反対グループによって、自宅や診療所の住所が載りしばしば写真もついた、医師たちに関する「指名手配ポスター」が貼られた。デイヴィッド・ガン医師とジョン・ブリットン医師は過激な中絶反対派によって殺害されたのだが、1993年に撃たれて負傷したティラー医師と同様、指名手配ポスターに載せられていたのだった。ポスターは2002年に連邦裁判所によって、診療所を暴力から守るための連邦法である「診療所入り口へのアクセスの自由に関する法」の下の「[2] 本物の脅威」にあたると見なされた。この判決をもって、裁判官たちは、ポスターや関連するウェブサイトを暴力による直接の脅しではないから「守られる言論」であるとしてきた、下級裁判所の判断をくつがえした。

　人々や裁判所が、中絶を行なう医師たちに対する誹謗中傷を「守られる言論」として擁護するなら、次のように問われなければならない。迫害者の言論の自由の権利のために、医師たちはなぜ生命を危険に晒さなければならないのか、医師はなぜ恐怖にかられてたえず後ろを振り向かなければならないのか、なぜガードマンや高価な警備設備に自費を投じなければならないのか、[　　　]、なぜ子どもが学校で除け者にされたり苛められたりするのを見なければならないのか。ただ迫害者が「赤ん坊殺し」と呼ぶ権利を持っているというだけの理由で。

　攻撃されがちな人々やグループは自分らに対する[3] 誹謗中傷の言論を表現の自由の名の下に我慢しなければならないという考えは、侮辱的である。なにしろ私たちは人の命の話をしているのだ。これは単に哲学上の議論ではないのだ。言論の自由の権利は基本的な価値を有するものだが、それが他の人の基本的人権、特に生存の権利の上に立つことは許されるべきではない。

[解法のヒント]

問3.完成した英文は

… it / wasn't just / Dr. Tiller / and / his clinic / that were / the targets …

問7.英文の意味（下線部が本文の内容と一致しない。）

a. 筆者は、誹謗中傷の言論は暴力に直結するような極端な限られた状況においてのみ制限されるべきだという見解を、支持している。

b. 連邦裁判所は2002年に、中絶医を特定したりその個人情報を教えるような名指しのポスターやウェブサイトは、憲法修正第一条によって守られている言論の自由にあたるという決定を下した。

c. ティラー医師の暗殺以後、名指しポスターが貼られるのと、ポスターに名前が書かれた医師が殺されるのに、明確な関連が現れている。

d. オペレーションレスキューは、その考え方にすでに共感を覚えている人が行動を起こすのは正当で励まされていると感じる、そのような状況を作り出していると、筆者は述べている。

[解答]

問1.中絶手術をする医師に対する暴力行為の歴史は、

そのような医師への誹謗中傷を撒き散らす人々を告訴する時の、強力な援護となっている。

問2. ① c　　② d

問3. 2番目：a　　6番目：e

問4.(2) leading　　(3) attempted　　(4) bullied

問5. 解答例

be annoyed to have fewer and fewer patients(患者の減少に悩む)

have the trouble to find another house to live in(引越しを余儀なくされる)

問6. ③ hate speech

問7. d

問8.(1) エ　　(2) イ

Ⅱ　出題者が求めたポイント

[全訳]

コミュニケーションは、愛し合っている2人にだけ特別な意味を持つしぐさから、国家間の戦争に至るまで、広い範囲を網羅している。文化を共有する人どうしでメッセージを送ることから、近代的な電子通信媒体を通じてさまざまな文化どうしで世界中に送られるメッセージまで、これに含まれている。

私たちはメッセージを送るのであって、意味を送るのではない。同じような経験をしてきた人たちは、同じメッセージに同じような意味を与える。例を挙げてみよう。別の文化に適応する人たちは、道を見失ったり、ホームシックになったり、悲しくなったり、怒りを感じたりする、「カルチャーショック」と呼ばれるストレスの多い適応期間を経験する。カルチャーショックという言葉が何を意味するのかは、その経験がある人にはわかる。他の文化に適応した経験が全然ない人たちにとって、この語は(1)全く違うものを思い起こさせるか、何の意味も持たないものだろう。

文化を同じくする人たちは同じようなメッセージに注意を向け、そのメッセージに付与された意味を共有する傾向にある。文化は(2)単に、学習を通じて世代から世代へと ① 受け継がれた、ある人間集団の生き方にすぎない。それは ② 生得的なものではなく、子どもの頃に他の人たちと関わることによって、次第に獲得されたものである。自分の文化を学習するこのような過程は、社会適応と呼ばれる。

文化を同じくする人たちは、(3)だいたい同じような価値観、考え、現実を捉え認識する方法を持っている。だが、もちろんそこには個人による違いもある。文化について述べられることはどれも、一般化されたことであって、あらゆる状況にいるあらゆる人に ③ 当てはまることではない。

美術や音楽や文学や歴史は、文化の産物、遺物、成果である。私たちは文化のこのような外面的な側面を調べて、人間には価値観、信念、思考、認識に、ある特定のパターンまたはシステムがあることを ④ 推測するかもしれない。しかし、文化は人間が制作する物ではない。文化はだいたいにおいて内面的で、私たちの頭の中にあるのだ。

私たちは、ただ単にある特定の社会に育つことによって、大人になるはるか以前に自分の文化を学ぶ。この過程はほとんど無意識なので、異なる文化の人々に囲まれるまで、自分の文化を自明のこととして捉えるのが普通である。異なる文化に囲まれた時、私たちは自分たちの文化を彼らの文化と対比、比較し、自分たちの文化をより意識的にとらえるようになる。

外国に行って働いたり居住したりするアメリカ人は、他の文化に適応することによって自分の文化を失うのではない。そうではなく、ほとんどが、帰国してから、アメリカ人であることがどういう意味なのかを、もっと意識して考えるようになる。皮肉なことに、[A]彼らは故国を離れて再び自分の文化の中に戻ってくるまで、自分自身を本当に理解することができないのである。

新しい文化に入ると、私たちは自分のどこが違っているのかを意識するようになり、カルチャーショックの過渡期の間、文化として自分に埋め込まれた価値観、信念、思考パターンを意識的に点検する。私たちは海外に行くことによって、自国の文化をより深く理解するようになるばかりでなく、自分自身のことや、自分にとって何が大切なのかをより深く理解するようになるのだ。

あいにくなことに、[B]私たちは帰国した後にもうひとつのカルチャーショックを経験することがある。これはしばしば「逆カルチャーショック」あるいは「帰国ストレス」と言われる。限られた証拠から見ると、このストレスの期間は、カルチャーショックよりはるかに深刻で長引く。そして始まる時期もかなり早い。

このようなストレスの過渡期は、(4)いくぶん風邪に似ている。カルチャーショックと逆カルチャーショックは末期的ではないものの、「治療法」はない。「症状」はどの人も似ているが、個人個人で違ってもいる。重症度や継続期間もそうだ。そして、私たちは一生を通じて何回も風邪をひく。

私たちはそれぞれ、風邪の症状に対処する自分流の技を持っている。たっぷり休む、水分を摂る、チキンスープを食べる、などである。人はカルチャーショックを経験するにつれて、その深刻さと持続期間を最小限に抑えるのに役立つ対応策をあみ出す。この技の多くは逆カルチャーショックに対処する時にも ⑧ 全く同じように有効である。

[解法のヒント]

完成した英文は

People who have{ had similar experiences give similar meanings to the same message }.

問2.(1) entirely：全く

　　(2) simply：単に～にすぎない

　　(3) roughly：大体

　　(4) somewhat：いくぶん

[解答]

問1. 2番目：c　　6番目：a

問2. (1) d　　(2) d　　(3) c　　(4) d

問3. ① passed　　② inherited　　③ applies
　　④ infer　　⑤ growing　　⑥ means

問4. ⑦ d　　　　⑧ b

問5. they cannot have a through understanding of themselves before they leave home and enter their own culture again.

問6. after we return home, we sometimes experience another culture shock,

Ⅲ　出題者が求めたポイント

[全訳]

(問題)次の英文を読んで後の問いに答えなさい。

　国立衛生研究所の援助を受けた2012年の研究によると、卵アレルギーのある子どもや若者に、卵白パウダーを毎日少しだけ、量を増やしながら(1)<u>与える</u>と、その内の一部は、アレルギー反応なしに卵を含む食品を食べることができるようになる可能性があるという。

　この研究は、連邦政府の資金による経口免疫療法(OIT)の試みのひとつである。①<u>この療法では、アレルギーを治療する方法として、食物アレルギーを持つ人が少しずつ量を増やしながらアレルギー源の食物を摂っていくのである</u>。OITではアレルギー反応のリスクがかなり高いので、このような研究はすべて、熟練した医師の指導の下で行なわれる。

　この研究の(2)<u>目的</u>は、毎日の卵OITによって卵のタンパクに対する被験者のアレルギー反応が減ったり無くなったりするのか、また、そうなった場合、治療が終って4週間から6週間の中断の後でも効果が(3)<u>持続する</u>かどうか、それを見極めることであった。

　研究で対象にしたのは、子どもたちに見られるもっとも多い食物アレルギーである卵アレルギーを持つ、②<u>5歳から18歳の子どもおよび青年</u>であった。被験者たちは無作為に、卵OITを受ける治療グループ(40人)と、治療を受けない対照グループ(15人)に分けられた。どちらのグループも24か月の間追跡調査された。

　被験者たちは毎日家で、卵白パウダーかコーンスターチパウダー(これはプラシーボ)を与えられた。研究者たちは2週間に1回卵白あるいはコーンスターチパウダーを少しずつ増量し、卵OITグループの子どもたちが毎日3分の1個相当の卵を食べたことなるまでこれを続けた。

　被験者たちは病院に来て、卵白パウダーに対する経口免疫試験を3回、10か月目と22か月目と24か月目に受けた。24か月目の免疫試験では、一部、本物の卵を食べることもした。症状が全く出ないか、喉の不調のように医師が直接観察できない一過性の症状の場合は、被験者は合格とされた。嘔吐のように医師が観察できる症状があれば、不合格とされた。

　10か月後、プラシーボを与えられた被験者はだれも、5グラムの卵白パウダーの免疫試験に合格しなかったが、卵OITの55パーセントは合格した。卵OITを受けて22か月後、研究者たちは治療グループのすべての子

どもたちに対して、10グラムの卵白パウダーを与えて、2回目の経口免疫試験を行なった。この試験では、卵OITの子どもたちの75パーセントが合格した。

　「実験の初めは、被験者たちのほとんどが、卵に対して強いアレルギーを持っていましたが、卵OITを毎日続けて数か月経つと、その子たちの多くが、卵をまるごと1個以上アレルギー反応なしに食べられるようになりました。」と研究チームのリーダーの1人、チャペルヒルにあるノースカリフォルニア大学小児科の主任、A・ウェズリー・バークス医学博士は言った。

　「これらの子どもたちの卵に対するアレルギー反応を減らすことによって、子どもたちが学校やだれかの家で(4)<u>うっかり卵にさらされたらどんな反応を起こすか</u>と不安な、親たちの心配もまた減らすことになりました。」と、研究チームのもうひとりのリーダーである、リトルロックにあるアーカンサス医科大学小児科教授のステイシー・ジョーンズ医学博士はつけ加えて言った。

　卵OITが子どもの食物アレルギーの治療に長期的な効果があるのかどうかを調べるために、22か月目の試験をパスした被験者たちは、4週間から6週間の完全な卵OIT中断期間を経た後で、24か月目に再度免疫試験を受けた。最初の40人の子どもたちの内の11人(約27パーセント)が、卵白パウダーと調理した卵1個を与えられた3回目の試験に合格した。プラシーボグループの子どもたちはだれも、(5)<u>前回</u>の試験に合格しなかったので、今回テストされることはなかった。3回目の免疫試験に合格した11人の子どもたちは、卵や卵を含む食品を、通常の食事の中で好みの頻度で食べることが許された。1年間の追跡調査では、アレルギー症状の報告はなかった。

[設問と解答選択肢の意味]

2. 下のAとBにおいて、それぞれの英文につながる最も適切な語句を選びなさい。

　　(下線部が英文の内容と合わないところ)

　A. 10か月目の経口免疫試験では、

　　a. 卵療法の被験者の半分以上が<u>何のアレルギー反応も経験しなかった</u>。

　　　(第6パラグラフに「医者に観察できないくらいの症状は合格と見なされる」とある。)

　　b. 経口免疫療法を受けた被験者の半分以上が<u>実験から下りた</u>。

　　c. 対照グループの被験者の半分以上が、<u>試験に合格した</u>。

　　d. 治療グループの半分以上は、症状が軽いか全くなかった。

　B. 卵白パウダーの治療を受けた被験者の3分の1以下が、

　　a. 治療の中断の後、獲得していた卵タンパクに対する<u>耐性を失った</u>。

　　b. 22か月後には卵を取り込むことができた。

　　　(22か月後に合格したのは75パーセント)

　　c. 2年後にはアレルギー反応が全くなくなった。

　　d. 卵の経口免疫療法の間は卵を食べても安全だった。

3. 次のaからjまでの内で英文に合わないものを3つ選びなさい。(下線部が合わない。)

a. 卵アレルギーの人に卵タンパクを量を増やしながら与えると、悪い反応が起こることがある。

b. 英文にあるアメリカの研究実験は政府の援助で行なわれた。

c. 実験の被験者たちは、無作為に2つのグループに割り当てられた。

d. 経口免疫療法には、やがてアレルギー反応を起こす食物を、量を増やしながら注射することが含まれる。

e. 経口免疫療法の被験者は、24か月連続して、少量の卵白パウダーを与えられた。

f. 2つのグループの被験者たちは、入院することなく、毎日パウダーを摂った。

g. 経口免疫療法を受けると、食物アレルギーのある子どもたちの親は、子どもたちが家庭外の環境にいる時でももっと安心できるようになるようだ。

h. 経口免疫療法グループの被験者たちは、卵1個の約3分の1に相当する量を毎日摂ることからスタートした。

i. 24か月目に経口食物試験に合格した人たちは、卵を日常の食事に組み入れるよう指示された。

j. 経口免疫療法は、一般的な病気治療ではまだ使われていない。

4. (1)から(5)の下線の語について、同じような意味の置き換えることのできる他の英語を答えなさい。

5. 研究者たちがこの実験に3番目の経口食物免疫試験を含めた理由を、簡潔にまとめなさい。(日本語で答えること。)

[解答]

1. ①c　　②c
2. (A) d　　(B) c
3. d,　e,　h
4. (1) intake, ingestion など　(2) aims, purposes など
　 (3) continued, remained など
　 (4) unexpectedly, incidentally など
　 (5) previous, former など
5. 卵OITが子どもの食物アレルギーの治療において長期的な効果を持つのかどうかを見極めるために、24か月目に3度目の試験をした。

数 学

解答

25年度

1 出題者が求めたポイント （数学C・行列）

〔解答〕

(1) $A-kE=\begin{pmatrix} 1-k & 2 \\ -3 & 6-k \end{pmatrix}$

より $\triangle=(1-k)(6-k)+6=0,\ k^2-7k+12=0$

$(k-3)(k-4)=0$ ∴ $k=3,\ 4$ ……………（答）

(2) $\alpha<\beta$ より $\alpha=3,\ \beta=4$ となる

条件より $3P+4Q=A$……①, $P+Q=E$……②

ここで, ①-4／②, ①-3×② より

$P=\begin{pmatrix} 3 & -2 \\ 3 & -2 \end{pmatrix},\ Q=\begin{pmatrix} -2 & 2 \\ -3 & 3 \end{pmatrix}$ ………………（答）

(3) $P^2=\begin{pmatrix} 3 & -2 \\ 3 & -2 \end{pmatrix}\begin{pmatrix} 3 & -2 \\ 3 & -2 \end{pmatrix}=\begin{pmatrix} 3 & -2 \\ 3 & -2 \end{pmatrix}$

$Q^2=\begin{pmatrix} -2 & 2 \\ -3 & 3 \end{pmatrix}\begin{pmatrix} -2 & 2 \\ -3 & 3 \end{pmatrix}=\begin{pmatrix} -2 & 2 \\ -3 & 3 \end{pmatrix}$

$PQ=\begin{pmatrix} 3 & -2 \\ 3 & -2 \end{pmatrix}\begin{pmatrix} -2 & 2 \\ -3 & 3 \end{pmatrix}=\begin{pmatrix} 0 & 0 \\ 0 & 0 \end{pmatrix}$

$QP=\begin{pmatrix} -2 & 2 \\ -3 & 3 \end{pmatrix}\begin{pmatrix} 3 & -2 \\ 3 & -2 \end{pmatrix}=\begin{pmatrix} 0 & 0 \\ 0 & 0 \end{pmatrix}$

(4) (2)(3)より

$P^2=P,\ Q^2=Q,\ A=3P+4Q$

すると $A^2=(3P+4Q)^2=3^2P^2+2\times3\times4\times PQ+4^2Q^2$

$=3^2P+4^2Q$

よって $A^n=3^nP+4^nQ=3^n\begin{pmatrix} 3 & -2 \\ 3 & -2 \end{pmatrix}+4^n\begin{pmatrix} -2 & 2 \\ -3 & 3 \end{pmatrix}$

$=\begin{pmatrix} 3^{n+1}-2\times4^n & 2(4^n-3^n) \\ 3^{n+1}-3\times4^n & 3\times4^n-2\times3^n \end{pmatrix}$ ……………（答）

(5) $C=A+B=\begin{pmatrix} a-1 & 1 \\ a^2-2a-7 & 2a \end{pmatrix}$

$c-kE=\begin{pmatrix} a-1 & 1 \\ a^2-2a-7 & 2a \end{pmatrix}-\begin{pmatrix} k & 0 \\ 0 & k \end{pmatrix}$

$=\begin{pmatrix} a-1-k & 1 \\ a^2-2a-7 & 2a-k \end{pmatrix}$

この行列が逆行列を持たないことから $\triangle=0$

$\triangle=(a-1-h)(2a-k)-(a^2-2a-7)$

$=k^2+(1-3a)k+a^2+7=0$

このkの2次方程式がただ1つの解を持つことから, 判別式をDとして

$D=(1-3a)^2-4\times1\times(a^2+7)=0$

$(a-3)(5a+9)=0$

$a>0$ より $a=3,\ k=4$ ………………（答）

(6) $a=3,\ k=4$として

$C=\begin{pmatrix} 2 & 1 \\ -4 & 6 \end{pmatrix}\ N=C-4E=\begin{pmatrix} -2 & 1 \\ -4 & 2 \end{pmatrix}$

$N^2=\begin{pmatrix} -2 & 1 \\ -4 & 2 \end{pmatrix}\begin{pmatrix} -2 & 1 \\ -4 & 2 \end{pmatrix}=\begin{pmatrix} 0 & 0 \\ 0 & 0 \end{pmatrix}$ ……………（答）

(7) $C=N+4E,\ N^2=0$より

$C^2=(N+4E)^2=N^2+8N+16E=4(2N+4E)$

$C^3=4(2N+4E)(N+4E)=4(12N+16E)=4^2(3N+4E)$

$C^n=4^{n-1}(nN+4E)$を推定する

この推定を数学的帰納法を証明する

①$n=1$のとき $C=N+4E$ と成り立つ

②$n=k$のとき成り立つと仮定すると

$C^k=4^{k-1}(kN+4E)$ が成り立つ

$C^k\times C=4^{k-1}(kN+4E)(N+4E)=4^k((k+1)N+4E)$

①, ②より 数学的帰納法によって, この推定は全ての自然数について成り立つ.

$C^n=4^{n-1}(nN+4E)=4^{n-1}\begin{pmatrix} 4-2n & n \\ -4n & 4+2n \end{pmatrix}$ …（答）

2 出題者が求めたポイント （数学Ⅲ・極限値, 微分積分）

〔解答〕

(1) $f(x)=\dfrac{1}{x^2},\ 1\leqq k$ とおく

と次の不等式から成り立つ

$f(k+1)<\displaystyle\int_k^{k+1}\dfrac{dx}{x^2}<f(k)$

ここで, $k=m-1,\ m\cdots\cdots,$

$n-1$を代入すると

$\displaystyle\sum_{k=m-1}^{n-1}f(k+1)<\int_{m-1}^n\dfrac{dx}{x^2}=\left[-\dfrac{1}{x}\right]_{m-1}^n=\dfrac{n+1-m}{n(m-1)}$

左辺$=\dfrac{1}{m^2}+\dfrac{1}{(m+1)^2}+\cdots\cdots+\dfrac{1}{n^2}<\dfrac{n+1-m}{m(m-1)}$……①

また, $k=m,\ m+1,\ \cdots\cdots\cdots,\ n$を代入すると

$\displaystyle\int_m^{n+1}\dfrac{dx}{x^2}<\sum_{k=m}^n f(k)$

左辺$=\left[-\dfrac{1}{x}\right]_m^{n+1}=-\dfrac{1}{n+1}+\dfrac{1}{m}=\dfrac{n+1-m}{m(n+1)}$

右辺$=\dfrac{1}{m^2}+\dfrac{1}{(m+1)^2}+\cdots\cdots+\dfrac{1}{n^2}$ …………②

よって①, ②より与えられた不等式は成り立つ

(2) (1)の不等式に$m=2$を代入すると

$\dfrac{n+1-2}{2(n+1)}<\dfrac{1}{2^2}+\dfrac{1}{(2+1)^2}+\cdots\cdots+\dfrac{1}{n^2}<\dfrac{n+1-2}{n(2-1)}$

全体に1を加える

$1+\dfrac{n-1}{2(n+1)}<\dfrac{1}{1^2}+\dfrac{1}{2^2}+\cdots\cdots+\dfrac{1}{n^2}<1+\dfrac{n-1}{n}$

左辺$=\dfrac{3n+1}{2(n+1)}\underset{n\to\infty}{\longrightarrow}\dfrac{3}{2}$, 右辺$=\dfrac{2n-1}{n}\underset{n\to\infty}{\longrightarrow}2$

よって 与えられた不等式は成り立つ

(3) $\dfrac{1}{1^2}+\dfrac{1}{2^2}+\dfrac{1}{3^2}=\dfrac{49}{36}$ より(1)の不等式に$m=4$を代入

すると

$\dfrac{n+1-4}{4(n+1)}<\dfrac{1}{4^2}+\dfrac{1}{5^2}+\cdots\cdots+\dfrac{1}{n^2}<\dfrac{n+1-4}{n(4-1)}$

各辺に上記の$\dfrac{49}{36}$を代入すると

$$\frac{49}{36}+\frac{n-3}{4(n+1)}<\frac{1}{1^2}+\frac{1}{2^2}+\cdots\cdots+\frac{1}{n^2}<\frac{49}{36}+\frac{n-3}{3n}$$

ここで $n\to\infty$ のとき

$$左辺=\frac{49}{36}+\frac{1}{4}=\frac{49}{36}+\frac{1}{4}=\frac{58}{36}=\frac{29}{18}$$

$$右辺=\frac{49}{36}+\frac{1}{3}=\frac{61}{36}$$

よって与えられた不等式は成り立つ。

3 出題者が求めたポイント（数学Ⅲ・微分積分）

〔解答〕

$$\mathrm{I}_0(x)=\int\frac{dx}{x^2}=-\frac{1}{x}+c \quad\cdots\cdots\cdots\cdots\cdots（答）$$

$$\mathrm{I}_{k+1}(x)=\int\frac{(\log x)^{k+1}}{x^2}dx$$

$$=-\frac{1}{x}(\log x)^{k+1}+(k+1)\int\frac{(\log x)^k}{x^2}dx$$

よって$\mathrm{I}_{k+1}(x)=-\frac{(\log x)^{k+1}}{x}+(k+1)\mathrm{I}_k(x) \quad\cdots\cdots（答）$

$k=0$ を代入 $\mathrm{I}_1(x)=-\frac{\log x}{x}+\mathrm{I}_c(x)=-\frac{\log x}{x}-\frac{1}{x}+\mathrm{C}$

$k=1$ を代入

$$\mathrm{I}_2(x)=-\frac{(\log x)^2}{x}+2\mathrm{I}_1(x)=-\frac{(\log x)^2}{x}-\frac{2\log x}{x}-\frac{2}{x}+\mathrm{C}$$

$k=2$ を代入

$$\mathrm{I}_3(x)=-\frac{(\log x)^3}{x}+3\mathrm{I}_2(x)$$

$$=-\frac{(\log x)^3}{x}-\frac{3(\log x)^2}{x}-\frac{6\log x}{x}-\frac{6}{x}+\mathrm{C}$$

$k=3$ を代入

$$\mathrm{I}_4(x)=-\frac{(\log x)^4}{x}+4\mathrm{I}_3(x)$$

$$=-\frac{(\log x)^4}{x}-\frac{4(\log x)^3}{x}-\frac{12(\log x)^2}{x}-\frac{24\log x}{x}$$

$$-\frac{24}{x}+\mathrm{C} \quad\cdots\cdots\cdots\cdots\cdots\cdots\cdots（答）$$

(2) （ア）$0<x\leqq1$ のとき $\log x\leqq0$ より成り立つ

（イ）$1<x$ のとき $0<\log x$ 与えられた不等式は

$$(\log x)^3\leqq\left(\frac{3}{e}x^{\frac{1}{3}}\right)^3=\frac{27}{e^3}x$$

ここで, $g(x)=\frac{(\log x)^3}{x}\leqq\frac{27}{e^3}$ を証明すれば良いから

$$g'(x)=\frac{1}{x^2}\left\{3(\log x)^2\times\frac{1}{x}\times x-(\log x)^3\times1\right\}$$

$$=\frac{(3-\log x)(\log x)^2}{x^2}$$

増減表をかくと

x		1		e^3	
$g'(x)$			$+$	0	$-$
$g(x)$			↗		↘

$$g(e^3)=\frac{(3\log e)^3}{e^3}=\frac{27}{e^3}$$

よって, $x>1$ のとき $g(x)=\frac{(\log x)^3}{x}\leqq\frac{27}{e^3}$

（ア）（イ）より $\log x\leqq\frac{3}{e}x^{\frac{1}{3}}$ は成り立つ

(3) $(a)\,f'(x)=\frac{(2-\log x)\log x}{x^2} \qquad (x\geqq1)$

増減表をかくと

x	1		e^2	
$f'(x)$	0	$+$	0	$-$
$f(x)$	0	↗	$\frac{4}{e^2}$	↘

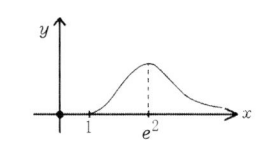

$(b)\,\mathrm{J}=\int\frac{(\log x)^2}{x}dx$ とおくと

$$\mathrm{J}=(\log x)^3-2\int\frac{(\log x)^2}{x}dx=(\log x)^3-2\mathrm{J}$$

よって, $\mathrm{J}=\frac{1}{3}(\log x)^3+c$

すると

$$\mathrm{S}_n=\int_n^{n^2}\frac{(\log x)^2}{x}dx=\left[\frac{1}{3}(\log x)^3\right]_n^{n^2}=\frac{7}{3}(\log n)^3$$

$(c)\,\mathrm{V}_n=\pi\int_n^{n^2}\frac{(\log x)^4}{x^2}dx=\pi\left[\mathrm{I}_4(x)\right]_n^{n^2}$

$$=-\pi\left\{\left(\frac{(\log n^2)^4}{n^2}-\frac{(\log n)^4}{n}\right)+\left(\frac{4(\log n^2)^3}{n^2}-\frac{(\log n)^3}{n}\right)\right.$$

$$+12\left(\frac{(\log n^2)^2}{n^2}-\frac{(\log n)^2}{n}\right)+24\left(\frac{\log n^2}{n^2}-\frac{\log n}{n}\right)$$

$$\left.+24\left(\frac{1}{n^2}-\frac{1}{n}\right)\right\}$$

$$=\frac{\pi}{n^2}\left\{(n-16)(\log n)^4+4(n-8)(\log n)^3\right.$$

$$\left.+12(n-4)(\log n)^2+24(n-2)\log n+24(n-1)\right\}$$

$$\cdots\cdots\cdots\cdots（答）$$

$(d)\,\frac{n\mathrm{V}_n}{(\log n)\mathrm{S}_n}=\frac{3}{7}\pi\left\{\frac{n-16}{n}+\frac{4(n-8)}{n\log n}\right.$

$$+\frac{12(n-4)}{n(\log n)^2}$$

$$\left.+\frac{24(n-2)}{n(\log n)^3}+\frac{24(n-1)}{n(\log n)^4}\right\}$$

すると $\displaystyle\lim_{n\to\infty}\frac{n\mathrm{V}_n}{(\log n)\mathrm{S}_n}=\frac{3}{7}\pi \qquad\cdots\cdots\cdots\cdots（答）$

物 理

解答　25年度

［Ⅰ］

地表における重力≒万有引力　であるから万有引力定数をG, 地球の質量をMとすると　$mg \fallingdotseq G\dfrac{mM}{R^2}$ が成り立つ。

$$\therefore GM = gR^2 \cdots ①$$

ア. 地表での重力が向心力になっているから, $mg = m\dfrac{v^2}{R}$

$$\therefore v = \sqrt{gR}$$

イ. 力学的エネルギー保存則より求める速さv'は

$$\frac{1}{2}mv'^2 - G\frac{mM}{R} = 0 \quad を満たす。$$

$$\therefore v' = \sqrt{2\frac{GM}{R}} \quad ここで①を用いてGMを消去する。$$

$$\therefore v' = \sqrt{\frac{2}{R} \times gR^2} = \sqrt{2gR}$$

ウ. 半径rの軌道上にいる衛星に対して,

$$mr\left(\frac{2\pi}{T}\right)^2 = G\frac{mM}{r^2} \quad が成り立つ。$$

これより, rと周期Tの関係は$\dfrac{T^2}{r^3} = \dfrac{4\pi^2}{GM} =$一定である。

題意より$\dfrac{24^2}{r^3} = \dfrac{T^2}{\left(\frac{r}{4}\right)^3} \therefore T^2 = \dfrac{24^2}{4^3} = 9 \therefore T = 3$［時間］

エ. 求める速さvは, 力学的エネルギー保存則　より

$$\frac{1}{2}mv^2 - G\frac{mM}{r} = 0$$

$$\therefore v^2 = \frac{2GM}{r} \quad ①式より \quad v^2 = \frac{2}{r} \times gR^2$$

$$\therefore v = \sqrt{\frac{2gR^2}{r}}$$

オ. 燃料噴射前の衛星の速さVは

$$3m\frac{V^2}{r} = G\frac{3mM}{r^2} \quad より \quad V = \sqrt{\frac{GM}{r}} = \sqrt{\frac{gR^2}{r}}$$

運動量保存則　より

$$3m\sqrt{\frac{gR^2}{r}} = m\sqrt{\frac{2gR^2}{r}} + 2mv_g \, (v_g は燃料が噴$$
射された速度)

$$\therefore v_g = \frac{3}{2}\sqrt{\frac{gR^2}{r}} - \frac{1}{2}\sqrt{\frac{2gR^2}{r}} = \left(\frac{3-\sqrt{2}}{2}\right)\sqrt{\frac{gR^2}{r}}$$

〔解答〕

ア. $\sqrt{gR}$　イ. $\sqrt{2gR}$　ウ. 3

エ. $\sqrt{\dfrac{2gR^2}{r}}$　オ. $\left(\dfrac{3-\sqrt{2}}{2}\right)\sqrt{\dfrac{gR^2}{r}}$

［Ⅱ］

(1)ア. 極板間の電場の強さEはGaussの法則より

$$ES = 4\pi kQ が成り立つ。$$

$$\therefore E = \frac{4\pi kQ}{S} = \frac{4\pi kQ}{a^2}$$

単位面積あたりの電気力線の本数は電場の強さEに等しい。　$\dfrac{4\pi kQ}{a^2}$

イ. 極板間距離dが小さいときは, 電場の強さEはdに依存しない。　$\therefore 1$倍

(2)ウ. 磁束密度Bは紙面の表から裏に向かう向きである。

運動方程式　より　$m\dfrac{v^2}{r} = evB$

$$\therefore r = \frac{mv}{eB} = \frac{p}{eB} \qquad MN = 2r = \frac{2p}{eB}$$

(3)エ. 単位時間あたりの磁束密度の変化量$= \dfrac{0 - B_0}{t_1}$であるから,

$$\triangle t[s] 間の磁束の変化量 = \left(\frac{0-B_0}{t_1}\right)\triangle t \times a^2$$

$$= -\frac{B_0 a^2}{t_1}\triangle t$$

オ. 誘導起電力の大きさ$= \left|N \times \dfrac{\triangle\Phi}{\triangle t}\right| = \left|3 \times \left(-\dfrac{B_0 a^2}{t_1}\right)\right|$

$$= \frac{3B_0 a^2}{t_1}$$

〔解答〕

ア. $\dfrac{4\pi kQ}{a^2}$　イ. 1　ウ. $\dfrac{2p}{eB}$　エ. $-\dfrac{B_0 a^2}{t_1}\triangle t$

オ. $\dfrac{3B_0 a^2}{t_1}$

［Ⅲ］ア. ピストンにはたらく力のつりあい。

$$P_0 S + kx = PS \quad より \quad P = P_0 + \frac{kx}{S}$$

イ. 気体がする仕事$= \displaystyle\int_0^L PS dx = \int_0^L (P_0 S + kx)\, dx$

$$= \left[P_0 Sx + \frac{1}{2}kx^2\right]_0^L = P_0 SL + \frac{1}{2}kL^2$$

ウ. $\triangle U = nC_V \triangle T$, $Q = 0$

気体がする仕事$= P_0\triangle V + \dfrac{1}{2}k\left(\dfrac{\triangle V}{S}\right)^2$

であるから, 熱力学第一法則より

$$0 = nC_V\triangle T + P_0\triangle V + \frac{1}{2}k\left(\frac{\triangle V}{S}\right)^2$$

$(\triangle V)^2 \fallingdotseq 0$として, 　$\triangle T = -\dfrac{P_0\triangle V}{nC_V}$

エ. $P_0 \triangle V + V_0 \triangle p = nR \triangle T$ にウの答えを代入して $\triangle T$ を消去すると

$$P_0 \triangle V + V_0 \triangle P = nR \left(-\frac{P_0 \triangle V}{n C_V} \right)$$

$$\therefore V_0 \triangle P = -\frac{R}{C_V} P_0 \triangle V - P_0 \triangle V = -\left(\frac{R}{C_V} + 1 \right) P_0 \triangle V$$

$$\therefore \triangle P = -\left(\frac{R + C_V}{C_V} \right) \cdot \frac{P_0}{V_0} \triangle V$$

オ. ばねが $\triangle x$ 縮んだとき, ピストンにはたらく力 F は

$$F = PS - P_0 S - k \triangle x = \triangle PS - k \triangle x$$

$\triangle V = S \triangle x$ であるから,

$$F = -\left(\frac{R + C_V}{C_V} \right) \cdot \frac{P_0}{V_0} \cdot \triangle V \cdot S - k \triangle x$$

$$= -\left(\frac{R + C_V}{C_V} \right) \cdot \frac{P_0}{V_0} (S \triangle x) S - k \triangle x$$

$$= -\left\{ \left(\frac{R + C_V}{C_V} \right) \cdot \frac{P_0}{V_0} S^2 + k \right\} \triangle x$$

したがって, 周期 T は

$$T = 2 \pi \sqrt{\frac{m}{\left\{ \left(\frac{R + C_V}{C_V} \right) \cdot \frac{P_0}{V_0} S^2 + k \right\}}}$$

〔解答〕

ア. $P_0 + \dfrac{kx}{S}$　　イ. $P_0 SL + \dfrac{k}{2} L^2$　　ウ. $-\dfrac{P_0 \triangle V}{n C_V}$

エ. $-\left(\dfrac{R + C_V}{C_V} \right) \cdot \dfrac{P_0}{V_0} \triangle V$

オ. $2 \pi \sqrt{\dfrac{m}{\left(\dfrac{C_V + R}{C_V} \right) \cdot \dfrac{P_0}{V_0} S^2 + k}}$

〔IV〕

ア. $\dfrac{1}{2} \lambda$

イ. 弱めあう条件と $m = 1, 2, \cdots\cdots$ であることより

$$d \frac{x_m}{b} = \left(m - \frac{1}{2} \right) \lambda \qquad \therefore x_m = \left(m - \frac{1}{2} \right) \cdot \frac{b \lambda}{d}$$

ウ. 点Cに一番近い暗点は　光路差 $= \dfrac{1}{2} \lambda$ を満たす点である。

スリットを S_1, S_2 とすると

$$光路差 = 1 \times S_2 P - \{ 1 \times (S_1 P - a) + na \}$$

$$= (S_2 P - S_1 P) - a(n - 1)$$

$$= d \frac{x_1{}'}{b} - a(n - 1) = \frac{1}{2} \lambda \quad より$$

$$x_1{}' = \frac{b \lambda}{2d} + \frac{ab(n - 1)}{d} = x_1 + \frac{ab(n - 1)}{d}$$

エ. 屈折率 n の媒質中の波長 $= \dfrac{\lambda}{n}$ であるから,

$$d_1 \frac{y_m}{b} = m \times \left(\frac{\lambda}{n} \right) \quad より \qquad y_m = \frac{mb \lambda}{n d_1}$$

オ. 明点の条件は $n d_1 \sin \theta = m \lambda$ ともかける。また, 臨界角を θ_C とすると $\sin \theta_C = \dfrac{1}{n}$ であり, $\theta > \theta_C$ となる θ に対しては全反射をする。したがって, 全反射をする条件は

$$\frac{m \lambda}{n d_1} > \frac{1}{n} \quad より \quad m > \frac{d_1}{\lambda} = \frac{1.0 \times 10^{-5}}{6.1 \times 10^{-7}} = 16.3 \cdots$$

よって, 17番目以降の明点にくる光は全反射する。

〔解答〕

ア. $\dfrac{1}{2} \lambda$　　イ. $\left(m - \dfrac{1}{2} \right) \dfrac{b \lambda}{d}$　　ウ. $\dfrac{ab(n - 1)}{d}$

エ. $\dfrac{mb \lambda}{n d_1}$　　オ. 17

化 学

解答 　　　　　25年度

1 出題者が求めたポイント……硝酸の工業的製法、化学反応の量的関係、熱化学方程式、酸化数

問2. $NH_3 \rightarrow HNO_3$　Nの酸化数は、$-3 \rightarrow +5$　と変化する。変化量は、$+8$。

問3. A. 一酸化窒素　B. 二酸化窒素

問4. ① $4NH_3 + 5O_2 \rightarrow 4NO + 6H_2O$
② $2NO + O_2 \rightarrow 2NO_2$
③ $3NO_2 + H_2O \rightarrow 2HNO_3 + NO$

①〜③の3式から
$NH_3 + 2O_2 \rightarrow HNO_3 + H_2O$
NH_3 1 mol から HNO_3 1 mol を生成する。Nの数に注目するとよい。

問5. 表より、

$$\frac{1}{2}N_2 + \frac{3}{2}H_2 = NH_3 + 46\,kJ \qquad \cdots\cdots ①$$

$$\frac{1}{2}H_2 + \frac{1}{2}N_2 + \frac{3}{2}O_2 = HNO_3(液) + 174\,kJ \cdots\cdots ②$$

$$H_2 + \frac{1}{2}O_2 = H_2O(液) + 286\,kJ \qquad \cdots\cdots ③$$

[②+③−①] より
$NH_3 + 2O_2 = HNO_3(液) + H_2O(液) + 414\,kJ$

問6. アンモニアの物質量は、
$1.013 \times 10^5 \times 220 = n \times 8.314 \times 10^3 \times (273 + 25)$
　∴ $n = 8.995\,(mol)$

これから得られる硝酸は、
$8.995 \times 63.0 = 566.68 \fallingdotseq 566.7\,(g)$
70%の硝酸が $V\,(mL)$ 得られたとする。

$V \times 1.4 \times \dfrac{70}{100} = 566.7,\quad \begin{matrix}V = 578\,(mL)\\ = 0.58\,(L)\end{matrix}$

問7. 黄色になるのは NO_2 のため。ここでは無色の気体は何かと問われている。
$4HNO_3 \rightarrow 4NO_2 + 2H_2O + O_2$
と分解するので、O_2　である。

問8. 主に NO_2 を発生する反応が起こる。

[解答]
問1. ア. 触媒　イ. 褐色　ウ. 不動態
問2. $+8$　　問3. A. NO　B. NO_2　　問4. 2.0 mol
問5. 414 [kJ/mol]　　問6. 0.58 [L]　　問7. O_2
問8. $Ag + 2HNO_3 \rightarrow AgNO_3 + NO_2 + H_2O$

2 出題者が求めたポイント……エネルギー図, 活性化エネルギー, 反応速度, 平衡定数

問1, 2. エネルギー図から導ける。右向きの変化は吸熱反応である。

問3. エネルギー図から、
$2X = Y + Z - (E_2 - E_1)$
指示に従うと、
$X = \dfrac{1}{2}Y + \dfrac{1}{2}Z - \dfrac{(E_2 - E_1)}{2}$　∴ $Q = -\dfrac{(E_2 - E_1)}{2}$

問4. $T = 280\,K$ のとき
$$\log_{10}k_f = -\frac{E_{af}}{2.303R \times 280} + \log_{10}A_f \qquad \cdots\cdots ①$$
$T = 320\,K$ のとき
$$\log_{10}k_f = -\frac{E_{af}}{2.303R \times 320} + \log_{10}A_f \qquad \cdots\cdots ②$$
[②−①] より
$$\log_{10}10 = -\frac{E_{af}}{2.303R}\left(\frac{1}{320} - \frac{1}{280}\right)$$
これより、
$$E_{af} = \frac{320 \times 280 \times 2.303 \times 8.314}{320 - 280} = 42.9 \times 10^3\,(J)$$
$$= 42.9\,(kJ)$$

問5. $K_C = \dfrac{k_f}{k_r}$
両辺の対数をとると、
$$\log_{10}K_C = \log_{10}k_f - \log_{10}k_r$$
$$= \left(-\frac{E_{af}}{2.303RT} + \log_{10}A_f\right) - \left(-\frac{E_{ar}}{2.303RT} + \log_{10}A_r\right)$$
$$= \frac{1}{2.303RT}(E_{ar} - E_{af}) + \log_{10}\frac{A_f}{A_r}$$
ここで、
$E_{ar} - E_{af} = (E_3 - E_2) - (E_3 - E_1) = E_1 - E_2$
また、$Q = -\dfrac{E_2 - E_1}{2}$　であるから、$E_1 - E_2 = 2Q$
以上から、
$$\log_{10}K_C = \frac{2Q}{2.303RT} + \log_{10}\frac{A_f}{A_r}$$

問6. 反応温度を上げると、吸熱反応がより多く起こり新しい平衡状態になる。したがって、K_C は増加する。反応温度を上げると反応速度は大きくなる。反応速度式で、反応速度定数 k が増加するためである。可逆反応では、右向きも左向きも共に k が大きくなることに留意する。右向きの変化がより多く起こるので、k_f の方がより大きくなる。

[解答]
問1. $E_{af} = E_3 - E_1$　　問2. $E_{ar} = E_3 - E_2$
問3. $Q = -\dfrac{(E_2 - E_1)}{2}$　　問4. 42.9 [kJ/mol]
問5. $\log_{10}K_C = \dfrac{2Q}{2.303RT} + \log_{10}\dfrac{A_f}{A_r}$
問6. 3, 8

3 出題者が求めたポイント……有機化合物の推定, いろいろな縮合反応, アラミド繊維

この加水分解は、
$A + 2H_2O \rightarrow B + C + D$
(1) Aにはエステル結合 −COO− が存在する。
(2) Bは、ヘキサメチレンジアミンである。
(3) Cの元素分析より、

$$C:H:O = \frac{8.8 \times \frac{12}{44}}{12} : \frac{1.8 \times \frac{1 \times 2}{18}}{1.0} : \frac{5.8 - (2.4 + 0.2)}{16}$$

$$= 0.20 : 0.20 : 0.20 = 1:1:1$$

$(CHO) \times n = 116, \quad n = 4$

∴分子式は，$C_4H_4O_4$

(4) 化合物Cを加熱すると脱水し，酸無水物を生じる。このCにはシス・トランス異性体があるので，Cは，マレイン酸である。

(5) ニンヒドリンとの反応で生じたアルデヒドを還元するとエチレングリコールを生じている。

$$R-CHO \xrightarrow{+(H)} HO-CH_2-CH_2-OH$$

したがって，このアミノ酸は，

である。

問1.

ア．$R-COOH + R'-COOH \rightarrow R-\underset{O}{C}-O-\underset{O}{C}-R' + H_2O$

イ．$R-COOH + R'-OH \rightarrow R-\underset{O}{C}-O-R' + H_2O$

ウ．$R-COOH + R'-NH_2 \rightarrow R-\underset{\underset{H}{O}}{C}-N-R' + H_2O$

エ．$R-OH + R'-OH \rightarrow R-O-R' + H_2O$

問3．ナイロン66の構造式は，

　　　　　　　　　　　　　に置換する。

問8．Aの構造式は，

$$H_2N-(CH_2)_6-\underset{B \ \underset{H}{} \ \underset{O}{}}{N}-\underset{C}{C}-CH=CH-\underset{\underset{O}{}}{C}-O-CH_2-\underset{D \ NH_2}{C}-COOH$$

アミド結合　　　エステル結合

C-B-D，D-B-C のようにヘキサメチレンジアミンが中央にあると，エステル結合が形成されない。

[解答]

問1.ア．酸無水物　イ．エステル　ウ．アミド
　　エ．エーテル

問2．ヘキサメチレンジアミン

問3．

問4．$C_4H_4O_4$　　　問5.マレイン酸　　　問6.セリン

問7．

問8．　3，5

4　出題者が求めたポイント……アミノ酸，トリペプチド，グルタミン酸のエステル化

問1．ペプチド結合は，α炭素に結合している$-COOH$と$-NH_2$が他のアミノ酸と反応して生じるのが一般的であるが，グルタチオンでは，グルタミン酸の側鎖の$-COOH$が使われている。

問2．$-SH + HS- \xrightarrow{+(O)} -S-S- + H_2O$
　　と反応し，ジスルフィド結合を生成する。

問3.

1.　NH_3を発生する。正しい。

2.　ベンゼン環をもったアミノ酸がない。

3.　$Pb^{2+} + S^{2-} \rightarrow PbS$，Sの検出反応。正しい。

4.　フェーリング液を還元しない。

5.　フェノール性ヒドロキシ基が存在しない。

6.　ヨードホルム反応を起こす官能基（CH_3-CO-など）が存在しない。

問4．pH 2, 4, 7の状態で陽イオンが十分あるか否かである。等電点より小さいpHでは陽イオンが存在する。

　　pH＝2の水溶液；いずれも陽イオンの状態で存在する。したがって，すべて陰極に移動する。

　　pH＝4の水溶液；システインとグリシンの等電点より低いpHであるから，この二つのアミノ酸は陽イオンの状態で存在する。したがって，陰極に移動する。

　　pH＝7の水溶液；いずれの等電点より高いpHである。したがって，陰イオンで存在するので陰極には移動しない。

問5．グルタミン酸の電離は次のように表される。

$$HOOC-CH_2-CH_2-\underset{\overset{+}{N}H_3}{CH}-COOH$$

$$\rightleftarrows HOOC-CH_2-CH_2-\underset{\overset{+}{N}H_3}{CH}-COO^- + H^+ \quad (双性イオン)$$

$$\updownarrow$$

$$^-OOC-CH_2-CH_2-\underset{\overset{+}{N}H_3}{CH}-COO^- + H^+$$

$$\updownarrow$$

$$^-OOC-CH_2-CH_2-\underset{NH_2}{CH}-COO^- + H^+$$

第三段階の電離平衡は，

$$K_a = \frac{[^-OOC-CH_2-CH_2-\underset{NH_2}{CH}-COO^-][H^+]}{[^-OOC-CH_2-CH_2-\underset{\overset{+}{N}H_3}{CH}-COO^-]}$$

$$= 2.1 \times 10^{-10}$$

ここで，[2価の陰イオン]＝[1価の陰イオン]とすると，

$$K_a = [H^+] = 2.1 \times 10^{-10}, \quad pH = -\log 2.1 \times 10^{-10}$$

$$= 10 - \log 2.1 = 10 - 0.32 = 9.68$$

水溶液のpHが12であるから，pH 9.68よりはるかに大きい。このことは，大部分が2価の陰イオンで存在していることを意味する。

問6．この時の反応は，

$$\text{HOOC-CH}_2\text{-CH}_2\text{-CH-COOH} + 2\text{C}_2\text{H}_5\text{OH}$$
$$\underset{\text{NH}_2}{|}$$
$$\rightarrow \text{H}_5\text{C}_2\text{OOC-CH}_2\text{-CH}_2\text{-CH-COOC}_2\text{H}_5 + 2\text{H}_2\text{O}$$
$$\underset{\text{NH}_2}{|}$$

グルタミン酸の分子量は，147，エステルの分子量は，203であるから

$$\frac{1.0}{147} \times 203 = 1.38 \fallingdotseq 1.4\,(\text{g})$$

[解答]

問1.　α炭素に結合しているカルボキシ基を使わずに側鎖のカルボキシ基を使ってペプチド結合を形成している。(48字)

問2.　ジスルフィド結合

問3.　1，3，4

問4.　pH＝2；グルタミン酸，システイン，グリシン
　　　pH＝4；システイン，グリシン
　　　pH＝7；なし

問5.　$\text{}^-\text{OOC-CH}_2\text{-CH}_2\text{-CH-COO}^-$
　　　　　　　　　　　　　$\underset{\text{NH}_2}{|}$

問6.　構造式；
　　$\text{H}_2\text{N-CH-CH}_2\text{-CH}_2\text{-C-O-C}_2\text{H}_5$
　　　　　$\underset{\text{O}}{\overset{|}{\text{C-O-C}_2\text{H}_5}}$　　$\underset{}{\overset{\|}{}\text{O}}$

生成物；1.4 [g]

生　物

解答

Ⅰ　出題者が求めたポイント（Ⅰ発生のしくみ Ⅱ遺伝子の形質発現、タンパク質、進化）

問1. あ：基本的な知識の確認問題。外胚葉、中胚葉、内胚葉の3胚葉が形成されるのは原腸胚である。

　　い：問題文中に「表皮のうろこへの誘導するはたらき」とあるので、Wの表皮からうろこ型ケラチンが形成されたものを表から探す。5、7日胚のWの表皮を12日胚のLの真皮と結合させた場合に表皮からうろこ型ケラチンとなっていることがわかる。

問2. 動物の組織に関する基本的な設問。表皮は上皮組織であるが、真皮は結合組織である。

問3. ガードンが行ったアフリカツメガエルの核移植実験、ウィルムットらが行ったクローンヒツジの実験のいずれも分化した核を使って新たな個体が作り出された。いずれも実験の内容を確認しておきたい。

問4. (1) 2・3・4を比較すると5日胚および9日胚ではうろこへと誘導しないが、12日胚では誘導していることから弱くなるというのは誤り。

　　(2) 表皮からみた結論の正否を答える。12日胚の真皮を結合させた4・6・7を比較すると5・7日胚は誘導を受けているのに対し、9日胚では翼になる表皮は真皮からの誘導を受けていない。このことは9日胚になると「うろこへと分化する力が弱くなる」ことを示している。

問5. 【実験Ⅰ】の結果から5日胚は真皮からの誘導を受けていることが分かる。その時期のWから取り出した表皮を用いた【実験Ⅱ】の結果ではタンパク質Pを加えた培養液中でうろこ型のケラチンを作っている。問題文にタンパク質Pは「表皮の細胞膜にある受容体に結合してはたらく」とあるので、細胞膜にPの受容体を持つ表皮がうろこ型のケラチンをつくる。このことから表の5の結果から将来あしになる部分の皮膚である(イ)5日胚L、8の結果から(オ)9日胚Lは受容体を持つ。また、将来、翼になる部分の皮膚のうち、うろこ型ケラチンをつくるよう誘導される4の(ア)5日胚Wと6の(ウ)7日胚Wは受容体を持つ。一方、7の結果から(エ)9日胚Wは誘導されず羽毛型ケラチンをつくることから受容体を持たない。

問6. ホメオティック遺伝子は、動物の発生過程において体節構造の決定に関する遺伝子である。問5に「タンパク質Pは細胞膜の受容体に結合してはたらくものとする。」とあることから、タンパク質Pはホメオティック遺伝子からつくられるタンパク質ではない。また、このタンパク質はDNAに結合する。

問7. 「細胞膜にある受容体に結合してはたらく物質」ということがポイント。(ア)アセチルコリンは神経伝達物質としてシナプス後膜の細胞にある受容体に結合して興奮を伝達する。ホルモンのうちペプチド系のホルモンである(ウ)インスリンは細胞膜にある受容体

に結合してはたらく。一方、ステロイドホルモンである(エ)エクジステロイドと(オ)エストロゲンは細胞内に入り核で受容体に結合する。(イ)アミラーゼは消化酵素、(カ)ヒストンは染色体でDNAと結びつくタンパク質である。

問8. 相同と相似の意味を正しく理解をしておく必要がある。

【解答】

問1. あ：(ウ)　い：(エ)
問2. (1)：(イ)　(2)：(ア)・(ウ)・(キ)
問3. 〔特異〕(イ)・(オ)
問4. (1)：×〔根拠〕(エ)・(オ)　(2)：○〔根拠〕(ク)・(サ)
問5. (エ)
問6. (1) P　(2)：(エ)
問7. (ア)・(ウ)
問8. 〔相同な器官〕(ア)　〔相似な器官〕(エ)

Ⅱ　出題者が求めたポイント（Ⅱ タンパク質、酵素の性質、生体防御）

問1. 「変性」はタンパク質に対し、「失活」は酵素に対して用いる用語である。

問2. (エ)ペプチド結合はタンパク質の一次構造を決めるアミノ酸どうしの結合である。二次構造である「らせん構造」は、アミノ酸同士が弱い結合である(ウ)水素結合により結びついているので、必要な結合にはこの2つを答える。

問3. ペプシンはタンパク質分解酵素である。選択肢のうちからタンパク質を選ぶ。

問4・5. 消化にはたらくタンパク質分解酵素のうち胃ではたらくペプシンの最適pHは2、十二指腸ではたらくトリプシンの最適pHは8であることは基礎知識。ペプシンは弱アルカリ性の十二指腸の環境では活性が低下する。

問6. 免疫については体液性免疫、細胞性免疫それぞれの特徴を理解しておく必要がある。

【解答】

問1. あ：変性　い：失活
問2. (二)次構造　〔結合〕(ウ)・(エ)
問3. (ア)・(ウ)・(ク)
問4. (ウ)　ペプシンの最適pHは2と強酸性であり、胃液のpHはほぼ同程度であるのに対し、十二指腸のそれよりpHは高くなっているためペプシンの活性は胃液中に比べて低下する。
問5. 〔酵素〕トリプシン　〔器官〕すい臓
問6. (エ)→(ア)→(オ)→(ウ)→(イ)

Ⅲ　出題者が求めたポイント(Ⅱ 遺伝子の転写調節)

問1.【実験Ⅰ】〜【実験Ⅲ】の結果をまとめると以下のようになる。

【実験Ⅰ】

タンパク質B→受容体Aに結合→核内の調節タンパク質Cの活性化→遺伝子dの転写促進(mRNA量10倍)

【実験Ⅱ】

〔実験Ⅰ「タンパク質B」非投与群〕

化合物E-1＝細胞膜外→内側ICに結合、化合物E-2＝細胞膜内→外側ECと結合

【実験Ⅲ】

〔実験Ⅰ「タンパク質B」投与群　細胞懸濁液〕

〔化合物E-1結合物質〕有：A-IC・調節タンパク質C　無：受容体A・A-EC

〔化合物E-2結合物質〕無：受容体A・A-EC・A-IC・調節タンパク質C

〔実験Ⅰタンパク質B非投与群　細胞懸濁液〕

〔化合物E-1結合物質〕・〔化合物E-2結合物質〕有：受容体A　無：A-EC・A-IC・調節タンパク質C

【実験Ⅲ】よりタンパク質B投与群では化合物E-1とA-IC、調節タンパク質Cが結合する。また、【実験Ⅰ】よりタンパク質B投与により転写が活性化されることが分かるので、(ア)が正しい。(イ)は【実験Ⅲ】でタンパク質B投与群では化合物E-1はA-ECと結合していないので誤り。(ウ)(エ)は【実験Ⅲ】でタンパク質B非投与群では、調節タンパク質CとA-IC、A-ECが結合していないのでいずれも誤り。

問2.タンパク質B投与群の細胞では、【実験Ⅲ】より受容体Aの細胞内領域であるA-ICが調節タンパク質Cと結合する。問題文より調節タンパク質Cは核内に存在するタンパク質であるので、化合物E-1は、主に核内で検出されるようになる。

問3.【実験Ⅳ】表1で実験群2〜5で酵素-2を阻害した場合には遺伝子dのmRNA量は変化がないものの、酵素-1と酵素-3を阻害した場合に実験-1と同じ量になっている。

(1)遺伝子dの転写を促進するために必要な酵素とは、阻害された場合にmRNA量が減少する酵素である。このことから酵素-1と酵素-3が相当する。

(2)分断する条件とは、実験群1からタンパク質Bを投与しないと遺伝子dのmRNA量が増加しないことから(ア)タンパク質Bの存在下のみ分断するというのが正しい。

問4.プロモーターFは薬剤Gを投与したときだけ、人工遺伝子a-icを発現させることができることから表2で実験群4のみmRNA量が10となっている。【実験Ⅳ】より、酵素-1・酵素-3を阻害すると、受容体Aが分断されない結果、転写が促進されなくなるため(ア)、(ウ)は正しい。同様に酵素-2は分断を促進しない。しかし、ここでは実験群4においてはA-ICができていて、調整タンパク質Cが活用化し、遺伝子dの転写が促進

されることから、酵素1〜3の影響を受けないということができる。

問5.変異体CΔをつくる遺伝子(人工遺伝子cΔ)を合成してプロモーターFに連結させたDNA-2を導入した場合である。実験群4は、1と比べてタンパク質Bがあるため、mRNA量が10となる。実験群5、6は、タンパク質Bの存在下では、DNA-2・薬剤Gの両方がないと転写を促進するはたらきを失わないので10となっている。実験群7の解釈が問題となっているが、(ア)の場合、mRNA量は1になるはずである。(イ)・(ウ)の場合はともに10となるはずである。(エ)と(オ)は一部が結合するため10と1の間の値になっている。

問6 受容体A-ICが調節タンパク質Cと変異体CΔの両方に結合する。

【解答】

問1.(ア)

問2.(ウ)

問3.(1)：(オ)　(2)：(ア)

問4.(エ)・(オ)・(カ)

問5.(エ)

問6.(イ)〔理由〕タンパク質B非存在下でDNA-1を導入し、薬剤Gを投与すると受容体A-ICがつくられるが、DNA-2により変異体CΔができるために受容体A-ICは調節タンパク質Cとともに、CΔとも結合するため遺伝子dのmRNA量は1より多く10よりは少ない3となる。

平成24年度

問　題　と　解　答

英　語

問題　24年度

［I］　次の英文を読んで，設問に答えなさい。

One of the first things I was taught at school about the art of translation is that if you can tell a piece of writing is a translation, it is not a good translation. I remember one excellent French teacher in particular who took us through a published English translation of Flaubert's *Madame Bovary*, pointing out where the translator had taken liberties with the original French. He also pointed out, of course, that these "liberties" were entirely justified in the interests of producing a translation that read like a well-written English novel.

In many cases, then, (1)the question for translators is not so much whether a proposed translation is "accurate" as whether it would actually be used in a similar context in the language they are translating into. A poor translator might argue, for example, that "I will receive this meal" is a perfectly accurate translation of "Itadakimasu," as used in Japanese before you start to eat. But this argument would not do him much good from any practical point of view: it would be absurd to insist on a translation that no English speaker would use in that situation.

This observation about situation-appropriate translation is just as relevant to English-Japanese translation as it is to Japanese-English translation, of course. For example, a literal translation of "Get off my back" into Japanese would be entirely inappropriate for the situations ☐ A ☐ this idiom is generally used: except in the unlikely event that someone is standing on your back and you want them to get off, you would probably use it to tell someone to stop criticizing you and giving you unwelcome advice. An appropriate Japanese translation might, therefore, be something like "☐ 1 ☐."

Let's return to the problem of translating "Itadakimasu." Traditionally, Christian English speakers would precede a meal with a short prayer, one of the most common of which, interestingly enough, is "For what we are about to *receive*, may the Lord make us truly thankful." But few people do that these days, except in certain formal or institutional settings, and even then the issue is further clouded by the PR-inspired necessity to respect other people's religions or, indeed, lack of them. It is a sad fact, then, that many English speakers don't say anything before they start eating in company; many don't even wait until everyone else is ready to start! If anything is said at all, it is more likely than not to come from the host or the person who cooked the meal. There are no set expressions, but something along the lines of "Let's start" would be common, ☐ B ☐ the response, if any, might be "Thanks. This looks great."

French and German speakers, on the other hand, do have set expressions available: "Bon appétit" and "Guten Appetit," respectively. However, these differ from "Itadakimasu" in that they express the wish that other people will enjoy their meals rather than gratitude for what the speaker is about to eat. This means that the expressions are actually closer to "☐ 2 ☐" than to "Itadakimasu." They are also regularly used by people who are not personally participating in the meal – waiters use them, for example.

These French and German expressions provide another good example of the difficulties translators can face: in English, both literally mean "Good appetite," as you can easily recognize, but this would be a hopeless practical translation, because no English speaker would actually say it. Faced with translating "Bon appétit" or "Guten Appetit" into English, a good translator would consider both the context and who the speaker is. He might decide simply to use the French, even if he were translating from German into English, as "Bon appétit" (but not "Guten Appetit") is fairly regularly used by certain groups of more cosmopolitan English speakers. If the expression were being used by a waiter, or perhaps by the person who cooked the meal, the translator might settle for "Enjoy your meal." Otherwise, he would probably just have to fall back on "Let's start," etc.

Given that such translation problems exist among languages as closely related as French, German, and English, (2)it is easy to appreciate how much more serious they are when it comes to translating between languages as unrelated as Japanese and English.

問1 下線部(1)を日本語に訳しなさい。

問2 下線部(2)を, このパラグラフ内で they が指し示すものを明確にして, 日本語に訳しなさい。

問3 　A　と　B　に入れるのに適切な表現を, 英語2語で書きなさい。なお, and は用いないこととする。

問4 　1　と　2　に入れるのに適切な日本語表現を, 日本語表記で書きなさい。

問5 次のa〜fから, 本文の内容と一致する英文を2つ選び, 記号で答えなさい。
  a. The main point of the story related in the first paragraph is that mistakes can be found even in published translations of well-known literary works.
  b. Making sure that a translation is appropriate to the situation is more important when translating from Japanese into English than the other way around.
  c. The main problem with using "I will receive this meal" to translate "Itadakimasu" is that the English translation does not accurately convey the meaning of the Japanese.
  d. Using a short English prayer to translate "Itadakimasu" would not be a sensible option for a translator to consider if the Japanese expression were used in the context of a typical modern family setting.
  e. Use of the French expression "Bon appétit" to translate "Guten Appetit" in an English translation of a German text would not be inappropriate in certain contexts.
  f. The writer's chief concern is to impress on translators that they should, above all, make sure that individual expressions are translated accurately.

問6 本文に含まれている単語について, 次の(1)と(2)のそれぞれで, 左の単語の最も強く発音される音節の母音は, ア〜エのうちの1つで最も強く発音される音節の母音と同じである。その語の記号をそれぞれ選んで書きなさい。

(1)　**practical**　ア．advice　イ．appetite　ウ．appreciate　エ．appropriate

(2)　**precede**　ア．participate　イ．receive　ウ．relevant　エ．response

[II]　次の英文を読んで，設問に答えなさい。

　　The expression "Look before you leap" is used to encourage people to plan or, in other words, to think before they act. Planning is the thinking people do in preparation to act, but it is important to note that there are two different sorts of preparatory thinking that people may ⬚ 1 ⬚ in when planning. First, they may reflect on the means they will use to achieve their goal. For example, when planning to leap, they may concentrate on the (1) sequence of steps they are going to take before they launch themselves into space. Similarly, in planning a trip from one city to another, they will probably make a note of the roads they are going to take and of the turns they will need to make to move from one to the next. The second type of preparatory thinking ⬚ 2 ⬚ clearly specifying the goal of a particular action. For example, when people look before leaping, they may be more focused on ⬚ 3 ⬚ the best place to land than on the steps they are going to take before leaping. Thus, planning may serve either to specify the means for achieving a goal, or to clarify the goal itself; or indeed, it may do both.

　　Planning is often thought of as being more (2) concerned with means than with goals. However, in many cases, planning is concerned (3) primarily with specifying goals. Consider the case of an architect ⬚ A ⬚ has been asked to design an office building with a (4) specific number of floors, amount of floor space, and so on. To complete this task, the architect is usually ⬚ 4 ⬚ to make a large number of decisions about features of the building without asking the client about each one. For example, the architect will need to decide on global features, such as architectural style, as well as local features like the shape of the doorknobs and heating vents. Thus, a major part of the architect's planning is to decide on many of the features of the goal to be achieved. In planning a graphic design job such as creating a letterhead, to give another example, the most important task is to decide ⬚ B ⬚ the final product should look like rather than ⬚ C ⬚ it is to be produced. In one study of an industrial design task, almost all of the designer's activities were directed toward specifying the characteristics of the final product, the goal, rather than the manufacturing procedures ⬚ D ⬚ would produce it. Tasks requiring the person doing them to make many decisions about the goal to be ⬚ 5 ⬚ are sometimes termed "ill-defined." In contrast, someone ⬚ 6 ⬚ out a well-defined task, such as typing up a handwritten report, makes (5) relatively few decisions about the goal itself. Ill-defined tasks are very common in a variety of fields, including writing, architecture, software design, musical composition, and engineering. In ill-defined tasks, clarifying the goal is often the most important function of planning.

問1　⬚ 1 ⬚ 〜 ⬚ 6 ⬚ に入れるのに最も適当な動詞を次の語群から選び，必要ならば適切な形に直して1語で書きなさい。なお，同じ語を繰り返し選ばないこととする。

accomplish	carry	choose	consist	devote	engage
expect	involve	look	occupy	refer	undertake

問 **2**　下線部 (1) ～ (5) の単語に入れ換えて用いるのに適切な英語 1 語を，それぞれ書きなさい。

問 **3**　　A　～　D　に入れるのに最も適当な英語を a ～ h から 1 つずつ選び，記号で答えなさい。なお，同じ語を繰り返し選ばないこととする。

a.	how	**b.**	that	**c.**	what	**d.**	where
e.	whether	**f.**	who	**g.**	whom	**h.**	why

[III]　次の対話文を読んで，下線部 (1) ～ (3) の日本語を英語に直しなさい。

A teacher of English (A) *is speaking to a student* (B).

A:　I hear you've signed up to take part in a volunteer program in Thailand this summer.

B:　Yes, that's right. (1) 3 日後にバンコク*に向けて出発します。

A:　So soon? You must be excited!

B:　Yes, I am. (2) でも出発の準備で本当に忙しいです。 To be honest, I'm also a bit nervous, because I've never been abroad before.

A:　Don't worry too much. You'll be fine, as long as you're careful.

B:　Actually, Mr. Campbell, there's something I meant to ask you earlier. (3) あさってのクラブの会合を欠席させていただけますか。

A:　Well, we'll miss you, but I think everyone will understand.

　　*バンコク：　Bangkok

[IV]　*Read this passage and answer the questions that follow.*

　　Sleep is essential for a person's health and well-being, yet millions of people do not get enough of it. Sleep needs vary from 　1　. Healthy adults generally require an average of 16 hours' wakefulness and 8 hours' sleep a day. However, some individuals are able to function without feeling sleepy after as little as 6 hours' sleep. Others, on the other hand, cannot perform at their peak unless they get 10 hours' sleep. Contrary to common myth, the need for sleep does not decline with age once people enter adulthood. What often declines as adults get older, however, is the ability to sleep for 6 to 8 hours at one time.

　　According to surveys done by the National Sleep Foundation, 60% of adult Americans have sleep problems one or more nights a week, most of which go undiagnosed and untreated. In addition, more than 40% of adults experience daytime sleepiness 　2　 to interfere with their daily activities at least a few days a month, with 20% saying they feel sleepy a few days each week. The survey results also show that over 2 in 3 children experience sleep problems one night or more a week.

　　Some of the first signs of sleep deprivation are irritability, moodiness, and an inability to suppress emotions. If a sleep-deprived person is not able to switch back to normal sleep patterns after the initial signs appear, he or she may then start to show indifference, slowed speech and weakened emotional responses, memory loss, and an inability to be novel or to multitask. He or she will also fall into microsleeps (short periods of sleep lasting only a few seconds), which cause attention gaps. Microsleeps are extremely dangerous when they occur in situations that demand constant alertness, such as when driving a motor vehicle or ⃞ 3 ⃞. People who experience microsleeps usually remain unaware of them, instead believing themselves to have been awake the whole time, or to have temporarily lost focus.

Stress is the number one cause of short-term sleeping difficulties, sleep experts say. Common triggers include school- or job-related pressures, a family or marriage problem, and ⃞ 4 ⃞. Usually the sleep problem disappears when the stressful situation passes. However, if short-term sleep problems are not managed properly from the beginning, they can persist long after the original stress has passed.

Consuming alcohol can also disrupt sleep, as can drinking beverages containing caffeine in the late afternoon or evening, exercising hard close to bedtime, following an irregular daily schedule, and doing mentally intense activities right before getting into bed.

Environmental factors such as sleeping in a room that is too hot or cold, too noisy, or too brightly lit can be a barrier to sound sleep, as can interruptions from children or other family members. Sleeping in the same room as someone else can also adversely affect your sleep, especially if that person goes to bed and/or gets up at different times from you, moves around a lot when asleep, snores, cannot fall or stay asleep, or has other sleep problems.

1. *In* A *to* D *below, select the option that best completes each sentence to reflect the contents of the passage. In* E, *select the best answer to the question.*

A. As adults get older, they tend to
  a. need more sleep.
  b. need less sleep.
  c. find it harder to stay asleep all night.
  d. find it easier to stay asleep all night.

B. The National Sleep Foundation survey results indicate that
  a. children suffer sleep problems at a higher rate than adults.
  b. adults suffer sleep problems at a higher rate than children.
  c. a majority of those with sleep problems are receiving appropriate therapy.
  d. a majority of those with sleep problems experience daytime sleepiness a few days each week.

C. The secondary signs of sleep deprivation
  a. are in some respects the reverse of the initial signs.
  b. are more intense versions of the first signs.
  c. include a tendency to be quick to get angry.
  d. include a heightened ability to recall past events.

D. Short-term sleeping difficulties caused by stress
  a. invariably disappear once the stressful situation passes.
  b. do not necessarily cease after the direct cause is resolved.
  c. only persist for as long as the person experiencing them is under stress.
  d. are the number one cause of chronic sleep disorders.

E. Which of the following measures does the passage <u>not</u> suggest will help combat common sleep problems?

    a. Sleeping alone.

    b. Minimizing excessive heat or cold in your bedroom.

    c. Keeping your bedroom dark when you sleep.

    d. Avoiding heavy meals before bedtime.

2. *Select the best option to fill each of the blank spaces marked* $\boxed{1}$ *and* $\boxed{2}$.

    $\boxed{1}$ **a.** each other   **b.** one another

               c. person to person   **d.** people to people

    $\boxed{2}$ **a.** enough severe   **b.** severe enough

               c. sufficient severe   **d.** severe sufficient

3. *Give another example of a situation demanding constant alertness that could be used to fill the blank space marked* $\boxed{3}$. *Answer* <u>in English</u>, *using at least three words.*

4. *Suggest another common trigger that could be used to fill the blank space marked* $\boxed{4}$. *Answer* <u>in English</u>, *using at least three words.*

5. *The fifth paragraph of the passage lists five activities that can lead to sleep problems. On the basis of the information given in this paragraph, we could make a list of things people can do to promote better sleep. The first one is to avoid drinking alcohol. What are the other four? Answer* <u>in Japanese</u>.

数　学

問題

24年度

[I] 次の各問いに対し，結果のみを解答欄に記せ。

問1　xy 平面上の放物線 $C : y = x^2 - x - 2$ の上に 2 点 P，Q をとる。ただし，P の x 座標は Q の x 座標より小さいとする。

　(a)　原点 O が線分 PQ の中点となるとき，直線 PQ の方程式を求めよ。

　(b)　原点 O が線分 PQ を 2 : 1 に内分するとき，直線 PQ の方程式を求めよ。

　(c)　原点 O が線分 PQ を 2 : 1 に内分するとき，放物線 C と直線 PQ によって囲まれる図形の面積を求めよ。

問2　n を 3 以上の整数として，$1 \leq j \leq n$，$1 \leq k \leq n$ を満たす整数 j, k の組 (j, k) の全体 (n^2 組ある) の集合を I とする。結果は，できる限り因数分解した形で記せ。

　(a)　組 (j, k) が I 全体を動くとき，積 jk の総和を求めよ。

　(b)　組 (j, k) が $j < k$ を満たして I の中を動くとき，積 jk の総和を求めよ。

　(c)　組 (j, k) が $j < k - 1$ を満たして I の中を動くとき，積 jk の総和を求めよ。

問3　実数全体で定義された関数 $f(x) = x^3 - 6x$ を考える。

　(a)　$f(x)$ を極小にする x の値を求めよ。

　(b)　方程式 $f(x) = a$ を満たす実数 x が 2 つ以上存在するような定数 a の条件を求めよ。

　(c)　方程式 $f(x) = a$ および不等式 $1 \leq x \leq 5$ を満たす実数 x が 2 つ以上存在するような定数 a の条件を求めよ。

[II] $0 < \alpha < \pi$ なる α を固定する。O を原点とする xy 平面において，点列 $A_0, A_1, A_2, \ldots$ を，A_k の座標が $\left(\cos\left(-\dfrac{\alpha}{2} + k\alpha \right), \sin\left(-\dfrac{\alpha}{2} + k\alpha \right) \right)$ $(k = 0, 1, 2, \ldots)$ となるようにとる。ベクトル $\overrightarrow{A_k A_{k+1}}$ の成分を $(r\cos\theta_k, r\sin\theta_k)$ $(k = 0, 1, 2, \ldots)$ とおく。ただし，$r > 0$ とする。

問1　$r, \theta_0, \theta_1, \theta_2$ を α を用いて表せ。結果のみを記せ。

問2　n を正の整数とするとき，等式

$$\overrightarrow{OA_0} + \overrightarrow{A_0 A_1} + \overrightarrow{A_1 A_2} + \cdots + \overrightarrow{A_n A_{n+1}} = \overrightarrow{OA_{n+1}}$$

を利用して，和 $\displaystyle\sum_{k=0}^{n} \cos k\alpha$ および和 $\displaystyle\sum_{k=0}^{n} \sin k\alpha$ を求め，n, α を用いて表せ。

問3　n を正の整数とするとき，和 $\displaystyle\sum_{k=0}^{n} \cos k\alpha \sin k\alpha$ を求め，n, α を用いて表せ。

問4　極限値 $\displaystyle\lim_{n\to\infty} \frac{1}{n} \sum_{k=0}^{n} (\alpha\cos k\alpha + \sin k\alpha)^2$ を求め，α を用いて表せ。

[III] O を原点とする xyz 空間において，点 $(1, 0, 0)$ を中心とする半径 2 の球の表面およ び内部を K_1，点 $(-1, 0, 0)$ を中心とする半径 2 の球の表面および内部を K_2 とし，空間内 の 3 点 P，Q，R に対し，

$$\overrightarrow{OX} = \overrightarrow{OP} + \overrightarrow{OQ}$$
$$\overrightarrow{OY} = \frac{1}{3}(\overrightarrow{OP} + \overrightarrow{OQ} + \overrightarrow{OR})$$

で定まる点 X，Y を考える。

問 1　P が K_1 を，Q が K_2 をくまなく動くとき，点 X の全体が作る立体の体積を求めよ。

問 2　次の条件を満たす点 R の全体が作る立体の体積を求めよ。

「K_1 に属する任意の P と，K_2 に属する任意の Q に対して，Y は K_1 に属 する。」

問 3　次の条件を満たす点 R の全体が作る立体の体積を求めよ。

「K_1 に属する任意の P と，K_2 に属する任意の Q に対して，Y は和集合 $K_1 \cup K_2$ に属する。」

物 理

問 題

24年度

[I] 図1, 2のように, 二等辺三角形状 ($\overline{AB} = \overline{AC}$) につながった細い棒に質量 M 〔kg〕の穴のあいた小球を通し, BCの中点NとAを結ぶ鉛直方向の直線を回転軸として, 一定の角速度 ω 〔rad/s〕で回転させることを考える。鉛直方向とABのなす角度を θ 〔rad〕とし, 重力加速度を g 〔m/s²〕として, 下記の文章の ▢ に適した答えを書きなさい。ただし, 距離 $\overline{AB}$ は十分長く, 小球がAやBの位置に来ることはないものとする。

まず, 図1の場合について考える。棒と小球の間に摩擦がないとすると, 点Aから測った小球の高さが ア 〔m〕のときに小球はつり合いの状態にある。また, このとき小球に作用する抗力は イ 〔N〕である。

同じく, 図1において, θ が $\pi/4$ 〔rad〕で棒と小球の間に摩擦が作用しているとし, その静止摩擦係数を μ とする。ただし, μ は1より小さい値である。そのとき, 小球が滑らずにつり合いを保つためには, 点Aから測って小球の高さが ウ 〔m〕以上, エ 〔m〕以下でなければならない。

次に, 図2の場合について考える。このときも, 棒と小球の間に摩擦が作用するものとする。いま, さまざまな角度 θ に対して, $h = 1.8\text{m}$ の位置に小球を置き, $\omega = 7.0$ rad/s で回転させることを考える。このとき, 静止摩擦係数が オ 以上の場合には, 適当な θ でつり合いを保ち続けることができる。ただし, ここでは $g = 9.8\text{m/s}^2$ として, 有効数字2桁で答えること。

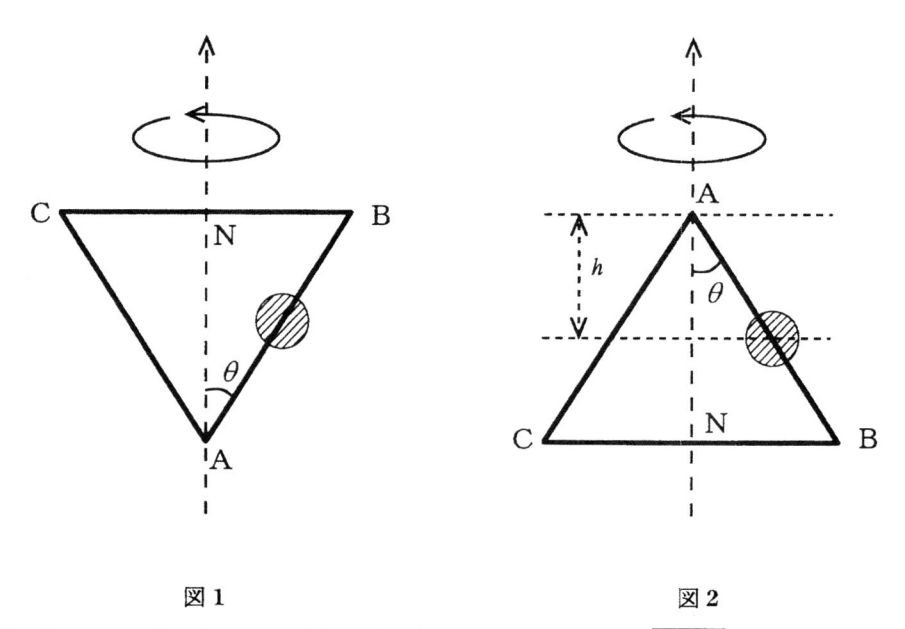

図1   図2

[II] 図1, 2のような2つの電気回路を考える。下記の文章の ▢ に適した答えを書きなさい。なお, 電池に内部抵抗はないものとする。

図1の回路の合成抵抗は ア 〔Ω〕である。また, r_2 において発生するジュール熱が最大になるための条件は, r_1 〔Ω〕と R 〔Ω〕を使って, $r_2 =$ イ 〔Ω〕と表される。た

だし，r_1 と R は一定の値であるとする。

　次に，図2について考える。最初にコンデンサー C_1 〔F〕と C_2 〔F〕の電荷はゼロとする。スイッチ S_2 を開いたままスイッチ S_1 を閉じ，起電力 E 〔V〕の電池を使って，C_1 を充電した。十分に時間が経った後に，C_1 に蓄えられるエネルギーは　ウ　〔J〕である。その後，S_1 を開いてから，S_2 を閉じた。しばらくの間，閉回路には電流が流れるが，抵抗 R 〔Ω〕においてジュール熱が発生することで，電流は減衰していき，最終的にゼロとなった。そのとき，コンデンサー C_2 の両端の電圧は　エ　〔V〕となっている。この過程において，R で発生するジュール熱は　オ　〔J〕である。

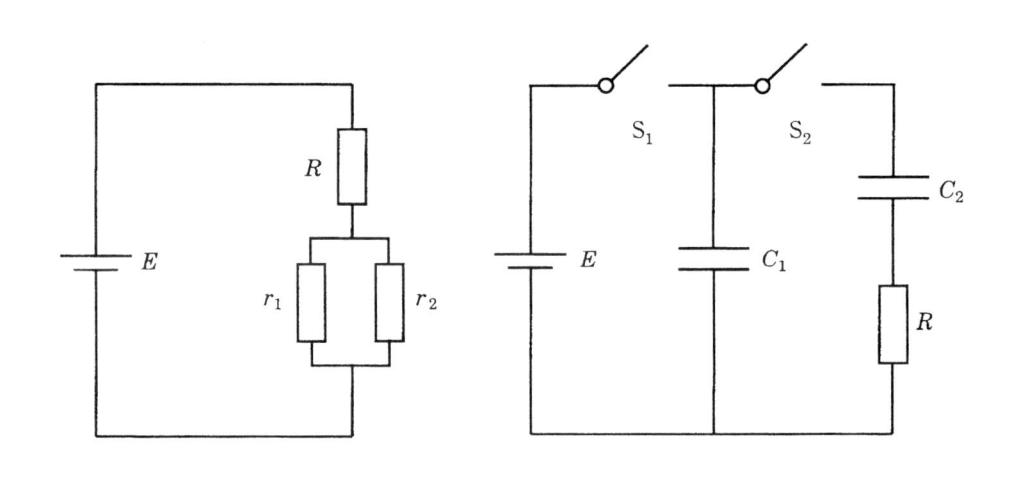

図1　　　　　　　　　　　　　　図2

[**III**]　下記の (1) および (2) の文章の　　　　　に適した答えを書きなさい。ただし，(2) において，理想気体の気体定数を 8.31 J/(mol·K) とし，　エ　および　オ　については，有効数字3桁で答えなさい。なお，下図で示されている記号 O は球の中心を示している。

(1) 半径 r の球形の変形しない容器に単原子分子の理想気体が入っている。気体分子はすべて同じ質量 m，同じ速さ v をもち，また，気体分子はすべて容器の壁と弾性衝突を行い，気体分子どうしの衝突は無視できるものとする。ある1つの気体分子が，下図に示すように，その入射角を θ として容器の壁に衝突する際，この気体分子の運動量の変化の大きさは　ア　である。この気体分子が単位時間あたり壁に衝突する回数は，　イ　回である。容器の体積を V とし，容器内の気体分子の総数を N とするとき，気体の圧力は，m, v, V, および N だけを用いて表すと　ウ　である。

(2) 1 mol の2原子分子理想気体を定圧の条件下で 293 K から 295 K まで加熱するのに要する熱量は　エ　J である。そのうち，　オ　% が膨張に使われる。

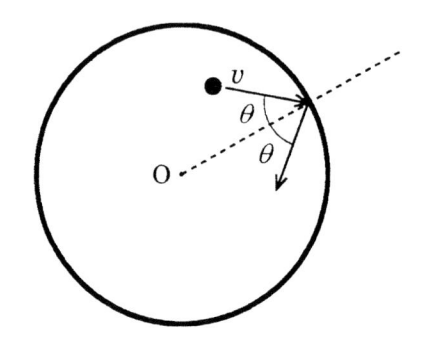

[**IV**]　下図は，人の目のモデルを示したものである。正常な目では，物体の明瞭な実像が
網膜の上に結ばれ，それを視神経が知覚して，脳に情報を送る。像を結ぶのに必要な光の
屈折は，大部分が空気と接している角膜Kの表面で生じるが，筋肉によってレンズの形を
した水晶体の焦点距離が変化させられ，物体の明瞭な像が網膜上に結ばれる。水晶体の焦
点距離の調節によって，めがねを用いずに明瞭に見える最も遠い点および最も近い点は，
それぞれ遠点および近点と呼ばれる。いま，光の進路中における水晶体以外の物質の屈折
率は，空気の屈折率と同じと仮定し，また，水晶体を凸レンズと考えて，その焦点距離を f
〔cm〕，水晶体の中心点Sと物体の像が結ばれる網膜上の点Rとの距離を L〔cm〕とする。
下記の文章の　□　に適した答えを有効数字 2 桁で書きなさい。ただし，　エ　では
「近」あるいは「遠」の漢字だけを記入すること。

　めがねを用いずに遠方が明瞭に見えて，近点がSから 18cm，$L=2.0$cm のAさんの目
について考えてみよう。Aさんが明瞭に物を見る際，筋肉によって水晶体の焦点距離 f
〔cm〕は変化するが，その最小値は　ア　cm であり，最大値は　イ　cm である。A
さんが，虫めがねを目に非常に近づけて，虫めがねと水晶体の光軸を一致させると，Sか
ら 22cm の距離に倍率が 3 倍の虚像を見ることができるという。この虫めがねの焦点距離
は　ウ　cm である。

　また，水晶体の調節による焦点距離の最小値と最大値がAさんと同じで，$L=2.2$cm の
Bさんがいる。Bさんの目は　エ　視である。

　次に，$L=2.0$cm で，遠点が目から 100cm であるCさんの目について考えてみよう。
Cさんが遠方を明瞭に見るためにはめがねを必要とするが，そのめがねをSから 2.0cm 離
れた位置に，水晶体と光軸を一致させてかけるものとすると，めがねのレンズの焦点距離
は　オ　cm である。

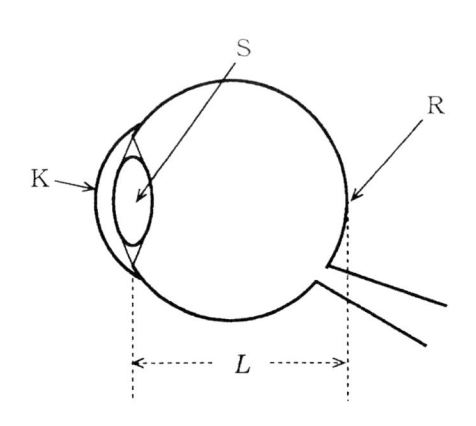

化　学

問題　　　　　　　24年度

必要であれば，原子量として H＝1.00，C＝12.0，N＝14.0，O＝16.0，Mg＝24.0，Cl＝35.5，Cu＝63.5，Ag＝108 を用いなさい。

[I] 　$\boxed{\text{ア}}$ ～ $\boxed{\text{サ}}$ に最も適した語句，化学式または数値を書きなさい。

(1)　塩素酸カリウムは，酸化マンガンとともに加熱すると，分解して気体の $\boxed{\text{ア}}$ を生じる。

(2)　ハロゲン化ナトリウムは，ハロゲン化物イオンの半径が $\boxed{\text{イ}}$ いほど，融点と沸点が低くなる。

(3)　K^+ と同じ電子配置をもつ 2 価の陰イオンは $\boxed{\text{ウ}}$ である。

(4)　二酸化炭素，水（液体），アセチレンの生成熱が，それぞれ 394 kJ/mol，286 kJ/mol，−228 kJ/mol のとき，アセチレンの燃焼熱は $\boxed{\text{エ}}$ kJ/mol である。

(5)　アルミニウムのように，酸とも塩基とも反応する元素を $\boxed{\text{オ}}$ 元素という。1.0 mol のアルミニウムを水酸化ナトリウム水溶液に完全に溶かすと，気体の $\boxed{\text{カ}}$ が $\boxed{\text{キ}}$ mol 発生する。

(6)　Mg, Zn, Al, Cu, Ag の金属結晶は，原子を最も密につめ込んだ構造をもつ。これらの結晶内では 1 個の金属原子に $\boxed{\text{ク}}$ 個の金属原子が接しているが，原子の配列構造には 2 種類がある。それらのうち，$\boxed{\text{ケ}}$ とよばれる構造の単位格子に含まれる原子の数は 2 個である。

(7)　Xe, Kr, Ar, Ne の原子の電子配置は，最外殻の電子数が $\boxed{\text{コ}}$ 個で安定している。これらの元素の単体は常温で気体であり，原子番号の大きいものほど沸点が $\boxed{\text{サ}}$ くなる。

[II] 　下記の文章を読んで，問いに答えなさい。ただし，塩化マグネシウムは水溶液中で完全に解離し，また文章中の溶液 A に対して希薄溶液の凝固点降下度を示す式が成立すると仮定しなさい。なお，水 100 g に溶ける塩化マグネシウム無水塩の最大の質量は 25.0℃で 55.0 g，60.0℃で 61.0 g であり，水のモル凝固点降下は 1.85 K·kg/mol としなさい。

塩化マグネシウムは，水溶液中から沈殿させると n 水和物の結晶として析出する。60.0 g の塩化マグネシウム無水塩を 60.0℃の蒸留水 100 g に溶かし，この溶液を 25.0℃まで冷却すると $MgCl_2 \cdot nH_2O$ の結晶が質量 x〔g〕だけ析出した。この結晶のうちの 5.40 g を 25.0℃の蒸留水 50.0 g に溶かし，これを溶液 A とした。溶液 A の凝固点降下度を測定したところ，2.78 K であった。

溶液の凝固点とは，溶液が溶媒成分の固体と平衡状態にあるときの温度である。凝固点降下度とは，純粋な溶媒の凝固点と溶液の凝固点との差であるから，溶液の凝固点と溶質

濃度との関係は凝固点降下度を示す式から導くことができる。溶液 A を −3.33℃ まで冷却し、この温度で溶液が氷と平衡状態にあれば、この溶液中の塩化マグネシウム濃度は $\boxed{\text{a}}$ mol/kg である。このとき、塩化マグネシウムの結晶が生じていなければ、氷の全質量は $\boxed{\text{b}}$ g である。

問 1　仮に $n=2$ であれば、x はいくつになりますか。有効数字 2 桁で単位をつけて書きなさい。

問 2　凝固点降下の実験結果から、25.0℃ の溶液 A に含まれる塩化マグネシウムの質量モル濃度を求め、有効数字 2 桁で単位をつけて書きなさい。

問 3　凝固点降下の実験結果から、n として最も適切な数値を求め、整数で書きなさい。

問 4　$\boxed{\text{a}}$ と $\boxed{\text{b}}$ に正しい数値を入れなさい。ただし、数値は有効数字 2 桁で書きなさい。

[III]　下記の文章を読んで、問いに答えなさい。ただし、1 価の弱酸 HX および HY の電離定数はそれぞれ $K_X = 1.0 \times 10^{-5}$ mol/L および $K_Y = 1.0 \times 10^{-9}$ mol/L である。また、水のイオン積を $K_w = 1.0 \times 10^{-14}$ (mol/L)^2 とする。必要であれば、$\log_{10} 2 = 0.30$ として計算しなさい。

いま、弱酸 HX と弱酸 HY の混合水溶液を溶液 A とする。溶液 A の pH は 3.00 である。このときの弱酸 HX および弱酸 HY のモル濃度はそれぞれ C_X 〔mol/L〕および C_Y 〔mol/L〕であり、C_Y は C_X の 4.0 倍である。また、溶液内では電離平衡 (a) および (b) がそれぞれ成り立つ。

$$HX \rightleftharpoons H^+ + X^- \qquad (a)$$
$$HY \rightleftharpoons H^+ + Y^- \qquad (b)$$

溶液 A の弱酸 HX に着目すると、(a) のように一部が電離して X^- イオンとなっているため、HX 分子のモル濃度 [HX] と X^- イオンのモル濃度 [X^-] には次の関係がある。

$$[HX] + [X^-] = \boxed{\text{ア}}$$

また、弱酸 HX の電離度 α_X は、$\boxed{\text{ア}}$ および [X^-] のみを用いて次のように定義される。

$$\alpha_X = \boxed{\text{イ}}$$

よって、α_X は、K_X および [H^+] のみを用いて次式で表される。

$$\alpha_X = \boxed{\text{ウ}}$$

つぎに、濃度が C_X 〔mol/L〕の NaOH 水溶液を溶液 A に加えて pH を 4.70 としたものを溶液 B とした。このとき、溶液 A の場合と同様に、HX と X^- の間に (a) の電離平衡が成立する。したがって、溶液中の濃度比 [X^-]/[HX] は、K_X および pH と次の関係にある。

$$\log_{10} \frac{[X^-]}{[HX]} = \boxed{\text{エ}}$$

最後に、C_X 〔mol/L〕の NaOH 水溶液を溶液 B に加えて溶液 C とした。溶液 C を得るために溶液 A に加えられた NaOH 水溶液の総体積は溶液 A の体積と等しい。

溶液 A〜C においては、HX 分子および HY 分子と、それらが電離してできる X^- イオン

および Y⁻イオンとが，さまざまな濃度で共存する。この 4 種類の分子やイオンを比較すると，溶液 **C** では ┃ **オ** ┃ 分子と ┃ **カ** ┃ イオンが他の 2 つに比べて低い濃度で存在する。

問1 ┃ **ア** ┃ に最も適したものを a〜f の中から選んで記号を書きなさい。

  a. $[H^+]$ **b.** C_X **c.** $C_X + [H^+]$ **d.** $C_X - [H^+]$ **e.** $C_X [H^+]$ **f.** $\dfrac{[H^+]}{C_X}$

問2 ┃ **イ** ┃ 〜 ┃ **エ** ┃ に最も適した式を書きなさい。

問3 ┃ **オ** ┃ および ┃ **カ** ┃ に最も適した分子式およびイオン式を書きなさい。

問4 溶液 **A** について，濃度比 $[Y^-]/[X^-]$ の値を求め，有効数字 2 桁で書きなさい。

問5 C_X は何 mol/L ですか。有効数字 2 桁で書きなさい。

問6 溶液 **B** における α_X の値を求め，有効数字 2 桁で書きなさい。

問7 溶液 **C** においては ┃ **オ** ┃ と ┃ **カ** ┃ のモル濃度は等しい。溶液 **C** の $[H^+]$〔mol/L〕を求め，有効数字 2 桁で書きなさい。

[Ⅳ]   (1)〜(6)の文章を読んで，以下の問いに答えなさい。

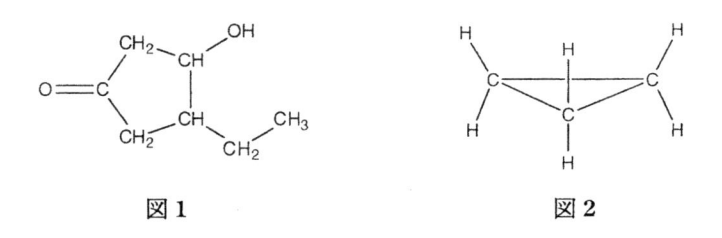

     図1   図2

(1)   分子中にヒドロキシ基をもつカルボン酸を ┃ **あ** ┃ という。発酵した牛乳に含まれる乳酸や，ブドウの果実に含まれフェーリング液の原料に用いられる ┃ **い** ┃ も ┃ **あ** ┃ に分類される。

(2)   乳酸は炭素原子を中心とした正四面体構造をしており，たがいに異なる 4 つの置換基が結合している。このような 4 つの異なる置換基が結合している炭素原子を ┃ **う** ┃ という。┃ **う** ┃ をもつ化合物には，┃ **え** ┃ 異性体が存在する。これらは，物理的性質や化学的性質はほとんど同じであるが，味覚や消化などの ┃ **お** ┃ や<u>平面偏光</u>に対する性質が異なる。

(3)   分子式 C_3H_6 で示される環状化合物（図2）の名称は ┃ **か** ┃ である。この化合物の水素原子 1 つを塩素原子で置き換えても異性体は生じないが，さらにもう 1 つの水素原子を塩素原子で置き換えると，合計 ┃ **き** ┃ 種類の異性体が生じる。このうちの 2 つは ┃ **え** ┃ 異性体の関係にある。

(4) 分子式 C_4H_8 で示される炭化水素には，環状構造を含む異性体が ［く］ 種類，含まない異性体が ［け］ 種類存在する。

(5) アルカンは一般的には反応性に乏しいが，明るいところでは塩素と反応する。例えば，メタンと塩素の混合気体に光をあてると，置換反応により水素原子が次々と塩素原子と置き換わり，塩化メチル，ジクロロメタン， ［こ］ ，四塩化炭素が生成する。

(6) ベンゼンは不飽和結合をもつが， ［さ］ 反応よりも ［し］ 反応を受けやすい。しかし，ベンゼンと塩素の混合物に白色光や紫外線をあてると，塩素と ［さ］ 反応をおこして ［す］ を生じる。

問1 文中の ［あ］ ～ ［す］ に適当な語句を入れなさい。

問2 (2)の下線部で示された平面偏光とはどのような光をいいますか。20文字以内で答えなさい。

問3 乳酸の構造式を図1にならって書きなさい。

問4 (3)の下線部で示された異性体の構造式を図2にならってすべて書きなさい。

問5 適当な炭素数の ［あ］ は分子内で脱水させると，ラクトンと呼ばれる環状化合物を生成する。5-ヒドロキシペンタン酸($HO-CH_2-CH_2-CH_2-CH_2-COOH$)を脱水反応させたときに生成するラクトンの構造式を，図1にならって書きなさい。

[V] 下記の文章を読んで，問いに答えなさい。

サトウキビなどからとれる A に a を作用させるとグルコースとフルクトースが生成する。また，デンプンに b を作用させると B が生じる。B は2分子のグルコースが α-グリコシド結合してできている。一方，2分子のグルコースが β-グリコシド結合してできたものは C とよばれる。C の構造が直線的に繰り返され，分子量が百万～数千万になったものが D である。

問1 文中の A～D は糖類，a, b は酵素である。それぞれの名称を答えなさい。

問2 糖類 A～D の中でフェーリング液を還元しないものをすべて選び，記号で答えなさい。

問3 1.0gの糖類 A に酵素 a を作用させ，完全に反応を進行させた。これに，フェーリング液を加えたときに生成する赤色沈殿は何gですか。有効数字2桁で書きなさい。

問4 グルコース 2.0g にチマーゼを作用させ，完全に反応を進行させた。このとき生成する二酸化炭素は標準状態で何Lですか。有効数字2桁で書きなさい。

問5 3.0gの糖類 D に無水酢酸を反応させたところ，質量が 4.5g に増加した。このとき，ヒドロキシ基の何%がアセチル化されましたか。有効数字2桁で書きなさい。

生 物

問題

24年度

[Ⅰ] 植物を用いた交配実験に関する下記の文章を読み，各問いに答えなさい。

　ある植物には，赤花をつける個体と白花をつける個体とがある。赤花の細胞に含まれる色素の合成には2種類の酵素（酵素A，酵素B）が必要であり，これらの酵素がともに正常に働くと花は赤くなる。しかし，どちらか片方の酵素，あるいは両方の酵素が正常に働かないと花は白くなる。

　赤花をつける純系Pと，白花をつける3種類の純系（純系Q，純系R，純系S）がある。純系Pでは，2種類の酵素はともに正常に働くが（正常型），白花の純系では，2種類のうちいずれか1つが，遺伝子に起きた突然変異のために酵素として働くことができない（変異型）。突然変異が起きたDNA上の位置は純系ごとに異なり，3種類の純系は，それぞれが異なる変異型酵素をつくる。また，これら3つの(1)変異型酵素のうちの1つは，酵素として働かないだけでなく，細胞内で同じ酵素の正常型がつくられると，正常型酵素の働きを完全に阻害する。一方，他の変異型酵素には，そのような阻害作用はない。下表には純系間の交配（交配1～交配6）で得られた雑種第一代（F₁）について，正常型酵素の産生の有無と花の色が示されている。各交配で得られたF₁では，すべての個体で同じ結果であった。

　この植物の体細胞には12本の染色体があり，これらの染色体は，6対の相同染色体からなる。酵素Aの遺伝子と酵素Bの遺伝子は，このうちの1対の相同染色体に連鎖して存在し，対をなす2本の染色体上の遺伝子はともに発現している。なお，純系の個体は，酵素Aの遺伝子についても，酵素Bの遺伝子についても，ホモ接合体である。また，交配の過程で新たな突然変異は起きないものとする。

表　純系間の交配で得られた雑種第一代（F₁）における，正常型酵素の産生の
　　有無と花の色

交配	交配の組み合わせ	F₁における正常型酵素の産生		F₁の花の色
		酵素A	酵素B	
1	純系P　と　純系Q	有	有	白
2	純系P　と　純系R	有	有	赤
3	純系P　と　純系S	有	有	赤
4	純系Q　と　純系R	有	有	(あ)
5	純系Q　と　純系S	有	無	白
6	純系R　と　純系S	有	有	赤

問1　下線部(1)の変異型酵素をつくる純系の記号を答えなさい。

問2　表中の(あ)にあてはまる花の色を答えなさい。

問3　白花をつける3種類の純系のうちの2つでは，同じ酵素が働きを失っている。**(i)** それらの純系の記号と，**(ii)** 働きを失っている酵素の記号を，それぞれ答えなさい。また，**(iii)** これらを判断する上で最も重要な結果が得られている交配の番号を1つ答えなさい。

問4　交配6の F_1 を自家受精して得られた雑種第二代（F_2）には，酵素A，酵素Bともに変異型のみをつくる個体が(2)<u>ある割合</u>で含まれていた。このような個体と交配6の F_1 とを交配（これを交配7とする）したところ，赤花をつける個体と白花をつける個体が1：19の比で生じた。これらの結果が得られたのは，酵素Aの遺伝子と酵素Bの遺伝子との間で，ある頻度で組換えが起きたためである。

(i)　酵素Aの遺伝子と酵素Bの遺伝子との間の組換え価は何%か。整数で答えなさい。

(ii)　交配7で得られた個体のうち，酵素A，酵素Bともに変異型のみをつくる個体の割合はどれだけか。分数で答えなさい。

(iii)　下線部(2)の割合を分数で答えなさい。

(iv)　もし，酵素Aの遺伝子と酵素Bの遺伝子が<u>連鎖していない場合</u>には，交配7で得られる個体のうち，赤花をつける個体の割合はどれだけになるか。分数で答えなさい。

問5　この植物の卵細胞について，染色体の構成を正しく表しているものを，以下の(ア)〜(シ)より1つ選び，記号で答えなさい。

(ア) $n=2$	(イ) $n=3$	(ウ) $n=6$	(エ) $n=12$
(オ) $2n=4$	(カ) $2n=6$	(キ) $2n=12$	(ク) $2n=24$
(ケ) $3n=6$	(コ) $3n=9$	(サ) $3n=18$	(シ) $3n=36$

[II]　細胞分画法を用いた実験に関する下記の文章を読み，各問いに答えなさい。

　細胞は様々な細胞小器官を含んでいる。細胞を破砕して，細胞小器官を分離する方法を細胞分画法という。この方法を用い，正常なマウスの(1)<u>ある臓器</u>を材料として，以下の手順で実験を行った。

　摘出した臓器を小さく切り刻んで，細胞と同じ浸透圧の緩衝液S（pH7）に入れ，冷やしながらおだやかにすりつぶした。このすりつぶした臓器を含む緩衝液を，まず，低速の遠心機で分離し，沈殿した画分Aと上澄みを得た。次に，この上澄みを中速の遠心機で分離し，沈殿画分Bと上澄みを得た。さらに，この上澄みを高速の遠心機で分離し，沈殿画分Cと上澄み画分Dを得た。

　画分A〜Dのうち，ある画分に含まれていたミトコンドリアを緩衝液Sに懸濁した。この懸濁液を酸素飽和にしてから，空気が無い状態で密封し，温度を37℃に保ちながら懸濁液中の酸素量を測定した。(2)<u>測定開始から2分後にADP，リン酸，コハク酸をそれぞれ十分な量加えた。</u> 図には，測定開始から6分間の懸濁液中の酸素量の変化が，模式的に示されている。縦軸の酸素量は，懸濁液が酸素飽和の状態を100%とする。

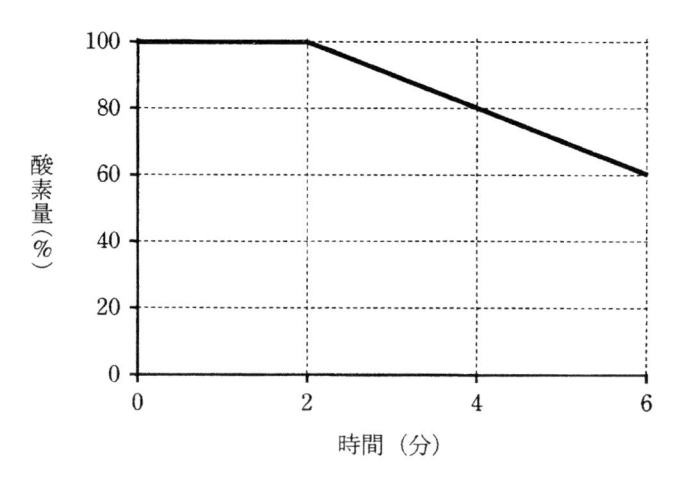

図　ミトコンドリア懸濁液中の酸素量の変化

問1　下線部(1)の臓器は，アンモニアを尿素に変えることができる。この臓器の名称を答えなさい。

問2　画分A〜Dには，それぞれ異なる細胞成分が含まれていた。各画分に含まれていたものを，以下の(ア)〜(エ)より1つずつ選び，記号で答えなさい。

(ア) 核　(イ) リボソーム　(ウ) 解糖系の酵素　(エ) ミトコンドリア

問3　下線部(2)の操作の結果，懸濁液中の酸素量は減少し，ATPが合成された。同じ測定条件で，コハク酸の代わりに以下の(ア)〜(オ)を加えた場合，懸濁液中の酸素量が減少するものはどれか。あてはまるものをすべて選び，記号で答えなさい。

(ア) 乳酸　(イ) クエン酸　(ウ) エタノール　(エ) グルコース　(オ) ピルビン酸

問4　薬剤Zはミトコンドリアの内膜で働き，内膜の内側と外側に水素イオン（H^+）の濃度差が生じると，ただちにそれを解消する。下線部(2)の操作の後，測定開始から4分後に薬剤Zを十分な量加えると，懸濁液中の酸素量およびATPの合成はその後どのようになるか。以下の(ア)〜(カ)より1つ選び，記号で答えなさい。また，その理由を説明しなさい。ただし，薬剤Zは水素イオンを輸送する働きのみをもち，電子伝達系を阻害しないものとする。

(ア) 酸素量は増加し，ATPは合成される。
(イ) 酸素量は増加し，ATPは合成されない。
(ウ) 酸素量は変化せず，ATPは合成される。
(エ) 酸素量は変化せず，ATPは合成されない。
(オ) 酸素量は減少し，ATPは合成される。
(カ) 酸素量は減少し，ATPは合成されない。

[**III**]　動物の組織に関する下記の文章を読み，各問いに答えなさい。

　マウスの小腸は，図1に示すように，(1)上皮組織，結合組織，(2)筋組織，神経組織の4つの組織で構成される。上皮組織に存在する上皮細胞はすべて，組織幹細胞の1つである上皮幹細胞（図1，黒で示した細胞）からつくられ，絶えず入れかわっている。上皮幹細胞は柔毛の下のくぼみに存在し，分裂すると細胞の1つは幹細胞自身となって元の位置にとどまる。もう1つの細胞は通常，柔毛の先端の方へと移動しながら分化し，上皮幹細胞の分裂から5〜7日後に柔毛の先端に達し，そこで(3)細胞死を起こして取り除かれる。このようにして，すべての上皮細胞は幹細胞をもとにつくられ，短い間に死んでいく。また，上皮幹細胞は，上皮細胞以外の細胞はつくらない。

　この上皮幹細胞の性質を調べるために，マウスと大腸菌を使って以下の実験を行った。なお，実験で用いた DNA（遺伝子，プロモーター，特殊な配列）のうち，野生型マウスに存在するものは，プロモーターA のみであり，大腸菌にはいずれも存在しない。また，図2〜5では，各遺伝子の終止コドンの位置を▲で示してある。実験で作製したトランスジェニックマウスでは，すべての細胞が導入した DNA をもつものとする。

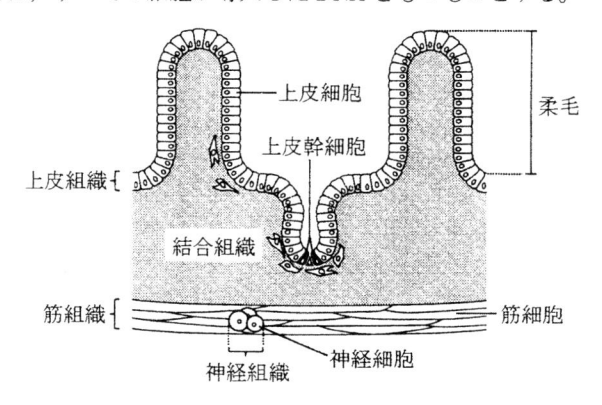

図1　マウス小腸の構造

【実験1】

　上皮幹細胞のみで発現する遺伝子を探したところ，遺伝子 *a* を見つけた。そこで，マウスのゲノムより遺伝子 *a* のプロモーター（プロモーターA）を単離した。次に，プロモーターA を，緑色に光るタンパク質 G をつくる遺伝子 *g* に連結させ（図2），この DNA をマウスに導入してトランスジェニックマウス T1 を作製した。トランスジェニックマウス T1 の小腸を調べたところ，上皮幹細胞のみで緑色の光が検出された。また，野生型マウスの小腸ではいずれの色の光も検出されなかった。

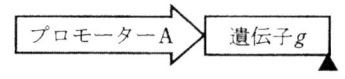

図2　トランスジェニックマウス T1 の作製に用いた DNA

【実験2】

　図3に示す DNA を作製した。プロモーターB は，連結させた遺伝子を常にすべての細胞で発現させることができるプロモーターである。遺伝子 *r* は赤色に光るタンパク質 R をつくる遺伝子であり，その前後にある特殊な配列 P と Q は，遺伝子の発現自体には影響を及ぼさない。この DNA を大腸菌と野生型マウスの培養細胞に導入したところ，導入した DNA が転写されて完成した mRNA は，どちらの細胞においても，配列 P から遺伝子 *g* までを含

むひとつながりの mRNA であった（図 3）。ところが，大腸菌では赤色と緑色の両方の光が検出されたにもかかわらず，(4)マウスの培養細胞では赤色の光のみが検出された。

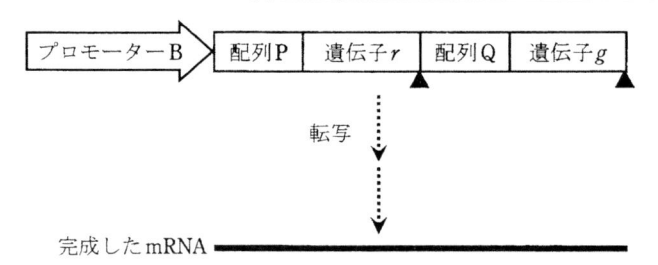

図 3　細胞に導入した DNA と，この DNA が転写されて完成した mRNA

【実験 3】

　タンパク質 E は発現した細胞の核内で働き，図 3 に示した DNA 上の遺伝子 r を取り除いて，配列 P と Q をつなぎ合わせることができる。ただし，このタンパク質 E が働くためには，薬剤 D が必要であり，タンパク質 E がいくらあっても，薬剤 D が無い場合はタンパク質 E は働くことができない。また，薬剤 D は培養液や生体への投与が可能で，薬剤 D を投与してから取り除くまでの間，タンパク質 E の働きが持続するものとする。このタンパク質 E をつくる遺伝子 e をプロモーターB に連結させた DNA を作製した（図 4）。

　実験 2 で図 3 の DNA を導入したマウスの培養細胞に，図 4 に示す DNA も導入した。この細胞を 2 つのグループに分け，片方にだけ薬剤 D を投与した。その結果，(5)薬剤 D を投与したグループでは，すべての細胞で緑色の光のみが検出され，投与しなかったグループでは，すべての細胞で赤色の光のみが検出された。なお，マウスの培養細胞を使った実験 2 と実験 3 では，いずれの組織から取り出した細胞でも，すべて同じ結果となった。

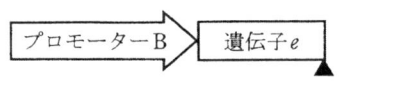

図 4　培養細胞に導入した 2 つ目の DNA

【実験 4】

　これまでの実験結果をふまえ，プロモーターA を遺伝子 e と連結させた DNA を作製した。これを図 3 で示した DNA と共にマウスに導入し，トランスジェニックマウス T2 を作製した（図 5）。このトランスジェニックマウス T2 を用いて，薬剤 D の投与前後の小腸を調べた。

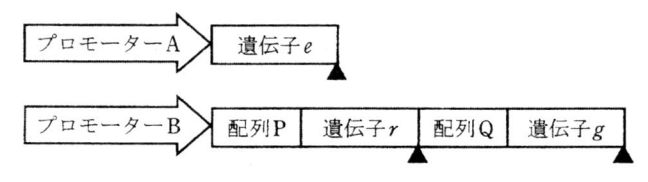

図 5　トランスジェニックマウス T2 の作製に用いた DNA

問 1　下線部(1)の小腸の上皮組織および結合組織は，発生の過程で以下の（ア）～（オ）のいずれから形成されるか。あてはまるものを 1 つずつ選び，記号で答えなさい。

（ア）外胚葉　　（イ）体節　　（ウ）腎節　　（エ）側板　　（オ）内胚葉

問2　下線部(2)の小腸の筋組織にあてはまるものを，以下の(ア)〜(オ)よりすべて選び，記号で答えなさい。

(ア)　横紋筋である。
(イ)　平滑筋である。
(ウ)　随意筋である。
(エ)　単核の細胞からできている。
(オ)　多核の細胞からできている。

問3　下線部(3)のように，細胞にもともと備わっているしくみが正常に働くことによって起こる死を何とよぶか。

問4　下線部(4)で示した実験結果となった理由として最も適切なものを，以下の(ア)〜(エ)より1つ選び，記号で答えなさい。

(ア)　真核細胞では，最初の終止コドンでRNA合成酵素がDNAから離れてしまうから。
(イ)　真核細胞ではスプライシングが起こるから。
(ウ)　真核細胞ではスプライシングが起こらないから。
(エ)　真核細胞では，最初の終止コドンでリボソームがmRNAから離れてしまうから。

問5　下線部(5)の細胞を，薬剤Dを取り除いた培養液に移し，引き続き培養した。その結果，すべての細胞で検出された発色は同じであった。あてはまるものを以下の(ア)〜(エ)より1つ選び，記号で答えなさい。

(ア)　赤色の光のみが検出された。
(イ)　緑色の光のみが検出された。
(ウ)　赤色と緑色の両方の光が検出された。
(エ)　いずれの色の光も検出されなかった。

問6　トランスジェニックマウスT2に薬剤Dを投与する前と，投与から1ヶ月後のそれぞれの時点において，小腸の上皮幹細胞および4つの組織での発色はどのようであったか。あてはまるものを以下の(ア)〜(オ)より1つずつ選び，それぞれ記号を解答欄の表に記入しなさい。

(ア)　すべての細胞で赤色の光のみが検出された。
(イ)　すべての細胞で緑色の光のみが検出された。
(ウ)　すべての細胞で赤色と緑色の両方の光が検出された。
(エ)　細胞により赤色の光のみ，もしくは緑色の光のみが検出された。
(オ)　すべての細胞でいずれの色の光も検出されなかった。

問 7　トランスジェニックマウス T2 に薬剤 D を投与してから 3 日後の小腸を調べたところ，以下の(ア)〜(エ)のうちいずれかの組織には，赤色の光のみが検出される細胞と緑色の光のみが検出される細胞の両方が含まれていた。あてはまる組織を 1 つ選び，記号で答えなさい。また，その組織では，なぜ細胞によって検出される光の色が異なっていたのか。その理由を説明しなさい。

(ア) 上皮組織 (上皮幹細胞は除く)

(イ) 結合組織

(ウ) 筋組織

(エ) 神経組織

英　語

解答　24 年度

Ⅰ　出題者が求めたポイント

[全訳]

　翻訳術について学校で最初に教えられたことのひとつは、書かれたものの一編が翻訳だとわかったら、それは良い翻訳ではないということだ。私が特に思い出すのは、ある優れたフランス人の先生で、彼はフロベールの「ボヴァリー夫人」の出版された英訳本を、翻訳者がどこでオリジナルのフランス語を書き変えたのか指摘しながら、私たちと読み合わせした。彼がまた指摘したのは、当然のことながら、このような書き変えは、うまく書かれた英語の小説のように読める翻訳を作りだすためなら、正当化されるということだった。

　だから多くの場合、(1)翻訳者にとっての問題は、提示された翻訳が「正確」かどうかということより、それは自分が翻訳しようとしている先の言語において、同じような文脈の中で実際に使われるかどうかということだ。例を挙げれば、下手な翻訳者は、「I will receive this meal」は、食事を始めるときに日本語で言う「いただきます。」の完璧に正確な訳だと主張するかもしれない。だが、この主張は、現実的な観点からすればあまり役に立たない。英語の話者のだれもそのような場面では使わないような訳に、こだわることはばかげている。

　場面に合う訳についてのこのような観察は、和文英訳に関係していると同じように、もちろん英文和訳にも関係している。たとえば、「Get off my back」の文字通りの和訳は、このイディオムが一般的に使われる場面では全くふさわしくないだろう。誰かがあなたの後ろに立っていて、あなたはどいてほしいと思っているという、ありそうにない状況は別として、あなたはおそらくこの表現を、批判したりありがたくない助言をくれたりするのをやめてくれと誰かに言うときに使うだろう。よって、適切な和訳は「　1　」となるかも知れない。

　「いただきます」を翻訳するという問題に戻ろう。伝統的に、クリスチャンの英語話者は食事の前に短いお祈りをする。興味深いことに、もっともよくあるのが、「私たちが『いただこう』としているものに対し、心より感謝をささげます。」というものだ。今日、ある種公式または組織関係の場面以外では、これをやる人たちはほとんどいない。そしてそのようなところでさえ、他の人たちの宗教あるいははっきり言って無宗教に敬意を払うという、PR に触発された必要性によって、論点がさらに霞んでしまっている。悲しい事実ではあるが、多くの英語話者は会社で食事を摂る前に何も言わない。他のみんなが用意できるまで待つことすらない。はたして何かが言われるとしたら、主催者や食事を料理した人から発せられることはあるだろう。決まった表現はないが、「始めましょう」という線に沿ったものが普通である。それに対する反応は、もしあると

すれば、「Thanks. This looks great.(ありがとう、すばらしい料理ですね。)」となるかもしれない。

　その一方で、フランス語とドイツ語の話者は使える定型表現を持っている。それぞれ「Bon appetit」と「Guten Appetit」というものだ。だが、これは、食べようとしているものに対する感謝を表現しているというより、他の人々に食事を楽しんでほしいという願いを表現しているという点で、「いただきます」とは異なる。これの意味するところは、この表現は実際には「いただきます」よりも「　2　」に近いということである。これはまた、食事に個人的に参加していない人々によっていつも使われる。たとえばウェイターなどが使う。

　このフランス語とドイツ語の表現は、翻訳者が直面するかもしれない困難の、もうひとつの好例となっている。すぐにわかるように、この2つは英語にすると文字通り「Good appetite」という意味であるが、これはどうしようもなく実務的な翻訳であろう。なぜなら、英語話者はだれも実際にそれを言わないからである。「Bon appetit」や「Guten Appetit」を英語に翻訳することに直面したら、優れた翻訳者は、文脈と誰が言ったのかの両方を考慮するだろう。たとえドイツ語から英語に翻訳している時であっても、彼は単純にフランス語を使おうと決めるかもしれない。「Bon appetit」(しかし「Guten Appetit」ではなく)は、コスモポリタン的な英語話者のあるグループに、かなりよく使われているからだ。この表現がウェイターや、ひょっとして食事を用意した人によって使われるとしたら、翻訳者は「Enjoy your meal.」で手を打つかも知れない。そうでなければ、翻訳者はおそらく「Let's start.」あたりまで後退しなければならなくなるだろう。

　このような翻訳の問題が、フランス語とドイツ語と英語のように関係の近い言語どうしに存在しているのなら、(2)日本語と英語のように関係のない言語間の翻訳となると、問題がどれくらい深刻か、理解するのは簡単である。

[設問の選択肢の意味]

問5

a.　第一パラグラフに関係する話の主要なポイントは、よく知られた文学作品の出版された翻訳本にさえ、間違いは見つかるということである。

b.　翻訳を場面にふさわしいものにするのは、日本語から英語に翻訳するときのほうが、逆の場合よりも大切である。

c.　「いただきます」の訳として「I will receive this meal」を使うことの主要な問題は、英語の翻訳は日本語の意味を正確には伝えないということである。

d.　「いただきます」の訳として短い英語のお祈りを使うのは、この日本語の表現が現代の普通の家庭の文脈でつかわれるのだとすれば、翻訳者が考慮すべき

賢い選択とはならないだろう。

e. ドイツ語のテキストの英訳本で、「Guten Appetit」の訳に「Bon appetit」を使うのは、ある文脈においては不適切だとは言えない。

f. 筆者の主な関心は、何にもまして個々の表現が正確に翻訳されるようにしなければならないと、翻訳者に印象づけることにある。

[解答]

問1. (1) 翻訳者にとっての問題は、提示された翻訳が「正確」かどうかということより、それは自分が翻訳しようとしている先の言語において、同じような文脈の中で実際につかわれるかどうかということだ。

問2. (2) 日本語と英語のように関係のない言語間の翻訳となると、問題がどれくらい深刻か、理解するのは簡単である。

問3. (A) in which　　(B) to which

問4. ①「うるさい」　　②「召し上がれ」

問5. d と e

問6. (1) イ　　(2) イ

Ⅱ　出題者が求めたポイント

[全訳]

「跳ぶ前に見よ。」という表現は、人々に計画を立てることを促す時、また別の言い方をすれば行動する前に考えることを促す時に使われる。計画立案というのは行動の準備段階でする考えということであるが、人々が計画を立てるときに[1]行う準備段階の考えには2種類あるということを頭に入れておくのは大事なことだ。ひとつ目は、彼らは目的を達成するために使う手段を熟考するだろうということだ。たとえば跳ぼうとする時には、体を空中に放り出す前に、踏もうとする段階の(1)順序を集中して考えるだろう。同じように、人々がひとつの町から他の町に行くことを計画する時には、おそらく、行こうとする道や、次の箇所に行くのに曲がらなければならない角のメモを作るだろう。ふたつ目のタイプの準備段階の考えは、ある特定の行動の目標を明確化することを[2]含んでいる。たとえば、跳ぶ前に見る時、人々は跳ぶ前に踏もうとする段階よりも、着地に最適な場所を[3]選ぶのに集中するだろう。このように、計画を立てることは、目標を達成する方法を明示するか、目標自体を明確にするかに役立つ。あるいは実はその両方かも知れない。

計画はしばしば、目標よりも手段の方に(2)関係すると思われている。だが、多くの場合、計画は(3)第一に目標を明示するのに関係がある。(4)具体的なフロア数、フロアスペース面積を持つオフィスビルのデザインを[A]頼まれた建築家の場合を考えてみよう。この仕事をやり遂げるのに、建築家はたいていの場合、クライアントにいちいち尋ねることなくそのビルの特徴に関していくつもの決定を下すことが[4]期待されている。たとえば彼は、ドアノブの形や暖房の通気孔などの細かい特徴の決定だけでなく、建築様式などの全体の特

徴の決定もこなさなければならない。こうして、建築家の計画の大きな部分は、達成されるべき目標の特徴の多くについて決定をしていくということになる。もうひとつ例を挙げると、レターヘッドを作るなどのグラフィックデザインの仕事を計画立案する時には、最も大事な課題は、最終的な製品を[C]どういうやり方で作るか決めることより、それが[B]どのような製品になるかを決めることである。ある工業デザイン製作の研究では、デザイナーの活動のほとんどすべてが、[D]製品を作る製作手順よりも最終的な製品の特徴を明確にすることの方に差し向けられていた。達成すべき目標に関して決定を下す時にその人に求められる課題は、「定義があいまい」と時々言われる。これとは対照的に、手書きのレポートをタイプするなどの「定義があきらか」な仕事を[6]する人は、目標自体について決定を下すことは(5)比較するとごくわずかである。定義のあいまいな仕事は、著述、建築、ソフトウェアデザイン、作曲、工学など、さまざまな分野でごく普通にある。定義のあいまいな仕事では、目標を明らかにすることがしばしば最も大事な計画立案の機能となっている。

[解答]

問1. [1] be engaged (engage)　[2] involves
　　[3] choosing　[4] expected　[5] accomplished
　　[6] carrying

問2. (1) order　(2) connected　(3) firstly
　　(4) concrete　(5) comparatively

問3. [A] f　[B] c　[C] a　[D] b

Ⅲ　出題者が求めたポイント

[全訳]

英語の先生(A)が生徒(B)と話している。

A：今年の夏のタイボランティアプログラムに参加することにしたと聞きましたが。

B：はい、そうです。(1)3日後にバンコクに向けて出発します。

A：そんなにすぐですか。わくわくしているでしょうね。

B：はい。(2)でも出発の準備で本当に忙しいです。正直言って、すこしどきどきしているんです。外国に行ったことがないので。

A：あまり心配しなくていいですよ。気をつければ大丈夫です。

B：実はキャンベル先生、もっと早くお願いしたいことがあったのですが、(3)あさってのクラブの会合を欠席させていただけますか。

A：そうね、きみが来ないと残念だけど、みんなわかってくれるでしょう。

[解答例]

(1) I'll leave for Bangkok in three days.

(2) But I am really busy preparing for the departure.

(3) Would you allow me to be absent from the club meeting the day after tomorrow ?

Ⅳ 出題者が求めたポイント

[全訳]

英文を読んで後の問に答えなさい。

　睡眠は人の健康と幸福に欠かせないものだが、多くの人たちはこれを十分にとっていない。必要な睡眠は人によって違う。健康な大人は一般的に、1日平均16時間の活動時間と8時間の睡眠時間を必要としている。しかし、個人によっては、6時間という短い睡眠でも眠くならずに活動することができる。一方で、10時間眠らなければ最大の力を発揮できない人もいる。よく言われていることとは逆に、いったん大人になれば、必要な睡眠は歳とともに減っていくのではない。ただ、大人が歳をとるにつれて減っていくのは、連続して6時間から8時間眠れる能力である。

　国立睡眠財団が行った調査によれば、大人のアメリカ人の60％が、1週間に1回以上睡眠に問題を抱えているが、そのほとんどが診断も治療も受けていないということだ。さらに言えば、40％以上の大人が月に少なくとも数日、日常活動を妨げる(2)くらいの日中の眠気を経験していて、20％は1週間に数日は眠気を感じると言っている。調査結果はまた、子どもたちの3人に2人以上が、1週間に1回以上の睡眠の問題を経験していることを示している。

　睡眠不足の初期の兆候のいくつかは、いらいら、気分の落ち込み、そして感情を抑制できないことである。睡眠不足の人が初期の兆候が消えた後でも通常の睡眠パターンに戻ることができなければ、やがて、無関心、話すスピードの遅れ、感情的反応の減退、物忘れ、新奇の気性をなくす、並行して複数の仕事ができなくなるなどの症状を見せ始める。その人はまた、マイクロ睡眠(ほんの数秒しか続かないような短時間の眠り)に陥り、注意力欠如を起こしたりする。マイクロ睡眠は、たとえば車の運転とか(3)のような、継続的な注意力を必要とする状況で起こる場合には極めて危険である。マイクロ睡眠を経験する人たちは、たいていそれに気づかないでいる。それどころか、自分はずっと起きていたとか、一時的に集中をなくしたとか思っていたりする。

　ストレスは短期間の睡眠障害の一番の原因だと睡眠の専門家は言う。普通引き金となるのは、学校や仕事関係のプレッシャー、家族あるいは結婚問題、そして(4)などである。たいていはストレスの多い状況が過ぎれば、睡眠障害は消える。だが、短期の睡眠障害が初めから適切に対処されなければ、それは元になったストレスが過ぎ去った後でも、長く続くことがある。

　アルコールを飲むことも睡眠を中断させる。午後遅くあるいは夕方にカフェインを含む飲み物を飲んだり、寝る時間間近になって激しい運動をしたり、不規則な日常スケジュールに従ったり、寝るすぐ前に精神的にきつい活動を行ったりする場合も同じである。

　熱すぎたり寒すぎたり、うるさかったり、明るすぎたりする部屋で眠るなどの環境要因が、ぐっすり眠ることの妨げとなることもある。子どもたちや他の家族にじゃまされるときもそうなる。他の人と同じ部屋で眠るのも、あなたの睡眠に悪く影響する。特にその人があなたと違う時間に寝たり起きたり、眠っている間にたくさん動き回ったり、いびきをかいたり、寝つけなかったり、すぐ目を覚ましたり、他の睡眠障害がある場合にはそうである。

[設問と選択肢の意味]

1. 　下記のAからDで、英文の内容に合うようにそれぞれの文を完成させるのに、もっともよい選択肢を選びなさい。Eでは、質問にもっとも合う答えを選びなさい。
A. 大人は歳とるにつれて、
   a. 必要な睡眠時間が多くなる傾向にある。
   b. 必要な睡眠時間が少なくなる傾向にある。
   c. ひと晩中続けて眠るのが難しくなる傾向にある。
   d. ひと晩中続けて眠るのが簡単になる傾向にある。
B. 国立睡眠財団の調査結果が示しているのは
   a. こどもたちは大人たち以上に高い割合で睡眠障害にかかっている。
   b. 大人たちはこどもたち以上に高い割合で睡眠障害にかかっている。
   c. 睡眠障害のある人たちの大多数は、適切な治療を受けている。
   d. 睡眠障害のある人たちの大多数は、1週間に数日、日中の眠気を経験している。
C. 睡眠不足の二次的な兆候は
   a. ある点で初期の兆候と反対である。
   b. 最初の兆候の激化した版である。
   c. そのひとつに、すぐに怒る傾向というのが含まれる。
   d. そのひとつに、過去の出来事を思い出す能力が高くなるというのが含まれる。
D. ストレスによって起こされる短期間の睡眠障害は
   a. ストレスの多い状況が過ぎれば必ず消える。
   b. 直接的な理由が解決した後に必ず終わるとは限らない。
   c. それを経験している人がストレスの下にいる間だけ続く。
   d. 慢性の睡眠障害の一番の原因である。
E. 次の対策のうち、通常の睡眠障害と闘う助けになると本文が示していないのはどれか。
   a. ひとりで眠ること。
   b. 寝室の暑さ寒さを抑えること。
   c. 眠る時に寝室を暗くしておくこと。
   d. 寝る時間前の腹応えのある食事を避けること。

3. (3)の空欄を埋められるような、継続的な注意力を要する状況の別の例を挙げなさい。3語以上の英語で答えること。

4. (4)の空欄を埋められるような、よくある引き金となるものをひとつ示しなさい。
   3語以上の英語で答えること。

5. 第5パラグラフでは睡眠障害に至るような5つの行動を挙げている。このパラグラフで述べられてい

る情報を基に、より良い睡眠を得るために人々が
できることのリストを作ることができる。一番目
は酒を飲むのをやめることである。後の4つは何か、
日本語で答えなさい。

[解答]
1.（A）c　（B）a　（C）a　（D）b　（E）d
2.（1）c　　　（2）b
（例）piloting an airplane, performing an operation,
　　など
（例）relationship with others, anxiety about health,
　　など
5.　・夕方カフェインの多い飲み物を飲まない。
　　・寝る間近に激しい運動をしない。
　　・規則的なスケジュールに従う。
　　・寝る前に精神的にきつい活動をしない。

数　学

解答　　　24年度

I 出題者が求めたポイント (数学II・図形と方程式, 微分積分, 数学B・数列)

〔解答〕

1. $(a)\,f(x)=x^2-x-2$ とおく。

P, Q の x 座標をそれぞれ α, β ($\alpha<\beta$) とおくと

$P(\alpha,\ \alpha^2-\alpha-2)$,

$Q(\beta,\ \beta^2-\beta-2)$

線分PQの中点が $(0,0)$ となることから

$$\begin{cases} \alpha+\beta=0 \\ (\alpha^2-\alpha-2)+(\beta^2-\beta-2)=0 \end{cases}$$

線分PQの傾き m_1 は

$$m_1=\frac{(\beta^2-\beta-2)(\alpha^2-\alpha-2)}{\beta-\alpha}$$

$$=\frac{(\beta-\alpha)(\beta+\alpha-1)}{\beta-\alpha}=-1$$

よって求める直線の方程式は $y=-x$ ………(答)

(b) 線分PQを2:1に内分する点が $(0,0)$ となるから

$$\begin{cases} \dfrac{\alpha+2\beta}{2+1}=0 \quad \cdots\cdots\cdots① \\ \dfrac{(\alpha^2-\alpha-2)+(\beta^2-\beta-2)}{2+1}=0\cdots② \end{cases}$$

①より $\alpha=-2\beta$ を②へ代入して整理すると

$\beta^2=1 \quad \therefore \beta=\pm1$

$(\alpha,\ \beta)=(-2,1)(2,-1)$(不適)

よって, $P(-2,4)$, $Q(1,-2)$

直線PQの傾き $m_2=\dfrac{-2-4}{1+2}=-2$

よって, 求める直線の方程式は $y=-2x$ ………(答)

$(c)\,S=\displaystyle\int_{-2}^{1}\{-2x-(x^2-x-2)\}dx$

$=-\displaystyle\int_{-2}^{1}(x-1)(x+2)\,dx$

$=-1\left(-\dfrac{1}{6}\right)\{1-(-2)\}^3=\dfrac{9}{2}$ ………(答)

2. (a) 求める総和を M_1 とおくと

$M_1=1(1+2+3+\cdots+n)+2(1+2+3+\cdots+n)$

$\qquad\qquad +\cdots+n(1+2+3+\cdots+n)$

$=(1+2+3+\cdots+n)(1+2+3+\cdots n)$

$=\dfrac{1}{2}n(n+1)\times\dfrac{1}{2}n(n+1)=\dfrac{1}{4}n^2(n+1)^2$………(答)

$(b)\,j<k,\,j=k,\,j>k$ の全ての和が M_1 になるから,

$j<k$ のときの jk の総和を M_2 とおくと

$M_1=2M_2+(1^2+2^2+3^2+\cdots+n^2)$

$2M_2=\dfrac{1}{4}n^2(n+1)^2-\dfrac{1}{6}n(n+1)(2n+1)$

$=\dfrac{1}{2}n(n+1)\left\{\dfrac{1}{2}n(n+1)-\dfrac{1}{3}(2n+1)\right\}$

$=\dfrac{1}{12}n(n+1)(n-1)(3n+2)$

よって, $M_2=\dfrac{1}{24}(n-1)n(n+1)(3n+2)$………(答)

$(c)\,j=k-1,\ j=k+1$ のときの総和をそれぞれ M_3 とおくと

$M_3=1\cdot2+2\cdot3+3\cdot4+\cdots(n-1)n$

$\displaystyle\sum_{k=1}^{n-1}k(k+1)=\sum_{k=1}^{n-1}k^2+\sum_{k=1}^{n-1}k$

$=\dfrac{1}{6}n(n-1)(2n-1)+\dfrac{1}{2}n(n-1)$

$=\dfrac{1}{3}(n-1)n(n+1)$

$j<k-1,\,j=k-1,\,j=k,\,j=k+1,\,j>k+1$ の総和が M_1 になるから, $j<k-1$ のときの jk の総和を M_4 とおくと

$2M_4+2M_3+(1^2+2^2+\cdots+n^2)=M_1$

$2M_4=\dfrac{1}{4}n^2(n+1)^2-\dfrac{2}{3}n(n+1)(n-1)$

$\qquad\qquad\qquad -\dfrac{1}{6}n(n+1)(2n+1)$

$=\dfrac{1}{4}n(n+1)(n-1)(n-2)$

よって, $M_4=\dfrac{1}{8}(n-2)(n-1)n(n+1)$ ………(答)

3. $(a)\,f(x)=x^3-6x,\ f'(x)=3(x-\sqrt{2})(x+\sqrt{2})$

増減表をかくと

x		$-\sqrt{2}$		$\sqrt{2}$	
$f'(x)$	$+$	0	$-$	0	$+$
$f(x)$	$\nearrow$	$4\sqrt{2}$	$\searrow$	$-4\sqrt{2}$	$\nearrow$

$f(\sqrt{2})=-4\sqrt{2}$

$f(-\sqrt{2})=4\sqrt{2}$

極小値を与えるのは $x=\sqrt{2}$ …(答)

(b) 右図より

$-4\sqrt{2}\leqq a\leqq 4\sqrt{2}$ …(答)

$(c)\,f(x)=f(1)=-5$ より $x^3-6x+5=0$

$(x-1)(x^2+x-5)=0 \qquad \therefore x=1,\ \dfrac{1\pm\sqrt{21}}{2}$

よって, 求める a は $-4\sqrt{2}<a\leqq-5$ ………(答)

II 出題者が求めたポイント (数学II・三角関数, 数学B・ベクトル)

〔解答〕

問1. 次の式を利用して式を変形する。

$$\sin\left(\frac{\pi}{2}+\theta\right)=\cos\theta,\ \cos\left(\frac{\pi}{2}+\theta\right)=-\sin\theta$$

$$\sin A-\sin B=2\cos\frac{A+B}{2}\sin\frac{A-B}{2}$$

$$\cos A-\cos B=-2\sin\frac{A+B}{2}\sin\frac{A-B}{2}$$

$A_kA_{k+1}=(x_k, y_k)$ とおくと

$$x_k=\cos\left(-\frac{\alpha}{2}+(k+1)\alpha\right)-\cos\left(-\frac{\alpha}{2}+k\alpha\right)$$

$$=-2\sin k\alpha\sin\frac{\alpha}{2}$$

$$=2\sin\frac{\alpha}{2}(-1)\sin kd=2\sin\frac{\alpha}{2}\cos\left(\frac{\pi}{2}+k\alpha\right)$$

$$y_k=\sin\left(-\frac{\alpha}{2}+(k+1)\alpha\right)-\sin\left(-\frac{\alpha}{2}+k\alpha\right)$$

$$=2\cos k\alpha\sin\frac{\alpha}{2}$$

$$=2\sin\frac{\alpha}{2}\cos k\alpha=2\sin\frac{\alpha}{2}\sin\left(\frac{\pi}{2}+k\alpha\right)$$

すると，$\overrightarrow{A_0A_1}=2\sin\frac{\alpha}{2}\left(\cos\frac{\pi}{2}, \sin\frac{\pi}{2}\right)$

$$\overrightarrow{A_1A_2}=2\sin\frac{\alpha}{2}\left(\cos\left(\frac{\pi}{2}+\alpha\right), \sin\left(\frac{\pi}{2}+\alpha\right)\right)$$

$$\overrightarrow{A_2A_3}=2\sin\frac{\alpha}{2}\left(\cos\left(\frac{\pi}{2}+2\alpha\right), \sin\left(\frac{\pi}{2}+2\alpha\right)\right)$$

よって，$r=2\sin\frac{\alpha}{2}$, $\theta_0=\frac{\pi}{2}$, $\theta_1=\frac{\pi}{2}+\alpha$,

$$\theta_2=\frac{\pi}{2}+2\alpha \quad\cdots\cdots\cdots\cdots\cdots\text{(答)}$$

問2. 上記より

$$A_kA_{k+1}=2\sin\frac{\alpha}{2}(-\sin k\alpha, \cos k\alpha)$$

$$\overrightarrow{OA_{n+1}}=\left\{\cos\left(-\frac{\alpha}{2}+(n+1)\alpha\right),\right.$$
$$\left.\sin\left(-\frac{\alpha}{2}+(n+1)\alpha\right)\right\}$$

$$=\left\{\cos\frac{2n+1}{2}\alpha, \sin\frac{2n+1}{2}\alpha\right\}$$

$$\overrightarrow{OA_0}=\left(\cos\frac{\alpha}{2}, -\sin\frac{\alpha}{2}\right)$$

$\sum_{k=0}^{n}\overrightarrow{A_kA_{k+1}}=\overrightarrow{OA_{k+1}}-\overrightarrow{OA_0}$ に代入すると

$$\begin{cases}-2\sin\frac{\alpha}{2}\sum_{k=0}^{n}\sin k\alpha=\cos\frac{n+1}{2}\alpha-\cos\frac{\alpha}{2}\\ 2\sin\frac{\alpha}{2}\sum_{k=0}^{n}\cos k\alpha=\sin\frac{2n+1}{2}\alpha+\sin\frac{\alpha}{2}\end{cases}$$

よって

$$\left.\begin{array}{l}\sum_{k=0}^{n}\sin k\alpha=\dfrac{\cos\frac{\alpha}{2}-\cos\frac{2n+1}{2}\alpha}{2\sin\frac{\alpha}{2}}\\[20pt] \sum_{k=0}^{n}\cos k\alpha=\dfrac{\sin\frac{\alpha}{2}+\sin\frac{2n+1}{2}\alpha}{2\sin\frac{\alpha}{2}}\end{array}\right\}\cdots\cdots\text{(答)}$$

問3. 与式 $=\sum_{k=0}^{n}\frac{1}{2}\sin k(2\alpha)$

$$=\frac{1}{2}\frac{\cos\frac{2\alpha}{2}-\cos\frac{2n+1}{2}2\alpha}{2\sin\frac{2\alpha}{2}}$$

$$=\frac{\cos\alpha-\cos(2n+1)\alpha}{4\sin\alpha}$$

問4. 与式を変形する。

$$(\alpha\cos k\alpha+\sin k\alpha)^2$$
$$=\alpha^2\cos^2 k\alpha+2\alpha\sin\alpha\cos k\alpha+\sin^2 k\alpha$$
$$=(\alpha^2-1)\cos^2 k\alpha+\alpha\sin 2k\alpha+\sin^2 k\alpha+\cos^2 k\alpha$$
$$=(\alpha^2-1)\frac{1+\cos 2k\alpha}{2}+\alpha\sin 2k\alpha+1$$
$$=\frac{\alpha^2-1}{2}\cos 2k\alpha+\alpha\sin 2k\alpha+\frac{\alpha^2+1}{2}$$

問2の結果に α に 2α を代入すると

$0<\alpha<\pi$　より　$0<\sin\alpha<1$

よって，　与式 $=\lim_{n\to\infty}\frac{1}{n}\sum_{k=0}^{n}\left\{\frac{\alpha^2-1}{2}\cos 2k\alpha+\alpha\sin 2k\alpha\right.$
$$\left.+\frac{\alpha^2+1}{2}\right\}$$

$$=\lim_{n\to\infty}\frac{1}{n}\left\{\frac{\alpha^2-1}{2}\frac{\sin\alpha+\sin(2n+1)\alpha}{2\sin\alpha}\right.$$
$$\left.+\alpha\frac{\cos\alpha-\cos(2n+1)\alpha}{2\sin\alpha}+\frac{\alpha^2+1}{2}n\right\}$$

$$=0+0+\frac{\alpha^2+1}{2}=\frac{\alpha^2+1}{2} \quad\cdots\cdots\cdots\cdots\text{(答)}$$

III 出題者が求めたポイント（数学B・ベクトル, 数学III・微分積分）

〔解答〕

問1. $O_1(1, 0, 0)$ $O_2(-1, 0, 0)$ とおくと条件より

$$\overrightarrow{OP}=\overrightarrow{OO_1}+\overrightarrow{O_1P}, \overrightarrow{OQ}=\overrightarrow{OO_2}+\overrightarrow{O_2Q}$$

$$0\leqq|\overrightarrow{O_1P}|\leqq 2, 0\leqq|\overrightarrow{O_2Q}|\leqq 2$$

すると，$\overrightarrow{OX}=\overrightarrow{OP}+\overrightarrow{OQ}=\overrightarrow{OO_1}+\overrightarrow{O_1P}+\overrightarrow{OO_2}+\overrightarrow{O_2Q}$
$$=\overrightarrow{O_1P}+\overrightarrow{O_2Q}$$

$\overrightarrow{O_1P}, \overrightarrow{O_2Q}$ は大きさが2以下の全方向のベクトルなので，$\overrightarrow{OX}$ は大きさが $2+2=4$ 以下の全方向のベクトルとなる。

よって，Xは半径4の球の表面および内部と点となるので求める体積Vは　$V=\frac{4}{3}\pi\times 4^3=\frac{256}{3}\pi$ $\cdots\cdots\cdots\cdots\text{(答)}$

問2. $\overrightarrow{OX}=\frac{1}{3}(\overrightarrow{OP}+\overrightarrow{OQ})$, $\overrightarrow{OS}=\frac{1}{3}\overrightarrow{OR}$ とおくと

条件式より　$\overrightarrow{OY}=\frac{1}{3}(\overrightarrow{OP}+\overrightarrow{OQ})+\frac{1}{3}\overrightarrow{OR}$
$$=\overrightarrow{OX}+\overrightarrow{OS}$$

ここで，$\overrightarrow{OX}$ は大きさ $\frac{4}{3}$ 以下の全方向のベクトル

よって，$\overrightarrow{OS}$ は $|\overrightarrow{OS}|\leqq 2-\frac{4}{3}=\frac{2}{3}$
となる全方向のベクトルとなる。

よって，$\dfrac{2}{3}\geqq|\overrightarrow{OS}|=\dfrac{1}{3}|\overrightarrow{OR}|$　$\therefore|\overrightarrow{OR}|\leqq2$

Rは，半径2の球の表面および内部の点なので求める

体積は　$\dfrac{4}{3}\pi\times2^3=\dfrac{32}{3}\pi$　…………（答）

問3. 問2より，$\overrightarrow{OY}=\overrightarrow{OX}+\overrightarrow{OS}$

Yが常に$k_1\cup k_2$にあるためには　$\dfrac{1}{3}\overrightarrow{OR}=\overrightarrow{OS}$が$k_1\cup k_2$の

内部にあり，かつ，$k_1\cup k_2$の境界から$\dfrac{4}{3}$以上離れた部分に

あること。すなわち，$k_1\cup k_2$の領域から，半径$\dfrac{2}{3}$の球体がk_1

$\cup k_2$の外周に接しながら動く部分を除いた部分となる。この

立体はx軸のまわりの回転体となる。また，y軸に関して対称

なので$x\geqq0$で考える。

S（X, Y）とおく。

（ア）$0\leqq X\leqq\dfrac{2}{3}$　のとき点Sの方程式は

$$X^2+\left(Y-\sqrt{3}\right)^2=\left(\dfrac{4}{3}\right)^2\cdots①$$

（イ）$\dfrac{2}{3}\leqq X\leqq\dfrac{5}{3}$のとき点Sの方程式は

$$(X-1)^2+Y^2=\left(\dfrac{2}{3}\right)^2\cdots②$$

ここで，$\overrightarrow{OR}=3\overrightarrow{OS}=(3X, 3Y)=(x, y)$　とおける。

すると①，②は次のように変形できる。

$$\begin{cases}x^2+\left(y-3\sqrt{3}\right)^2=16 & (0\leqq x\leqq2)\\(x-3)^2+y^2=4 & (2\leqq x\leqq5)\end{cases}$$

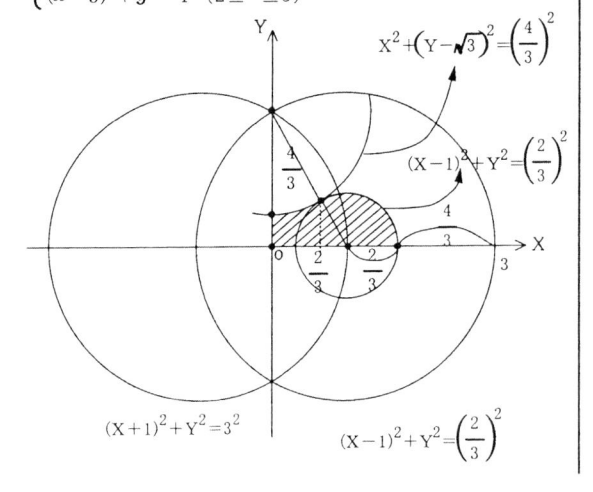

これらの作る回転体の体積をそれぞれV_1, V_2とおくと

$$V_1=\pi\int_0^2\left(3\sqrt{3}-\sqrt{16-x^2}\right)^2dx$$

$$V_2=\pi\int_2^5\left\{4-(x-3)^2\right\}dx$$

$$V_3=\int_0^2\sqrt{16-x^2}\,dx=\int_0^{\frac{\pi}{6}}4\cos\theta\times4\cos\theta\,d\theta$$

$$=16\int_0^{\frac{\pi}{6}}\cos^2\theta\,d\theta=16\int_0^{\frac{\pi}{6}}\dfrac{1+\cos2\theta}{2}\,d\theta$$

$$=\dfrac{4}{3}\pi+2\sqrt{3}$$

$$V_1=\pi\int_0^2\left(27-6\sqrt{3}\sqrt{16-x^2}+16-x^2\right)dx$$

$$=\pi\left[43x-\dfrac{1}{3}x^3\right]_0^2-6\sqrt{3}\,\pi\left(\dfrac{4}{3}\pi+2\sqrt{3}\right)$$

$$=\pi\left(86-\dfrac{8}{3}-8\sqrt{3}\,\pi-36\right)$$

$$V_2=\pi\left[4x-\dfrac{1}{3}(x-3)^3\right]_2^5=(12-3)\pi=9\pi$$

よって求める体積Vは

$$V=2(V_1+V_2)=2\left(\dfrac{169}{3}-8\sqrt{3}\,\pi\right)\pi\quad\text{……………（答）}$$

物　理

解答　24年度

I **出題者が求めたポイント**…回転する棒に通した小球にはたらく重力，遠心力，静止摩擦力のつりあい

つりあっているとき，点Aから測った小球の高さをH，回転半径をrとするとき，

$$r = H\tan\theta \quad \cdots ①$$

また，水平，鉛直方向の力のつりあいより

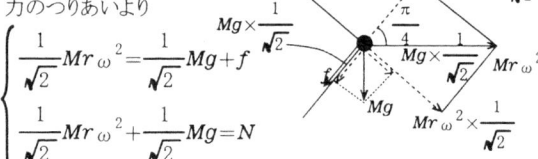

$$\begin{cases} Mr\omega^2 = N\cos\theta & \cdots ② \\ Mg = N\sin\theta & \cdots ③ \end{cases}$$

③÷②より　$Mg = Mr\omega^2\tan\theta$

①を代入して整理すれば　$H = \dfrac{g}{\omega^2\tan^2\theta}$…（ア）の答

③より　$N = \dfrac{Mg}{\sin\theta}$　…（イ）の答

静止摩擦力をfとする。小球が棒をのぼっていかない条件は，棒に平行，垂直な方向の力のつりあいより

$$\begin{cases} \dfrac{1}{\sqrt{2}}Mr\omega^2 = \dfrac{1}{\sqrt{2}}Mg + f \\ \dfrac{1}{\sqrt{2}}Mr\omega^2 + \dfrac{1}{\sqrt{2}}Mg = N \end{cases}$$

また，$f \leq \mu N$

$$\dfrac{1}{\sqrt{2}}Mr\omega^2 - \dfrac{1}{\sqrt{2}}Mg \leq \mu\left(\dfrac{1}{\sqrt{2}}Mr\omega^2 + \dfrac{1}{\sqrt{2}}Mg\right)$$

rでまとめて，$r\omega^2(1-\mu) \leq g(\mu+1)$

$\mu < 1$だから　$r \leq \dfrac{g(1+\mu)}{\omega^2(1-\mu)}$

①を代入して　$H\tan\theta \leq \dfrac{g(1+\mu)}{\omega^2(1-\mu)}$

$\therefore H \leq \dfrac{g(1+\mu)}{\omega^2(1-\mu)\tan\theta}$　…（エ）の答

また，小球が下っていかない条件は

$$\begin{cases} \dfrac{1}{\sqrt{2}}Mr\omega^2 + f = \dfrac{1}{\sqrt{2}}Mg \\ \dfrac{1}{\sqrt{2}}Mr\omega^2 + \dfrac{1}{\sqrt{2}}Mg = N \end{cases}$$

だから，同様にして　$H \geq \dfrac{g(1-\mu)}{\omega^2(1+\mu)\tan\theta}$…（ウ）の答

力のつりあいより

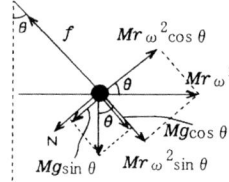

$$\begin{cases} f = Mg\cos\theta + Mr\omega^2\sin\theta \\ N + Mg\sin\theta = Mr\omega^2\cos\theta \end{cases}$$

$f \leq \mu N$，$r = 1.8\tan\theta$　だから

$g\cos\theta + 1.8\omega^2\tan\theta\sin\theta$
$\leq \mu(1.8\omega^2\tan\theta\cos\theta - g\sin\theta)$

$\sin\theta$で割って

$$\dfrac{g}{\tan\theta} + 1.8\omega^2\tan\theta \leq \mu(1.8\omega^2 - g)$$

$\omega = 7.0$，$g = 9.8$だから，

$$\mu \geq \dfrac{\left(\dfrac{g}{\tan\theta} + 1.8\omega^2\tan\theta\right)}{1.8\omega^2 - g} = \dfrac{\left(\dfrac{9.8}{\tan\theta} + 1.8\times 7^2\tan\theta\right)}{1.8\times 7^2 - 9.8}$$

$$= \dfrac{1}{8}\left(\dfrac{1}{\tan\theta} + 9\tan\theta\right)$$

相加・相乗平均を使って

$$\dfrac{1}{\tan\theta} + 9\tan\theta \geq 2\sqrt{\dfrac{1}{\tan\theta}\times 9\tan\theta} = 6$$

$\therefore \mu \geq \dfrac{6}{8} = \dfrac{3}{4}$　　　　$\mu = 0.75$…（オ）の答

II **出題者が求めたポイント**…合成抵抗，コンデンサーと抵抗を含む回路におけるエネルギーの移動

r_1, r_2の部分の合成抵抗 $= \dfrac{r_1 r_2}{r_1 + r_2}$　だから，

全体の合成抵抗 $= R + \dfrac{r_1 r_2}{r_1 + r_2}$　…（ア）の答

r_2に流れる電流 $= \left(\dfrac{E}{R + \dfrac{r_1 r_2}{r_1 + r_2}}\right)\times\dfrac{r_1}{r_1 + r_2}$

$$= \dfrac{Er_1}{R(r_1 + r_2) + r_1 r_2}$$

r_2において発生するジュール熱Pは，

$$P = \left\{\dfrac{Er_1}{R(r_1 + r_2) + r_1 r_2}\right\}^2 r_2$$

$$= \dfrac{E^2 r_1^2}{\left\{R\left(\dfrac{r_1}{\sqrt{r_2}} + \sqrt{r_2}\right) + r_1\sqrt{r_2}\right\}^2}$$

分母 $= \left\{\dfrac{Rr_1}{\sqrt{r_2}} + \sqrt{r_2}(R + r_1)\right\}^2$

相加・相乗平均を用いて

$$\dfrac{Rr_1}{\sqrt{r_2}} + \sqrt{r_2}(R + r_1) \geq 2\sqrt{\dfrac{Rr_1}{\sqrt{r_2}}\times\sqrt{r_2}(R + r_1)}$$

$$= 2\sqrt{Rr_1(R + r_1)}$$

したがって，

分母は　$\dfrac{Rr_1}{\sqrt{r_2}} = \sqrt{r_2}(R + r_1)$のとき最小値をとる。

ゆえに，Pが最大になるのは，$r_2 = \dfrac{Rr_1}{R + r_1}$のとき。

$r_2 = \dfrac{Rr_1}{R + r_1}$　…（イ）の答

C_1の両端の電圧は$E[V]$になるので，C_1にたくわえられるエ

ネルギーU_1は　　$U_1=\dfrac{1}{2}C_1E^2$　　…（ウ）の答

最終的にC_1とC_2の両端の電圧は等しくなる。C_1, C_2にたくわえられる電気量をQ_1, Q_2とすると

$$V=\frac{Q_1}{C_1}=\frac{Q_2}{C_2}\quad\cdots①$$

また，電荷保存則より
$$C_1E=Q_1+Q_2\quad\cdots②$$

①，②より　　　$Q_1=\dfrac{C_1^2E}{C_1+C_2}$

$$\therefore V=\frac{Q_1}{C_1}=\frac{C_1E}{C_1+C_2}\quad\cdots（エ）の答$$

求めるジュール熱$=U_1-\left(\dfrac{1}{2}C_1V^2+\dfrac{1}{2}C_2V^2\right)$

$$=\frac{1}{2}C_1E^2-\frac{1}{2}\left(\frac{C_1E}{C_1+C_2}\right)^2(C_1+C_2)$$

$$=\frac{C_1C_2E^2}{2(C_1+C_2)}\quad\cdots（オ）の答$$

III 出題者が求めたポイント…球形容器と気体分子, 定圧変化

（1）運動量の変化の大きさ$=2mv\cos\theta$ …（ア）の答
衝突間に進む距離$=2r\cos\theta$ だから
衝突から次の衝突までに要する時間

$$=\frac{2r\cos\theta}{v}$$

したがって，
単位時間あたりの衝突回数

$$=\frac{1}{\left(\dfrac{2r\cos\theta}{v}\right)}=\frac{v}{2r\cos\theta}\quad\cdots（イ）の答$$

分子の運動量変化の大きさ＝分子が1回の衝突で壁に及ぼす力積の大きさ　だから
気体分子全体が単位時間に壁に及ぼす力積

$$=N\times2mv\cos\theta\times\frac{v}{2r\cos\theta}=\frac{Nmv^2}{r}$$

これが気体分子全体が壁に及ぼす平均の力$\bar f$に等しい。
$V=\dfrac{4}{3}\pi r^3$であるから，

求める圧力$P=\dfrac{\bar f}{S}=\dfrac{\dfrac{Nmv^2}{r}}{4\pi r^2}=\dfrac{Nmv^2}{4\pi r^3}=\dfrac{\dfrac{1}{3}Nmv^2}{\left(\dfrac{4\pi r^3}{3}\right)}$

$$=\frac{Nmv^2}{3V}\quad\cdots（ウ）の答$$

（2）2原子分子理想気体の定圧モル比熱$=\dfrac{7}{2}R$ である。

求める熱量$=1\text{mol}\times\dfrac{7}{2}R\times(295-293)$

$$=7R=58.17=58.2[\text{J}]\qquad 58.2\cdots（エ）の答$$

気体がする仕事$=p\Delta V=R\Delta T=R\times(295-293)=2R$

したがって，$\dfrac{2R}{7R}\times100=28.57=28.6（\%）$

28.6 …（オ）の答

IV 出題者が求めたポイント…レンズの公式

レンズの公式より

$$\frac{1}{a}+\frac{1}{L}=\frac{1}{f}\qquad\therefore f=\frac{aL}{a+L}\quad\cdots①$$

近点の場合

$$f=\frac{18\times2}{18+2}=1.8\quad\cdots（ア）の答$$

遠点の場合

$$a\to\infty\text{のとき}\quad f=\frac{L}{1+\left(\dfrac{L}{a}\right)}\to f=2.0\quad\cdots（イ）の答$$

題意より

$$3=\left|\frac{b}{a}\right|,\ b=-22$$

$$\frac{1}{\left(\dfrac{22}{3}\right)}+\frac{1}{-22}=\frac{1}{f_虫}\quad\therefore f_虫=11\quad\cdots（ウ）の答$$

網膜の手前に実像ができてしまうので，近視である。

近…（エ）の答

遠点を見るときのSの焦点距離fは①より

$$f=\frac{100\times2}{100+2}=\frac{100}{51}$$

このときめがねの焦点距離をf_1とすると，軸に平行に入射する光が焦点，つまりSの前方$(2-f_1)$の位置の像を結ぶ。
レンズの公式より

$$\frac{1}{2-f_1}+\frac{1}{2}=\frac{1}{f}=\frac{51}{100}$$

$$\therefore f_1=-98<0\ （凹レンズ）\qquad 98\ \cdots（オ）の答$$

化 学

解答　　24年度

Ⅰ　出題者が求めたポイント……小問集

(1) $2KClO_3 \rightarrow 2KCl + 3O_2$

(4) $(394 \times 2 + 286) - (-228) = 1302\ kJ/mol$

(5) $2Al + 2NaOH + 6H_2O \rightarrow 2Na[Al(OH)_4] + 3H_2$

(6) 面心立方格子と六方最密構造の配位数は12。単位格子中の原子の数はそれぞれ4個と2個。

[解答]

㋐酸素　㋑大き　㋒S^{2-}　㋓1302　㋔両性　㋕水素

㋖1.5　㋗12　㋘六方最密構造　㋙8　㋚高

Ⅱ　出題者が求めたポイント……凝固点降下

問1.
$$\frac{55.0}{155} = \frac{60.0 - \dfrac{95.0}{131.0}x}{160.0 - x} \qquad \therefore x \fallingdotseq 8.7g$$

問2. $x\ (mol)$ の $MgCl_2$ は $3x\ (mol)$ に電離する。

$$\frac{3x}{0.0500} \times 1.85 = 2.78 \qquad \therefore x \fallingdotseq 0.0250mol$$

$$\frac{0.0250}{0.0500} = 0.50\ mol/kg$$

問3.
$$\frac{\dfrac{5.40}{95.0 + 18.0n}}{\left\{ \left(50.0 + 5.40 \times \dfrac{18.0n}{95.0 + 18.0n} \right) / 1000 \right\}} = 0.50$$

$$\therefore n \fallingdotseq 6$$

問4. $1.85\,m = 3.33 \quad \therefore m = 1.80\ mol/kg$

よって $MgCl_2$ では $1.80 \div 3 = 0.60\ mol/kg$

生じている氷の質量を w〔g〕とすると，

$MgCl_2 \cdot 6H_2O = 203$ より，溶質の物質量は $\dfrac{5.40}{203}$〔mol〕，

溶媒の質量は $\left(50.0 + 5.40 \times \dfrac{18.0 \times 6}{203} - w \right)$〔g〕であり，

質量モル濃度は $0.60\ mol/kg$ であるから

$$\frac{\dfrac{5.40}{203}}{\left(50.0 + 5.40 \times \dfrac{18.0 \times 6}{203} - w \right) \times \dfrac{1}{1000}} = 0.60$$

$$\therefore \quad w = 8.53 \fallingdotseq 8.5\ 〔g〕$$

[解答]

問1. 8.7 g　　問2. 0.50 mol/kg　　問3. 6

問4. (a) 0.60　(b) 8.5

Ⅲ　出題者が求めたポイント……電離平衡

問2. ㋒
$$K_x = \frac{[H^+][X^-]}{[HX]} \text{ であるから}$$

$$[HX] = \frac{[H^+][X^-]}{K_x}$$

C_x と $[HX]$ を消去すると

$$\alpha_x = \frac{[X^-]}{C_x} = \frac{[X^-]}{[HX] + [X^-]}$$

$$= \frac{[X^-]}{\dfrac{[H^+][X^-]}{K_x} + [X^-]}$$

$$= \frac{K_x[X^-]}{[H^+][X^-] + K_x[X^-]}$$

$$= \frac{K_x}{[H^+] + K_x}$$

問4.
$$\frac{[Y^-]}{[X^-]} = \frac{(1.0 \times 10^{-9} \times 4.0C_x)/[H^+]}{(1.0 \times 10^{-5} \times C_x)/[H^+]} = 4.0 \times 10^{-4}$$

問5. $[H^+] = \sqrt{C_x K_x}$ より 1.0×10^{-3}
$$= \sqrt{C_x \times 1.0 \times 10^{-5}}$$

$$\therefore C_x = 0.10\ mol/L$$

問6.
$$[H^+] = K_x \times \frac{[HX]}{[X^-]} = K_x \times \frac{C_x(1 - \alpha_x)}{C_x \alpha_x}$$

$$= K_x \times \frac{(1 - \alpha_x)}{\alpha_x}$$

$$10^{-4.70} = 10^{-5} \times \frac{(1 - \alpha_x)}{\alpha_x}, \quad \frac{(1 - \alpha_x)}{\alpha_x} = 10^{0.30} = 2.0$$

$$\therefore \alpha_x \fallingdotseq 0.33$$

問7. $X^- + H_2O \rightleftharpoons HX + OH^-$

$$K_x' = \frac{K_w}{K_x} = 1.0 \times 10^{-9} = K_Y$$

$$[HX] = K_x' \times \frac{[X^-]}{[OH^-]} \qquad [Y^-] = K_Y \times \frac{[HY]}{[H^+]}$$

$$[HX] = [Y^-] \text{ なので } \frac{[X^-]}{[OH^-]} = \frac{[HY]}{[H^+]} \text{ となり}$$

$$[H^+]^2 = 4K_w \quad \therefore [H^+] = 2.0 \times 10^{-7}$$

[解答]

問1. ㋐ b

問2. ㋑ $\dfrac{[X^-]}{C_x}$　　㋒ $\dfrac{K_x}{[H^+] + K_x}$　　㋓ $pH + \log K_x$

問3. ㋔ HX　㋕ Y^-

問4. 4.0×10^{-4}　　問5. 0.10 mol/L

問6. 0.33　　問7. 2.0×10^{-7} mol/L

Ⅳ　出題者が求めたポイント……立体異性体

問5. 分子内のヒドロキシ基とカルボキシ基が脱水縮合してラクトンが生じる。

[解答]

問1. (あ)ヒドロキシ酸　(い)酒石酸　(う)不斉炭素原子　(え)光学(鏡像)　(お)生体反応(生理作用)　(か)シクロプロパン　(き)4　(く)2　(け)4　(こ)クロロホルム　(さ)付加　(し)置換　(す)ヘキサクロロシクロヘキサン

問2. 光の振動方向が一平面内にある偏光

問3. $CH_3 - CH - C = O$
　　　　　　　$\ \ \ \ OH\ \ OH$

問4.

問5.

$$O=C\diagdown\begin{matrix}CH_2-CH_2\\O-CH_2\end{matrix}\diagup CH_2$$

Ⅴ 出題者が求めたポイント……糖類、酵素

問3. 1 mol の A から 2 mol の単糖が生成。また単糖1mol から Cu_2O も 1 mol 生成する。

$$\frac{x}{143}=\frac{1.0\times2}{342}\quad\therefore x\fallingdotseq0.84\,\mathrm{g}$$

問4. $C_6H_{12}O_6\to2C_2H_5OH+2CO_2$

$$\frac{x}{22.4}=\frac{2.0\times2}{180}\quad\therefore x\fallingdotseq0.50\,\mathrm{L}$$

問5. $C_6H_7O_2(OH)_3]\to[C_6H_7O_2(OCOCH_3)_3]$

$$\frac{3.0}{162}\times\frac{100-x}{100}\times162+\frac{3.0}{162}\times\frac{x}{100}\times288=4.5\,\mathrm{g}$$

$$\therefore x\fallingdotseq64\%$$

[解答]

問1. (A)スクラーゼ（インベルターベ）　(B)マルトース

　　(C)セロビオース　(D)セルロース

　　(a)スクラーゼ（インベルターゼ）　(b)アミラーゼ

問2. A, D　　問3. 0.84 g

問4. 0.50 L　　問5. 64%

生　物

解答　24 年度

Ⅰ　出題者が求めたポイント(Ⅰ　遺伝)

問1. 交配1で純系Pと純系Qの交雑によってできたF_1では正常型酵素A、Bがともに産生されているものの、花の色が白であることから純系Qが該当する。

問2. 交配4は交配1と同様に、正常型酵素A、Bがともにできているが、正常型酵素の働きを完全に阻害するため、F_1の花の色は白になる。

問3. 交配5で正常型酵素Bが産生していないことから、純系QとSが同じ酵素Bの働きを失っていることが分かる。

問4. 交配7は検定交雑になっていることが理解出来れば良い。赤：白＝1：19の割合になったのは、交配6のF_1がつくる配偶子が次の割合でできたためである。

A・Bともに正常型酵素をつくる遺伝子を持つ　　＝1
Aのみ正常型遺伝子をつくる遺伝子を持つ　　＝9
Bのみ正常型遺伝子をつくる遺伝子を持つ　　＝9
A・Bともに正常型酵素をつくる遺伝子を持たない＝1

(i) このことから組換え価は、

$$\frac{1+1}{1+9+9+1}\times 100 = 10\,\% となる。$$

(iii) 1：9：9：1の割合で配偶子をつくるときのF_2を求める。

(iv) 連鎖していない場合は次の割合で配偶子ができる。

A・Bともに正常型酵素をつくる遺伝子を持つ　　＝1
Aのみ正常型遺伝子をつくる遺伝子を持つ　　＝1
Bのみ正常型遺伝子をつくる遺伝子を持つ　　＝1
A・Bともに正常型酵素をつくる遺伝子を持たない＝1

その場合、A・Bともに正常型酵素をつくらない個体は全体の$\frac{1}{4}$である。

問5. この植物の体細胞の染色体は$2n = 12$である。卵細胞は、減数分裂をしているので$n = 6$となる。

【解答】

問1. Q，問2. 白，問3. (i)QとS　(ii)B　(iii)5

問4. (i) 10　(ii)$\frac{1}{20}$　(iii)$\frac{1}{400}$

(iv)$\frac{1}{4}$，問5. (ウ)

Ⅱ　出題者が求めたポイント(Ⅰ Ⅱ　細胞，呼吸)

問2. 最初に沈殿する画分Aには核、次に沈殿する画分Bにはミトコンドリア、次に沈殿する画分Cにはリボソームが存在する。解糖系は細胞質基質で行われるので、その酵素は上澄み画分のDに存在する。

問3. ミトコンドリアで行われるクエン酸回路に関係する物質を加えても、コハク酸と同様に反応が進行して酸素が消費される。

問4. 電子伝達系では電子の伝達に伴ってH^+の濃度差が生じ、その先でO_2が消費される。H^+の濃度差のエネ

ルギーを使ってATP合成酵素がはたらきATPを合成する。薬剤Zは濃度差を解消することから、O_2は消費される一方、電子伝達系でのATP合成は行われなくなる。一方、クエン酸回路でもATPは生成するものの、ここではコハク酸を加えているが、コハク酸以降ではATP生成されないことから、ATP合成は行われない。

【解答】

問1. 肝臓　問2. A－(ア)　B－(エ)　C－(イ)　D－(ウ)

問3. (イ)・(オ)

問4. (カ)〔理由〕酸素の消費する反応に薬剤Zは関係しないため酸素量は減少する。また、薬剤Zは電子伝達系でのATP合成を阻害する。また、クエン酸回路でのATP生成はコハク酸より前で行われるため。

Ⅲ　出題者が求めたポイント(Ⅰ Ⅱ　発生・遺伝子の形質発現)

問1. 発生の部分の基本的な出題。

問2. 筋組織の特徴に関する基本的な出題。

問3. このような用語について意味を含めて理解しておく必要がある。

問4. 選択肢が大きなヒントになっている。mRNAを大腸菌とマウス培養細胞に導入した結果、マウスでは緑色光が検出されなかったこと理由として、(ア)は明らかな誤り、(イ)(ウ)のスプライシングもここでは関係していないことから自ずから(エ)が正しいということが分かる。

問5. 薬剤Dの存在により、タンパク質Eの働きによって遺伝子rが除かれる結果、遺伝子gが働き緑色光が検出されるようになる。その後薬剤Dを除いても、既にDNAでは遺伝子rが除かれてしまっているので、緑色光が検出され続ける。

問6. 【実験1】より、プロモーターAは上皮幹細胞でのみ働く遺伝子であること。【実験2・3】より薬剤Dの存在下でタンパク質Eがあると、遺伝子rを除き配列PQが結合することをもとに解答する。小腸上皮幹細胞では、薬剤D投与前にはタンパク質Eはできるものの、遺伝子rは除かれないため赤色光が検出されるが、薬剤D投与1ヶ月後は、遺伝子rが除かれるために緑色光が検出される。上皮幹細胞からつくられる上皮組織の細胞も同様の結果である。しかし残りの組織についてはタンパク質Eがつくられないためいずれの場合も赤色光しか検出されない。

問7. 3日後というところがポイント。問題文にあるとおり、5〜7日迄の間は投与前の上皮幹細胞からできた上皮細胞が存在している。

【解答】

問1. 上皮組織－(オ)　結合組織－(エ)　問2. (イ)(エ)

問3. アポトーシス　問4. (エ)　問5. (イ)

結合組織・筋組織・神経組織　　(ア)　　　　　(ア)

問7.(ア) 〔理由〕投与3日後の段階では、薬剤D投与前の上皮幹細胞からできた上皮細胞と投与後の上皮幹細胞からできた上皮細胞の両方が存在している。前者では赤色の光のみが検出され、後者では緑色の光のみが検出されるので両方含まれていた。

平成23年度

問　題　と　解　答

英　語

問題　　　　　　　　　　　23年度

[Ⅰ]　次の英文を読んで，設問に答えなさい。

There are two ways in which our emotions influence our sense of morality. The first is to do with the fact that our emotions are difficult to control and, therefore, difficult to fake. And because they are difficult to fake, they give credibility to people who appear to commit immoral acts under their influence. We tend to think that if people are honestly overcome by anger or love or panic, it is impossible for them to alter their course of action, and we regularly forgive them simply because we believe a powerful emotion prevented them from making the right moral choice. As we all know, this belief in the uncontrollable power of emotions can even help people who break the law escape the legal consequences of their actions.

The second way in which emotions affect our sense of morality concerns the fact that morality itself is deeply rooted in emotional responses. (1)We may think that moral judgment means making choices based on more independent principles than merely how we feel, and we talk as if principles of right and wrong are, or at least should be, free of the influence of uncontrollable passions. But this is misleading rhetoric. Disgust, anger, love, panic, ⬚ 1 ⬚, ⬚ 2 ⬚, and so on all shape our ability to make moral choices to a greater extent than we usually admit. One good example of the link between emotion and morality is the famous "runaway train dilemma:" a runaway train carriage is speeding down the tracks on its way to smash into five railway workers who cannot see the danger and will certainly be killed; you happen to be standing by a lever that will move the carriage onto another track; however, there is another worker on that track who will be killed if you do so. The question is whether you should pull the lever and save five lives ⬚ ア ⬚ one. After answering that question, consider another version of the dilemma: you are on a bridge watching the runaway carriage, and the only way you can stop it is to push a large man who happens to be leaning over the side into its path. Again, should you do it?

Most people say yes to the first version and no to the second, even though both versions involve sacrificing one life for five. This has been tested in surveys of over 150,000 people, 90 percent of whom said yes to pulling the lever, and no to pushing the man. Instinct, and not rational judgment, seems to make the second choice "wrong." In fact, however, medical researchers have found that the "instinctive" emotional response is governed by a part of the brain called the ventromedial prefrontal cortex (vmPFC). People with damaged vmPFCs would push that large man just as easily as they would pull the lever. (2)In contrast, those of us with undamaged vmPFCs would no more push the man than we would allow a surgeon to kill one healthy person in order to use his organs to save the lives of five patients who would die without them. Our emotional response is more powerful than any abstract rational calculation of the most beneficial outcome.

It can be disturbing to realize how much our sense of morality is influenced by emotions. However, without the right emotional responses to guide us, might we not actually make poor moral judgments? Are we not right to resist pushing the large man off the bridge, even if the result of doing so would seem to justify the action? Someone who can push the man off as easily as pull a lever has a core part of their moral machinery missing, an emotional blind spot, and could presumably commit cruelty without a second thought. In short, ┃ イ ┃ the view that our feelings should be irrelevant to our morality, we actually need our emotions if we are to be moral people. By being outside our rational control and by directing many of our moral responses, our emotions help us trust ourselves, just as they help other people trust us.

問1　下線部(1)を日本語に訳しなさい。

問2　下線部(2)では2つの事例が類比的に示されているが，両者の類似性は何か，句読点を含む50字以内の日本語で簡潔に説明しなさい。

問3　┃ 1 ┃と┃ 2 ┃に入れるのに適当な英語の単語1語をそれぞれ書きなさい。

問4　┃ ア ┃と┃ イ ┃に入れるのに最も適当な表現をそれぞれ a ～ i から1つ選び，記号で答えなさい。

a.	according to	**b.**	but for	**c.**	contrary to
d.	except for	**e.**	in addition to	**f.**	in exchange for
g.	in relation to	**h.**	not to say	**i.**	regardless of

問5　本文の内容をふまえ，次の英文を完成させるのに最も適当な表現を a ～ d から1つ選び，記号で答えなさい。

Human emotions can be used to explain

a.　why people behave immorally, but not why they behave morally.

b.　why people behave morally, but not why they behave immorally.

c.　why people behave morally as well as why they behave immorally.

d.　neither why people behave morally nor why they behave immorally.

問6　本文の内容と一致する英文を a ～ d から1つ選び，記号で答えなさい。

a.　Our belief that human emotions are difficult to control makes it easier for us to pardon those who make bad moral choices.

b.　The runaway train dilemma shows that people generally follow rational thought processes in making moral decisions.

c.　A purely emotional approach to the runaway train dilemma would make most people answer yes to both versions.

d. It is as yet impossible to scientifically explain the human emotional response in moral decision-making.

問7 本文に含まれている単語について，次の(1)～(3)のそれぞれで，最も強く発音される音節の母音が他の3語と異なるものが1つある。その語を選び，記号で答えなさい。

(1) ア．alter イ．damage ウ．morality エ．rational

(2) ア．concern イ．disturb ウ．merely エ．surgeon

(3) ア．beneficial イ．credibility ウ．influence エ．irrelevant

[II] 次の英文 **A** ～ **D** は，ひとつづきの文章を4つに分けて並べ替えたものである。これを読んで，設問に答えなさい。

A.　Because children seem to ⬚ 1 ⬚ an inbuilt curiosity about the world and an instinctive desire to learn about it, psychologists often view them as (1)motivationally "innocent" and "uncorrupted." This is often cited as evidence (2)that the motivation to learn, just like the ability to acquire language, is a natural characteristic of the human species. It follows, therefore, that in an ideal world (3)which children's natural curiosity and motivation have not been ⬚ 2 ⬚ by a student-unfriendly school system, all of them should be (4)eager to learn and derive constant pleasure from the learning experience.

B.　Thus, teachers cannot expect children to automatically show curiosity (1)in or enjoy classroom activities. The real challenge for (2)most teachers is to find ways to encourage their students to accept the goals of the given learning activities, regardless of (3)whether or not the students enjoy them or would choose to engage in them if alternatives (4)are available. Student motivation cannot be assumed, and it is essential that teachers focus on ⬚ 3 ⬚ positive attitudes toward learning in their students.

C.　The reverse of our expectations seems, then, to be the case, and we are forced to recognize that if children could freely choose what to do, academic learning for most of them would not be a priority at all. After all, school attendance is compulsory, and the content of the curriculum is (1)almost always selected on the basis of what society – rather than the learners themselves – ⬚ 4 ⬚ important. Furthermore, it is also difficult for students, (2)who are in the most energetic years of their lives, to ⬚ 5 ⬚ what seem to them terribly long periods of time confined to the relatively small space of the classroom. The fact that they are continuously monitored and ⬚ 6 ⬚ does not add to their sense of satisfaction, (3)too. It is no wonder, therefore, that schoolwork is often perceived (4)by adolescents to be the least rewarding activity they are involved in.

D.　However, primary and secondary school teachers' perceptions of the children (1)they instruct tend to be in sharp contrast (2)to what we might expect. ⬚ ア ⬚ classrooms full of keen pupils who are eagerly absorbing all the fascinating (3)knowledges they need to lead successful lives, what teachers are actually faced with (4)is groups of rather reluctant youngsters who seem totally unaware that they should even show a little curiosity, イ a burning desire to learn.

問1 　1　～　6　に入れるのに最も適当な動詞を次の語群から選び，必要ならば適切な形に直して英語1語で書きなさい。同じ語を繰り返して用いないこととする。

assess	confirm	consider	decide	diminish	fall
generate	look	lose	possess	spend	supply

問2 　英文 A ～ D それぞれにおいて，下線部(1)～(4)のいずれか1つに文法的な誤りがある。誤りの番号をそれぞれ解答欄の左側に書き，正しい英語に書き直した単語1語を右側に書きなさい。

問3 　ア　と　イ　に入れるのに最も適当な表現を，それぞれa ～ iから1つ選び，記号で答えなさい。文頭に来る場合でも，すべて小文字で示してある。

a. according to
b. as a result of
c. because of
d. in addition to
e. in spite of
f. instead of
g. let alone
h. no less than
i. with respect to

問4 　英文 A ～ D を論理のとおった文章とするには，英文 A に続けて英文 B ～ D をどのような順番に並べ替えたらよいか，最も適当なものをa ～ fから1つ選び，記号で答えなさい。

a. B → C → D
b. B → D → C
c. C → B → D
d. C → D → B
e. D → B → C
f. D → C → B

[III] 　次の状況説明を読み，このとき用いる適切な英語を解答欄の英語に続けて書きなさい。

　学校に着いたとたんに，あなたは英語のライティングの教科書を家に置き忘れてきたことに気づきました。しかたがないので担当の先生のところに出向いて教科書を忘れてきて申しわけないと述べ，先生の机の上にある数冊の予備の教科書のうち1冊を借りることができないかと，ていねいな英語表現を用いてたずねます。

[IV]   *Read this passage and answer the questions that follow.*

A study (1)out recently in the journal *Pediatrics* finds that American children's levels of exposure to second-hand tobacco smoke at home have dropped (2)significantly since the mid 1990s. But two other reports (3)on related topics in the same journal indicate that the exposure of pregnant women to tobacco smoke can lead to behavioral and health problems in their children.

Exposure to second-hand smoke is known to have a range of adverse effects on the health of children. Furthermore, smoking by pregnant women is thought to be linked to numerous behavioral problems in their children, such as attention deficit hyperactivity disorder and antisocial behavior. However, scientists have had a hard time distinguishing between the direct effects of tobacco on children whose mothers smoked during pregnancy and other factors influencing childhood behavior, such as lifestyle, the parents' mental health, and [   ].

In the second of the three related studies in *Pediatrics*, Dr. Marie-Jo Brion and colleagues at the University of Bristol (U.K.) tried to distinguish the effects of tobacco from these other factors by analyzing two previous long-term studies in Britain and Brazil, both of which had started in the early 1990s. The researchers initially found that at age four, the children whose mothers had smoked during pregnancy had higher levels of hyperactivity, peer problems, and bad behavior, such as bullying, cheating and lying, than those whose mothers had not smoked; no differences in the occurrence of emotional problems were found. After the effects of other factors influencing childhood behavior (lifestyle, the parents' psychological health, etc.) had been accounted for, however, only bad behavior remained highly associated with having a mother who smoked, with odds increased up to 82 percent. Brion said the results do not prove that exposure to tobacco before birth directly causes behavior problems, but that they point that way.

Even if an (4)expecting mother does not smoke, being around others who do can still affect the future health of her unborn child, according to the third study in *Pediatrics*. Researchers at the University of Hong Kong studied 6,800 (5)local schoolchildren whose mothers had not smoked during pregnancy. If the fathers had smoked daily at that time, however, the children tended to be heavier than those whose mothers had not been exposed to second-hand smoke during pregnancy. On average, the former weighed an extra pound or so.

The first of the three related studies in *Pediatrics* shows that fewer American kids are being exposed to tobacco smoke in the home. Dr. Gopal K. Singh and colleagues at the U.S. Department of Health and Human Services report that about 5.5 million American children, or 7.6 percent, were exposed to second-hand smoke in the home in 2007. By contrast, that number was 35 percent in 1994. While noting that this large drop is a positive result, Singh also points out that the 7.6 percent figure falls short of the 2010 national target for reducing childhood exposure to tobacco smoke at home, which is set at 6 percent. Almost 8 in 10 households have smoking bans now, according to Singh, which is about twice the number seen in the early 1990s. "That's a big difference in attitude," he said. Results showed that Hawaiian and Pacific Islander children had the lowest exposure rates, while black children had the highest. Children from poorer households and with less well-educated parents were at the highest risk. Singh said the reduction in second-hand smoke exposure had been much slower in these groups. Some states stuck out. For instance, fewer than 2 percent of children in California and Utah lived with smokers, while more than 17 percent did in Kentucky and West Virginia.

QUESTION 1: In **A** to **E** below, select the option that best completes each sentence to reflect the contents of the passage.

A. The main purpose of the <u>first</u> study described in the passage (first and final paragraphs) was to
   a. determine the number of households that have smoking bans.
   b. investigate changes in the rates of childhood exposure to second-hand tobacco smoke in the home.
   c. identify the factors responsible for geographical variations in smoking rates.
   d. look for evidence of adverse health effects on the children of mothers who smoked when they were pregnant.

B. The final results of the <u>second</u> study (third paragraph) indicate that mothers who smoke during pregnancy expose their children to an increased risk of the following problems at age four:
   a. emotional problems alone.
   b. bad behavior, such as bullying, cheating and lying.
   c. hyperactivity, peer problems, and bad behavior.
   d. hyperactivity, peer problems, bad behavior, and emotional problems.

C. The main purpose of the <u>third</u> study (fourth paragraph) was to
   a. investigate the effects of exposure to second-hand smoke in pregnant women on future health problems in their children.
   b. determine the current rate of childhood exposure to second-hand tobacco smoke in Hong Kong homes.
   c. clarify the causes of obesity in children in Hong Kong.
   d. examine non-smoking mothers' views of their smoking husbands.

D. In the early 1990s, smoking was prohibited in
   a. nearly 80 percent of private homes in the U.S.
   b. just under 60 percent of private homes in the U.S.
   c. around 40 percent of private homes in the U.S.
   d. a little over 20 percent of private homes in the U.S.

E. The final sentence of the passage implies that
   a. while there are geographical differences in rates of childhood exposure to second-hand tobacco smoke, the differences are not significant.

    b.   the reduction in childhood exposure to second-hand smoke has occurred much faster in Kentucky and West Virginia than in California and Utah.

    c.   more Hawaiians and Pacific Islanders live in California and Utah than in Kentucky and West Virginia.

    d.   the percentage of rich and well-educated residents of California and Utah is higher than that of Kentucky and West Virginia.

QUESTION 2:   *For each of the underlined words marked* (1), (2), *and* (3) *in the first paragraph of the passage, give one other word with a similar meaning that could be used instead.*

QUESTION 3:   *Give one more "other factor" that could be used in the blank space at the end of the second paragraph to add to the two already given. Answer in English.*

QUESTION 4:   *Translate the underlined expressions marked* (4) *and* (5) *in the fourth paragraph into Japanese.*

QUESTION 5:   *Briefly summarize the main purpose of the* <u>second</u> *of the three studies described in the passage. Answer in Japanese.*

数 学

問題

[I] 次の空欄 ア ～ コ に適する数を解答欄に記せ。ただし，分数は既約分数の形で答えよ。

平面 P 上に三角形 ABC があり，

$$AB = AC = 5, \quad BC = 8$$

が成立している。このとき，

$$\cos \angle BAC = \boxed{\text{ア}}, \quad \sin \angle BAC = \boxed{\text{イ}}$$

であり，三角形 ABC の面積は $\boxed{\text{ウ}}$ ，内接円の半径は $\boxed{\text{エ}}$ ，外接円の半径は $\boxed{\text{オ}}$ である。

この三角形 ABC の周（ただし，3頂点 A,B,C を除く）を m とする。平面 P 上に点 X をとり，点 X を中心として三角形 ABC を1回転するとき（回転角 θ は $0 \leq \theta < 2\pi$ の範囲を動くとする），m が少なくとも1回通過する点の全体が作る領域の面積を $S(X)$，m がちょうど2回通過する点の全体が作る領域の面積を $S_2(X)$ とする。

たとえば，X を三角形 ABC の頂点 A にとれば，

$$S(A) = \boxed{\text{カ}}, \quad S_2(A) = \boxed{\text{キ}}$$

となり，X を三角形 ABC の外心 O にとれば，

$$S(O) = \boxed{\text{ク}}, \quad S_2(O) = \boxed{\text{ケ}}$$

となる。また，点 X が線分 OA(両端点を含む) 上を動くとき，

$$S(X) = S(O)$$

を満たす点 X の全体は，長さ $\boxed{\text{コ}}$ の線分となる。

[II] 次式がすべての実数 x について成り立つとして，以下の問いに答えよ。ここで a,b は定数とする。

$$\int_a^x f(y)\,dy - x^2 - 6x + b = \int_0^a (x^3 + x^2 y) f(y)\,dy$$

問1 $a = 1$ とするとき，$\displaystyle\int_0^a f(y)\,dy, \int_0^a y f(y)\,dy$ の値，および b を求めよ。

問2 $b = 0$ とするとき，$f(x)$ と a を求めよ。

問3 $f(x)$ と b がただ1組存在するような，a^3 の条件を求めよ。

[III] xy 平面上に 2 点 O$(0,0)$, A$(a,1)$ をとり,

$$OP - AP = 1$$

を満たす点 P(x,y) の描く軌跡を H_a とする。ただし，a は正の数であり，OP, AP はそれぞれ線分の長さを表す。

問1 曲線 H_a の方程式を y について解いた形に表し，x の変域 (点 P(x,y) が H_a 上を動くとき，x の取り得る値の範囲) を求めよ。

問2 問1で求めた H_a の方程式において，$t = \dfrac{a}{x}$ とおき，y を t と x を用いて表せ。

問3 a が正の数全体を動くとき，H_a が通過する領域を求め，xy 平面に図示せよ。

物　理

問題　　　　　　　　　23年度

[I]　水平で滑らかな平面の床の上に，大きさの無視できる質量$2M$〔kg〕の2つの小球が，ばね定数k〔N/m〕のばねで結ばれて静止している。ばねの質量は無視することができ，その自然長はd〔m〕である。また，この2つの小球の位置を結ぶ直線上に，大きさが無視できる質量M〔kg〕の小球がある。いま，これら3つの小球に対し，質量M〔kg〕の小球をA，ばねで結ばれた2つの小球のうちAに近い方をB，遠い方をCと名付けておく。下の文章の　ア　～　オ　に適した答えを書きなさい。なお，円周率が必要な場合は，πを使用すること。

　　まず，ばねの一般的な性質に関して考えてみよう。ばねの伸びや縮みの長さとばねの弾性力との間には，フックの法則と呼ばれる関係がある。この法則を踏まえれば，あるばねを半分に切ると，そのばね定数は元のばね定数の　ア　倍となる。

　　次に，小球Aが速さv〔m/s〕の等速直線運動で小球Bに近づき，Bに衝突する場合を考えてみよう。以下，この衝突はきわめて短時間に行われ，かつ弾性衝突であるとする。また，小球BおよびCは，これらを結んでいるばねも含め，つねに衝突前のBとCを結ぶ直線上を運動すると仮定する。

　　衝突直後のCの速さは　イ　〔m/s〕である。また，衝突後のBとCの重心の速さはつねに　ウ　〔m/s〕である。

　　AがBに衝突した後，BとCが最も近づいたとき，BとCとの間の距離は　エ　〔m〕であり，BとCが最も近づいたときから，BとCが最も離れるまでの時間は，最短で　オ　〔s〕である。

[II]　ピストン付きの容器に単原子分子からなる理想気体を入れ，図1のように変化する熱機関について考える。AからBへの変化は，体積を一定に保ったまま変化させる定積変化である。ただし，Bでの圧力をpとする。BからCへの変化は，熱を出し入れしないで変化させる断熱変化である。このとき体積はVからV/a（$0 < a < 1$）に変化する。なお，理想気体の断熱変化では，つねに$pV^{\gamma} = $一定という関係式が成立することが知られている。CからAへの変化は，圧力を一定に保ったまま変化させる定圧変化である。$\gamma = \dfrac{5}{3}$として，下の文章の　ア　～　オ　に適した答えを書きなさい。

　　理想気体の状態方程式と上の断熱変化の式を用いると，（状態Aの温度）／（状態Bの温度）＝　ア　となる。その結果を用いると，AからBへの定積変化において，気体が吸収する熱は　イ　となる。BからCへの断熱変化では，気体が外部にする仕事は　ウ　である。CからAへの定圧変化では，気体が外部からされる仕事は　エ　であり，同時に気体は外部に熱を放出する。以上より，この熱機関の効率は　オ　である。

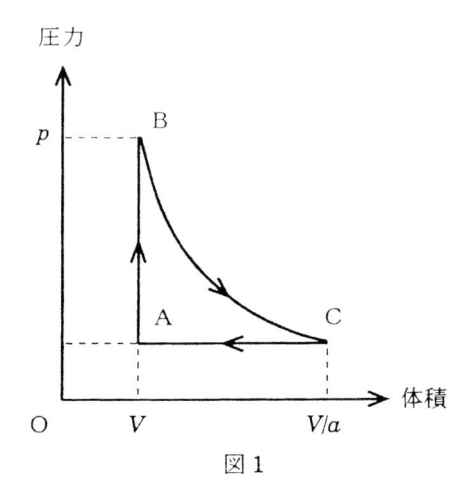

図1

[III]　図2，3，4のように長さ l〔m〕の細い金属棒ＯＰを，一様な磁場に垂直な平面内で運動させることを考える。磁場は，鉛直上向きで，図2，4では紙面に垂直で裏面から表面に向かい，別の方向から見た図 3 では紙面に平行に下から上に向かい，その磁束密度の大きさはつねに一定で B〔T〕である。また，電子の電荷は $-e$〔C〕（e は電気素量）として，下の文章の　ア　～　カ　に適した答えを書きなさい。

(1)　図2のように，ＯＰを一定の速さ v〔m/s〕で磁場とＯＰに垂直な方向に動かす。ＯＰ内の電子は磁場から力を受けて移動を始める。その結果，ＯＰ内に電場が生じ，電場による力と磁場による力とがつり合って，電子の移動が終わる。そのとき，Ｏの電位はＰより　ア　〔V〕だけ低い。

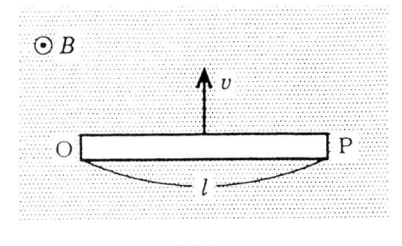

図2

(2)　次に，図3のように，ＯとＰに導線を付けて，抵抗 R〔Ω〕を含む閉じた回路ＯＳＴＰＯを作り，ＯＰの速さを(1)と同じ方向で v〔m/s〕に保ち続けることを考える。このとき，ＯＰに対して単位時間当たり　イ　〔J〕の仕事をする必要があり，抵抗 R で　ウ　〔W〕の電力が消費される。ただし，ＯＳとＰＴは磁場に平行で，ＳＴは抵抗 R を含めて磁場の外にあり，金属棒および導線の抵抗は無視できるものとする。

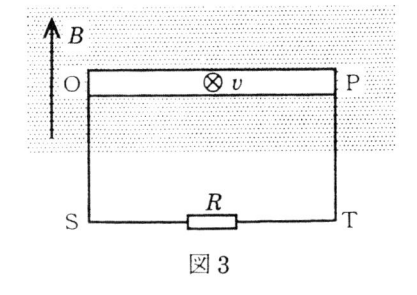

図3

(3)　最後に，図4のように，ＯＰをＯを中心として紙面内で，一定の角速度 ω〔rad/s〕で反時計回りに回転させる。ＯからＰに向かって x〔m〕の距離にあるＱ点での電子は，磁場によりＯからＰに向かう　エ　〔N〕の力を受ける。十分に時間が経った後，Ｑ点での電場

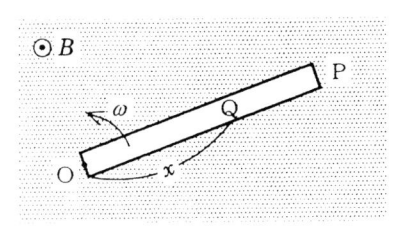

図4

の大きさは　オ　〔V/m〕であり，Oを基
準としてPの電位は　カ　〔V〕である。た
だし，このとき(2)の抵抗 R や導線は付いてい
ない。

[Ⅳ]　パトカーAが東西に走る一直線の高速道路を西から東へ一定の速さ 108 km/h で走
っている。その道路にある標識Bから真南に 0.51 km 離れた場所で，Cさんがその様子を
見ている。空気中の音速を 340 m/s とし，無風であり，Aが遠くに走り去ってもCさんは
サイレンの音が聞こえるものとして，下の文章の　ア　～　エ　に適した答えを有効
数字 2 桁で書きなさい。

　Cさんから見て，パトカーAが標識Bから 60 度左（西）方向の地点に見えたとき，Aは
警告灯を点灯し同時に振動数 1.0 kHz のサイレンを鳴らし始めた。Cさんには警告灯の点
灯が見えてから　ア　秒経って　イ　kHz のサイレンが聞こえ始めた。AがBを通過
したときに，Cさんに聞こえるサイレンの音は　ウ　kHz である。その後，Aが遠く走
り去ったときに，Cさんに聞こえるサイレンの音は　エ　kHz である。

化　学

問題

23 年度

[Ⅰ]　下の周期表の元素について，以下の問いに答えなさい。

周期＼族	1	2	13	14	15	16	17	18
1	H							He
2	Li	Be	B	C	N	O	F	Ne
3	Na	Mg	Al	Si	P	S	Cl	Ar
4	K	Ca	Ga	Ge	As	Se	Br	Kr

問1　第 1 族の金属元素の中で，単体の融点が最も低い元素の元素記号を書きなさい。

問2　第 2 族元素のうち，炎色反応を示す元素の元素記号をすべて書きなさい。

問3　第 2 周期の元素のうち，イオン化エネルギーが最も大きな元素の元素記号を書きなさい。

問4　単体の沸点が最も低い元素の元素記号を書きなさい。

問5　単原子分子からなる無色の気体で，空気中に体積％で約 1 ％含まれる元素の名称を書きなさい。

問6　第 16 族元素の水素化合物の中で，沸点の最も低いものを分子式で書きなさい。

問7　第 17 族元素のうち，最も還元されにくい単体の化学式を書きなさい。

問8　第 1 族の金属元素と第 17 族元素との組み合わせでできる化合物のうち，水に対する溶解度が最も小さいものを化学式で書きなさい。

問9　第 3 周期の元素のうち，淡黄色ろう状の固体で，空気中で自然発火する単体がある。その単体が燃焼して生成する化合物 a の化学式を書きなさい。また，a が水と反応してできる物質 b の化学式を書きなさい。

問10　刺激臭をもつ淡青色の気体で，三原子分子からなる酸化力の強い非金属元素の単体がある。この単体の名称と化学式を書きなさい。

[Ⅱ]　遷移金属陽イオン M^{3+} がアンモニア分子や塩化物イオンと結合してできた錯イオンを構成要素に含む錯塩 A，B および C がある。それらの組成式は下のように表される。A ～ C に含まれるアンモニア分子は，そのすべてが M^{3+} と結合して錯イオンを形成して

いる。また，A 〜 C を水に溶解したとき，それぞれの錯イオンの M^{3+} に結合しているアンモニア分子や塩化物イオンは，水分子や他のイオンと置き換わりにくく，硝酸銀とほとんど反応しない。(1)，(2)の文章を読んで問いに答えなさい。ただし，原子量を M=60，Cl=35，N=14，H=1.0，Ag=108 とする。

錯塩 A： $MCl_3 \cdot 5NH_3$
錯塩 B： $MCl_3 \cdot xNH_3$
錯塩 C： $MCl_3 \cdot yNH_3$ 　　　　ただし，x, y は正の整数

(1) A，B および C のアンモニア含有量を分析した。それぞれの錯塩の採取量に対して，表①欄の結果が得られた。

(2) A，B および C のそれぞれについて，(1)と同じ量をとり，蒸留水に溶かして水溶液とした。これらの水溶液に過剰量の硝酸銀水溶液を加えると，いずれも白色沈殿を生じた。沈殿をろ別して十分に乾燥した後，沈殿の重量を測定して，表②欄の結果を得た。

表

錯塩		①	②
種類	採取量 〔g〕	アンモニア含有量 〔g〕	生じた白色沈殿の量 〔g〕
A	1.00	0.34	1.16
B	1.07	0.41	1.72
C	0.93	0.27	0.60

問1 A 〜 C に含まれる錯イオンにおいて，アンモニア分子や塩化物イオンと M^{3+} との間の結合を何とよびますか。また，M^{3+} に結合している分子やイオンを総称して何とよびますか。

問2 (2)で生じた白色沈殿の化学式を書きなさい。

問3 B および C の組成式の x および y はそれぞれいくつですか。ただし，x, y はともに正の整数である。

問4 1 mol の A に含まれる塩化物イオンのうち，錯イオンを形成しているものは何 mol ですか。

問5 B の錯イオンのイオン式を書きなさい。

問6 C において，1 個の M^{3+} に結合して錯イオンを形成している分子およびイオンの合計数はいくつですか。

問7 C の錯イオンには，M^{3+} に結合している原子やイオンの配置が異なる 2 種類の異性体が存在しうる。この錯イオンの構造として考えられるものをア〜シの中から選んで記号で答えなさい。ただし，それぞれの図形や立体の中心（重心）に M^{3+} が位置し，各頂点には，M^{3+} に結合している原子またはイオンが位置するものとする。

ア 直線形	イ 正三角形	ウ 正方形
エ 正五角形	オ 正六角形	カ 正七角形
キ 正八角形	ク 正四面体	ケ 立方体
コ 正八面体	サ 三角両錐	シ 三角柱

問8 エチレンジアミン（$C_2H_8N_2$ または $H_2N-CH_2-CH_2-NH_2$ で示される）は，下図のように 1 分子中にある 2 個の窒素原子で M^{3+} と結合する。いま，A に含まれるアンモニアが 2 分子あたりエチレンジアミン 1 分子で置き換わった錯塩 D を考える。D が組成式 $MCl_3 \cdot NH_3 \cdot 2C_2H_8N_2$ で表され，D に含まれる錯イオンが C の錯イオンと同じ構造をとるとき，D の錯イオンには何種類の異性体が考えられますか。ただし，錯イオンの構造を問 7 のア〜シの図形または立体で表したとき，同一のエチレンジアミン分子内の 2 個の窒素原子は必ず隣り合う頂点に位置するものとする。また，光学異性体があるときはそれぞれを 1 種類と数えなさい。

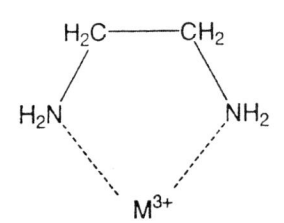

[**III**] 下の文章の ア 〜 コ に，それぞれ示された指示に従って適切な式，数値，または記号を入れて文章を完成させなさい。ただし，変数 a と b は体積〔mL〕を表し，K は酢酸の電離定数を表すものとする。また，ア，イ，カ，ク，コ の式の中では，単位を省略し，a, b, K と水のイオン積 K_w 以外の変数，定数は用いないこと。なお，塩酸と水酸化ナトリウムは水溶液中で完全解離すると考えなさい。

　　0.100 mol/L 塩酸 50.0 mL に a だけ水を加えると，a があまり大きくなければ，溶液中の水素イオンのモル濃度 $[H^+]$〔mol/L〕は，$[H^+] = $ ア (式) で計算することができる。また，0.100 mol/L 塩酸 50.0 mL に 0.200 mol/L 水酸化ナトリウム水溶液を b だけ加える場合，中和点の直前まで，溶液の水素イオン濃度は $[H^+] = $ イ (式) の式で計算できる。

　一方，酢酸水溶液に水酸化ナトリウム水溶液を加える場合は次のように考えることができる。いま，0.100 mol/L の酢酸水溶液 50.0 mL に 0.200 mol/L 水酸化ナトリウム水溶液を b だけ加えるとする。酢酸の解離に着目すると，b があまり小さくなければ，中和点の近くまでは ウ (化学式) の濃度はナトリウムイオン濃度に等しいと近似でき，また エ (化学式) の濃度は，中和されていない酢酸の濃度に等しいと近似できる。した

がって，混合溶液中の酢酸の濃度を C_A，水酸化ナトリウムの濃度を C_B とすれば $K =$ オ（記号を選択欄から選択） と書くことができる。さらに，C_A と C_B をそれぞれ b を用いた式で表し，オ の式に代入して整理すれば $[H^+] =$ カ（式） が得られる。この溶液は $b =$ キ（数値） mL のとき最も強い緩衝作用を示すが，そのときのpHは ク（式） である。このpHは 0.100 mol/L 酢酸水溶液 50.0 mL に，ケ（数値） mol/L 酢酸ナトリウム水溶液 50.0 mL を加えた溶液のpHと等しい。

0.100 mol/L の酢酸水溶液 50.0 mL に，中和点より過剰に 0.200 mol/L 水酸化ナトリウム水溶液を加える場合は，加える水酸化ナトリウム水溶液の全量を b とすれば，溶液中の水素イオン濃度は $[H^+] =$ コ（式） と表すことができる。

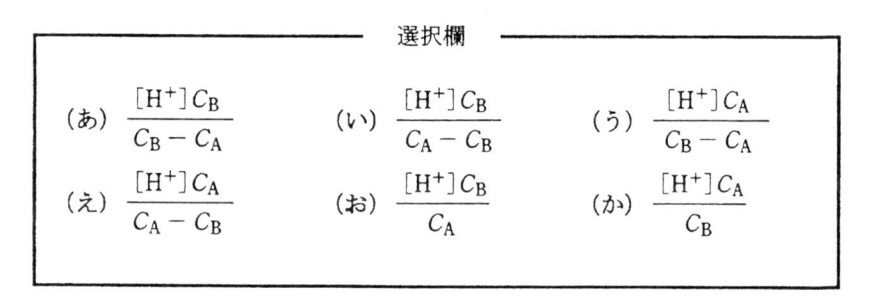

選択欄

(あ) $\dfrac{[H^+]C_B}{C_B - C_A}$ (い) $\dfrac{[H^+]C_B}{C_A - C_B}$ (う) $\dfrac{[H^+]C_A}{C_B - C_A}$

(え) $\dfrac{[H^+]C_A}{C_A - C_B}$ (お) $\dfrac{[H^+]C_B}{C_A}$ (か) $\dfrac{[H^+]C_A}{C_B}$

[IV]　次のタンパク質に関する文章を読み，以下の問いに答えなさい。なお，原子量は C=12.0, O=16.0, N=14.0, H=1.00 とする。

タンパク質はその形状や性質などにより，一次構造から四次構造まで分類される。一次構造とはタンパク質を構成するアミノ酸の ア のことである。イギリスのサンガーによって，すい臓から分泌される イ の一種であるウシのインスリンの一次構造がはじめて決定された。一次構造によって，二次・三次構造もほぼ決まる。

二次構造には2種類あり，ひとつは同じポリペプチド鎖内のペプチド結合において，あるアミノ酸単位と，そこから ウ 番目のアミノ酸単位にあるペプチド結合間で水素結合が生じてできる構造で，一般的には エ 巻きのらせん構造であり，オ ともよばれる。もうひとつは，隣り合ったポリペプチド鎖どうしのペプチド結合がお互いに水素結合で引き合うために，多くのポリペプチドが波形の構造に並んだ カ である。

三次構造では，二次構造をもったポリペプチドが，(a)側鎖(-R)どうしの相互作用により特有の立体構造をとる。三次構造の例としては，筋肉中で酸素分子を蓄積する働きをもつ キ がある。キ は1本のポリペプチドのらせん構造がさらに折りたたまれた球状に近い構造である。

さらに，三次構造を形成したタンパク質が会合して，より高度な働きをする複合体となる。この会合構造をタンパク質の四次構造という。四次構造を持つタンパク質の代表的なものに ク がある。赤血球に含まれる ク は，2種類のポリペプチドが2分子ずつ折りたたまれて4分子からなる会合体を形成している。この中には金属の ケ を含むヘム色素が含まれ，酸素と結合し，その運搬を担っている。

問1 文中の ┌ ア ┐ ～ ┌ ケ ┐ の中に適当な語句または数字を入れなさい。

問2 ウシとヒトのインスリンの一次構造が同じか，異なるかを答えなさい。

問3 下図は水素結合を形成するポリペプチド鎖の一部を示したものである。水素結合で結ばれる原子を下図①～⑤および⑥～⑩の中から 1 つずつ選び，その組み合わせの 1 つを例にならって書きなさい。

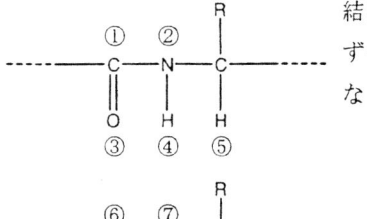
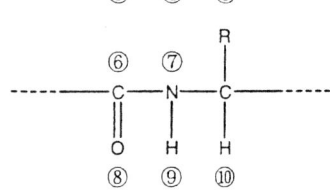

例： ①－⑥

問4 文中，下線(a)で示される相互作用にはどのようなものがありますか。水素結合以外の結合または力の名称を 2 つ答えなさい。

問5 単一のアミノ酸A 100 分子からできているポリペプチドB がある。ポリペプチドB 0.157 g 中に含まれる窒素をすべてアンモニアに変換し，5.00×10^{-2} mol/L 希硫酸 20.0 mL 中に完全に吸収させた。この溶液を中和するのにさらに 1.00×10^{-1} mol/L 水酸化ナトリウム水溶液 10.0 mL を必要とした。

(1) このアミノ酸A の分子量を M とするとき，ポリペプチドB の分子量を M を用いて表しなさい。

(2) 上記の実験の結果より，ポリペプチドB 0.157 g に含まれる窒素の物質量を有効数字 3 桁で答えなさい。

(3) ポリペプチドB に含まれる窒素の質量百分率を有効数字 2 桁で答えなさい。

(4) アミノ酸A として適当なものを下記の中から選び，i ～v の記号で答えなさい。

	アミノ酸	分子式	分子量
i	グリシン	$C_2H_5NO_2$	75.0
ii	アラニン	$C_3H_7NO_2$	89.0
iii	リシン	$C_6H_{14}N_2O_2$	146
iv	フェニルグリシン	$C_8H_9NO_2$	151
v	2-アミノピメリン酸	$C_7H_{13}NO_4$	175

生 物

問題

23年度

[Ⅰ] ほ乳類の血液に関する下記の文章を読み，各問いに答えなさい。

A. 血液は，白血球などの有形成分と， 1 と呼ばれる液体成分とからできている。白血球には 2 や単球などの細胞が含まれ，さらに 2 には，胸腺で成熟・分化する 3 細胞と，胸腺を経ないで成熟・分化する 4 細胞とがある。これらの白血球は，免疫に重要な役割を果たしている。他の個体から皮膚や臓器が移植されると，活発な食作用をもつ 5 がそのまわりに集まり，移植片を異物と認識して細胞内に取り込み，抗原情報を細胞表面に提示する。(1)あるタイプの細胞がこの抗原情報を受け取ると，(2)別のタイプの細胞を刺激し，増殖させる。これらの増殖した細胞が移植片を直接攻撃することにより，最終的に移植片は拒絶される。

　ES細胞を使ってさまざまな細胞を分化させることが，可能になりつつある。移植しても拒絶されない臓器をES細胞からつくるためには，一般には，(3)あらかじめ 6 を取り除いた未受精卵に，臓器を移植される予定の個体から取り出した体細胞の 6 を入れて胚盤胞へと発生させ，この胚の細胞を培養してES細胞をつくる必要がある。他の個体へと発生しうる胚を用いるため，ヒトへの応用に関しては倫理的な問題が指摘されている。

B. 血液の恒常性を維持するために，肝臓は重要な働きをしている。小腸から吸収されるグルコースは， 7 とよばれる血管を経て肝臓に運ばれる。肝臓は，グルコースの一部から 8 を合成して貯蔵し，必要に応じて(4)8 を分解して血液中にグルコースを供給する。また，タンパク質が分解されるときに生じる 9 を，毒性の低い 10 に変えるのも肝臓である。10 は肝臓を出ると，腎臓に運ばれて体外へと排出される。グルコースも腎臓に運ばれるが，通常，(5)体外には排出されない。

問1 1 ～ 10 にあてはまる語句を入れなさい。

問2 血液は，以下の(ア)～(エ)のどの組織に含まれるか。1つ選び，記号で答えなさい。また，血液と同じ組織に含まれるものを(a)～(f)からすべて選び，記号で答えなさい。

(ア) 上皮組織　　(イ) 結合組織　　(ウ) 筋組織　　(エ) 神経組織
(a) 表皮　　(b) 真皮　　(c) 骨　　(d) 心筋　　(e) 腱　　(f) 脊髄

問3 以下の(ア)～(キ)のうち，ヒトの 3 細胞にあてはまるものをすべて選び，記号で答えなさい。

(ア) 抗体を産生する細胞へと分化する。
(イ) 肥満細胞（マスト細胞）へと分化する。

(ウ) 下線部(1)の細胞を含む。

(エ) 下線部(2)の細胞を含む。

(オ) 活発な食作用をもつ。

(カ) もとになる細胞は骨髄でつくられる。

(キ) ヒト免疫不全ウイルス (HIV) によって破壊される。

問4 拒絶反応について調べるため，マウスを使って以下の移植実験を行った。ただし，マウス c1，c2，c3 は遺伝的に同じ系統のマウスで，いずれも同じ主要組織適合抗原をもつものとする。

【実験1】 マウス a およびマウス b よりそれぞれ皮膚の一部を取り出し，マウス c1 に同時に移植した。マウス a の皮膚は 8 日で拒絶されたが，マウス b の皮膚は拒絶されず生着した。

【実験2】 マウス a およびマウス d よりそれぞれ皮膚の一部を取り出し，実験1で用いた移植後のマウス c1 に，再び同時に移植した。マウス a の皮膚は 4 日で拒絶されたが，マウス d の皮膚は 8 日で拒絶された。

【実験3】 出生直後のマウス c2 から胸腺を摘出し，成体になるまで飼育した。このマウス c2 に，マウス a およびマウス d よりそれぞれ皮膚の一部を取り出して同時に移植した。マウス a の皮膚もマウス d の皮膚も拒絶されず生着した。

(i) 実験 1〜3 の結果より，導かれる結論として誤りであると判断できるものを，以下の(ア)〜(オ)より 1 つ選び，記号で答えなさい。

(ア) マウス c1 は，マウス a と異なる主要組織適合抗原をもつ。

(イ) マウス c1 は，マウス b と同じ主要組織適合抗原をもつ。

(ウ) マウス c1 は，マウス d と異なる主要組織適合抗原をもつ。

(エ) マウス a は，マウス b と異なる主要組織適合抗原をもつ。

(オ) マウス a は，マウス d と同じ主要組織適合抗原をもつ。

(ii) 実験3で用いた胸腺の無いマウス c2 にある操作をしたところ，マウス a の皮膚を移植しても拒絶されるようになった。この操作としてあてはまるものを，以下の(ア)〜(オ)からすべて選び，記号で答えなさい。

(ア) マウス c3 から取り出した □1□ を注射した。

(イ) マウス c3 から取り出した □2□ を移植した。

(ウ) マウス c3 から取り出した □3□ 細胞を移植した。

(エ) マウス c3 から取り出した □4□ 細胞を移植した。

(オ) マウス c3 から取り出した骨髄を移植した。

問5　主として体液性免疫が関わる現象を，以下の(ア)〜(オ)からすべて選び，記号で答えなさい。

　　(ア) ウィルスに感染した細胞の除去
　　(イ) ツベルクリン反応
　　(ウ) 血液の凝固
　　(エ) 血清療法
　　(オ) 花粉症

問6　下線部(3)の操作は，拒絶されない臓器をつくるためになぜ必要であるのか。理由を簡潔に述べなさい。

問7　肝臓に作用し，下線部(4)の働きを促進する主なホルモンを2つあげなさい。

問8　下線部(5)でグルコースが体外に排出されない理由として適切なものを(ア)〜(オ)から1つ選び，記号で答えなさい。

　　(ア) グルコースは糸球体内の血液には入らない。
　　(イ) グルコースは糸球体内の血液に入るが，ボーマン嚢にこし出されない。
　　(ウ) グルコースはボーマン嚢にこし出されるが，細尿管（腎細管）で再吸収される。
　　(エ) グルコースはボーマン嚢にこし出されるが，集合管で再吸収される。
　　(オ) グルコースは腎臓を出て，輸尿管で再吸収される。

問9　ヒトの集団110人の血清について調べたところ，56人の血清中に抗体（凝集素）αが，65人の血清中に抗体βが含まれていた。このうち23人の血清には，抗体αも抗体βも含まれていた。抗体αと結合する抗原（凝集原）は，どの遺伝子型をもつヒトの，どの血液成分に存在するか。あてはまる遺伝子型を以下の(ア)〜(カ)よりすべて，あてはまる血液成分を(a)〜(e)より1つ選び，それぞれ記号で答えなさい。また，この集団において，血液型がA型およびAB型のヒトの人数をそれぞれ答えなさい。

　　(ア) AA　　(イ) AO　　(ウ) BB　　(エ) BO　　(オ) AB　　(カ) OO
　　(a) 血小板　　(b) 赤血球　　(c) 白血球　　(d) 単球　　(e) 血清

[II]　細胞膜における物質輸送について調べるため，下記の実験を行った。各問いに答えなさい。ただし，実験中の細胞には酸素が十分に供給され，細胞は死なないものとする。

【実験1】　ほ乳類からある細胞を取り出し，体液とほぼ同じ組成の培養液に浮遊させて，37℃で数日間培養した。細胞内と培養液におけるナトリウムイオン（Na⁺）とカリウムイオン（K⁺）の濃度を測定したところ，下表のようであった。次に，この培養細胞を用いて実験2と3を行った。

表　細胞内と培養液における Na^+ と K^+ の濃度（相対値）

イオン	細胞内	培養液
Na^+	2	140
K^+	155	5

【実験2】　実験1の培養液の温度を4℃に下げて，培養細胞を24時間培養した。その後，細胞を集めて細胞内の Na^+ と K^+ の濃度を測定した。

【実験3】　実験1の培養細胞を，培養液から有機物を取り除いた溶液に移した。37℃で24時間おくと，表の値に比べて(1)細胞内の Na^+ の濃度は増加し，K^+ の濃度は減少していた。この細胞が入った溶液をA～Eの5つに分け，溶液Aにはグルコース，溶液Bにはグルコースとクエン酸回路の阻害物質であるマロン酸，溶液Cにはピルビン酸，溶液Dにはピルビン酸とマロン酸，溶液Eにはマロン酸をそれぞれ加え，37℃で4時間おいた。各溶液中の細胞をそれぞれ集めて，細胞内の Na^+ と K^+ の濃度を測定した。

問1　実験1では，表に示したように，細胞内と培養液とでは Na^+ と K^+ の濃度はいずれも大きく異なっていた。この濃度差をつくる機構の名称を記しなさい。

問2　実験2では，細胞内の Na^+ と K^+ の濃度は，表の値と比べて各々どのようになったか。以下の(ア)～(ウ)から1つずつ選び，記号で答えなさい。

(ア) 増加した。　　(イ) 変化しなかった。　　(ウ) 減少した。

問3　実験3の溶液A～Eのうち，下線部(1)の Na^+ の濃度と比べて，細胞内の Na^+ の濃度が減少した溶液はどれか。あてはまる溶液を3つ選び，記号で答えなさい。

問4　実験3の溶液Bにおいて，細胞内でおきた反応を，以下の(ア)～(オ)からすべて選び，記号で答えなさい。

(ア) アルコール発酵
(イ) 解糖系
(ウ) カルビン・ベンソン回路
(エ) クエン酸回路
(オ) ヒル反応

問5　実験3の溶液Cにおいて，細胞に取り込まれたピルビン酸はどのようになったか。変化がなかったときは(ア)を，他の物質に変化したときは最終産物を(イ)～(カ)からすべて選び，記号で答えなさい。

(ア) ピルビン酸
(イ) エタノール
(ウ) クエン酸
(エ) 二酸化炭素
(オ) 乳酸
(カ) 水

[Ⅲ] 生態系に関する下記の文章を読み，各問いに答えなさい。

　生態系では，さまざまな生物が「食うものと食われるもの」という関係でつながっている。このつながりを　1　連鎖といい，　1　連鎖の各段階を　2　段階という。光合成によって有機物を合成することができる緑色植物は生産者とよばれ，　1　連鎖の出発点である。生産者が合成する有機物の総量を総生産量といい，これから生産者自身の呼吸量を差し引いた量を純生産量という。純生産量の一部は，一次消費者である植物食性動物に食べられたり（被食量），枯葉などとなって（枯死量）失われ，残りが生産者の成長量となる。一次消費者は生産者を，また，二次消費者は一次消費者を摂食することで有機物を得る。消費者が摂食した有機物のうち，消化管などから実際に体内に吸収される量を同化量といい，残りを不消化排出量という。同化量は，生産者の場合の総生産量に相当し，これから消費者自身の呼吸量を差し引いたものが消費者の生産量である。生産量の一部は，被食量や死滅量として失われ，残りが消費者の成長量となる。これらの量は，単位面積あたり，単位時間あたりの有機物量として表される。
　下図は，ある生態系における上述の各量を，生産者の場合には総生産量に対するパーセント，一次消費者の場合には摂食量に対するパーセントで示したものである。

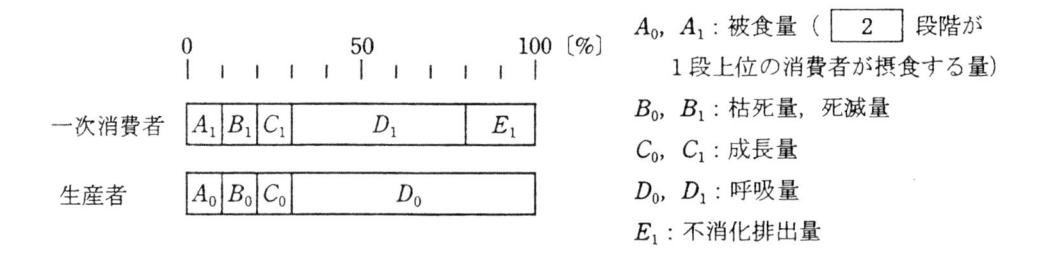

A_0, A_1：被食量（　2　段階が
　　　　　　1段上位の消費者が摂食する量）

B_0, B_1：枯死量，死滅量

C_0, C_1：成長量

D_0, D_1：呼吸量

E_1：不消化排出量

問1　上文の　1　と　2　にあてはまる語句を入れなさい。

問2　生産者の総生産量が $450\,\mathrm{g/(m^2 \cdot 年)}$ のとき，一次消費者の成長量はどれだけか。有効数字2桁で答えなさい。

問3　物質Mは，いったん体内に吸収されると分解も排出もされないことがわかっている。一次消費者の同化量 $1.0\,\mathrm{g}$ あたりに $1.2\,\mathrm{\mu g}$ の物質Mが含まれていると，一次消費者の生産量 $1.0\,\mathrm{g}$ あたりには何 $\mathrm{\mu g}$ の物質Mが含まれることになるか。有効数字2桁で答えなさい。ただし，$1\,\mathrm{\mu g}$ は $1\,\mathrm{g}$ の100万分の1である。

問4　生産者の純生産量を X，一次消費者の生産量を Y，二次消費者の生産量を Z としたとき，これらの大きさの関係を正しく示している式は次のどれか。以下の(ア)～(ケ)から1つ選び，記号で答えなさい。

(ア) $X = Y = Z$　　　　(イ) $X > Y = Z$　　　　(ウ) $X < Y = Z$

(エ) $X = Y > Z$　　　　(オ) $X > Y > Z$　　　　(カ) $X < Y > Z$

(キ) $X = Y < Z$　　　　(ク) $X > Y < Z$　　　　(ケ) $X < Y < Z$

問5 光の強さ以外の環境条件を一定に保ち，植物の光合成速度（$100 \, cm^2$の葉が，1時間あたりに光合成によって吸収するCO_2の量〔mg〕）と光の強さとの関係を調べた。植物Pでは，光の強さに比例して光合成速度が増加し，最も強い光のときに$12 \, mg \, CO_2 /$（$100 \, cm^2$・時）であった（下図）。一方，植物Qでは，2500ルクスまでは光の強さに比例して光合成速度が増加したが，それ以上に光を強くしても光合成速度は変化しなかった。また，下表には，両植物の補償点と葉の呼吸速度（$100 \, cm^2$の葉が，1時間あたりに呼吸によって放出するCO_2の量〔mg〕）を示した。これらのデータを用いて，次ページの(i)〜(iii)の各問いに答えなさい。ただし，呼吸速度は光の強さに関係なく一定とする。

図　植物Pにおける光の強さと光合成速度の関係

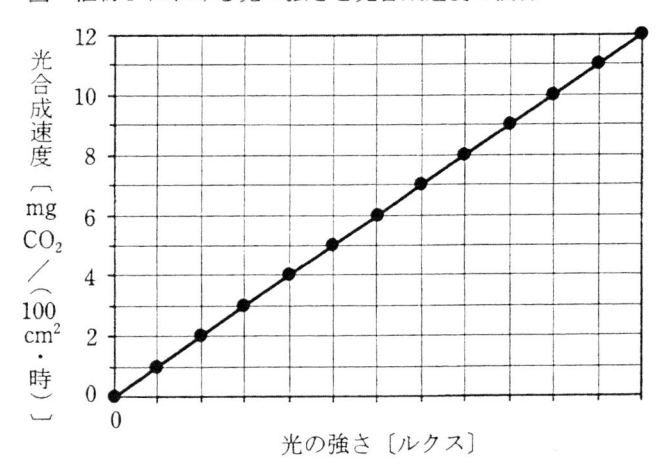

表　植物PとQにおける補償点と呼吸速度

植物	補償点〔ルクス〕	呼吸速度〔$mg \, CO_2 /$（$100 \, cm^2$・時）〕
P	2000	4.0
Q	500	1.5

(i) 前ページの図で，光の強さ（横軸）の1目盛りは何ルクスか。整数で答えなさい。

(ii) 植物PとQに同じ強さの光を照射すると，ある強さのときに，両植物の見かけの光合成速度が等しくなる。このときの光の強さは何ルクスか。整数で答えなさい。

(iii) 葉のCO_2収支を，「$100 \, cm^2$の葉が，1日あたりに，光合成によって吸収するCO_2量から，呼吸によって放出するCO_2量を差し引いた量〔mg〕」と定義する。植物PとQを，1日あたり12時間は一定の強さの光が照射され，12時間は暗黒に保たれる条件下においた。光の強さが2000ルクスのとき，植物Qの葉のCO_2収支はどれだけか。有効数字2桁で答えなさい。また，植物Pの葉のCO_2収支がこれと同じ値になるのは，光の強さが何ルクスのときか。整数で答えなさい。

問6 植物が乾燥した環境におかれると，アブシシン酸という植物ホルモンがはたらき，孔辺細胞の膨圧が下がることが知られている。孔辺細胞の膨圧が下がると，通常，光合成速度も下がる。この理由を簡潔に述べなさい。

英　語

解答　23年度

■　出題者が求めたポイント

[全訳]

　感情が倫理観にどのように影響するかには2つある。ひとつ目は、感情はコントロールするのが難しく、よってだますのが難しいという事実である。そして、だますのが難しいがゆえに、感情にかられて倫理に反する行為をするように見える人たちに、感情が信用を与えてしまう。人々が怒りや愛情やパニックに本当に打ち負かされたら、行動の方向を変えるのは不可能だと私たちは思いがちである。私たちは単に、激しい感情のせいで彼らは倫理的に正しいことを選べなかったのだと信じるがために、大体において彼らを赦すのである。私たちみんながよく知るように、コントロールできない感情の力を信じてしまうことは、法を破る人たちがその行為の法的責任を逃れるのに手を貸すことさえある。

　感情が倫理観にどのように影響するかのふたつ目は、倫理観自体が感情的反応に深く根を持っているという事実である。(1)私たちは、倫理的判断をするということは、単に私たちがどう感じるか以上の、独立した規範にのっとって選択することであると考え、まるで、善悪の規範はコントロール不能な激情の影響を受けていない、あるいは少なくとも受けるべきではないとでもいうように語るかもしれない。しかし、これは誤解を招きやすい表現である。嫌悪、怒り、愛情、パニック、(1)、(2)、などはすべて、私たちが通常認める程度以上に、倫理的選択をしていく私たちの能力を形作っている。感情と倫理観の結びつきのひとつの良い例が、有名な「暴走列車のジレンマ」である。暴走列車がスピードを上げて線路を走り、行く手にいる5人の線路作業員に激突しようとしている。作業員には危険がわからず、彼らが死ぬのは確かだ。あなたはたまたま、列車を別の線路に導くレバーの傍に立っている。しかし、その線路にはもう1人の作業員がいて、あなたがそうすれば彼は死ぬことになるだろう。問題は、あなたがレバーを引いて1人の命(ア)と引き替えに5人の命を救うべきかどうかだ。この問題に答えた後で、ジレンマの別のバージョンを考えてみよう。あなたは橋の上にいて暴走列車を見ている。列車を止めることのできる唯一の方法は、たまたまその進路に身を乗り出しているひとりの大きな男の体を押すことである。再度問題、あなたはそれをするべきか。

　どちらのバージョンも5人の命のために1人の命を犠牲にすることであるのに、ほとんどの人は1番目のバージョンにはイエスと言い、2番目にはノーと言うだろう。これは15万人以上の調査で験されたが、90パーセントの人たちはレバーを引くことにはイエスと言い、男を押すことにはノーと言った。直感、そして合理的とはいえない判断が、2番目の選択を「正しくない」としているように思われる。しかし実際には、医学研究者が

発見したところによると、このような「直感的な」感情反応は、腹内側前頭葉皮質(vmPFC)という名の、脳のある部分によって司られているのである。vmPFCの損なわれた人たちは、レバーを引くのと同じくらい簡単にその大きな男を押すだろう。(2)対照的に、私たちの内でも、vmPFCの損なわれていない人たちは男を押すことはしない。これは、移植しないと死ぬ5人の患者の命を救うからといって、臓器を取るために1人の健康な人を殺すことを、医者に許さないのと同様である。私たちの感情反応は、最も利益になる結果を求めようとする抽象的で合理的などんな計算よりも強力なのである。

　私たちの倫理観がどれくらい大きく感情の影響を受けるかを認識するのは混乱を招くことかも知れない。だが、私たちを導く正しい感情反応なくしては、私たちは実のところ、お粗末な倫理的判断をしてしまうのではないだろうか。大きな男を押して橋から落とすとして、その結果がたとえ行為を正当化するように見えたとしても、押すことに抵抗すのが正しいのではなかろうか。レバーを引くのと同じくらい簡単に人を突き落とすことができる人は、倫理機構の核心の部分が失われており、感情の空白の部分を持ち、おそらくは何のためらいもなく残虐行為をするのかも知れない。要するに、私たちの感情は倫理観とは無関係でなければならないという考え方(イ)とは反対に、私たちが倫理的な人間であるためには、実は感情が必要なのである。感情は私たちの合理的コントロールの埒外にあることによって、また、私たちの倫理的反応の多くを指令することによって、私たちが自分自身を信頼するのに役立っている。ちょうど他の人たちがこちらを信頼するのに役立っているのと同じように。

[解法のヒント]

問5の問題と選択肢の意味

人間の感情は

a. なぜ人々は倫理に反する行動をとるのかを説明するのに使えるが、なぜ倫理に従う行動をとるのかの説明には使えない。

b. なぜ人々は倫理に従う行動をとるのかを説明するのに使えるが、なぜ倫理に反する行動をとるのかの説明には使えない。

c. なぜ人々は倫理に反する行動をとるのかを説明するの使えるのと同様に、なぜ倫理に従う行動をとるのかを説明するのにも使える。

d. なぜ人々は倫理に従う行動をとるのかを説明するのにも、なぜ倫理に反する行動をとるのかを説明するのにも使えない。

問6の選択肢の意味

a. 人間の感情はコントロールが難しいと考える私たちの考え方が、倫理的に良くない選択をした人たちを容認するのを簡単にする。

b. 暴走列車のジレンマは、人々は倫理的な決定を下すことにおいて、たいていは合理的な思考過程をたどるということを表している。

c. 暴走列車のジレンマに純粋に感情からのアプローチをすれば、ほとんどの人たちはどちらのケースにおいてもイエスと答えるだろう。

d. 倫理的な決定をしなければならない時の人間の感情的反応を、科学的に説明するのはまだ不可能である。

[解答]

問1. 全訳中の下線部(1)参照

問2. 1人の命を犠牲にすることで5人の命が救われると、頭ではわかっていても感情がこれを許さないということ。

問3. 1 − fear　2 − sadness

問4. ア − f　イ − c

問5. C

問6. a

問7.(1) ア　(2) ウ　(3) エ

Ⅱ　出題者が求めたポイント

[全訳]

A. 子どもたちは世界に対する生得の好奇心とそれを学ぼうとする本能的な欲求を[1]持っているように見えるので、心理学者はしばしば子どもを、意欲に関しては無垢で堕落していないと見なしている。これはよく、言語獲得能力と同様に、学びの意欲も人類の生まれ持った特質であることの証拠として引用されている。よって、子どもたちの生来の好奇心と意欲が生徒に優しくない学校制度によって[2]損なわれていない理想の世界でこそ、子どもたち全員が学びたいという強い意欲を持って、学びの経験から絶えざる喜びを引き出すはずだということになる。

B. よって、教師たちは、子どもたちが自動的に教室での活動に興味を示したり、それを楽しんだりすることを期待することはできない。たいていの教師にとっての現実の課題は、生徒たちが楽しいと思うかどうか、あるいは他の選択肢があったらそれに取り組むことを選ぶかどうかに関係なく、どうしたら与えられた学習活動の目標を受け入れるように生徒を促すことができるかを探すことである。生徒の意欲はあると仮定することはできないので、教師は生徒たちの中に学びへの積極的な姿勢を[3]起こさせることに焦点を合わせることが大事である。

C. 私たちの期待の逆が真実のように思われるので、私たちが認識せざるを得ないのは、子どもたちがやるべきことを自由に選ぶことができたら、彼らのほとんどにとって学問的知識は最優先には絶対にならないだろうということである。結局のところ、学校の出席は強制的であり、カリキュラムの内容はほとんどの場合、学習者自身ではなく社会が大事だと[4]考えることを基本に選ばれている。さらに言えば、人生の最もエネルギーあふれる時期にある生徒たちにとって、恐ろしく長く思われる時間を、教室のどちらかというと狭い空

間に閉じ込められて[5]過ごすこともまた、困難である。絶えず監視され[6]評価されているという事実もまた、彼らの満足感を増やすものではない。だから、学業は自分が参加している活動の中でもっとも報われることの少ないものと、しばしば若者たちに思われているのは驚くに値しない。

D. しかし、小学校、中学校の教師たちの、教えている子どもたちのとらえ方は、私たちが期待しているものとは鋭く対立する傾向にある。成功する人生を歩むのに必要なすばらしい知識のすべてを熱心に吸収している、やる気のある生徒たちでいっぱいの教室。[ア]こういうのではなく、教師たちが実際に直面するのは、燃えるような学びの欲求[イ]どころか、少しは好奇心を見せるべきだとさえ全く気づいていないような、やる気のない若い子たちの集団である。

[解答]

問1.(1) possess　(2) diminished　(3) generating　(4) considers　(5) spend　(6) assessed

問2. A −(3) where　B −(4) were　C −(3) either　D −(3) knowledge

問3. ア − f　イ − g

問4. f

Ⅲ　出題者が求めたポイント

[解答例]

I'm terribly sorry that I forgot my English-writing textbook at home.　Would you mind if I borrowed one of the spare books on your desk?

Ⅳ　出題者が求めたポイント

[全訳]

　最近小児科ジャーナルに(1)発表された論文によると、アメリカの子どもたちが家庭で二次喫煙にさらされる割合は、1990年代の半ば以降(2)かなり低下している。しかし、同じジャーナルに載った関連する話題(3)の他の2つの報告は、タバコの煙にさらされた妊娠女性は、産まれた子どもたちに行動面や健康面での問題をかかえさせるかもしれないと指摘している。

　二次喫煙にさらされることは子どもたちの健康に一連の有害な結果を及ぼすことが知られている。さらには、妊娠中の女性の喫煙は、その子どもたちに数多くの、たとえば注意欠陥多動性障害や反社会的行動などのような行動上の問題が見られることと、結びついていると考えられている。しかし科学者たちは、母親が妊娠中喫煙していた場合に子どもが受けたタバコの直接の影響と、子どもの行動に影響を与えるライフスタイル、親の精神的健康、[　]など他の要因とを区別することに研究を重ねてきた。

　小児科ジャーナルに載った3つの関連する論文の2つ目では、ブリストル大学(イギリス)のマリー・ジョー・ブリオン博士他の研究者たちが、2つの先行するイギリスとブラジルでの長期にわたる研究、このどちらも1990年代初めに始まっていたのだが、これらを分析

することによって、タバコの影響とその他の要因とを区別しようと試みた。研究者たちは初め、妊娠中に喫煙していた母親から生まれた子どもたちには、4歳で、喫煙していなかった母親の子どもたちよりも高い割合で、多動や友人問題、そして、いじめ、カンニング、虚言などの悪行があることを発見した。感情の問題の出現には違いは発見されなかった。子ども時代の行動に影響を与える他の要因(ライフスタイル、親の心理的な健康など)が考慮された後でも、悪行だけが依然として、母親が喫煙していたことと強く関連していて、その数値は82パーセントに上った。この結果が、出生前にタバコにさらされたことが直接に問題行動の原因となることを証明するのではないが、それを示唆はしているとブリオンは言っている。

　たとえ(4)妊娠中の女性が喫煙しないとしても、他の喫煙する人たちのそばにいることで、生まれてくる子どもの将来の健康に影響があるかも知れないと、小児科ジャーナルの3番目の研究は言っている。香港大学の研究者たちは、母親が妊娠中に喫煙していなかった(5)地元の児童たち6800人を調査した。母親は喫煙していなかったが、その時に父親が日常的に喫煙していた場合の子どもたちは、母親が妊娠中二次喫煙にさらされていなかった子どもたちよりも重い傾向にあった。平均すると前者は1ポンドかそこら体重が重かった。

　小児科ジャーナルに出た3つの関連する論文のうちの最初のは、家庭でタバコの煙にさらされているアメリカの子どもたちの数はだんだん少なくなっていることを示している。アメリカ厚生省のゴーパル・K・シン博士たちは、2007年には7.6パーセントにあたる550万のアメリカの子どもたちが、家庭の中で二次喫煙にさらされていたと報告している。対して1994年にはこの数は35パーセントだった。シンはこの大きな減少は好ましいことだと注目する一方で、この7.6パーセントという数字は、子どもが家庭内喫煙にさらされるのを減らすために、2010年に国が目標とした数字には足りないと指摘している。それは6パーセントの設定だった。シンによると、10世帯中8世帯くらいが、今は喫煙禁止をしている。これは1990年代初めに見られた数の約2倍である。「考え方で大きく違ってきます。」と彼は言った。その結果、ハワイと太平洋諸島の子どもたちはさらされる率が最も低く、黒人の子どもたちは最も高かった。貧しい家の子どもたちと教育程度の低い子どもたちで、危険性は最も高かった。、二次喫煙にさらされる率の低下が、これらのグループでは非常に緩慢だったとシンは言った。数字の突出した州もあった。たとえば、カリフォルニア州とユタ州では、家に喫煙者のいる家庭は2パーセント以下であるが、ケンタッキー州とニウェストバージニア州では17パーセントを越えていた。

問1.：本文の内容をよく表すように選択肢を選んで、AからEまでの記述を完成させなさい。

A. 本文(第1パラグラフと最終パラグラフ)に述べられているひとつ目の研究の主要目的は

　a. 喫煙禁止の決まりを持っている家庭の数を確定するためだった。

　b. 家庭において二次喫煙にさらされる子どもたちの割合の変化を見るためだった。

　c. 喫煙率の地域的な違いに影響する要因を知るためだった。

　d. 妊娠中に喫煙していた母親から生まれた子どもたちが健康面で受けた被害の、証拠を探すためだった。

B. ふたつ目の研究(第3パラグラフ)の最終的な結論は、妊娠中に喫煙する母親は子どもを危険にさらすことになり、子どもは4歳で次のような問題で危険性が高まるということを示している。

　a. 感情の問題のみ。

　b. いじめ、カンニング、虚言などの悪行。

　c. 多動、友人問題、悪行。

　d. 多動、友人問題、悪行、感情の問題。

C. 三つ目の研究(第4パラグラフ)の主要目的は

　a. 女性が妊娠中に二次喫煙にさらされたことが及ぼす子どもの将来の健康問題に対する影響を調べることだった。

　b. 香港の家庭において子ども時代に二次喫煙にさらされる最近の割合を、確定することだった。

　c. 香港の子どもたちの肥満の原因を明らかにすることだった。

　d. 喫煙しない母親の喫煙する夫に対する見方を調べることだった。

D. 1990年代初め、喫煙は次の場所で禁止されていた。

　a. アメリカの個々人の家の約80％で。

　b. アメリカの個々人の家の60％弱で。

　c. アメリカの個々人の家のおよそ40％で。

　d. アメリカの個々人の家の20％強で。

E. 英文の最後の文が暗示することは

　a. 子どもが二次喫煙にさらされる割合の地理的な違いはあるが、その違いは重要ではない。

　b. 子どもが二次喫煙にさらされる割合は、カリフォルニア州とユタ州よりケンタッキー州とウェストバージニア州の方が、減少していくのがはるかに速かった。

　c. ハワイの人々と太平洋諸島の人々は、ケンタッキー州とウェストバージニア州より、カリフォルニア州とユタ州の方に多く住んでいる。

　d. カリフォルニア州とユタ州の裕福で教育程度の高い住人の割合は、ケンタッキー州とウェストバージニア州よりも高い。

問2.：下線部(1)(2)(3)について、同じような意味で代わることのできる語を答えなさい。

問3.：第2パラグラフの最後の空所に、すでに書いてある2つに加えて入れてもいい、「別の要因」を答えなさい。英語で答えること。

問4.：第4パラグラフの下線部(4)(5)を日本語に訳しなさい。

問5.：英文に書かれている3つの論文の内のふたつめの

論文の主な目的を簡潔に要約しなさい。日本語で答えること。

[解答]

問1. A − b　B − b　C − a　D − c　E − d

問2. (1) published　(2) remarkably　(3) concerning

問3. social environment

問4. (4) 妊娠している女性　　　(5) 地元の学童

問5. 子どもの問題行動の原因が母親の妊娠中のタバコなのか、その他の要因なのかを区別することが目的だった。

数　学

解答　　　　23年度

1 出題者が求めたポイント（数学Ⅰ・三角比, 数学Ⅱ・図形と方程式, 三角関数）

〔解答〕

BCの中点をNとする。

∠BAC＝θ とおくと

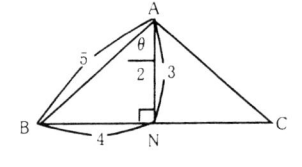

$$\sin\frac{\theta}{2}=\frac{4}{5}$$

$$\cos\frac{\theta}{2}=\frac{3}{5}$$

$$\cos\theta=2\cos^2\frac{\theta}{2}-1=2\times\left(\frac{3}{5}\right)^2-1=-\frac{7}{25}\cdots（アの答）$$

$$\sin\theta=2\sin\frac{\theta}{2}\cos\frac{\theta}{2}=2\times\frac{4}{5}\times\frac{3}{5}=\frac{24}{25}\cdots\cdots（イの答）$$

△ABCの面積 $S=\frac{1}{2}\times8\times3=12$ …………（ウの答）

△ABCの面積を内接円の半径 r を使って表わすと

$$S=12=\frac{1}{2}(5+5+8)r \quad\therefore r=\frac{4}{3}$$ …………（エの答）

△ABCの正弦定理を使って

$$2R=\frac{8}{\sin\theta}=\frac{8\times25}{24} \quad\therefore R=\frac{25}{6}$$ …………（オの答）

S(A)は半径5の円の内部及び周

∴ S(A)＝25π（カの答）

S_2(A)は半径3の円の内部及び周

　S_2(A)＝9π……（キの答）

直角三角形OAMにおいて

$$OM^2=OA^2-AM^2$$

$$=\left(\frac{25}{6}\right)^2-\left(\frac{5}{2}\right)^2=\frac{100}{9}$$

OM＞0 より OM＝$\frac{10}{3}$

ON＝OA－AN

$$=\frac{25}{6}-3=\frac{7}{6}$$

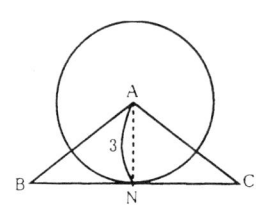

ここで半径rの円の面積を T(r) で表わす。

S(0)＝T(OA)－T(ON)

$$=\left(\frac{25}{6}\right)^2\pi-\left(\frac{7}{6}\right)^2\pi$$

$$=16\pi$$……（クの答）

S_2(0)＝T(OM)－T(ON)

$$=\left(\frac{10}{3}\right)^2\pi-\left(\frac{7}{6}\right)^2\pi=\frac{39}{4}\pi$$ …………（ケの答）

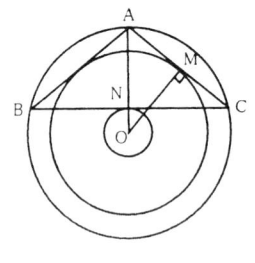

（ア）Xが線分AN上にあるときその点をQとおく。

y＝ONとおくと $BQ^2=4^2+y^2$, 点Qから線分ABに下ろした垂線の足をLとし, QN＝ALとなるときのyの値を求める

$$y=\frac{4}{5}(3-y)$$ より $\therefore y=\frac{4}{3}$

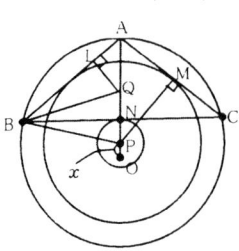

・$0\le y\le\frac{4}{3}$ のとき

S(Q)＝T(QB)－T(QN)

$$=(4^2+y^2)\pi-y^2\pi=16\pi^2=S(0)$$

となり適する

・$\frac{4}{3}<y\le3$ のとき

S(Q)＝T(QB)－T(OL)

$$=(4^2+y^2)\pi-\left\{\frac{4}{5}(3-y)\right\}^2\pi$$

$$=\frac{9}{25}\left(y+\frac{16}{3}\right)^2\pi>16\pi^2=S(0)$$

となり不適。

（イ）Xが線分ON上にあるとき, その点をPとおく。

x＝OPとおきBPとAPの大小を調べる。

$$BP^2-AP^2=4^2+\left(\frac{7}{6}-x\right)^2-\left(\frac{25}{6}-x\right)^2$$

$$=16+\frac{(7-25)(7+25)}{36}+\frac{18}{3}x=6x\ge0$$

よって BP≧AP （等号はPが0にあるとき）

S(X)＝T(BP)－T(PN)

$$=\left\{4^2+\left(\frac{7}{6}-x\right)^2\right\}\pi-\left(\frac{7}{6}-x\right)^2=16\pi=S(0)$$

よって, （ア）（イ）より線分の長さは

$$\frac{4}{3}+\frac{7}{6}=\frac{5}{2}$$ …………………（コの答）

2 出題者が求めたポイント（数学Ⅱ・微分積分）

〔解答〕

(1)条件式の両辺をxで微分する。

$$f(x)=2x+6+3x^2\int_0^1 f(y)dy+2x\int_0^1 yf(y)dy$$

ここで A＝$\int_0^1 f(y)dy$, B＝$\int_0^1 yf(y)dy$ とおくと

$$f(x)=2x+6+3Ax^2+2Bx$$……①

条件式にx＝1を代入する。

$$0-1-6+b=\int_0^1 f(y)dy+\int_0^1 yf(y)dy=A+B$$……②

条件式にx＝0を代入すると A＝$\int_0^1 f(y)dy=b$……③

②と③より B＝－7

$$-7=B=\int_0^1 yf(y)dy=\int_0^1(2y^2+6y+3Ay^3-14y^2)dy$$

$$=\frac{2}{3}+3+\frac{3}{4}A-\frac{14}{3} \quad\therefore A=-8$$

②より $b=-8$

$$\therefore\int_0^1 f(y)dy=-8, \int_0^1 yf(y)dy=-7, b=-8$$……（答）

(2)x＝0を代入する。

$$\int_a^0 f(y)dy+0=0 \quad\therefore\int_0^a f(y)dy=0$$……④

条件式の両辺をxで微分する。

$$f(x)=2x+6+3x^2\int_0^a f(y)dy+2x\int_0^a yf(y)dy$$

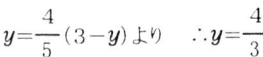

$C=\int_0^a yf(y)dy$ とおく。④より
$$f(x)=2x+6+2Cx$$
すると $C=\int_0^a yf(y)dy=\int_0^a (2y^2+6y+2Cy^2)\,dy$
$$C=\frac{2}{3}a^3+3a^2+\frac{2}{3}Ca^3 \quad\cdots\cdots\cdots⑤$$
条件式に $x=a$ を代入する。
$$0-a^2-6a+b=a^3\int_0^a f(y)dy+a^2\int_0^a yf(y)dy$$
④より $-a^2-6a+0=Ca^2\cdots\cdots\cdots⑥$
（ア）$a=0$ のとき⑤より $C=0$　$f(x)=2x+6$
（イ）$a\neq0$ のとき⑥より $C=-\dfrac{a+6}{a}$ を⑤へ代入して
$$a^3-a-6=0\quad(a-2)(a^2+2a+3)=0$$
$$\therefore a=2,\ C=-4$$
以上から $\left.\begin{array}{l}f(x)=2x+6,\ a=0\\ f(x)=-6x+6,\ a=2\end{array}\right\}\cdots\cdots\cdots$（答）

(3) 条件式の両辺に $x=0$ を代入する。
$$\int_a^0 f(y)dy+b=0\quad\therefore b=\int_0^a f(y)dy\cdots\cdots⑦$$
条件式の両辺に $x=a$ を代入する。
$$0-a^2-6a+b=a^3\int_0^a f(y)dy+a^2\int_0^a yf(y)dy$$
ここで，$D=\int_0^a yf(y)dy\cdots\cdots⑧$　とおくと
$$-a^2-6a+b=a^3b+a^2D\cdots\cdots⑨$$
条件式の両辺を x で微分すると
$$f(x)-2x-6=3x^2\int_0^a f(y)dy+2x\int_0^a yf(y)dy$$
すると，$f(x)=2x+6+3bx^2+2Dx\cdots\cdots⑩$
⑧と⑩より
$$D=\int_0^a yf(y)dy=\int_0^a y(2y+6+3by^2+2Dy)\,dy$$
$$=\frac{2}{3}a^3+3a^2+\frac{3}{4}ba^4+\frac{2}{3}Da^3\cdots\cdots\cdots⑪$$
⑨と⑪より a と b の関係式を作る。
$a=0$ のとき　$b=D=0$　$f(x)=2x+6$ が1組だけ
$a\neq0$ のとき⑨より　$D=\dfrac{(1-a^3)b-a^2-6a}{a^2}$
を⑪に代入して整理すると
$$b(a^6+20a^3-12)=12a(a-2)(a^2+2a+3)$$
$a^6+20a^3-12=0$ のとき左辺$=0$，右辺$\neq0$ となり
b は存在しない。
$a^6+20a^3-12\neq0$ のとき，b，D の値が決まり，$f(x)$ が決定できる。
よって，求める条件は　$t=a^3$ とおき　$t^2+20t-12=0$
$$t\neq-10\pm\sqrt{100+12}=-10\pm4\sqrt{7}$$
$$\therefore a^3\neq-10\pm4\sqrt{7}\quad\cdots\cdots\cdots$（答）$$

3 出題者が求めたポイント（数学Ⅲ・）
〔解答〕
(1) $OP=\sqrt{x^2+y^2}$，$AP=\sqrt{(x-a)^2+(y-1)^2}$　より
$$\sqrt{x^2+y^2}-\sqrt{(x-a)^2+(y-1)^2}=1$$
$$\sqrt{(x-a)^2+(y-1)^2}=\sqrt{x^2+y^2}-1\cdots\cdots\cdots①$$

①より $x^2+y^2\geqq1$
①の両辺を2乗して整理すると
$$2\sqrt{x^2+y^2}=2ax+2y-a^2\quad\cdots\cdots\cdots\cdots②$$
②より $2ax+2y-a^2\geqq0$　$\therefore 2y\geqq a(a-2x)\cdots\cdots③$
②の両辺を2乗して整理すると
$$4ay(2x-a)=-4(a^2-1)x^2+4a^3x-a^4\cdots\cdots③'$$
$a>0$ より
$$y=\frac{1}{4a(2x-a)}$$
$$\times\Big[(2x-a)\{-2(a^2-1)x+a^3+a\}+a^2\Big]$$
$$=-\frac{a^2-1}{2a}x+\frac{1}{4(2x-a)}+\frac{1}{4}(a^2+1)\cdots\cdots\cdots④$$
④は $y=Ax+\dfrac{B}{x}$ の形なので次の2つの場合となる。

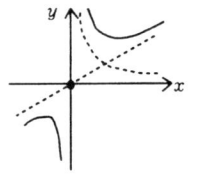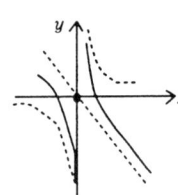

よって，x の値域は　$x\neq\dfrac{1}{2}a$ となるが③より $x<\dfrac{1}{2}a$
は不適。よって x の値域は　$\dfrac{1}{2}a<x\cdots\cdots\cdots\cdots\cdots$（答）
(2) ③' に $a=tx$ を代入して整理すると
$$4t(t-2)y=t^2(t-2)^2x^2-4$$
$$y=\frac{t(t-2)}{4}x^2-\frac{1}{t(t-2)}\cdots\cdots\cdots\cdots\cdots$（答）$$
(3) x を固定する。$0<t=\dfrac{a}{x}<2$
$0<a$ が変化すると t も変化する。このときの y の変域を調べる。(2)より
$$f(t)=\frac{1}{4}x^2t^2-\frac{1}{2}x^2t+\frac{1}{2}t-\frac{1}{2}(t-2)$$
$$f'(t)=(t-1)\left(\frac{1}{2}x^2+\frac{2}{t^2(t-2)^2}\right)\quad f(1)=-\frac{1}{4}x^2+1$$
増減表をかくと

t	0		1		2
$f'(t)$		$-$	0	$+$	
$f(t)$		↘		↗	

x を固定すると$Hα$ 上の
点 $(x,\ y)$ は
$y\geqq-\dfrac{1}{4}x^2+1$ となる部分。
よって求める領域は右図の斜線部分
ただし，y 軸の境界は含まず
$y=-\dfrac{1}{4}x^2+1$ の境界は含む

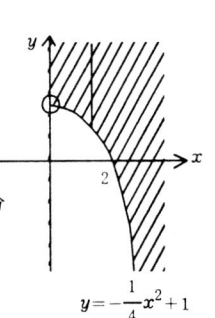

物　理

解答　　23年度

I 出題者が求めたポイント…弾性衝突、ばねの両端につけた2物体の単振動

ア　切る前と同じ力を加えたとき、ばねが半分になっているので伸びも半分である。

$$k' = \frac{F}{\left(\frac{x}{2}\right)} = 2 \times \frac{F}{x} = 2k \qquad \text{答え　} 2$$

イ　衝突がきわめて短時間で行われるので、Cの速さは0
答え　0

ウ　衝突直後のAとBの速度をv_A、v_Bとすると、運動量保存則と反発係数＝1が成り立つ。

$$Mv = Mv_A + 2Mv_B \quad、\quad 1 = -\frac{v_A - v_B}{v - 0}$$

2式より、$v_B = \frac{2v}{3}$

重心Gの速度$v_G = \frac{2Mv_B + 2Mv_C}{2M + 2M} = \frac{1}{2}v_B = \frac{v}{3}$

答え　$\frac{1}{3}v$

エ　ウの答えより、重心Gを基準とした座標系は慣性系であり、この座標系からみると、BとCはそれぞれ自然長$\frac{d}{2}$、ばね定数$2k$のばねの先で単振動をする。

最小BC間距離をyとすると、エネルギー保存則より、

$$\frac{1}{2} \times 2M(v_B - v_G)^2 = \frac{1}{2} \times 2k\left(\frac{d}{2} - \frac{y}{2}\right)^2$$

$$\therefore y = d - \frac{4v}{3}\sqrt{\frac{M}{k}}$$

答え　$d - \frac{2v}{3}\sqrt{\frac{M}{k}}$

オ　Bの振動の周期Tの$\frac{1}{2}$に等しい。

$$\frac{1}{2} \times 2\pi\sqrt{\frac{2M}{2k}} = \pi\sqrt{\frac{M}{k}} \qquad \text{答え　} \pi\sqrt{\frac{M}{k}}$$

II 出題者が求めたポイント…気体の状態変化、$p - V$図、断熱変化、熱機関の効率

ア　点A、Cの圧力をp'、A, B, C各点の温度をT_A、T_B、T_Cとする。

ボイルシャルルの法則より、　$\frac{p'V}{T_A} = \frac{pV}{T_B}$

$B \to C$は断熱変化であるから、$pV^\gamma = p'\left(\frac{V}{a}\right)^\gamma$

$$\therefore p' = a^\gamma p$$

2式よりp'を消去して、$\frac{T_A}{T_B} = a^\gamma = a^{\frac{5}{3}}$　答え　$a^{\frac{5}{3}}$

イ　単原子分子の定積変化であるから、
求める熱量 $Q_{A \to B} = nC_V(T_B - T_A)$

$$= \frac{3}{2} \times nR(T_B - T_A)$$

また、点BとAに状態方程式を適用して、

$$nRT_B - nRT_A = pV - p'V = pV\left(1 - a^{\frac{5}{3}}\right)$$

上の2式より、$Q_{A \to B} = \frac{3}{2}pV\left(1 - a^{\frac{5}{3}}\right)$

答え　$\frac{3}{2}pV\left(1 - a^{\frac{5}{3}}\right)$

ウ　気体が外部にする仕事をW'とすると、熱力学第1法則 $\Delta U = 0 - W'$ より、

$$W' = -\Delta U = -\frac{3}{2}nR(T_C - T_B)$$

$$= -\frac{3}{2} \times \left(p' \times \frac{V}{a} - pV\right) = -\frac{3}{2}pV\left(a^{\frac{2}{3}} - 1\right)$$

答え　$\frac{3}{2}pV\left(1 - a^{\frac{2}{3}}\right)$

エ　気体が外部からされる仕事をWとすると、

$$W = p'\Delta V = p'\left(\frac{V}{a} - V\right) = pa^{\frac{5}{3}}V\left(\frac{1}{a} - 1\right)$$

答え　$pV\left(a^{\frac{2}{3}} - a^{\frac{5}{3}}\right)$

オ　$C \to A$は排熱過程である。

$$\text{効率}\, e = \frac{W' - W}{Q_{A \to B}} = \frac{\frac{3}{2}pV\left(1 - a^{\frac{2}{3}}\right) - pV\left(a^{\frac{2}{3}} - a^{\frac{5}{3}}\right)}{\frac{3}{2}pV\left(1 - a^{\frac{5}{3}}\right)}$$

答え　$\dfrac{3 - 5a^{\frac{2}{3}} + 2a^{\frac{5}{3}}}{3 - 3a^{\frac{5}{3}}}$

III 出題者が求めたポイント…ローレンツ力、磁場中の電流が受ける力、電場と電位

(1)ア　OPの運動にともない、金属棒内の電子は$P \to O$の向きのローレンツ力を受けて移動するのでOの電位はPよりも低くなる。金属棒内の電場の強さをEとすると、題意より、$evB = eE$　$\therefore E = vB$　電圧 $V = El = vBl$　答え　vBl

(2)イ　電流Iは$O \to P$の向きに流れるので、金属棒は運動の向きと逆向きで、大きさ$F = IBl$の力を受ける。したがって、速さvを保つためにはFと同じ大きさで運動向きの外力が必要である。

この外力が単位時間あたりにする仕事

$$= Fv = IBl \times v = \frac{vBl}{R} \times Blv = \frac{(vBl)^2}{R}$$

答え　$\dfrac{(vBl)^2}{R}$

ウ　抵抗で消費される電力 $= I^2R = \left(\dfrac{vBl}{R}\right)^2 R$

答え　$\dfrac{(vBl)^2}{R}$

(3)エ　Q 点にある電子は OP に垂直な向きに速さ $= x\omega$ で運動するから、$P \rightarrow O$ に向かう大きさ　$evB = ex\omega B$ の力を受ける。　　答え　$-ex\omega B$

オ　ローレンツ力とのつりあいから、$eE = ex\omega B$
　　答え　$x\omega B$

カ　エから、O 点より P 点の電位が高い。

電位差 $= \displaystyle\int_0^x Edx = \int_0^x \omega Bxdx = \dfrac{1}{2}\omega Bx^2$

答え　$\dfrac{1}{2}\omega Bx^2$

Ⅳ　出題者が求めたポイント…音源の運動方向に観測者がいない場合のドップラー効果

ア　サイレンを鳴らし始めたとき、C さんとの距離は $\dfrac{510}{cos60°} = 510 \times 2[m]$ あったから、$\dfrac{510 \times 2}{340} = 3.0[s]$ 経ってから聞こえ始める。　　答え　3.0

イ　$108km/h = 30m/s$ である。サイレンの音波が C さんに向かう速度成分の大きさ

$= 30cos30° = 15\sqrt{3}\left[\dfrac{m}{s}\right]$ である。

$\therefore \dfrac{340 \times 1000}{340 - 15\sqrt{3}} = 1082[Hz]$　　　答え　1.1

ウ　A が B を通過したときに聞こえる音波が発した場所を D、$\angle DCB = \theta$ とすると、音波と A が進む距離との関係から、$sin\theta = \dfrac{30}{340}$ である。また、C さんに向かう A の速度成分の大きさ $= 30sin\theta$ である。

$\therefore \dfrac{340 \times 1000}{340 - 30 \times \dfrac{30}{340}} = 1007[Hz]$　　答え　1.0

エ　C さんから遠ざかる音を聞くことになる。

$\therefore \dfrac{340 \times 1000}{340 + 30} = 918[Hz]$　　答え　0.92

化　学

解答　23年度

Ⅰ　出題者が求めたポイント……周期律の小問集

問1. アルカリ金属では，原子番号が大きくなるほど融点は低くなる。

問2. Be，Mg は炎色反応を示さない。

問3. 同一周期では希ガスが最も大きい。

問5. 単原子分子は希ガスである。

問6. 分子量が大きくなると沸点が上昇するが，水は水素結合により著しく沸点が高くなっている。

問7. ハロゲンでは原子番号が小さいほど酸化力が強くなる(還元されやすい)。

問8. アルカリ金属とハロゲンの化合物は基本的には溶解度が高いが，LiF の溶解度は著しく低い。

問9. $P_4 + 5O_2 \rightarrow P_4O_{10}$

$P_4O_{10} + 6H_2O \rightarrow 4H_3PO_4$

[解答]

問1. K　　問2. Ca　　問3. Ne　　問4. He

問5. アルゴン　　問6. H_2S　　問7. Br_2　　問8. LiF

問9. a. P_4O_{10}　　b. H_3PO_4　　問10. オゾン O_3

Ⅱ　出題者が求めたポイント……錯体

生じた白色沈殿の量から錯塩 A，B，C の M^+ と結合していない Cl^- は 2：3：1 であることがわかる。よって

A は $[MCl(NH_3)_5]Cl_2$，B は $[M(NH_3)_6]Cl_3$，

C は $[MCl_2(NH_3)_4]Cl$

である。

問8. Cl^- と NH_3 がトランス，シスの幾何異性体が存在し，シス体には光学異性体が1つ存在する。

[解答]

問1. 配位結合　配位子　　問2. AgCl

問3. x＝6　y＝4　　問4. 1 mol　　問5. $[M(NH_3)_6]^{3+}$

問6. 6　問7. コ　問8. 3種類

Ⅲ　出題者が求めたポイント……電離平衡

ア　$0.100 \times \dfrac{50.0}{1000} \times \dfrac{1000}{50.0+a} = \dfrac{5.00}{50.0+a}$

イ　$\left(0.100 \times \dfrac{50.0}{1000} - 0.200 \times \dfrac{b}{1000} \right) \times \dfrac{1000}{50.0+b}$

$\dfrac{5.00 - 0.200b}{50.0+b}$

[解答]

ア… $\dfrac{5.00}{50.0+a}$　　イ… $\dfrac{5.00-0.200b}{50.0+b}$

ウ… CH_3COO^-　　エ… CH_3COOH

オ…(い)　　カ… $\dfrac{(5.00-0.200b)K}{0.200b}$

キ… 12.5　　ク… $-\log K$

ケ… 0.100　　コ… $\dfrac{(50.0+b)K_w}{0.200b-5.00}$

Ⅳ　出題者が求めたポイント……ペプチド

問2. ほ乳類のインスリンのアミノ酸配列は，A鎖の8，9，10番目とB鎖の30番目が違っているだけで，それ以外は同じであることがわかっている。

問5. (1) $100 \times M - 99 \times 18.0 = 100M - 1782$

(2) $2 \times 5.00 \times 10^{-2} \times \dfrac{20.0}{1000}$

$= 1 \times x + \left(1 \times 1.00 \times 10^{-1} \times \dfrac{10.0}{1000} \right)$

$\therefore x = 10^{-3}$ mol

アンモニアの物質量＝窒素の物質量

(3) $\dfrac{1.00 \times 10^{-3} \times 14.0}{0.157} \times 100 \fallingdotseq 8.9\%$

(4) $\dfrac{0.157}{100M-1782} \times 100 = 1.00 \times 10^{-3}$

$\therefore M = 174.82$

これにあてはまるアミノ酸は v の 2-アミノピメリン酸である。

[解答]

問1. ア…配列順序　イ…ホルモン　ウ…4
　　エ…右　オ…α-ヘリックス構造
　　カ…β-シート構造　キ…ミオグロビン
　　ク…ヘモグロビン　ケ…鉄

問2. 異なる

問3. ③－⑨または④－⑧

問4. イオン結合，疎水結合

問5. (1) $100M-1782$

(2) 1.00×10^{-3} mol

(3) 8.9 %

(4) v

生　物

解答　23年度

Ⅰ　出題者が求めたポイント(Ⅰ，Ⅱ・恒常性，遺伝)

問1. 基本的な用語問題。

問2. 血液は結合組織に含まれる。

問3. T細胞のはたらきに当てはまるものを求める。

問4. (i)【実験1】よりaとcが異なる、bとcが同じ、【実験2】よりcとdが異なる主要組織適合抗原をもつことが分かる。　(ii)【実験3】で胸腺を除去されたマウスは、T細胞が働かない状態となっている。免疫機構がはたらくようにするためには、同じ系統のマウスのT細胞が入れれば良い。

問5. (ア)(イ)は細胞性免疫が関わる現象。(ウ)血液凝固反応は免疫反応ではない。

問6. 主要組織適合抗原は遺伝子によって決まっている。もとの未受精卵の核だと、主要組織適合抗原が異なってしまう。

問7. 代表的なホルモンとあるのでアドレナリン、グルカゴン、糖質コルチコイドのうちから答えるのが妥当。

問8. グルコースはろ過されるが、すべて再吸収されるので体外に排出されない。

問9. 問題文の読み取りを誤らないようにする。抗体αが含まれているのはB型とO型、βが含まれているのはA型とO型、ともに含まれているのはO型である。抗体αと結合する抗原はA型(遺伝子型AAとAO)、AB型(遺伝子型AB)赤血球に存在する。問題文から、A＋B＋AB＋O＝110、B＋O＝56、A＋O＝65、O＝23の式を考えられる。A型は42人、AB型は12人となる。

[解答]

問1. 1-血しょう　2-リンパ球　3-T　4-B　5-マクロファージ　6-核　7-肝門脈　8-グリコーゲン　9-アンモニア　10-尿素

問2. [血液](イ)　[同じ組織](b)(c)(e)

問3. (ウ)(エ)(カ)(キ)　問4. (i)(オ) (ii)(イ)(ウ)　問5. (エ)(オ)

問6. 主要組織適合抗原は、核に含まれる遺伝子により形質が発現する。そのため移植を予定される個体の核を持つ細胞からES細胞をつくらないと拒絶反応が起きてしまうため。

問7. アドレナリン、グルカゴン　問8. (ウ)

問9. [遺伝子型](ア)(イ)(オ)　[血液成分](b)　[A型]42人　[AB型]12人

Ⅱ　出題者が求めたポイント(Ⅰ，Ⅱ・細胞膜の性質)

問2. ナトリウムポンプは、ATPのエネルギーを使い、Na^+を細胞外に汲み出し、K^+取り込む。【実験2】で低温にすることにより、呼吸によるATPの供給が行われなくなる。そのため細胞内のNa^+は増加、K^+は減少する。

問3. 細胞で呼吸が行われるものを選ぶ。基質であるグルコースが含まれているA、ピルビン酸を加えたことによりクエン酸回路以降が進むC、グルコースからピルビン酸までの解糖系の部分は進むと考えられるBが該当する。

問4 マロン酸はクエン酸回路の阻害剤であるので、解糖系は進行する。

問5 好気呼吸により、クエン酸回路、電子伝達系を経て最終的には二酸化炭素と水になる。

[解答]

問1. ナトリウムポンプ　問2. [Na^+](ア)　[K^+](ウ)

問3. A・B・C　問4. (イ)　問5. (エ)(カ)

Ⅲ　出題者が求めたポイント(Ⅰ，Ⅱ・生態系、光合成)

問2. 生産者の被食量は総生産量の10％に相当し、一次消費者の成長量はその10％となることから、生産者の総生産量の1％に相当することになる。

問3. 一次消費者の同化量は、摂食量のうち不消化排出量を除いた80％に相当する。その中から呼吸により摂食量のうちの50％が失われたものが同化量となる。物質Mはそのまま残ることから、その分だけ1.0gあたりの物質Mの量は増加する。$1.2 \times \dfrac{80}{30} = 3.2 \mu g$

問4. 生産者の純生産量が最大で、一次消費者の生産量、二次消費者の生産量となるに従って減少する。

問5. (i) 植物Pの呼吸速度が4、補償点が2000ルクスとあることから、光合成速度が4となる光の強さが2000ルクスである。これが4目盛であるので1目盛は500ルクスである。

(ii) 植物Qは2500ルクスまで、500ルクスにつき1.5ずつ光合成速度が増加し、2500ルクスで見かけの光合成量は6となり、それ以上増加しない。このことから植物Pの見かけの光合成速度が6、つまり光合成速度が10となる光の強さを答えれば良い。

(iii) CO_2収支は、(12時間の光合成速度)－(24時間の呼吸速度)から算出できる。植物Qの2000ルクスでの光合成速度は4.5であることから、$6 \times 12 - 1.5 \times 24 = 36$となる。また、植物Pが同じ値になるためには、その光合成速度をxとすると、$x \times 12 - 4 \times 24 = 36$より、$x = 12$となる。この値にある光の強さは、5500ルクスとなる。

問6. 気孔では水の蒸散が行われると同時に、ガス交換も行われている。

[解答]

問1. 1-食物　2-栄養　問2. 4.5g/(m^2・年)

問3. $3.2 \mu g$　問4. (オ)

問5. (i) 500ルクス　(ii) 5000ルクス
(iii) 36 mg CO_2/(100 cm^2・日)　5500ルクス

問6. 気孔が閉じると、光合成に必要な二酸化炭素を取り入れることができないため二酸化炭素濃度が低下する結果光合成速度が低下してしまう。

平成22年度

問　題　と　解　答

英　語

問題　22 年度

［I］　次の英文を読んで，設問に答えなさい。

No matter how spectacular the information or how beautiful the slides, a scientific presentation, like any kind of speech, must be delivered well if it is to succeed. Effective use of the voice, 　A　 enthusiasm, good eye contact, posture, and gestures, distinguishes a memorable presentation from a routine one. Some might claim that what matters in scientific presentations is only what you say, not how you say it. Nothing is further from the truth. (1) Delivery is vital in establishing the impact a scientific presentation has on the audience, and speaking skills can be determining factors in scientific careers. The force of your delivery may make the difference between whether or not you get a job offer, or whether or not your grant proposal is approved.

Although we might not like to admit it, delivery, not content, often makes the lasting impression. General Charles de Gaulle practiced his speeches 　B　 a mirror to improve his delivery with carefully rehearsed gestures. When dropping in popularity, former U.S. President Jimmy Carter practiced making strong gestures to show determination and restore his leadership image. Being a confident and powerful speaker is not necessarily just a natural talent; it can be an acquired skill. Most recent presidents of the United States have spoken with similar speech patterns — a somewhat fatherly, soft-spoken yet determined voice with a slightly majestic flavor. A presidential manner of speaking has evolved, which successful candidates need to adopt to appeal to the expectations of the electorate. (2) This manner of speaking is a characteristic attribute of the office, not an inherited quality of those destined to occupy it.

The characteristics of delivery 　C　 voice control can be separated into four general features: sound, volume, speed, and intonation. Of these four vocal characteristics, sound is the least problematic, because audiences rapidly become accustomed to almost any sound. The only time sound can be a problem is in the case of certain accents. My Dutch accent has stayed with me as an inseparable companion, even though I have lived in the United States for 28 years. The moment I greet a stranger with a simple "Hi," the first question I am asked is invariably 　ア　.

It is virtually impossible for an adult to get rid of an accent, but in most cases, accents present no severe difficulties. They may even be an asset, attracting respect from the audience. Some accents give an air of sophistication, while others sound less cultured. It would be unusual, for example, to hear the conductor of a major U.S. symphony orchestra speak with an Ohio accent. For such a person, a European accent might well be a valuable aspect of his image. Sometimes, as in the case of U.S. presidents, speech patterns can be acquired as a distinguishing feature. Some Oxford scholars have learned to speak English as though they were holding hot potatoes in their mouths. They were not 　イ　 that way!

問1　下線部(1)を日本語に訳しなさい。

問2　下線部(2)について，This manner of speaking が指し示すものを明確にしながら日本語に訳しなさい。

問3　　A　～　C　に入れるのに最も適当な表現をそれぞれア～コから選び，記号で答えなさい。

ア．in combination with 　　　　　イ．in comparison with
ウ．in contrast to 　　　　　　　　エ．in front of
オ．in line with 　　　　　　　　　カ．in search of
キ．in terms of 　　　　　　　　　ク．in the back of
ケ．in the direction of 　　　　　　コ．in view of

問4　　ア　と　イ　に入れるのに最も適当な表現をそれぞれ a ～ d から選び，記号で答えなさい。

ア　a.　"How have you been?"
　　b.　"How old are you?"
　　c.　"What's wrong with you?"
　　d.　"Where are you from?"

イ　a. born　　b. holding　　c. speaking　　d. told

問5　次の a ～ f から，本文の内容と一致する英文を 2 つ選び，記号で答えなさい。

a.　To be successful, scientific presentations have to be delivered even better than other kinds of presentations.
b.　If you have poor speaking skills, you will not be able to have a successful career in the world of science.
c.　In many cases, what audiences remember is how well the speaker delivers a presentation rather than what he actually says.
d.　There is no way you will be able to develop convincing presentation skills if you don't already have a natural talent in that direction.
e.　It is helpful for people in certain careers to consciously change the way they naturally speak.
f.　Someone moving to a foreign country, even late in life, will have little difficulty acquiring near-native pronunciation, as long as he lives there long enough.

問6　次の(1)と(2)において，最強アクセントが第 1 音節にある語をア～オから 1 つずつ選び，記号で答えなさい。

(1)　ア．conductor　　イ．enthusiasm　　ウ．leadership
　　エ．potato　　　　オ．routine

(2)　ア．characteristic　　イ．destined　　　ウ．presidential

　　　エ．severe　　　　　オ．spectacular

[II] 次の英文を読んで，設問に答えなさい。

　Language learning is probably the most mentally challenging process a person has to ⬚1⬚ without particularly thinking about it. But research shows that, whereas the grammar of a language is largely in place by the time a child is 10 years old, vocabulary continues to be learned for the whole of that person's lifetime. This is because the grammar of a language is made up of a limited set of rules, while no one is ever likely to ⬚2⬚ words to learn.

　The mechanics of vocabulary learning are still something of a mystery, but one thing we can be sure of is that words are not instantly acquired. ⬚A⬚, they are gradually learned over a period of time through (1)frequent exposure to them. The gradual nature of vocabulary acquisition reveals itself in a number of ways. We have all had the experience of being able to recognize and understand a word when we see it in a text or hear it in a conversation, but not being able to use it ourselves. This common situation shows that there are different ⬚B⬚ of knowing a word. Being able to understand a word is known as *receptive knowledge* and is normally (2)associated with listening and reading. If we are able to produce a word by ourselves when speaking or writing, then that is considered *productive knowledge*.

　The ⬚C⬚ is that people learn words receptively first and later achieve productive knowledge. This generally seems to be the case, but in language learning there are usually exceptions. In my case, for example, there was a word ⬚3⬚ legal matters that I could use productively in speaking mode, even though I could not spell it or recognize its written form. I had often heard and (3)verbally used the word, which means "formally accuse" someone of committing a crime. I had never had the occasion to write this word, ⬚D⬚ I assumed from its pronunciation that the spelling was "indite." I had also occasionally seen the word *indict* in writing. I did not know what it meant, but I assumed that it rhymed with *predict*. It wasn't until later that I ⬚4⬚ *indict* was the correct spelling of a word I had already been using for years.

　This anecdote shows that considering mastery of a word only from the viewpoint of receptive versus productive knowledge is far too (4)crude. I had good productive mastery of the spoken form of *indict*, but not of its written form. This suggests that we also need to consider the various facets of knowing a word. A second-language learner, for example, may believe that "knowledge" of a particular vocabulary item is just a matter of knowing its meaning and spelling. And in fact, many students ⬚5⬚ learning the meaning of a word in a foreign language through simple translation into their native language. This translation is, however, only one aspect of the word that learners need to know. Full knowledge of a particular word is a rich and (5)elaborate matter. It includes not only meaning, but also pronunciation, usage, grammatical form, nuance, and collocation. These facets are known as types of *word knowledge*, and most or all of them are necessary to be able to use a word in the wide variety of language situations one ⬚6⬚.

問1　1 ～ 6 に入れるのに最も適当な表現を次から選び，必要に応じて文法的に動詞を正しく直した表現を書きなさい。なお，同じ表現を繰り返して用いないこととする。

account for	agree with	come across	consist of
figure out	focus on	go through	live on
relate to	run out of	stand for	turn out

問2　下線部(1)～(5)を言い換える場合に最も適当な単語をそれぞれ **a** ～ **d** から選び，記号で答えなさい。

(1) **a.** moderate　**b.** normal　**c.** often　**d.** repeated
(2) **a.** compared　**b.** connected　**c.** equipped　**d.** replaced
(3) **a.** confidently　**b.** consciously　**c.** hesitantly　**d.** orally
(4) **a.** complete　**b.** embarrassing　**c.** simple　**d.** varied
(5) **a.** complex　**b.** inconvenient　**c.** problematic　**d.** tough

問3　A ～ D に入れるのに最も適当な表現をそれぞれ **a** ～ **e** から選び，記号で答えなさい。

A　**a.** As a consequence　**b.** In addition　**c.** Nevertheless
　　d. Otherwise　**e.** Rather

B　**a.** classes　**b.** levels　**c.** means　**d.** origins　**e.** skills

C　**a.** assumption　**b.** difficulty　**c.** error　**d.** fact　**e.** joke

D　**a.** although　**b.** as if　**c.** despite　**d.** where　**e.** which

[III]　次の対話文を読んで，設問に答えなさい。

A:　How tall are you?

B:　A hundred and seventy-five centimeters.
　　　①高校1年生にしては，比較的背が高い方だと思います。

A:　Is everyone in your family tall?

B:　No, not at all. Just me.
　　　②[＿＿＿＿＿＿＿＿] my father before I went to junior high school.
　　　(中学生になるまでには，すでに父親と同じくらいの身長になっていました。)

問1　下線部①の日本語を英語に直しなさい。

問2　下線部②が（　　）内の日本語を表す英語となるように，[　　]の部分を完成させなさい。

[**IV**]　*Read this passage and answer the questions that follow.*

UK researchers warn in a letter published in the British Medical Journal that (A) <u>over a quarter of a million children aged 11 to 17</u> are risking their health by seeking a tan from sunbeds (UV tanning beds). In a recent survey of 9,300 children (1) <u>all over</u> England, the researchers found that around 6% of 11- to 17-year-olds used sunbeds. However, this rate nearly doubled to 11% in the north of the country. Almost 27% of the sunbed users tanned at least once a month, with just over 23% using sunbeds at home. The data showed that children from lower-income families used sunbeds more than their better-off counterparts. In the economically depressed northern cities of Liverpool and Sunderland, a shocking 50% of 15- to 17-year-old girls tanned on sunbeds, and (B) <u>more than two in five used them at least once a week.</u> When it came to visiting a tanning salon, only a little over 11% of the users said they were actually shown how sunbeds worked and warned of any potential harm.

The children surveyed were asked what they knew about the health risks of using sunbeds, and why they chose to use them. Most sunbed users knew of health risks but rationalized their tanning habits by arguing that many of their friends used sunbeds more often than they did. They also said there was peer pressure to get a tan, and ☐ X ☐ sunbeds were an easy, quick, and (2) <u>economical</u> way to do that.

Experts agree that using sunbeds increases the risk of (3) <u>developing</u> malignant melanoma, the most dangerous, and potentially (4) <u>fatal</u>, form of skin cancer. The International Agency for Research into Cancer has recently reclassified UV radiation exposure, which includes radiation from sunbeds, as "carcinogenic* to humans." Rates of malignant melanoma are rising faster than those of any other cancer in the UK, and the disease is now responsible for more than 2,000 deaths a year. More than 10,400 cases of malignant melanoma were recorded in England in 2006, with 10% of cases being diagnosed in the under 35s, and 30% in the under 50s. The incidence of this (5) <u>form</u> of skin cancer has quadrupled since 1970.

Numerous countries have introduced laws to restrict the use of sunbeds by children, and doctors are now recommending that the UK government also ☐ Y ☐ strong action to protect young people from the dangers of using sunbeds. The recommendations include prohibiting under 18s from using sunbeds, closing down unmanned, coin-operated salons, and ensuring that local police have powers to inspect salons and check that minimum standards are being (6) <u>met</u>.

*Something that is *carcinogenic* can cause cancer.

QUESTION 1:　*Which two of the following (**a** to **g**) are true, according to the passage? Note that the passage refers to the situation in England: the information may not apply to other countries.*

a.　The survey involved nearly nine thousand children.

b.　The rate of sunbed use has little to do with the socio-economic backgrounds of the users.

c.　The data imply that the north of England is wealthier than the south.

d.　Just under a quarter of sunbed users tan at home.

e. Most tanning businesses give their customers information about possible health impairment.

f. While malignant melanoma is a serious problem, its incidence is growing at a less rapid rate than that of many other cancers.

g. Some tanning salons have no staff on duty to check who is using them.

QUESTION 2: *Which two of the following (a to g) are <u>not</u> true, according to the passage? Note that the passage refers to the situation in England: the information may not apply to other countries.*

a. The rate of sunbed use doesn't vary according to geographical location.

b. One reason why children use sunbeds is that their friends push them to do so.

c. The sunbed users surveyed were generally aware that using sunbeds can be bad for the health.

d. Malignant melanoma is a cancer that affects the skin.

e. If you develop malignant melanoma, it will probably kill you.

f. With regard to sunbed use by children, many countries have stricter regulations than the UK.

g. The government is being encouraged to make sunbed use by children illegal.

QUESTION 3: *For each of the underlined expressions marked (1) to (6), give one other English word with a similar meaning that could be used instead.*

QUESTION 4: *Give one word to fill each of the blank spaces marked* ⬚ X ⬚ *and* ⬚ Y ⬚ .

QUESTION 5: *Translate the underlined sections marked (A) and (B) into Japanese. Make it clear what "them" refers to in (B).*

数　学

問題

22 年度

[I] 次の空欄に適する式，不等式，数を解答欄に記せ。

a を実数とする。xy 平面において，点 $X(x,y)$ と点 $A(a,-12)$ を端点とする線分 XA を $2:1$ に内分する点を Y とすると，Y の x 座標は $\boxed{\text{ア}}$ ，y 座標は $\boxed{\text{イ}}$ のように表される。

a を固定する。点 X が放物線 $P : y = x^2$ の上を動くとき，点 Y の描く軌跡 Q の方程式は $y = \boxed{\text{ウ}}$ であり，2 曲線 P, Q の 2 つの交点を通る直線 l の方程式は $y = \boxed{\text{エ}}$ である。

a が実数全体を動くとき，曲線 Q が通過する領域 R は不等式 $\boxed{\text{オ}}$ で表され，直線 l が通過する領域 L は不等式 $\boxed{\text{カ}}$ で表される。

a が $-3 \leq a \leq 3$ の範囲を動くとき，曲線 Q が通過する領域を R' とし，R' と L の共通部分を M とする。点 $Z(u,v)$ が M 上を動くとき，u の取り得る値の範囲は $\boxed{\text{キ}}$ であり，v の取り得る値の範囲は $\boxed{\text{ク}}$ である。また，M の面積は $\boxed{\text{ケ}}$ である。

[II] 座標空間において，3 点 $A(a,0,0)$, $B(0,b,0)$, $C(0,0,c)$ を通る平面を考える。ただし，$a > 0$, $b > 0$, $c > 0$ とする。原点 O とこの平面との距離を d，原点 O と点 $M(a,b,c)$ との距離を m とおく。

問 1 $d = \dfrac{1}{\sqrt{\dfrac{1}{a^2} + \dfrac{1}{b^2} + \dfrac{1}{c^2}}}$ であることを導け。

問 2 a, b, c が，正の数すべてを動くとき，$\left(\dfrac{m}{d}\right)^2$ の最小値を求めよ。

問 3 正の数 a, b, c が，いずれも他の 2 倍をこえないように動くとき，$\left(\dfrac{m}{d}\right)^2$ の最大値を求めよ。また，$\left(\dfrac{m}{d}\right)^2$ を最大にする a, b, c の比を，$a \leq b \leq c$ として求めよ。

[III] r は $0 < r < 1$ なる実数，n は正の整数とし，$k = 1, 2, 3, \cdots, n$ に対し，

$$a_k = (1-r)r^{k-1}$$
$$p_k = \frac{3}{4}r^{k-1}$$

とおく。n 枚のコイン $C_1, C_2, C_3, \cdots, C_n$ があり，これらを無作為に投げると，k 番目のコイン C_k は確率 p_k で表が出て，確率 $1 - p_k$ で裏が出るように作られており，各コインの表裏は互いに独立に定まるものとする。これらのコインを投げて，各 $k = 1, 2, 3, \cdots, n$ に対し，C_k の表が出たら $u_k = a_k$ とし，裏が出たら $u_k = -a_k$ として，$u_k \ (k = 1, 2, 3, \cdots, n)$ の総和を X_n とする。また，$u_k \ (k = 1, 2, 3, \cdots, n)$ のうち正であるものの和を Y_n，負であるものの和を Y_n' とする。

問1　u_k の期待値 $E(u_k)$ を考えることにより，X_n の期待値 $E(X_n)$ の極限

$$x = \lim_{n \to \infty} E(X_n)$$

を r を用いて表せ。

問2　$Y_n \pm Y_n'$ を考えることにより，Y_n の期待値 $E(Y_n)$ の極限

$$y = \lim_{n \to \infty} E(Y_n)$$

を r を用いて表せ。

問3　$x = 0$ となるように r をとるとき，$X_n Y_n$ の期待値 $E(X_n Y_n)$ の極限

$$z = \lim_{n \to \infty} E(X_n Y_n)$$

を求めよ。

物　理

問　題　　　　　　　22年度

[I]　水平でなめらかな平面の床の上で，質量 M〔kg〕の平板Aが静止している。Aの上に質量 m〔kg〕の小さな平板Bをのせ，Aを F〔N〕の力で水平の一方向に力を加えてすべらせる。AとBの間の摩擦力を f〔N〕とする。重力加速度を g〔m/s^2〕として，下の文章の　　　に適した答えを書きなさい。ただし，　ウ　と　エ　には f を用いないこと。

平板Bが平板A上をすべる場合もすべらない場合も，Aの床に対する加速度は　ア　〔m/s^2〕で，Bのそれは　イ　〔m/s^2〕である。

平板Aと平板Bは初めは静止している。静止摩擦係数が　ウ　以上だと，BはAの上ですべらずに一緒に移動する。このとき f の値は　エ　〔N〕である。Aが動き始めると同時にBはA上ですべり始めたとすると，そのときから t〔s〕間にBがA上をすべる距離は　オ　〔m〕である。ただし，Bは t〔s〕間にAからはみ出さないものとする。

[II]　図1のように空気中から水中に光が入射して進む状況を考える。下の文章の　　　の中に適した答えを書きなさい。ただし，　エ　では分子に平方根を含まない形に変形した結果を書くこと。

図1のように入射角 θ_1 と屈折角 θ_2 を定義し，空気の屈折率を1，水の屈折率を n とすると，屈折の法則は　ア　のように書ける。真空中の光速度を c とすると，水中での光速度は　イ　となる。さて，ここでは空気と水の境界面で屈折するAからBへの様々な経路に対して，光の通過時間が最短になるような経路はOを経由する経路（すなわち，屈折の法則を満たす経路）であることを示そう。まず，AOBからずれた光路AO′Bを考え，$\overline{OO'} = x$，$\overline{AO} = d_1$，$\overline{OB} = d_2$ とすると，AO′間の光の通過時間は d_1, x, θ_1 を使って，　ウ　と書ける。この通過時間はAO間の光の通過時間より　エ　だけ長い。次にO′B，OB間の光の通過時間の差を考えると，結果として，

（AO′Bを伝わる光の通過時間）－（AOBを伝わる光の通過時間）＝　オ　

となる。O′がOの左側である場合も同様の関係式が成り立つ。　オ　は常に正の量なので，（AO′Bを伝わる光の通過時間）＞（AOBを伝わる光の通過時間），つまり，屈折の法則を満たす経路に対して，光の通過時間は最短となる。ただし，　オ　を導くときには，$x \ll d_1$，$x \ll d_2$ として，δ が小さい時に成り立つ式

$$\frac{1}{\sqrt{1+\delta}+1} \fallingdotseq \frac{1}{2}\left(1 - \frac{\delta}{4}\right)$$

を使い，最終結果は x^2 に比例する項のみを書くこと。

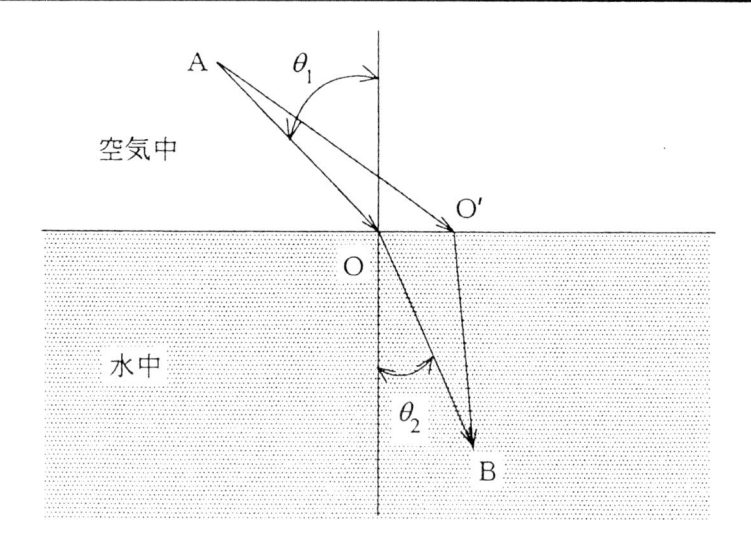

図1

[III]　下の文章の　[　　]　の中に適した答えを書きなさい。ただし，[ウ] には n を使わないこと。また，[オ] には，解答選択欄にある正しい内容の番号を書くこと。

　　2つの点電荷の電気量を q_1, q_2〔C〕，2つの点電荷間の距離を r〔m〕，静電気力の大きさを F〔N〕とすると，真空中では，$F = kq_1q_2/r^2$（k は比例定数）のように表すことができる。これを [ア] の法則という。

　　図2のように，その中心に点電荷 Q〔C〕（$Q > 0$）が配置されるような，一辺が $2l$〔m〕の立方体を真空中に仮想的に考える。このとき，立方体の一つの面ABCDを貫く電気力線の数が n 本であったとすると，この点電荷の電気量は，比例定数 k を用いて [イ]〔C〕と表すことができる。正方形ABCDの中心Mの電位は，Aの電位より [ウ]〔V〕高い。

　　次に，一辺が $2(l+d)$〔m〕の立方体から，一辺が $2l$〔m〕の立方体を除いた中空の導体を考える。各面の厚さは d〔m〕であり，内側の中空部分が，ちょうど図2の立方体とぴったり重なるように置く。中空の中心に，正の点電荷 Q〔C〕がそのまま存在しているものとする。外側の立方体の頂点の名前を図3のようにつけ，正方形A′B′C′D′上の中心をM′とする。このとき，MM′の中点の電位と，AA′の中点の電位の差は [エ]〔V〕である。この状態で，直線MM′上で，正方形A′B′C′D′の上方に，負の点電荷を静かにおくと，この点電荷は [オ]。

　[オ] の解答選択欄
　　1　上向きの力を受ける　　　　2　下向きの力を受ける　　　　3　力を受けない

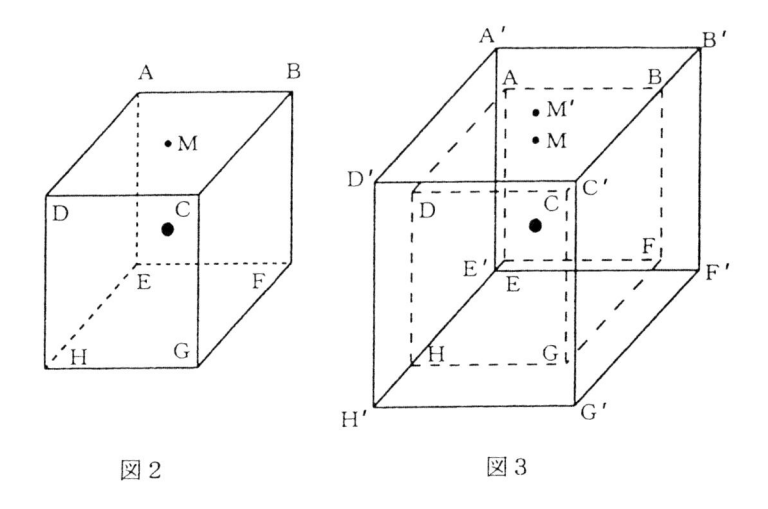

図2　　　　　　　　　　　　図3

[**IV**]　図4において，KL，MNは，同じ水平面上に，間隔 l〔m〕で置かれた平行な導線であり，PQは，それらの導線上をすべり動く質量 m〔kg〕の針金である。鉛直上向きに磁束密度 B〔Wb/m²〕の磁場をかけ，起電力 E〔V〕の電池，スイッチSをつなぐ。回路における抵抗は，図4の R〔Ω〕だけとする。下の文章の □ の中に適した答えを書きなさい。なお，針金PQは，導線KL，MNに対して垂直に置かれている。また、重力加速度を g〔m/s²〕とする。

　はじめに，針金PQと導線KL，MNとの間に摩擦がない場合を考えてみよう。スイッチSを入れると，針金は図の左向きに動き始めるが，針金PQの速さが v〔m/s〕のとき，回路に流れている電流の大きさは， ア 〔A〕である。十分に時間が経つと一定の速度に達する。その速度の大きさは， イ 〔m/s〕である。

　次に，針金PQと導線KL，MNとの間に摩擦がある場合を考えてみよう。このとき，針金と導線との間の動摩擦係数を μ' とする。針金PQの加速度を a〔m/s²〕として，針金の運動方程式をたてると，$ma =$ ウ となる。十分に時間が経つと，やはり針金は一定の速度に達するが，その速度は， エ 〔m/s〕である。針金の速度が一定に達した後，スイッチSを切ると，針金はある距離を移動して静止する。例えば針金の終端速度が 2m/s であった場合，スイッチを切った瞬間から，針金は オ 〔m〕だけ移動して静止する。

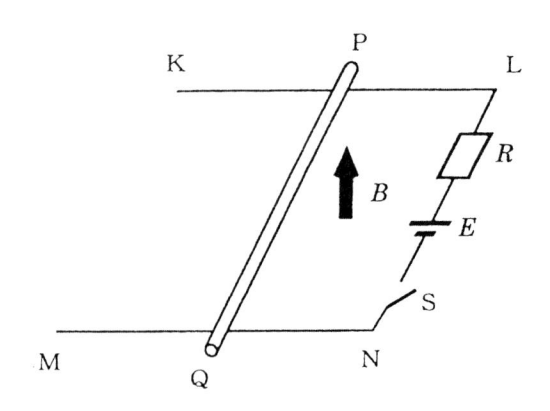

図4

化　学

問題

22年度

[Ⅰ]　次の文を読み，下線部 a，b のそれぞれについて，正しければ〇印を，誤っていれば正しい語句または数値を書きなさい。

(1)　陰性の性質が a 弱い原子ほど，1 個の電子を受け取り 1 価の陰イオンになるときに放出されるエネルギーである b 電子親和力が大きくなる。

(2)　鉛は周期表第 14 族の a 遷移元素であり，酸化数が+2 と+4 の化合物を作るが，+2 の方が安定している。したがって，鉛 (Ⅳ) 化合物には b 酸化作用がある。

(3)　金属カルシウムが水と反応するとき，水は a 酸化剤として作用し b 酸素が発生する。

(4)　Al，Cu の金属の結晶格子はいずれも a 体心立方格子であり，単位格子中には b 2 個の原子が含まれる。

(5)　硝酸は還元作用を a もたない。また，光で分解されて b 二酸化窒素を生じる。

(6)　無色透明で正 a 六面体の結晶であるミョウバンのように，2 種類以上の塩からつくられた塩を b 混合塩という。

(7)　$NaHCO_3$ は元の酸の H が残っている塩で a 酸性塩に分類され，水溶液は b 酸性を示す。

(8)　水の電離は a 吸熱反応であるため，高温になるほど水のイオン積は b 大きくなる。

(9)　親水コロイドを含む溶液に多量の a 非電解質を加えると，親水コロイドが沈殿する。この現象を b 凝析という。

(10)　フェノールはベンゼンよりも置換反応を受け a やすい。フェノールに十分な量の臭素水を加えると，b 2, 3, 4-トリブロモフェノールを生じる。

[II]　右の図は水の状態図である。この図を見て以下の問いに答えなさい。

問1　状態図の曲線上の点 a, b, c の名称をそれぞれ漢字で書きなさい。

問2　点 a と b で示される状態の絶対温度をそれぞれ整数で書きなさい。

問3　矢印(1)と(2)の変化を示す用語をそれぞれ漢字で書きなさい。

問4　一定量の水のみを入れた容器内で矢印(1)〜(3)で示される変化を起こすためには，圧力や温度と共に容器の全体積 V も変化させなければならない。(1)〜(3)のそれぞれについて，矢印の向きの状態の変化に伴う V の変化を最もよく表すグラフを下から選び，その記号を書きなさい。ただし，気体は理想気体とする。なお，同じ記号を用いてもよい。

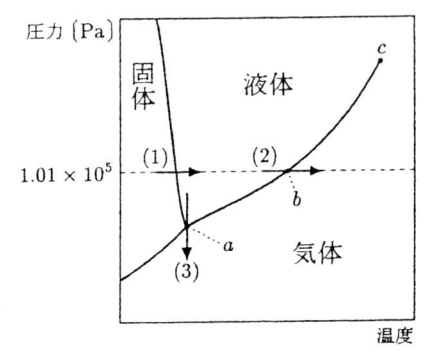

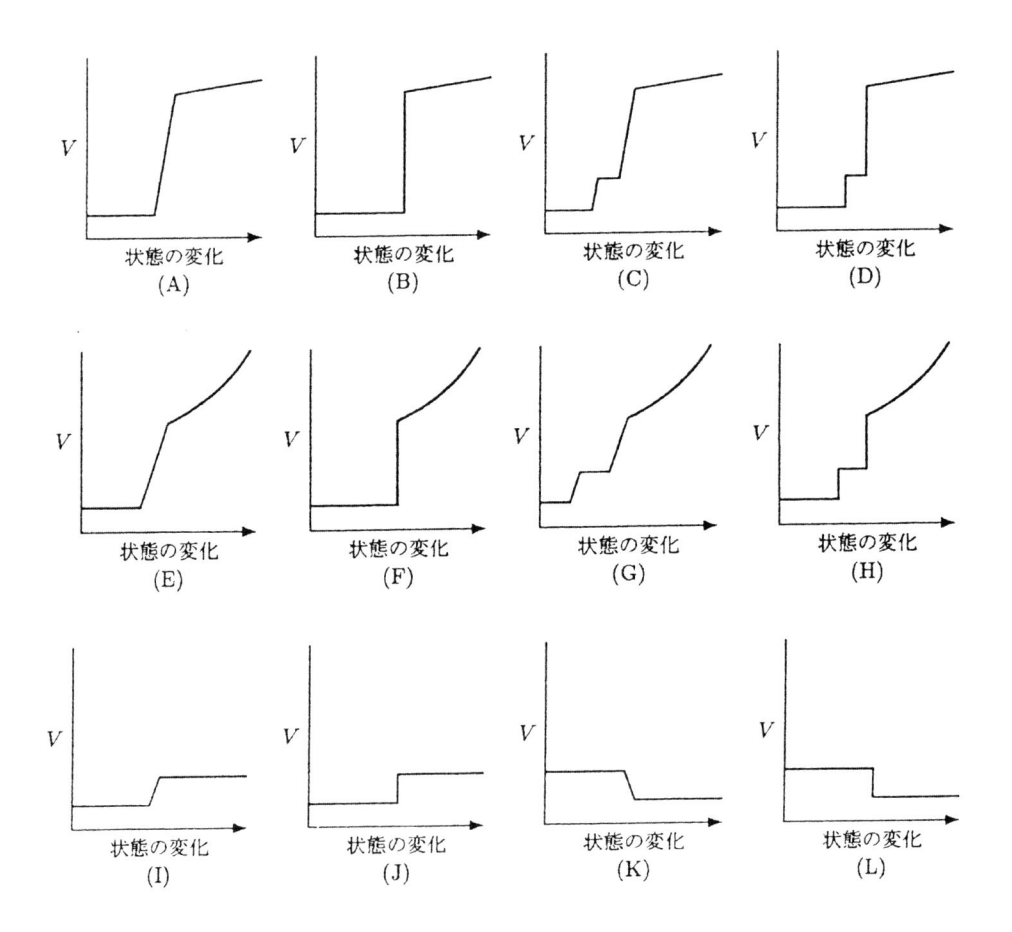

[III]　下図のように2つの電解槽を接続した。電解槽 A には硫酸銅水溶液を入れ，両極に白金 Pt を用いた。電解槽 B には 20%食塩水を入れ，陽極に炭素 C を，陰極に鉄 Fe を用いた。また，電解槽 B では陽イオン交換膜が用いられている。一定電流を 64 分 20.秒間

流して電気分解を行ったところ，電解槽 A において，陰極での気体の発生は認められず，陰極の質量が 0.96 g 増加した。以下の問いに答えなさい。ただし，溶液の温度や体積の変化，水の蒸発は無視でき，発生する気体は電解液に溶けず，陽イオン交換膜を介して水の移動は起こらないものとする。また，ファラデー定数を 9.65×10^4 〔C/mol〕，原子量を H=1.0，O=16，Na=23，S=32，Cl=35 および Cu=64 とする。

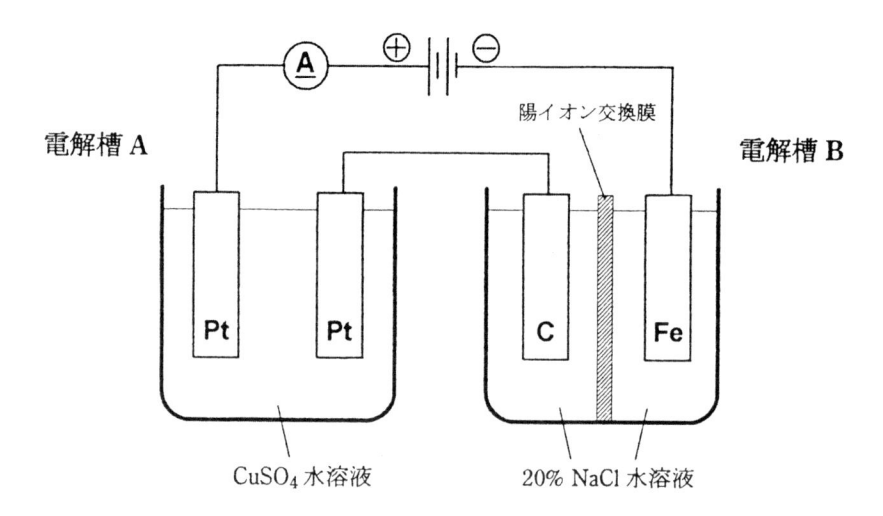

問1　電解槽 A の陰極で生じた物質は何ですか。化学式を書きなさい。

問2　電解槽 A の陽極で起こる反応の主要な反応物は何ですか。化学式を書きなさい。

問3　一定電流の強さは何アンペアですか。

問4　電解槽 B 全体で発生した気体は，25 ℃，1.0×10^5 Pa において何 L の体積を示しますか。有効数字 2 桁で求めなさい。

問5　電気分解によって電解槽 B の陰極側の溶液の質量は何 g 変化しますか。増加する場合は正，減少する場合は負の符号を付けて答えなさい。

問6　電解槽 B の陽極には炭素電極が用いられているが，陰極と同じ鉄電極を用いることは適当でない。その理由を 30 字以内で説明しなさい(句読点を含む)。

問7　電解槽 B の陰極側溶液の pH と電気分解の時間との関係を表す図として最も適切なものを(ア)〜(サ)の中から選び，記号で答えなさい。

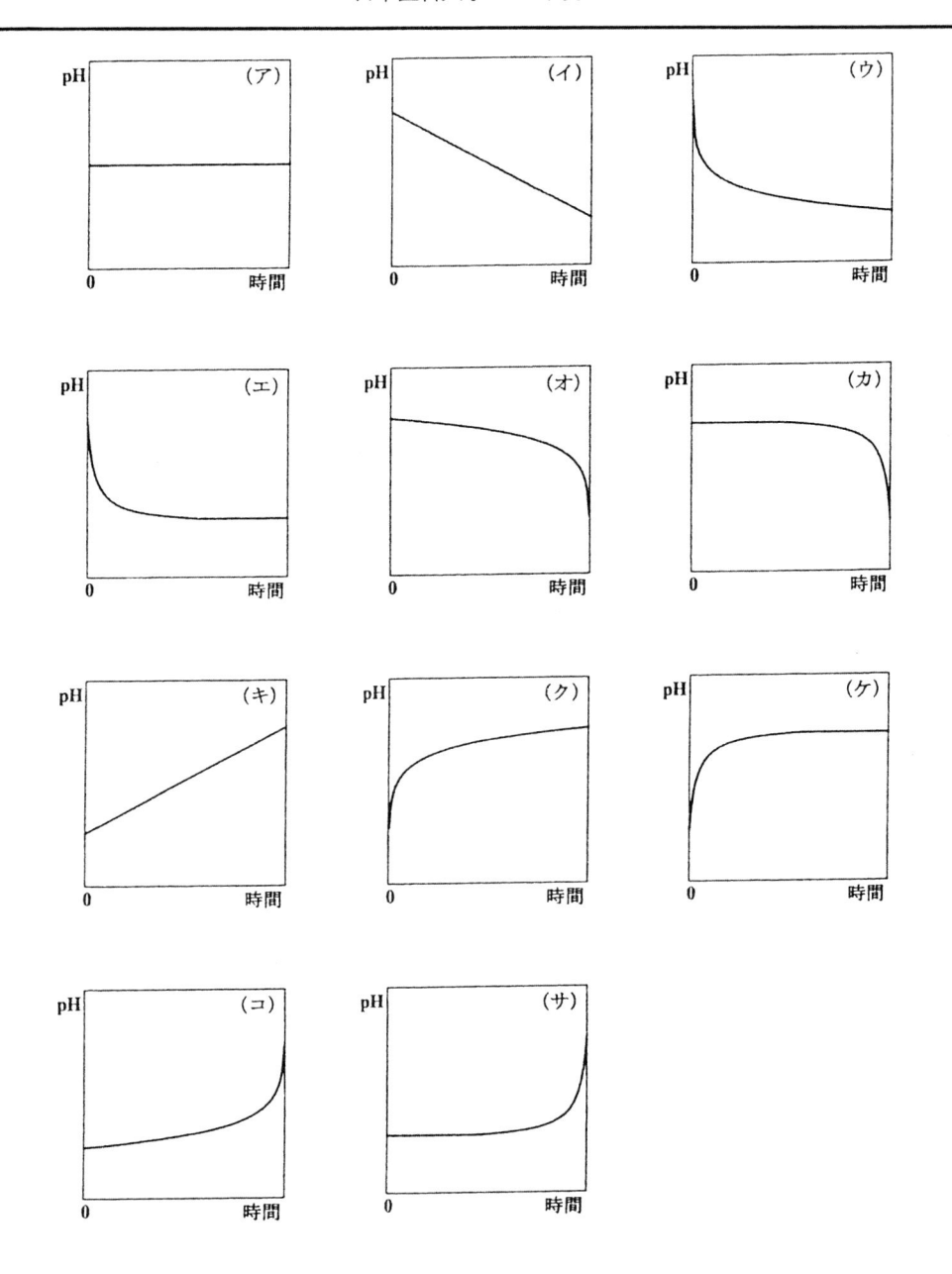

［IV］　次の気体反応の平衡に関して以下の問いに答えなさい。ただし，温度は一定とし，気体は全て理想気体と見なしなさい。

$$N_2O_4 \rightleftharpoons 2NO_2$$

問1　真空の容器に物質量 n〔mol〕の純粋な N_2O_4 を入れ，平衡になるまで放置した。N_2O_4 の解離度を α_1 と置いて，このとき容器中に存在する N_2O_4 の物質量を式で書きなさい。

問2　問1と同じ条件のとき，容器中に存在する NO_2 の物質量を α_1 を含む式で書きなさい。

問3　N_2O_4 が解離しなかった場合に示す圧力を P と置いて，この平衡が成立したときの N_2O_4 と NO_2 の分圧 $p_{N_2O_4}$ と p_{NO_2} を，それぞれ α_1 と P を含む式で書きなさい。

問4　この平衡が成立したときの容器内の全圧 P_1 を，α_1 と P を含む式で書きなさい。

問5　この容器の容積を最初の 1/2 に圧縮すれば，解離度も全圧も変化する。このときの平衡状態における解離度を α_2，全圧を P_2 と置いて，P_2 を α_2 と P を含む式で書きなさい。

問6　下の表は 25 ℃における N_2O_4 の解離度と P の関係を示している。この温度で内部が平衡状態にある容器の容積を 1/2 まで圧縮し，この状態で再び平衡としたとき，容器内の全圧は最初の何倍になりますか。答えは有効数字 2 桁で書きなさい。

P〔Pa〕	N_2O_4 の解離度
1.0×10^5	0.166
2.0×10^5	0.121
3.0×10^5	0.100

[Ⅴ]　下図に示す操作により，5種類の芳香族化合物ア～オを分離した。ア，イ，エ，オは，アニリン，安息香酸，ニトロベンゼン，フェノールのいずれかの芳香族化合物であり，ウは炭素と水素のみからなる分子量が 106 の芳香族化合物である。なお，原子量は C=12.0, O=16.0, H=1.00 とする。

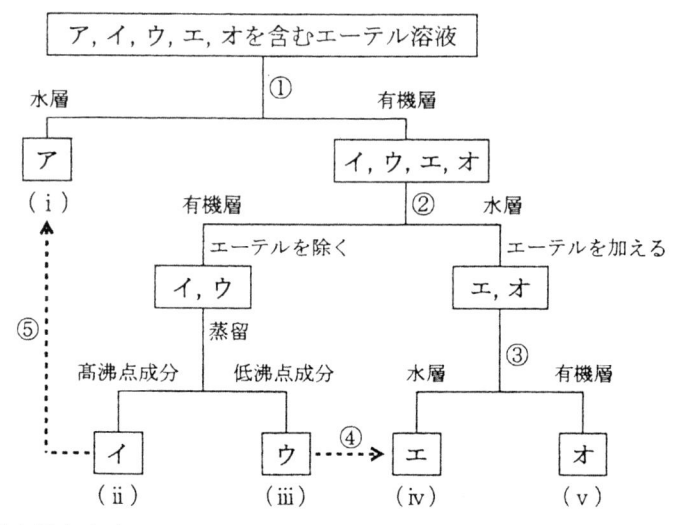

問1　ウの分子式を書きなさい。

問2　ウが炭素と水素のみからなる分子量 106 の芳香族化合物という条件では，可能な構造式はいくつありますか。数値で答えなさい。

問3　図の中の①，②，③，④に最も適した操作を，下記の **a ～ e** の中から選び記号で答えなさい。

　　a. NaOH 水溶液と振り混ぜる。　　　　　**b.** $NaHCO_3$ 水溶液と振り混ぜる。

c. HCl 水溶液と振り混ぜる。　　　　d. CO_2 を充分に吹き込む。

e. 硫酸で酸性にした $KMnO_4$ で酸化したのち，$NaHCO_3$ 水溶液を加える。

問4　図の中の（ⅰ）〜（ⅴ）におけるア〜オの構造式を，例にならって書きなさい。

例：　　⬡—SO_3Na

問5　⑤の操作はスズと塩酸を用いた還元反応である。このときの反応式を書きなさい。

問6　鉄（Ⅲ）イオンを含む溶液により呈色する化合物をア〜オの中から選び，記号で答えなさい。また，このときの色も答えなさい。

問7　イとウの沸点差が大きくなる理由を説明するうえで最低限必要と思われる語句を，下記の(1)〜(9)の中から3つ選び記号で答えなさい。

　　(1) アボガドロ数　　　(2) 化学平衡　　　(3) 気圧　　　(4) 気体定数　　　(5) 極性

　　(6) 水素結合　　　　(7) 状態方程式　　　(8) 電気陰性度　　　(9) 分子間力

生　物

問題　　　　　　　　　　　22年度

［Ⅰ］　以下の文章を読み，各問いに答えなさい。

　核酸には DNA と RNA がある。ともに　[1]　とよばれる構成単位が，糖と　[2]　の結合を介して連結した鎖状の分子である。DNA と RNA では　[1]　に含まれる糖の種類が異なっており，DNA の場合には　[3]　である。また，DNA は通常 2 本の　[1]　の鎖が互いの塩基の間で結合し，二重らせん構造をとっている。

　下図は，ある生物の体細胞分裂中期に観察された染色体を並べた模式図である。染色体 r と染色体 s のように①大きさや形が同じ染色体が 2 本ずつ対で存在し，1 個の細胞あたり合計で 6 本（3 対）の染色体が観察された。また，個々の染色体は縦裂しているように見え，ほぼ左右対称な形をしていた。

　この生物の体細胞を培養液 X の中で培養した。細胞を十分な数に増殖させた後，培養液を X から Y に交換して 1 回だけ分裂させ，再び培養液 X に交換した。②培養液の交換はいずれも 細胞質分裂の完了直後に行った。2 種類の培養液の成分は同じで，共にチミジン（[3]　とチミンが結合したもの）を含むが，培養液 Y ではチミンを構成する水素（^{1}H）を放射性同位体（^{3}H）に置き換えてある。この放射性チミジンは，培養液 X に含まれる通常（非放射性）のチミジンと同様に細胞に取り込まれ，DNA の複製に利用される。なお，すべての細胞は同調して分裂しており，各培養液における DNA の複製には，その培養液の成分のみが利用されるものとする。

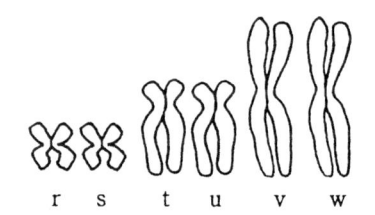

r　　s　　t　　u　　v　　w

問1　[1]　～　[3]　に適する語句を記入しなさい。

問2　下線部①の，大きさや形が同じ 2 本の染色体を何というか答えなさい。また，分裂中期のヒトの体細胞 1 個には，このような染色体は何対存在するか。常染色体の場合について答えなさい。

問3　上図の 6 本の染色体には，二重らせん構造をした DNA 分子が合計で何個含まれているか。また，この生物で減数分裂の第二分裂が完了すると，1 個の配偶子の核には二重らせん構造をした DNA 分子が何個含まれるか。

問4　次のタイプ A～タイプ C の染色体は，上記の培養実験で観察される染色体 r を表しており，水素の放射性同位体 (^{3}H) が取り込まれた部位を黒で示してある。以下の (1)～(3) の時期に 300 個の細胞を観察すると，各タイプの染色体 r をもつ細胞はそれぞれ何個存在すると予想されるか。(ア)～(キ) から最も適切なものを 1 つずつ選び，記号で答えなさい。

(1)　培養液 Y での分裂中期
(2)　再び培養液 X に交換してから 1 回目の分裂中期
(3)　再び培養液 X に交換してから 2 回目の分裂中期

タイプ A：縦裂面の両側に ^{3}H が存在する

タイプ B：縦裂面の片側に ^{3}H が存在する　または

タイプ C：縦裂面の両側どちらにも ^{3}H は存在しない

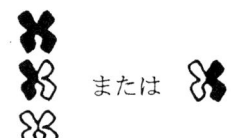

	タイプ A	タイプ B	タイプ C
(ア)	300	0	0
(イ)	0	300	0
(ウ)	0	0	300
(エ)	150	150	0
(オ)	0	150	150
(カ)	150	0	150
(キ)	100	100	100

問5　下線部②の培養液の交換を，細胞質分裂の完了直後ではなく，いずれも分裂準備期（G_2 期）の途中で行ったとする。この場合，再び培養液 X に交換してから 1 回目の分裂中期に 300 個の細胞を観察すると，各タイプの染色体 r をもつ細胞はそれぞれ何個存在すると予想されるか。問 4 の選択肢 (ア)～(キ) から最も適切なものを 1 つ選び，記号で答えなさい。

[II]　以下の文章を読み，各問いに答えなさい。

<観察 1>　光学顕微鏡に 10 倍の接眼レンズと 10 倍の対物レンズをセットした。接眼レンズの中には接眼ミクロメーターを入れ，ステージには対物ミクロメーター（1 mm を 100 等分した目盛りが付いている）をのせた。顕微鏡をのぞくと，片方のミクロメーター（ミクロメーターA）の目盛りは常に見えていたが，もう片方のミクロメーター（ミクロメーターB）の目盛りを見るには調節ねじを回してピントを合わせる必要があった。両方のミクロメーターの目盛りを重ねると，ミクロメーターA の 3 目盛りとミクロメーターB の 4 目盛りが一致していた。

<観察 2>　タマネギの鱗片葉の表皮を注意深くはがしてプレパラートを作成し，観察 1 で用いた顕微鏡のステージにのせた。接眼レンズ10倍と対物レンズ40倍で観察すると，細胞の中を小さな顆粒が流れるように動いていた。この現象は原形質流動とよばれている。

問1　観察1で対物レンズを40倍に切り替えて観察すると，ミクロメーターAの3目盛りはミクロメーターB の何目盛りと一致すると考えられるか答えなさい。また，このとき顕微鏡の視野に含まれる面積は，対物レンズが10倍のときと比べて何倍になるか，以下の(ア)～(オ)から1つ選び，記号で答えなさい。

(ア) 16 倍　　(イ) 4 倍　　(ウ) 1 倍　　(エ) $\frac{1}{4}$ 倍　　(オ) $\frac{1}{16}$ 倍

問2　下図は観察2で見られた細胞の模式図である。丸い核と，矢印の方向に動く黒い顆粒が観察された。実際のプレパラートでは，この細胞の核はどこに位置し，顆粒はどの方向に動いていたのか。以下の(ア)～(ク)から1つ選び，記号で答えなさい。ただし，プレパラートの向きは顕微鏡で観察したときと同じとする。

顕微鏡で観察された細胞　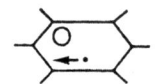

(ア)　(イ)　(ウ)　(エ)

(オ)　(カ)　(キ)　(ク)

問3　観察2の表皮細胞では，顆粒が一方向に一定速度で動いており，接眼ミクロメーター9目盛り分の距離を4秒で移動していた。このときの移動速度を有効数字2桁で求め，単位を含めて答えなさい。

問4　以下の(ア)～(カ)の真核細胞の各構造にあてはまる項目を，次の(a)～(n)からすべて選び，解答欄の記号を〇で囲みなさい。同じ記号を何度選んでもよい。

(ア)　核
(イ)　ミトコンドリア
(ウ)　葉緑体
(エ)　ゴルジ体
(オ)　細胞膜
(カ)　細胞壁

(a) 　細胞質全体を包む膜で，脂質とタンパク質を主成分とする

(b) 　セルロースを主成分とする

(c) 　高張液に浸すと，原形質と分離する

(d) 　溶質に対して全透性である

(e) 　2 枚の膜で包まれている

(f) 　細胞内でつくられた物質を受け取り，細胞外へ分泌する

(g) 　クエン酸回路をもつ

(h) 　電子伝達系をもつ

(i) 　細胞外のイオンを細胞内に取り込むタンパク質が存在する

(j) 　DNA を含む

(k) 　アントシアンを含む

(l) 　カロテンを含む

(m) 　二酸化炭素を発生する

(n) 　動物細胞には存在しない

[Ⅲ]　以下の文章を読み，各問いに答えなさい。

　ホルモン H はマウスの甲状腺から血液中に分泌され，標的器官の細胞の核内にある受容体 R と結合する。R は DNA 上の E 領域に結合し，基本転写因子[注] を介して E 領域の近くにある遺伝子の転写を調節する（図 1）。ただし，R は単独もしくは H のみが結合した状態では転写調節を行うことができず，R が転写調節を行うためには，タンパク質 A やタンパク質 B との結合が必要である。なお，1 個の R には，A と B が結合できる部位がそれぞれ 1 カ所ずつある。H が R を介して遺伝子の転写を調節する仕組みを調べるために，以下の手順で各実験を行い，結果を表にまとめた。

　注）基本転写因子とは，RNA 合成酵素（RNA ポリメラーゼ）がプロモーターに結合して転写を開始するときに必要な因子のことである。

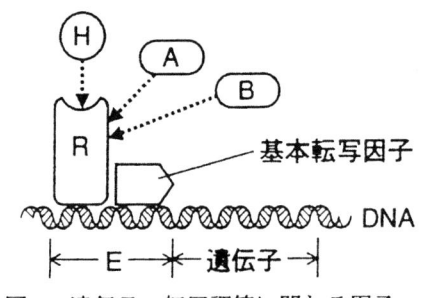

図 1　遺伝子の転写調節に関わる因子

＜実験 1＞

(1) E 領域と遺伝子 f を連結させたプラスミド DNA（図 2）を人工的に合成し，マウスから採取した細胞に一定量導入した。これを R⁺細胞とする。次に，R⁺細胞のゲノムから受容体 R をつくる遺伝子のみを取り除き，R⁻細胞を作製した。R⁺細胞と R⁻細胞では R の発現

のみが異なり，その他はすべて同じである。なお，遺伝子 f は光を発するタンパク質 F の遺伝子で，マウスのゲノムには存在しない。どの細胞でも翻訳の効率は等しいため，発光の強さを測定することで，遺伝子 f の転写活性を調べることができる。

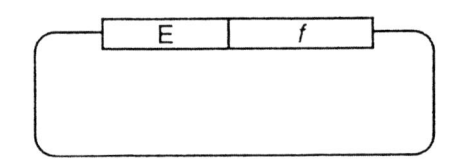

図2　細胞に導入したプラスミド DNA

(2) ホルモン H を含む培養液と含まない培養液を用意し，各培養液中で R⁺ 細胞と R⁻ 細胞を 1 日間培養した。培養後，それぞれ細胞をすりつぶし，タンパク質と核酸を含む抽出液を調製した。これを「抽出液1」とする。

(3) 抽出液1の一部を用いて，細胞1個あたりの発光の強さを測定した。また，①プラスミドDNA の E 領域およびタンパク質 A と B が抽出液に含まれているかどうかを調べた。その結果を表1（抽出液1の欄）に示す。

(4) 抽出液1の残りから R を抽出した。このとき，E 領域や A，B は R と結合している場合には R と共に抽出され，結合していない場合には抽出されないものとする。これを「抽出液2」とする。

(5) 抽出液2を用いて，プラスミド DNA の E 領域および A と B が液中に含まれているかどうかを調べた。その結果を表1（抽出液2の欄）に示す。

表1

		R⁺ 細胞		R⁻ 細胞	
	ホルモン H	−	+	−	+
抽出液 1	発光の強さ	10	100	20	20
	プラスミド DNA の E 領域	○	○	○	○
	タンパク質 A	○	○	○	○
	タンパク質 B	○	○	○	○
抽出液 2	プラスミド DNA の E 領域	○	○	×	×
	タンパク質 A	×	○	×	×
	タンパク質 B	○	×	×	×

培養液に H が含まれる場合を「+」，含まれない場合を「−」，発光の強さは任意の単位（転写が活発なほど数値が大きい），プラスミド DNA の E 領域とタンパク質については，検出された場合は「○」，検出されなかった場合は「×」で示してある。

<実験2>
(1) 実験1と同様に R⁺ 細胞を作製し，さらにこの R⁺ 細胞に，タンパク質 A もしくはタンパク質 B をつくる遺伝子を導入した。それぞれを R⁺A⁺⁺ 細胞，R⁺B⁺⁺ 細胞とする。これ

らの細胞では，指定したタンパク質のみが過剰に発現し，その他のタンパク質の発現量は R^+ 細胞と同じである。

(2) 実験1と同様に R^+ 細胞と R^+A^{++} 細胞および R^+B^{++} 細胞を培養し，抽出液を調製した後，細胞1個あたりの発光の強さを測定した。その結果を表2に示す。

表2

	R^+ 細胞		R^+A^{++} 細胞		R^+B^{++} 細胞	
ホルモン H	−	+	−	+	−	+
発光の強さ	10	100	10	150	0	100

表示方法については表1と同様である。

問1　下線部①のE領域を検出するためには，特殊なDNA合成酵素（DNAポリメラーゼ）やプライマー等を用いた手法により，プラスミドDNAのE領域のみを増幅する必要がある。この手法の名称をアルファベット3文字で答えなさい。また，この手法の最初の段階では，反応液を90℃以上に加熱する。このときに起こる反応を，以下の(ア)～(エ)から1つ選び，記号で答えなさい。

(ア) DNAポリメラーゼが失活する

(イ) DNAが1本鎖になる

(ウ) プライマーが鋳型DNAに結合する

(エ) DNAの合成が始まる

問2　実験1の結果から，Rによる転写調節について正しく述べているものを，以下の(ア)～(エ)から1つ選び，記号で答えなさい。

(ア) Rは転写を活性化するときのみ，E領域に結合する

(イ) Rは転写を抑制するときのみ，E領域に結合する

(ウ) Rは転写を活性化するときも抑制するときも，どちらの場合もE領域に結合する

(エ) Rは転写を活性化するときも抑制するときも，どちらの場合もE領域に結合しない

問3　実験1および2の結果から，転写調節におけるAとBの働きについて正しく述べているものを，以下の(ア)～(カ)からそれぞれ1つずつ選び，記号で答えなさい。

(ア) Hが存在するときのみ，Rと結合して転写を活性化する

(イ) Hが存在しないときのみ，Rと結合して転写を活性化する

(ウ) Hが存在するときもしないときも，Rと結合して転写を活性化する

(エ) Hが存在するときのみ，Rと結合して転写を抑制する

(オ) Hが存在しないときのみ，Rと結合して転写を抑制する

(カ) Hが存在するときもしないときも，Rと結合して転写を抑制する

問 4　遺伝子 f の発現では，R が転写を調節しない場合でも，基本転写因子が働いている と考えられる。下線部のことを示す実験結果として最も適切なものを，以下の(ア)〜 (カ)から 1 つ選び，記号で答えなさい。

(ア) 培養液中の H の有無にかかわらず，R^+ 細胞では抽出液 1 から A と B が検出された
(イ) 培養液中の H の有無にかかわらず，R^- 細胞では抽出液 1 から A と B が検出された
(ウ) 培養液中の H の有無にかかわらず，R^- 細胞では同じ強さの発光が検出された
(エ) 培養液に H が含まれない場合に，R^+A^{++} 細胞では R^+ 細胞と同じ強さの発光が検出された
(オ) 培養液に H が含まれない場合に，R^+B^{++} 細胞では発光が検出されなかった
(カ) 培養液に H が含まれる場合に，R^+B^{++} 細胞では R^+ 細胞と同じ強さの発光が検出された

問 5　実験 2 で，培養液に H が含まれる場合に，R^+A^{++} 細胞では R^+ 細胞よりも強い発光が 検出された。この理由を述べなさい。

問 6　以下の(ア)〜(オ)のホルモンは，ヒトでは生体内のどの部位から血液中に分泌され るか。次の(a)〜(i)からそれぞれ 1 つずつ選び，記号で答えなさい。

(ア) アドレナリン　(イ) インスリン　(ウ) バソプレシン　(エ) パラトルモン
(オ) 副腎皮質刺激ホルモン

(a) 視床下部　(b) 脳下垂体前葉　(c) 脳下垂体後葉　(d) 甲状腺　(e) 副甲状腺
(f) ランゲルハンス島の A 細胞　　(g) ランゲルハンス島の B 細胞
(h) 副腎皮質　(i) 副腎髄質

英　語

解答

22 年度

■　**出題者が求めたポイント**

[全訳]

　情報がいかに華々しいものだろうと、スライドがいかに美しかろうと、科学のプレゼンテーションは他のスピーチと同じく、成功させたいのなら上手にやらなければならない。声の効果的な使い方が、強調、すぐれたアイコンタクト、姿勢、身ぶり(A)と組み合わさって、プレゼンテーションをありふれたものとは違う記憶に残るものにする。科学のプレゼンテーションで大事なのは、何を言うかだけで、どう言うかではないと主張する人もいるかも知れないが、これほど真実からほど遠いものはない。(1)科学のプレゼンテーションが聴衆に対して持つインパクトを作り出すには、話し方が極めて重要であり、話す技術は科学的業績を左右する決定要因になり得る。あなたの話す力は、仕事をもらえるかどうか、助成金申し込みが受け入れられるかどうかに違いをもたらすかも知れない。

　私たちが認めたくはなくても、話し方、つまり話の中身ではなく話し方は、しばしば、いつまでも消えない印象を残す。シャルル・ド・ゴール将軍は、念入りに練習したジェスチャーのついた彼の演説を改善するために、鏡(B)の前でスピーチの練習をした。元アメリカ大統領のジミー・カーターは人気が低下しつつあるとき、決意を示してリーダーとしてのイメージを回復するために、力強いジェスチャーをする練習をした。自信と力に満ちた話し手は、必ずしも生まれつきの才能だけというのではない。獲得した技術ということもある。最近のアメリカ大統領のほとんどは、同じようなパターン、つまり、いくぶん父親的で、かすかに威厳の風合いを帯びた、柔らかいが決然とした声でスピーチをする。大統領的な話し方は進化してきていて、成功したい候補者は、選挙民の期待に訴えかけるためにはこの話し方を採用する必要がある。(2)いくぶん父親的で、かすかに威厳の風合いを帯びた、柔らかいが決然とした話し方は、大統領のオフィスに特有の特性であって、そのような話し方をする運命にある人々の継承した特質ではない。ボイスコントロール(C)の点から見た話し方の特性は、声質、声の大きさ、話す速さ、抑揚という4つのおおまかな特徴に分けることができる。これら4つの発声の特性の内、声質は一番問題が少ない。なぜなら聴衆はほとんどすべての音にすぐに慣れるからである。ただひとつ声が問題となり得るのは、あるアクセントの場合のみである。私のドイツ訛りは、私が28年間アメリカに住んでいても、分かちがたい相棒として私と共にある。初めての人に単に「ハーイ」と挨拶したとたん、私が最初に受ける質問は必ずや、(ア)「出身はどちらですか。」である。

　大人が訛りを払拭することは実質的に不可能であるが、ほとんどの場合、訛りはなんら深刻な問題をもたらさない。それは聴衆から尊敬の念を引き出して、財産になることさえある。洗練をかもし出す訛りもあれば、文化レベルが低く聞こえる訛りもある。たとえば、アメリカの大きなシンフォニーオーケストラの指揮者が、オハイオ訛りで話すのを聞くことはあまりない。このような人にとってはヨーロッパ訛りが、その人のイメージの価値ある側面であるのは当然のことである。時に、アメリカの大統領の場合のように、スピーチのパターンが際立った特徴として獲得されることはある。まるで口の中に熱いポテトを含んでいるかのように英語を話すようになった、オクスフォードの学者たちもいる。彼らはそのように(ア)生まれついたわけではないのだ!

[解法のヒント]

問5.の選択肢の訳

　a. 科学のプレゼンテーションは、成功するためには、他の種類のプレゼンテーションよりもかなりうまくしゃべらなければならない。

　b. 話す技術が下手であれば、科学の世界で業績を積むのに成功することができないだろう。

　c. 多くの場合で聴衆が覚えるのは、話者が実際に何を話すかよりも、どんなに上手にプレゼンテーションを行うかである。

　d. 説得力のあるプレゼンテーション術を身につけるのは、その方向での生まれつきの才能をすでにもっているのでなければできないだろう。

　e. ある仕事の人々にとって、生まれつきのしゃべり方を意識的に変えることは役に立つ。

　f. 外国に移った人がネイティブに近い発音を身につけるのは、人生の遅い時期でも、十分長くそこに住むのなら、ほとんど難しくはない。

[解答]

問1.全訳中の下線部(1)を参照。

問2.全訳中の下線部(2)を参照。

問3.(A) ア　(B) エ　(C) キ

問4.(ア) d　(イ) a　　問5. b, c(順不同)

問6.(1) ウ　(2) イ

■　**出題者が求めたポイント**

　言語習得は、人が特別に考えることなしに[1]辿らなければならない、精神的にもっとも難しい過程であるだろう。しかし研究が示すところでは、ある言語の文法は子供が10才になるまでに大体でき上がるのだが、語彙はその人の一生の間習得され続けるという。その理由は、言語の文法は限られた一連の規則からできているが、覚えるべき語が[2]なくなってしまいそうな人は誰もいないからである。

　語彙習得のメカニズムはまだ謎のようなものだが、ひとつだけ確かなことは、語は即席で獲得されるものではないということだ。[A]むしろそれは、(1)頻繁に触れることを通じて、時間をかけて少しずつ学ばれる。

漸進的であるという語彙獲得の性質は、いろいろなところに現れる。ある単語を本で見たり会話で聞いたりした時には認知して理解できるのに、自分でそれを使うことはできないという経験を、私たちはみんな持っている。このよくある情景は、単語を知るのにはさまざまな[B]レベルがあるということを表している。単語を理解できるのは受容的知識として知られ、通常、聞くことと読むことに(2)結びついている。話すときや書くときに自分で単語を生み出すことができれば、それは生産的知識と見なされる。

　臆測によれば、人は言葉を最初は受動的に覚え、後に生産的知識を獲得する。これは一般的には正しいようだが、言語習得においてはたいていは例外がある。たとえば私の場合、私が綴ることも書かれた形を認識することもできないが、話す局面で生産的に使うことのできる法律的事柄[3]に関係するある単語があった。私はよくその言葉を聞いたり、(3)口に出して言ったりしていた。それは、犯罪を犯したとしてだれかを「正式に告訴する」という意味の言葉である。その発音から綴りは「indite」だろうと想像はしたが、私にはこの言葉を書く機会が全くなかった。私はまた時々、書いたものの中でindictという単語を見たことがあった。その意味はわからなかったが、predictと韻を踏んでいる語だと推測した。後になってやっと、indictというのが私が長年すでに使っていた単語の正しい綴りだと[4]わかったのだった。

　この逸話は、単語の習得を受容的対生産的という観点からのみ考えることが、かなり(4)粗雑であることを示している。私はindictの話される形態は生産的に習得していたが、書かれる形態は習得していなかった。これが示唆しているのは、私たちは単語を知ることのさまざまな側面も考える必要があるということだ。たとえば、第二言語を学ぶ人は、特定の語彙の「知識」はその意味と綴りを知るということにすぎないと思うかも知れない。そして事実、多くの学生は外国語のある単語の意味を、単純に母語に翻訳して覚えることに、[5]集中する。しかしこのような翻訳は、学習者が知らなければならない語の、ほんの1面にすぎない。ある単語を完全に知るということは、豊かで(5)精緻な事柄である。これには意味だけでなく、発音、用法、文法的形態、ニュアンス、他の語との繋がりなども含まれる。これらの側面は単語知識の諸タイプとして知られ、人が[6]遭遇する広く多様な言語状況の中で語を使うことができるためには、これらのほとんどあるいはすべてが必要なのである。

[解答]
問1.(1) go through　(2) run out of　(3) relating to
　　(4) figured out　(5) focus on　(6) comes across
問2.(1) d　(2) b　(3) d　(4) c　(5) a
問3.[A] e　[B] b　[C] a　[D] a

Ⅲ　出題者が求めたポイント

[全訳]
　Ａ：身長はいくつですか。
　Ｂ：175 センチです。
　　　①高校1年生にしては、比較的背が高い方だと思います。
　Ａ：ご家族はみなさん背が高いのですか。
　Ｂ：いいえ、全然。僕だけです。
　　　②中学生になるまでには、すでに父親と同じくらいの身長になっていました。

[解答例]
問1. [I think I'm relatively tall for the first year student in high school.]
問2. [I had already been as tall as my father before I went to junior high school.]

Ⅳ　出題者が求めたポイント

[全訳]
　イギリスの研究者たちは、ブリティッシュ・メディカル・ジャーナルで公表した手紙で、(A)11歳から17歳までの100万人の子どもたちの4分の1以上が、サンベッド(UV日焼けベッド)で日焼けしようとして健康を危険にさらしていると警告している。イギリス(1)全土の9300人の子どもたちを対象とした最近の調査で、研究者たちは、11歳から17歳の子どもたちのおよそ6%がサンベッドを使っているのを発見した。しかしこの率は、イギリス北部では11%とほぼ2倍になった。サンベッドを使う子どもたちのほぼ27%が月に少なくとも1回日焼けをし、23%強は家でサンベッドを使っていた。低所得家庭の子どもたちの方が、暮らしの豊かな家庭の子どもたちよりも、サンベッドを使うことが多いのをデータが示していた。経済不況の北部都市リバプールとサンダーランドでは、15歳から17歳の少女のなんと50%がサンベッドで日焼けをし、(B)5人の内の2人以上は週に少なくとも1回はサンベッドを使っていた。日焼けサロンに通う場合では、サンベッドがどのような働きをするのか実際に見せられ、害の可能性について警告されたと言った少女は、サンベッドを使う者の11%をわずかに越えるくらいしかいなかった。

　調査を受けた子どもたちは、サンベッドを使う場合の健康へのリスクについて何を知っているか、また、なぜそれを使うことを選んだのかを尋ねられた。ほとんどのサンベッド使用者は健康へのリスク知っていたが、友だちの多くが自分よりもしょっちゅう使っていると主張して、自分の日焼けの習慣を正当化していた。彼らはまた、日焼けをしなければという仲間内のプレッシャーがあると言ったが、サンベッドを[X]使うことは、そのための手軽で速く(2)お金のかからない方法であった。

　サンベッドの使用は、もっとも危険で(4)命にかかわることもある皮膚がんである悪性黒色腫に(3)かかるリスクを増加させると、専門家は見なしている。癌の研究のための国際的機関は、最近UV放射線被爆の再分類

も急速に上昇していて、この病気はいまや、年間2000人以上の死の原因となっている。イギリスでは2006年に10400以上の悪性黒色腫の症例が記録されたが、その10%が35歳以下で診断され、50%が50歳以下であった。この(5)種類の皮膚がんの発生率は、1970年以降4倍になっている。

　多くの国々が、子どもたちのサンベッド使用を制限する法律を導入していて、今医師たちは、イギリス政府も、サンベッドを使う危険から若者たちを守るための強い行動を[Y]起こすべきだと勧告している。この勧告には、18歳未満がサンベッドを使うことを禁止すること、無人のコイン式日焼けサロンを閉鎖すること、サロンに立ち入って最小限の基準が(6)守られているのをチェックする権限を、地域の警察に保証することが含まれている。

設問1.英文によると、次の(aからgまでの)うち正しい2つはどれか。ただし、英文はイギリスの状況を言ったもので、他の国にはあてはまらないこともある。

　a. この調査はおよそ9000人の子どもたちに関係している。

　b. サンベッドの使用率は使用者の社会・経済的背景とはほとんど関係がない。

　c. データはイギリス北部は南部より豊かであることを意味している。

　d. サンベッド使用者の4分の1弱が家で日焼けしている。

　e. ほとんどの日焼けビジネスは、顧客に健康被害の可能性について、情報を与えている。

　f. 悪性黒色腫は深刻な問題であるが、その発生率は他の多くのがんよりも遅いスピードで増えている。

　g. だれが使っているのかをチェックする係員がいない日焼けサロンもある。

設問2.英文によると、次の(aからgまでの)うち正しくない2つはどれか。ただし、英文はイギリスの状況を言ったもので、他の国にはあてはまらないこともある。

　a. サンベッドの使用率は地理上の場所によって変わることはない。

　b. 子どもたちがサンベッドを使う1つの理由は友だちがそうするように強いるからである。

　c. 調査されたサンベッド使用者は概して、サンベッドを使うのは健康に悪いかもしれないことに気づいていた。

　d. 悪性黒色腫は皮膚に影響するがんである。

　e. 悪性黒色腫になったら、それはおそらく死をもたらすだろう。

　f. 子どもたちによるサンベッドの使用に関しては、多くの国がイギリスより厳しい法律を持っている。

　g. 政府は子どもたちによるサンベッドの使用を違法にするよう促されている。

設問3.下線部(1)から(6)までのそれぞれに対して、同じような意味で代わりに使えるような別の語を答えなさい。

設問4.[X]と[Y]の空所に入る語を答えなさい。
設問5.下線部(A)と(B)を日本語に訳しなさい。(B)ではthemが指すものをはっきりさせなさい。

[解答]
1. (d)と(g)
2. (a)と(b)
3. (1) throughout　(2) cheap　(3) getting
　 (4) mortal　(5) type　(6) satisfied
4. [X] young　[Y] take
5. (A) 11歳から17歳までの100万の子どもたちの、4分の1以上が
　 (B) 5人の内の2人以上が、少なくとも週に1回はサンベッドを使っていた。

数　学

解答　　　　　　　　　　22年度

I 出題者が求めたポイント（数学II・軌跡と方程式，微分積分）

〔解答〕

Y (R, S) とおく。$R = \dfrac{x+2a}{3}$, $S = \dfrac{y-24}{3}$ …（ア，イの答）

上記より $x = 3R - 2a$, $y = 3S + 24$　点 (x, y) は $y = x^2$ 上にあるので，$3S + 24 = (3R-2a)^2$

$$S = 3\left(R - \frac{2}{3}a\right)^2 - 8$$

これよりQの方程式は，$y = 3\left(x - \dfrac{2}{3}a\right)^2 - 8$ …（ウの答）

2点P, Qを通る直線または曲線は実数kを用いて次のように表わせる。

$$k(x^2 - y) + 3\left(x - \frac{2}{3}a\right)^2 - 8 - y = 0$$

これが直線になるのは$k = -3$のときなので

$$-3(x^2 - y) + 3\left(x - \frac{2}{3}a\right)^2 - 8 - y = 0$$

これを展開して整理すると $y = 2ax - \dfrac{2}{3}a^2 + 4$（エの答）

（ウ）よりQの方程式は $4a^2 - 12ax + 9x^2 - 3y - 24 = 0$ と変形できる。これをaの2次方程式として，aの実数解が存在するためには判別式Dとすると

$$\frac{D}{4} = (6x)^2 - 4(9x^2 - 3y - 24) \geqq 0 \text{ より } y \geqq -8\text{(オの答)}$$

（オ）より直線lは次のように変形できる。

$$2a^2 - 6ax + 3y - 12 = 0$$

これをaの2次方程式として，aが実数解をもつためには，判別式をDとして $D \geqq 0$

$$\frac{D}{4} = (3x)^2 - 2(3y - 12) \geqq 0 \ \therefore y \leqq \frac{3}{2}x^2 + 4 \cdots \text{(カの答)}$$

$a = 3$のとき

$y = 3(x-2)^2 - 8$ と $y = \dfrac{3}{2}x^2 + 4$

との交点は

$$3(x-2)^2 - 8 = \frac{3}{2}x^2 + 4$$

展開して整理すると

$$x(x-8) \geqq 0 \quad \therefore x = 8$$

よって交点は $(8, 100)$

この領域はy軸に関して対称なので求める領域は右図のようになる。

よって　$-8 \leqq u \leqq 8$, $-8 \leqq v \leqq 100$ ………（キ，クの答）

Mの面積を右図のようにS_1, S_2に分ける。

$$S_1 = \int_0^8 \left[\left(\frac{3}{2}x^2 + 4\right) - \left\{3(x-2)^2 - 8\right\}\right]dx$$

$$= -\frac{3}{2}\int_0^8 (x^2 - 8x)dx = -\frac{3}{2}\left(-\frac{1}{6}\right)(8-0)^3 = 128$$

$$S_2 = \int_0^2 \left\{3(x-2)^2 - 8 - (-8)\right\}dx = 3\int_0^2 (x^2 - 4x + 4)dx$$

$$= 3\left[\frac{1}{3}x^3 - 2x^2 + 4x\right]_0^2 = 8$$

よって Mの面積Sは

$$S = 2(S_1 + S_2) = 2(128 + 8) = 272 \cdots\cdots\cdots\cdots \text{（ケの答）}$$

II 出題者が求めたポイント（数学B・空間図形，数学II・微分積分）

〔解答〕

問1. 3点A, B, Cを通る平面上の点$P(\vec{p})$は

$$\vec{p} = s\overrightarrow{OA} + t\overrightarrow{OB} + u\overrightarrow{OC}, \ s + t + u = 1$$

と表せる。

各座標を代入すると　$\vec{p} = (sa, tb, uc)$

原点から平面に下ろした垂線とこの平面との交点Hとすると　$\overrightarrow{OH} = (sa, tb, uc)$, $s + t + u = 1$と表わせる。

（ア）$\overrightarrow{OH} \perp \overrightarrow{AB}$ より　$\overrightarrow{OH} \cdot \overrightarrow{AB} = 0$

$$(sa, tb, uc) \cdot (-a, b, 0) = 0 \quad \therefore sa^2 = tb^2$$

（イ）$\overrightarrow{OH} \perp \overrightarrow{AC}$ より　$\overrightarrow{OH} \cdot \overrightarrow{AC} = 0$

$$(sa, tb, uc) \cdot (-a, 0, c) = 0 \quad \therefore sa^2 = uc^2$$

（ア），（イ）より　$t = \dfrac{3a^2}{b^2}$, $u = \dfrac{sa^2}{c^2}$ を$s + t + u = 1$に

代入すると　$s + \dfrac{sa^2}{b^2} + \dfrac{sa^2}{c^2} = 1$, $sa^2\left(\dfrac{1}{a^2} + \dfrac{1}{b^2} + \dfrac{1}{c^2}\right) = 1$

ここで　$k = \dfrac{1}{a^2} + \dfrac{1}{b^2} + \dfrac{1}{c^2}$ とおくと

$$sa = \frac{1}{ak}, \ tb = \frac{1}{bk}, \ uc = \frac{1}{ck}$$

すると

$$|\overrightarrow{OH}|^2 = \frac{1}{a^2 k^2} + \frac{1}{b^2 k^2} + \frac{1}{c^2 k^2} = \left(\frac{1}{a^2} + \frac{1}{b^2} + \frac{1}{c^2}\right)\frac{1}{k^2} = \frac{1}{k}$$

よって，$\overrightarrow{OH} = \dfrac{1}{\sqrt{k}} = \dfrac{1}{\sqrt{\dfrac{1}{a^2} + \dfrac{1}{b^2} + \dfrac{1}{c^2}}}$ ……………（答）

問2. $m = \sqrt{a^2 + b^2 + c^2}$ より

$$\left(\frac{m}{d}\right)^2 = (a^2 + b^2 + c^2)\left(\frac{1}{a^2} + \frac{1}{b^2} + \frac{1}{c^2}\right) \cdots\cdots\cdots\cdots\cdots\cdots ①$$

〈ユーシーシュワルツの不等式〉

$$(a^2 + b^2 + c^2)(x^2 + y^2 + z^2) \geqq (ax + by + cz)^2$$

等号は$ay = bx$, $bz = cy$, $cx = az$ のとき成り立つ

〔証明〕

$$左辺 - 右辺 = a^2 y^2 - 2axby + b^2 x^2$$
$$+ b^2 z^2 - 2bycz + c^2 y^2 + c^2 x^2 - 2czax + a^2 z^2$$
$$= (ay - bx)^2 + (bz - cy)^2 + (cx - az)^2 \geqq 0$$

等号は　$ay = bx$, $bz = cy$, $cx = az$ のとき成り立つ

（証明終わり）

①にユーシーシュワルツの不等式を使って

$$\left(\frac{m}{d}\right)^2 \geqq \left(a\frac{1}{a} + b\frac{1}{b} + c\frac{1}{c}\right)^2 = 3^2 = 9$$

等号は　$\dfrac{a^2}{b^2} = \dfrac{b^2}{a^2}$, $\dfrac{b^2}{c^2} = \dfrac{c^2}{b^2}$, $\dfrac{c^2}{a^2} = \dfrac{a^2}{c^2}$ のとき

即ち　$a = b = c$　のとき

よって　$\left(\dfrac{m}{d}\right)^2$ の最小値は　$a = b = c$ のとき 9 ……(答)

問3. 条件より　$a \leq b \leq c \leq 2a$　ここで　$b = as,\ c = at$ とおくと　$1 \leq s \leq t \leq 2$

$$\left(\dfrac{m}{d}\right)^2 = (a^2 + a^2 s^2 + a^2 t^2)\left(\dfrac{1}{a^2} + \dfrac{1}{a^2 s^2} + \dfrac{1}{a^2 t^2}\right)$$

$$= 3 + s^2 + \dfrac{1}{s^2} + t^2 + \dfrac{1}{t^2} + \dfrac{t^2}{s^2} + \dfrac{s^2}{t^2}$$

ここで s を固定し $t = x$ と変数とすると　$1 \leq s \leq x \leq 2$

$$f(x) = 3 + s^2 + \dfrac{1}{s^2} + x^2 + \dfrac{1}{x^2} + \dfrac{x^2}{s^2} + \dfrac{s^2}{x^2}$$

$$f'(x) = 2x - \dfrac{2}{x^3} + \dfrac{2}{s^2}x + s^2\left(-\dfrac{2}{x^3}\right)$$

$$= \dfrac{2(s^2 + 1)}{s^2 x^3}(x - \sqrt{s})(x + \sqrt{s})(x^2 + s)$$

増減表は　$1 \leq s \leq 2$ に注意して

x	1		$\sqrt{s}$		2
$f'(x)$	$-$	$-$	0	$+$	
$f(x)$	↘	↘		↗	

$x = t = 2$ のとき最大となる。

次に $t = 2$ と固定して　s を変数とする　$1 \leq s \leq 2$

$$g(s) = (1 + s^2 + 4)\left(1 + \dfrac{1}{s^2} + \dfrac{1}{4}\right) = \dfrac{5}{4}s^2 + \dfrac{5}{s^2} + \dfrac{29}{4}$$

$$g'(s) = \dfrac{5}{2}x + 5\left(-\dfrac{2}{s^3}\right) = \dfrac{5}{2s^3}(s - \sqrt{2})(s + \sqrt{2})(s^2 + 2)$$

増減表は　$1 \leq s \leq 2$ より

s	1		$\sqrt{2}$		2
$g'(s)$	$-$	$-$	0	$+$	
$g(s)$	↘	↘		↗	

$g(1) = (1 + 1 + 4)\left(1 + 1 + \dfrac{1}{4}\right) = \dfrac{27}{2}$

$g(2) = (1 + 1 + 4)\left(1 + \dfrac{1}{4} + \dfrac{1}{4}\right) = \dfrac{27}{2}$

よって最大値は　$s = 1,\ 2$ のとき　$\dfrac{27}{2}$ ……………(答)

即ち　$b = a,\ c = 2a$ または　$b = 2a,\ c = 2a$ のとき

よって　$a : b : c = 1 : 1 : 2$ または $1 : 2 : 2$ ……(答)

Ⅲ　出題者が求めたポイント（数学A, B・確率, 数学 B・数列）

〔解答〕

問1. u_k の期待値 $E(u_k)$ を求める。

u_k の確率分布は

u_k	a_k	$-a_k$
確率	p_k	$1 - p_k$

$E(u_k) = a_k p_k + (-a_k)(1 - p_k) = a_k(2p_k - 1)$

$= (1 - r)r^{k-1}\left(2 \cdot \dfrac{3}{4}r^{k-1} - 1\right) = \dfrac{3}{2}(1 - r)r^{2(k-1)} - (1 - r)r^{k-1}$

すると、$E(X_n) = \sum\limits_{k=1}^{n} E(u_k) = \dfrac{3}{2}(1 - r)\dfrac{1 - r^{2n}}{1 - r^2} - (1 - r)\dfrac{1 - r^n}{1 - r}$

$n \to \infty$ のとき

$x = \lim\limits_{n \to \infty} E(X_n) = \dfrac{3}{2}\dfrac{1}{1 + r} - 1 = \dfrac{1 - 2r}{2(1 + r)}$ ………………(答)

問2. 題意より　$X_n = Y_n + Y'_n$ ……………………① また $X'_n = Y_n - Y'_n$ ……………………②とおくと 常に $u_k = a_k\ (p_k = 1)$

$E(u_k) = a_k \times p_k = a_k$

このとき

$E(X'_n) = \sum\limits_{k=1}^{n} u_k p_k = \sum\limits_{k=1}^{n} a_k \times 1 = \sum\limits_{k=1}^{n}(1 - r)r^{k-1} = 1 - r^n$

問1より　$E(X_n) = \dfrac{3}{2}\dfrac{1 - r^{2n}}{1 + r} - (1 - r^n)$

また、①＋②より　$2Y_n = X_n + X'_n$,　$Y_n = \dfrac{1}{2}(X_n + X'_n)$

すると Y_n の期待値は

$$E(Y_n) = \dfrac{1}{2}\left\{E(X_n) + E(X'_n)\right\}$$

$$= \dfrac{1}{2}\left\{\dfrac{3}{2}\dfrac{1 - r^{2n}}{1 + r} - (1 - r^n) + 1 - r^n\right\}$$

$$y = \lim_{n \to \infty} E(Y_n) = \dfrac{1}{2}\left(\dfrac{3}{2}\dfrac{1}{1 + r}\right) = \dfrac{3}{4(1 + r)}$$……………(答)

問3. $x = 0$ より $r = \dfrac{1}{2}$

このとき問1より

$$E(u_k) = 3\left(\dfrac{1}{4}\right)^k - \left(\dfrac{1}{2}\right)^k$$

また、$E(u_k^2) = a_k^2 p_k + (-a_k)^2(1 - p_k) = a_k^2 = \left(\dfrac{1}{4}\right)^k$

次に分散を考える

$$V = (X_n) = V(u_1 + u_2 + \cdots\cdots + u_n)$$

$$= \sum_{k=1}^{n} V(u_n) = \sum_{k=1}^{n}\left[E(u_n^2) - \{E(u_n)\}^2\right]$$

$$= \sum_{k=1}^{n}\left[\left(\dfrac{1}{4}\right)^k - \left\{3\left(\dfrac{1}{4}\right)^k - \left(\dfrac{1}{2}\right)^k\right\}^2\right]$$

$$= \sum_{k=1}^{n}\left\{6\left(\dfrac{1}{8}\right)^k - 9\left(\dfrac{1}{16}\right)^k\right\}$$

$$= \dfrac{3}{5}\left(\dfrac{1}{16}\right)^k - \dfrac{6}{7}\left(\dfrac{1}{8}\right)^k + \dfrac{9}{35}$$

ここで　$V = (X_n) = E(X_n^2) - \{E(X_n)\}^2$ より

$$\lim_{n \to \infty} E(X_n^2) = \lim_{n \to \infty}\left[V(X_n) + \{E(X_n)\}^2\right]$$

$$= \dfrac{9}{35} + 0 = \dfrac{9}{35}$$

次に、$(Y_n + Y'_n)X_n = X_n^2$、$(Y_n - Y'_n)X_n = X_n X'_n$ の辺々を加えて

$$X_n Y_n = \dfrac{1}{2}(X_n^2 + X_n X'_n)$$

ここで X_n と X'_n は独立なので

$z = \lim\limits_{n \to \infty} E(X_n Y_n)$

$z = \lim\limits_{n \to \infty} E\left\{\dfrac{1}{2}(X_n^2 + X_n X'_n)\right\}$

$$= \dfrac{1}{2}\lim_{n \to \infty} E(X_n^2) + \dfrac{1}{2}\lim_{n \to \infty}\{E(X_n)E(X'_n)\}$$

$$= \dfrac{1}{2} \times \dfrac{9}{35} + \dfrac{1}{2} \times 0 = \dfrac{9}{70}$$………(答)

物　理

解答　22年度

I 出題者が求めたポイント…2物体の運動方程式

・平板 A の加速度を α, B の加速度を β とする。A と B に対する運動方程式は

$$A : M\alpha = F - f \cdots\cdots\cdots\cdots① $$
$$B : m\beta = f \cdots\cdots\cdots\cdots② $$

これより，$\alpha = \dfrac{F-f}{M}$ …（アの答）　$\beta = \dfrac{f}{m}$ …（イの答）

・すべらないときは，$\alpha = \beta$ だから，$\dfrac{F-f}{M} = \dfrac{f}{m}$ より，

$$f = \frac{mF}{M+m} \cdots\cdots\cdots\cdots（エの答）$$

摩擦力 f は最大摩擦力 μN 以下だから，

$$\frac{mF}{M+m} \leqq \mu mg \qquad \therefore \mu \geqq \frac{F}{(M+m)g} \cdots\cdots\cdots（ウの答）$$

・求める距離＝床に対する A の移動距離－床に対する B の移動距離

$$= \frac{1}{2}at^2 - \frac{1}{2}\beta t^2 = \frac{1}{2}\left(\frac{F-f}{M} - \frac{f}{m}\right)t^2 \cdots\cdots\cdots（オの答）$$

II 出題者が求めたポイント…屈折の法則, 近似計算

・屈折の法則より，$\sin\theta_1 = n\sin\theta_2$ …………（アの答）

$$\frac{c}{n} \cdots\cdots\cdots\cdots\cdots（イの答）$$

・余弦定理を用いて，

$$AO'^2 = d_1^2 + x^2 - 2d_1 x\cos(\theta_1 + 90°)$$
$$= d_1^2 + x^2 + 2d_1 x\sin\theta_1$$

したがって，

$$t_{AO'} - t_{AO} = \frac{\sqrt{d_1^2 + x^2 + 2d_1 x\sin\theta_1}}{c} \cdots\cdots\cdots（ウの答）$$

$$t_{AO'} - t_{AO} = \frac{\sqrt{d_1^2 + x^2 + 2d_1 x\sin\theta_1}}{c} - \frac{d_1}{c}$$
$$= \frac{x^2 + 2d_1 x\sin\theta_1}{c(d_1 + \sqrt{d_1^2 + x^2 + 2d_1 x\sin\theta_1})} \cdots\cdots（エの答）$$

・エの答えを問題文にしたがって近似計算を行う。

$$t_{AO'} - t_{AO} = \frac{x^2 + 2d_1 x\sin\theta_1}{c(d_1 + \sqrt{d_1^2 + x^2 + 2d_1 x\sin\theta_1})}$$
$$= \frac{x^2 + 2d_1 x\sin\theta_1}{cd_1\left(1 + \sqrt{1 + \dfrac{x^2 + 2d_1 x\sin\theta_1}{d_1^2}}\right)}$$
$$= \frac{(x^2 + 2d_1 x\sin\theta_1)}{cd_1} \times \frac{1}{2}\left(1 - \frac{x^2 + 2d_1 x\sin\theta_1}{4d_1^2}\right)$$
$$= \frac{1}{2cd_1}(x^2 + 2d_1 x\sin\theta_1 - x^2\sin^2\theta_1)$$

ただし，x^3 以上の項は無視した。
また，同様に計算して，

$$t_{OB} - t_{O'B} = \frac{d_2}{\left(\dfrac{c}{n}\right)} - \frac{\sqrt{d_2^2 + x^2 - 2d_2 x\cos(90° - \theta_2)}}{\left(\dfrac{c}{n}\right)}$$

$$= \frac{n}{c}\left(\frac{2d_2 x\sin\theta_2 - x^2}{d_2 + \sqrt{d_2^2 + x^2 - 2d_2 x\sin\theta_2}}\right)$$
$$\cong \frac{n}{2cd_2}(-x^2 + 2d_2 x\sin\theta_2 + x^2\sin^2\theta_2)$$

求める時間差は，アの答えも用いて計算すると，

$$t_{AO'B} - t_{AOB} = (t_{AO'} + t_{O'B}) - (t_{AO} + t_{OB})$$
$$= (t_{AO'} - t_{AO}) - (t_{OB} - t_{O'B})$$
$$= \frac{x^2 + 2d_1 x\sin\theta_1 - x^2\sin^2\theta_1}{2cd_1}$$
$$\qquad - n\left(\frac{-x^2 + 2d_2 x\sin\theta_2 + x^2\sin^2\theta_2}{2cd_2}\right)$$
$$= \frac{(d_2\cos^2\theta_1 + nd_1\cos^2\theta_2)}{2cd_1 d_2}x^2 \cdots\cdots\cdots（オの答）$$

III 出題者が求めたポイント…ガウスの法則, 点電荷の作る電位, 導体と電場

・クーロン …………………………………………（アの答）

・電気量 Q〔C〕から出ている電気力線の総数は $4\pi kQ$〔本〕，立方体は6面あるので，

$$4\pi kQ = 6n \qquad \therefore Q = \frac{3n}{2\pi k} \cdots\cdots（イの答）$$

・無限遠を電位の基準とするとき，点 A は点電荷からの距離 $= \sqrt{3}l$，点 M は点電荷からの距離 $= l$ であるから，

点 A の電位は $V_A = k\dfrac{Q}{\sqrt{3}l}$，点 M の電位 $V_M = k\dfrac{Q}{l}$

したがって，AM 間の電位差 $=$

$$V_M - V_A = \frac{kQ}{l}\left(1 - \frac{1}{\sqrt{3}}\right) = \left(\frac{3 - \sqrt{3}}{3}\right)\frac{kQ}{l} \cdots（ウの答）$$

・導体中の電場の強さ $= 0$ であるから，
2点間の電位差 $= 0$ …………………………（エの答）

・正方形 $A'B'C'D'$ の表面には静電誘導により，正の電荷が現れる。よって解答②の下向きの力を受ける。
……………………（オの答）

IV 出題者が求めたポイント…磁場中を運動する導体棒, 動摩擦力による運動

・針金 PQ に生じる電位差 $= vBl$ で，P の電位の方が Q よりも高い。　$\therefore I = \dfrac{E - vBl}{R}$ …………（アの答）

・針金 PQ が受ける力 $= IBl = \left(\dfrac{E - vBl}{R}\right)Bl = 0$ より，

$$v = \frac{E}{Bl} \cdots\cdots\cdots\cdots\cdots（イの答）$$

・$ma = \left(\dfrac{E - vBl}{R}\right)Bl - \mu'mg$ となる。

$$\left(\frac{E - vBl}{R}\right)Bl - \mu'mg \cdots\cdots\cdots\cdots\cdots（ウの答）$$

・$a = 0$ より，$v = \dfrac{1}{Bl}\left(E - \dfrac{\mu'mgR}{Bl}\right)$ …………（エの答）

・スイッチを切ると電流は流れないから，針金 PQ は加速度 $a' = -\mu'g$ の等加速度運動をする。移動距離を x として，$0^2 - 2^2 = 2(-\mu'g)x$ より，$x = \dfrac{2}{\mu'g}$ ……（オの答）

化　学

解答　22 年度

Ⅰ　出題者が求めたポイント……小問集

(1) 陰性の性質が強い原子ほど，電子親和力が大きい。
(2) 鉛は典型元素。
(3) $Ca + 2H_2O \rightarrow Ca(OH)_2 + H_2$。
(4) Al，Cu は面心立方格子。
(6) ミョウバンは複塩，正八面体の結晶。
(7) $NaHCO_3$ の水溶液は塩基性。
(9) 親水コロイドに電解質を加えると，塩析を生じる。
(10) フェノールに臭素水を加えると 2，4，6－トリニトロフェノールを生じる。

[解答]
(1) a：強い　b：○　(2) a：典型　b：○　(3) a：○　b：水
(4) a：面心立方格子　b：4　(5) a：○　b：○
(6) a：八　b：複　(7) a：○　b：塩基　(8) a：○　b：○
(9) a：電解　b：塩析　(10) a：○　b：2，4，6

Ⅱ　出題者が求めたポイント……状態図

問 2. 三重点は 0.01℃ である。
問 4. (1) 水は固体の方が液体よりも体積が大きい。
　　(2) シャルルの法則で考える。
　　(3) 気体の状態方程式で考える。

[解答]
問 1. (a) 三重点　(b) 沸点　(c) 臨界点
問 2. (a) 273K　(b) 373K　　問 3. (1) 融解　(2) 蒸発
問 4. (1) (L)　(2) (B)　(3) (F)

Ⅲ　出題者が求めたポイント……電気分解

電解槽 A 陽極：$2H_2O \rightarrow O_2 + 4H^+ + 4e^-$
　　　　陰極：$Cu^{2+} + 2e^- \rightarrow Cu$
電解槽 B 陽極：$2Cl^- \rightarrow Cl_2 + 2e^-$
　　　　陰極：$2H_2O + 2e^- \rightarrow H_2 + 2OH^-$

問 3. $\dfrac{0.96}{64} \times 2 = 0.030$ mol，　$\dfrac{0.030 \times 9.65 \times 10^4}{3860} = 0.75$ A

問 4 陽極では Cl_2，陰極では H_2 がともに 0.015 mol 発生する。よって全体では 0.030 mol の気体が発生することになる。
　　$0.030 \times 22.4 \times (298/273) \fallingdotseq 0.73$ L

問 5. 0.030 mol の OH^- が生成するので，0.030 mol の Na^+ が陽イオン交換膜を通って陰極に移動する。
　　$0.030 \times 23 = 0.69$ g　増加するが，H_2 の分
　　$0.015 \times 2 = 0.030$ g　減少するので
　　$0.69 - 0.030 = 0.66$ g　増加する。
問 7. OH^- が増加するので pH も大きくなっていく。

[解答]
問 1. Cu　　問 2. H_2O　　問 3. 0.75 A
問 4. 0.73 L　　問 5. + 0.66 g
問 6. 陽極では酸化反応が起こるので，鉄が溶け出してしまうから。
問 7. (ク)

Ⅳ　出題者が求めたポイント……化学平衡

$$N_2O_4 \rightleftharpoons 2NO_2$$
$$n(1-\alpha_1)\text{mol} \quad 2n\alpha_1 \text{ mol}$$

問 3. $P_{N_2O_4} = \dfrac{n(1-\alpha_1)RT}{V}$　ここで $P = \dfrac{nRT}{V}$ なので
　　$P_{N_2O_4} = P(1-\alpha_1)$，同様に $P_{NO_2} = 2P\alpha_1$
問 4. $P_1 = P(1-\alpha_1) + 2P\alpha_1 = P(1+\alpha_1)$
問 5. $P_{N_2O_4} = 2P(1-\alpha_2)$，$P_{NO_2} = 4P\alpha_2$
　　よって $P_2 = 2P(1+\alpha_2)$
問 6. $\dfrac{(1+0.121) \times 2.0 \times 10^5}{(1+0.166) \times 1.0 \times 10^5} \fallingdotseq 1.9$ 倍

[解答]
問 1. $n(1-\alpha_1)$　　問 2 $2n\alpha_1$
問 3. $P_{N_2O_4} = P(1-\alpha_1)$，$P_{NO_2} = 2P\alpha_1$
問 4. $P(1+\alpha_1)$　　問 5. $2P(1+\alpha_2)$　　問 6. 1.9 倍

Ⅴ　出題者が求めたポイント……有機物の分離

問 1. $C_6H_6 = 78$，$106 - 78 = 28$
　　残りの 28 は C_2H_4 である。
問 2. C_8H_{10} の芳香族化合物はエチルベンゼン，$o-$，$p-$，$m-$キシレンの 4 つ。
問 3，4 ① HCl によりアニリンはアニリン塩酸塩となり水層へ
　　② NaOH により安息香酸は安息香酸ナトリウム，フェノールはナトリウムフェノキシドとなり水層へ
　　③ CO_2 を吹き込むことによりフェノールが遊離し，エーテル層へ
　　④ エチルベンゼンを酸化すると安息香酸になる。
問 6. フェノール類は Fe^{3+} を含む溶液により赤～青紫色を呈する。
問 7. N は電気陰性度のより大きな O に電子を引きつけられており，電気的に陽性の状態にある。そこでベンゼン環の π 電子を引きつけ，以下のような共鳴構造をとる。

このため分子が極性を持ち，分子間力も大きくなるので沸点も高くなる。

[解答]
問 1. C_8H_{10}　　問 2. 4　　問 3. ①c ②a ③d ④e
問 4. (ア)　　　　(イ)　　　　　(ウ)

　　(エ)　　　　(オ)

問 5.

$$2\text{〈〉}-NO_2 + 3Sn + 14HCl$$
$$\rightarrow 2\text{〈〉}-NH_3Cl + 3SnCl_4 + 4H_2O$$

問 6. オ，紫　　問 7. ⑤⑧⑨

生　物

解答

22年度

Ⅰ　出題者が求めたポイント(Ⅰ, Ⅱ・染色体、DNA)

問1. 核酸の構造に関する基本的な問題。

問2. ヒトの染色体数は2n＝46であるので、相同染色体は23対となるが、ここでは常染色体の場合とあるので注意が必要。

問3. (6本の染色体)それぞれの染色体は複製されてDNA量も倍になっているので12個となる。(配偶子の核)染色体数が半減しているので3個となる。

問4. DNAの半保存的複製に関するメセルソン・スタールの実験を念頭に答える。

(1) 培養液Yでの分裂時に複製されたDNAには^{3}Hが取り込まれ、それぞれの染色体の染色分体にはともに^{3}Hが存在するのですべての細胞がともに黒で示されたタイプAとなる。DNAの二本鎖のうち一方の鎖に^{3}Hが含まれている。

(2) 1回目の分裂中期では、^{3}Hが含まれるDNA鎖を鋳型として複製されたDNAを含む染色分体は黒で、^{3}Hを含まないDNA鎖を鋳型として複製されたDNAを含む染色分体は白で示されるので、すべての細胞がタイプBとなる。

(3) 黒で示された染色体を含む細胞のDNAからは(2)と同じくすべてタイプBに、白で示された染色体を含む細胞のDNAからはすべてタイプCとなるので、タイプB：タイプC＝1：1の割合となる。

問5. G_2期にはすでにDNAの複製が終わっているので、培養液Yに入れて培養しているのと同じこととなる。DNAには培養液の^{3}Hが取り込まれていることからすべてタイプAとなる。

[解答]

問1. (1) ヌクレオチド，(2) リン酸，(3) デオキシリボース

問2. 　相同染色体・22対

問3. [6本の染色体]12個　[配偶子の核]3個

問4. (1) ア　(2) イ　(3) オ

問5. ア

Ⅱ　出題者が求めたポイント(Ⅰ・顕微鏡操作、細胞小器官)

問1. ミクロメーターの扱いに関する問題。Aは接眼、Bは対物ミクロメーターである。対物レンズの倍率を4倍上げると、対物ミクロメーターの目盛りは4倍拡大されるので、対物ミクロメーター1目盛りと一致することになる。高倍率になると視野の面積は減少する。面積であるので1/4の二乗で計算する。

問2. 反対側に見え、移動する。

問3　$\dfrac{1 \times 10}{3} \times \dfrac{9}{4} = 7.5\,\mu\mathrm{m}/$秒

有効数字2桁というところに注意が必要。

問4. 細胞小器官の構造と機能に関する設問。

(e) 核、ミトコンドリア、葉緑体が二重膜構造を持つ。

(f) ゴルジ体の機能であるが、細胞外へ分泌というところを考えると細胞膜も含めると見ることもできる。

(h) 好気呼吸、光合成の反応に電子伝達系が存在する。

(j) DNAは核とともに、葉緑体、ミトコンドリアに存在する。

[解答]

問1. 1目盛り　オ

問2. キ

問3. 7.5 μm/秒

問4. (ア) e・j　(イ) e・g・j・h・m　(ウ) e・h・j・l・n　(エ) f　(オ) a・i・f　(カ) b・c・d・n

Ⅲ　出題者が求めたポイント(Ⅰ, Ⅱ　ホルモン、転写調節)

問1～問5. については問題文を慎重に読み、解答する必要がある。

問2. 表1から抽出液2のR$^+$細胞でホルモンHがあり転写が活性化されて発光が促進されるときも、ホルモンHがなく転写が抑制されているときにも、Rと結合しているE領域が検出されていることから、RはE領域に結合しているということができる。

問3. 表1から、R$^+$細胞でホルモンHが存在するときにタンパク質Aが結合して発光が強くなっている。一方ホルモンが存在しないときにはタンパク質Bが結合して発光が弱くなっていることから、タンパク質AはHが存在するときのみRと結合し、BはHがないときのみRと結合するということができる。

問4. 表1からRが転写を調節しない場合、つまりR$^-$細胞では同じ強さの発光が検出されている。

問5. R$^+$A^{++}細胞では、R$^+$より多くのタンパク質Aがつくられる＝受容体Rと複合体をつくりやすくなると考える。

問6. ホルモンと分泌するうち、分泌器官に関する基本的な設問。

[解答]

問1. 　PCR　(反応) イ

問2. 　ウ

問3. (A) ア　(B) オ

問4. 　ウ

問5. R$^+$A^{++}細胞ではR$^+$細胞よりタンパク質Aが多く存在している。そのため、Rに結合して複合体をつくるタンパク質Aの量がプラスミド上で多くなる。そのため遺伝子fの発現がR$^+$より増加し、タンパク質Fが多く作られる結果、R$^+$より強い発光が見られる。

問6. (ア) i　(イ) g　(ウ) c　(エ) e　(オ) b

平成21年度

問 題 と 解 答

英　語

問題

21 年度

[I]　次の英文を読んで，設問に答えなさい。

　　　When you unexpectedly hear the sound of a barking dog, your heart will quicken and the volume of blood flowing to your muscles will increase. At the same time, an important hormone, nerepinephrine, will be released in your brain, making you more alert and attentive. In truly dangerous situations, however, this response, quick as it is, may prove to be too slow. As in a power blackout, the demands of the body might exceed the supply of resources. Many animals have become other animals' dinners in the fraction of a second required to respond to danger. (1) If only they could have known in advance when to increase the power supply and pay closer attention. If they could have anticipated the danger, a more effective response might have been produced.

　　　Over the ages, brains have evolved a number of mechanisms for predicting the future. The biological purpose of these mechanisms is to prepare the body and mind for future events and at the same time to minimize consumption of the body's energy resources. From a physiological perspective, there are two interrelated systems that influence the body's energy consumption: *arousal* and *attention*. The arousal system controls heart rate, breathing, sweating, and many other body functions associated with movement. The attention system is more subtle. Attention prompts the brain to be more engaged with the world. 　A　 of looking at nothing in particular, our gaze becomes focused. 　A　 of taking no notice of a conversation, we pay close attention to what is being said. 　A　 of daydreaming, we concentrate on the here and now. All of this takes energy.

　　　Arousal and attention levels change according to both the actual and anticipated demands of the environment. When we think of how arousal and attention react to the environment, we tend to think of them as *increasing*. However, the arousal and attention systems can also *reduce* or *inhibit* responsiveness. (2) The experiences of boredom and sleepiness are no less manifestations of the body's reactions to the demands of the environment than are the experiences of excitement and joy.

　　　We may also tend to think of arousal and attention as systems that deal with the uncertainties of life. But even if we knew with exact precision and certainty all of the future events in our lives, we would still need anticipatory mental and physical changes to prepare our minds and bodies for the upcoming events. Suppose, for example, that I know that at 9:18 a.m. I will encounter an obstacle on the path requiring me to ride my bicycle around it. This godlike advance knowledge does not free me from having to attend to the object and make the appropriate motor movements at the appointed time. 　B　 can I execute any of the needed mental or physical maneuvers before they are required.

Of course, such perfect knowledge of the future does not exist, and in preparing the body and mind for a future that has countless possibilities, our instincts are depressingly pessimistic: nature tends to assume the worst. Consider, for example, the slamming of a door. Even though we may see that the door is about to slam shut, it is difficult to suppress the instinctive shock and urge to defend ourselves. We know the door poses no danger to us, but the sound of the slamming door provokes a powerful bodily response anyway. Despite our annoyance, nature knows best: it is better 　ア　 than 　イ　.

問1　下線部（1）について，they の指すものを明確にしながら日本語に訳しなさい。

問2　下線部（2）を日本語に訳しなさい。

問3　二重下線部の quick as it is に入れ替えて使える英語表現を書きなさい。なお，quick と it は必ず用いること。

問4　3ヶ所ある 　A　 に共通して当てはまる英語1語を書きなさい。

問5　 　B　 に当てはまる適切な英語1語を a ～ d から選び，記号で答えなさい。
　a. Also　　b. Either　　c. Nor　　d. Not

問6　 　ア　 と 　イ　 に入れる表現の組み合わせとして最も適当なものを a ～ d から選び，記号で答えなさい。
　a.　ア．to miss a single genuinely dangerous situation
　　　イ．to respond to a thousand false alarms
　b.　ア．to respond to a thousand false alarms
　　　イ．to miss a single genuinely dangerous situation
　c.　ア．to miss a thousand false alarms
　　　イ．to respond to a single genuinely dangerous situation
　d.　ア．to respond to a single genuinely dangerous situation
　　　イ．to miss a thousand false alarms

問7　次の a ～ e から，本文の内容と一致する英文を1つ選び，記号で答えなさい。
　a.　One of the reasons brains developed the ability to predict future events was to help their owners formulate better responses to danger.
　b.　Our levels of arousal and attention vary only in response to what our brains expect to happen in the future.
　c.　The ability of our brains to make guesses about what is going to happen does not help our bodies conserve energy.

d.　If we could accurately predict future events, we would not need to change our levels of arousal or attention to deal with them.

e.　Instinct normally tells our bodies to anticipate a favorable outcome to any given situation.

問 8　次の(1)と(2)において，ア ～ エの単語の中で最も強く発音される音節の母音が，左の単語の最も強く発音される母音と同じものがそれぞれ1つある。その語の記号を選んで書きなさい。

(1)　**focus**　　ア．blood　　イ．concentrate　　ウ．muscle　　エ．provoke

(2)　**energy**　　ア．breathing　　イ．certainty　　ウ．precision　　エ．sweating

[II]　次の英文を読んで，設問に答えなさい。

　　　　The need to solve problems is an everyday feature of our lives. There are many different types of problem, ⌷ 1 ⌷ from simple to complex, and (1) trivial to life threatening. A well-known example of a complex, life-threatening problem ⌷ 2 ⌷ in the space flight of Apollo 13. During the journey toward the moon, some 200,000 miles from the earth, there was an explosion and the spacecraft suffered extensive damage. This was announced to mission control in the famously understated message, "Houston, we've had a problem." The problem was how to turn the spacecraft around and return to the earth while ⌷ 3 ⌷ the lives of the three astronauts aboard with limited power, water and oxygen. Most people do not have to deal with such dramatic problems, but nevertheless they deal with problems daily. You may, for example, be ⌷ 4 ⌷ with the problem of how to get home when you have missed the bus, how to get in touch with someone when you have lost their telephone number, how to help a friend who is unhappy, or how to ⌷ 5 ⌷ an excellent paragraph for your English homework.

　　　　Since the problems people deal with are so (2) diverse, it is not necessarily simple to define what a problem is. Some scholars say that problems occur when people cannot see how to get from their (3) current situation, which is probably an undesirable one, to a better one. This idea ⌷ 6 ⌷ that two of the essential elements of any problem are the initial situation and the goal. For the crew of Apollo 13, the initial situation was being in deep space in a damaged spacecraft. If you are trying to write a good English paragraph, the initial situation may [　　　　]. The goal is the situation you want to achieve (returning safely to the earth or composing a paragraph that will get you a top grade). Something is only a problem if you do not know how to get from the start state to the goal state, since if you can (4) instantly see how to achieve the goal it is not a problem. For ⌷ A ⌷ problem there are different types of processes or actions that enable us to get from one state to a better one; these are called operators. For the crew of Apollo 13 the operators included changes to navigation plans, conserving water, and living in the lunar module.

B　feature of many problems is that the process of going from the start state to the goal state cannot be achieved in one stage – you have to pass through a number of intermediate stages to reach the goal. When you try to solve a complex problem, you have to break it up into a series of　C　smaller goals that you tackle one at a time. Each sub-goal is used to reduce the distance between the initial state and the goal state.

問 1　1　〜　6　に入れるのに最も適当な動詞を次の語群から選び，必要ならば適切な形に直して 1 語で書きなさい。なお，同じ語を繰り返して用いないこととする。

arise	cause	encounter	face	indicate	lead
produce	range	result	survive	sustain	transfer

問 2　下線部(1)から(4)を言い換える場合に最も適当な単語を，それぞれ a 〜 d から選び，記号で答えなさい。

(1) **trivial**　　a. crucial　　　　b decisive　　　c. minor　　　　d. profound

(2) **diverse**　　a. abundant　　b. complicated　c. serious　　　d. varied

(3) **current**　　a. inconvenient　b. inevitable　　c. present　　　d. temporary

(4) **instantly**　a. confidently　　b. easily　　　　c. eventually　　d. immediately

問 3　A　〜　C　に入れるのに適切な語を，a 〜 d から 1 つずつ選び，記号で答えなさい。

a.　all　　b.　another　　c.　every　　d.　other

問 4　二重下線部がthe initial situationの一例を示すものとなるように，[　　　]の部分を完成させなさい。

[III]　*Read the conversation and provide one suitable word for each blank space to complete the summary that follows it.*

A:　Ken, could I have a word? I just wanted to say that I think you've been doing a really good job in class this semester. The assignment you turned in last week was excellent, too.

B:　Thank you, Professor Jenkins. I spent quite a lot of time on it.

A:　Yes, I could see that you had. I was also wondering what your plans for the summer vacation are.

B:　Well, apart from the tennis club's training camp in Nagano, I don't have anything in particular planned.

A:　Have you heard about the university's intensive English program in the second week of August?

B: Yes, I have. It looks like a great program, but I've a feeling that's when the tennis club's trip is scheduled. I'm not completely sure, though.

A: Well, do check. I think you could get a lot out of the program, and I'd be pleased to see you there.

B: Thank you. There's a chance I've got the dates wrong, and I'd certainly like to attend if I can. I'll check right away.

A: Why don't you drop by my office this afternoon and tell me what you find out?

B: Sure.

Summary

Professor Jenkins ┃ A ┃ Ken both for his work in class and for the assignment he submitted recently. He also recommended that Ken ┃ B ┃ in the university's summer English program. ┃ C ┃ Ken was interested in the idea, he thought the English program might ┃ D ┃ on the same dates as the tennis club's training camp. He agreed to check and to let Professor Jenkins ┃ E ┃ in the afternoon.

[IV]   *Read this passage and answer the questions that follow.*

In the early 1990s, a study was carried out at Berlin's elite Academy of Music to investigate the (1) extent to which excellence results from natural talent. The researchers divided the school's violinists into three groups. First were the stars – the students with the potential to become world-class soloists. Second were those judged to be "excellent" – those destined to play in top orchestras. Third were the students who were good but unlikely to make a career out of playing professionally. All were then asked the same question: "Since you first picked up the violin, how many hours have you practiced?"

The study revealed that most of the students started playing when they were about 5 and in the early stages practiced roughly the same amount – 2 or 3 hours a week. However, large differences started to emerge around the age of 8. The students who would end up as the best in their class began to devote more time to practice than the others, until by the age of 20 they were practicing well over 30 hours a week. By that age, the elite performers had all totaled 10,000 hours of practice over the course of their lives. The excellent students had totaled 8,000 hours, and the merely good students just over 4,000 hours. The (2) curious thing about the study is that the researchers couldn't find any "naturals" – musicians who could float effortlessly to the top without putting in nearly as much work as their peers did. Neither could they find "grinds", people who worked harder than everyone else and yet just didn't have what it takes to break into the top ranks. The research suggests that if a student has enough natural ability to get into a top music school, the thing that (3) <u>distinguishes</u> one performer from another is simply how hard he or she works.

In fact, this idea – that excellence at a complex task requires a critical, minimum level of practice – surfaces (4) <u>again and again</u> in studies of expertise, and researchers have (5) <u>settled</u> on what they believe is the magic number for true expertise: 10,000 hours. "In study after study, of composers, basketball players, fiction writers, ice-skaters, concert pianists, chess players, master criminals," writes the neurologist Daniel Levirin, "this number comes up. Ten thousand hours is (6) <u>equivalent</u> to roughly three hours a day, or 20 hours a week, of practice over ten years. No one has yet found a case in which true world-class expertise was accomplished in less time."

The same applies to people we think of as prodigies. Mozart, for example, famously started writing music at six. But by the standards of mature composers, Mozart's early works are not outstanding. The earliest pieces were all probably written down by his father, and were perhaps improved in the process. The earliest piece that is regarded as a masterwork was not composed until Mozart was 21, by which time he had already been composing concertos for ten years.

Ten thousand hours is, of course, an enormous amount of time. It's (7) <u>all but</u> impossible to reach that number all by yourself. You have to have relatives who are encouraging and supportive. You can't be poor, because if you have to do a part-time job to help make ends meet, there won't be enough time left over. In fact, most people can really only reach that number if they get some kind of extraordinary opportunity that gives them a chance to put in the necessary work.

QUESTION 1: *Which two of the following (a. to g.) are true, according to the passage?*

   a. The study described in the passage may have been carried out in 1995.

   b. Natural talent seems to have nothing to do with a person's ability to achieve excellence.

   c. A music school student who has practiced a total of 8,000 hours by the age of 20 is likely to be able to make a decent living out of music.

   d. If you don't reach the magic number of 10,000 hours of practice, you will not achieve world-class excellence in your chosen field.

   e. The 10,000-hour rule is limited to the field of music.

   f. When it comes to the 10,000-hour rule, Mozart should be considered an exception.

   g. It's not actually that difficult for most people to get sufficient practice in something to put them at the top of their field.

QUESTION 2: *Which two of the following (a. to g.) are* <u>not</u> *true, according to the passage?*

 a. None of the students in the Berlin study could be regarded as poor musicians.

 b. What really distinguishes world-class musicians from merely good ones is the amount of practice they did by the age of 8.

 c. The study shows that true excellence stems primarily from natural talent.

 d. The study suggests that the amount of practice you do around the age of 5 is not critical to the level of success you achieve later.

 e. Natural ability alone is not enough to allow you to get to the very top of your field, whatever that field is.

 f. Even though Mozart is considered a prodigy, his childhood compositions lack true genius.

 g. To be able to devote enough time to gaining outstanding skill in any field, you need family support, financial resources, and exceptionally good luck.

QUESTION 3: *For each of the underlined expressions marked (1) to (7), give one other English word with a similar meaning that could be used instead.*

QUESTION 4: *Change the words "well over" in the underlined clause in paragraph 2 without changing the meaning of the clause. Give one word for each space:*

they were practicing [   ] [   ] [   ] 30 hours a week.

QUESTION 5: *Explain in Japanese what the writer means by "naturals" and "grinds" in paragraph 2.*

数　学

問題　　　　　　21 年度

[I] 次の文章の空欄に適する数を解答欄に記せ。ただし，分数は既約分数の形で答えよ。

(1) 「2^n を 7 で割ると 1 余る」という性質をもつ最小の自然数 n は ［ ア ］ である。したがって，2^{12} を 7 で割った余りは ［ イ ］，2^{2009} を 7 で割った余りは ［ ウ ］，$2^{2^{2009}}$ を 7 で割った余りは ［ エ ］ である。ただし，a^{b^c} は「a の b^c 乗」を意味するものとする。

(2) A と B が次のようなゲームをする。A はサイコロを 2 回投げて出た目の最大値 a を得点とし，B はサイコロを 1 回投げて出た目 b を得点とし，得点の大きい方を勝ち，同点なら引き分けとする。このとき，$a \leqq 5$ となる確率は ［ オ ］，$a \leqq 4$ となる確率は ［ カ ］，B が A に勝つ確率は ［ キ ］，引き分けとなる確率は ［ ク ］ である。

(3) O を原点とする数直線上に，点 $P_n(x_n)$ $(n = 0, 1, 2, \cdots)$ を次のようにとる。ただし，x_n は点 P_n の座標を表す。

　　$x_0 = 1$ とする。そして，n が偶数なら，線分 OP_n の中点を P_{n+1} とし，n が奇数なら，線分 $P_n P_0$ を $1 : 2$ に内分する点を P_{n+1} とする。

このとき，$m = 0, 1, 2, \cdots$ に対し，

$$x_{2m+1} = \boxed{\text{ケ}}\, x_{2m}$$
$$x_{2m+2} = \boxed{\text{コ}}\, x_{2m+1} + \boxed{\text{サ}}$$

が成り立つ。したがって，

$$x_{2m+2} = \boxed{\text{シ}}\, x_{2m} + \boxed{\text{ス}}$$

となり，

$$\lim_{m \to \infty} x_{2m} = \boxed{\text{セ}}$$
$$\lim_{m \to \infty} x_{2m+1} = \boxed{\text{ソ}}$$

を得る。

[II] 座標空間において，点 P は，円 $C_1 : \{(x, y, z) \mid x^2 + y^2 = 1,\ z = 0\}$ 上の点で，原点 O を中心として，点 $(1, 0, 0)$ から C_1 上を角 θ だけ回ったところにある。ただし，この回転は，z 軸の正の方向からながめたときの反時計回りを正の方向とする。また点 Q は，円 $C_2 : \{(x, y, z) \mid y^2 + z^2 = \sin^2 \alpha,\ x = 0\}$ 上の点で，O を中心として，点 $(0, |\sin \alpha|, 0)$ から C_2 上を角 $\theta + \alpha$ だけ回ったところにある。ただし，この回転は，x 軸の正の方向からなが

めたときの反時計回りを正の方向とし，α は定数であり，$\sin\alpha = 0$ のときは点 Q は原点 O であるとする。点 P と点 Q の間の距離を ℓ とする。

(1) 点 P の座標と点 Q の座標を，α, θ を使って表せ。（結果のみを記せ。）

(2) ℓ^2 を，α, θ を使って表せ。ただし，θ を一度だけ使う式にすること。

(3) α を定数として，θ が実数全体を動くとき，ℓ^2 の最小値を m，最大値を M とする。m と M を，α を使って表せ。（結果のみを記せ。）

(4) θ が実数全体を動くとき，

  (a) つねに $1 \leqq \ell \leqq \sqrt{3}$ となるような α の条件は何か。$\sin\alpha$ の値の範囲として答えよ。

  (b) $\ell \leqq \dfrac{\sqrt{3}}{3}$ を満たす θ が少なくともひとつ存在するような α の条件は何か。$\sin\alpha$ の値の範囲として答えよ。

(5) (3) で考えた m が 0 となるような α に対し，$\displaystyle \lim_{t\to\infty} \frac{1}{2t} \int_{-t}^{t} \ell\, d\theta$ を求めよ。

(注) xy 平面に対する z 軸の正の方向は，x 軸の正の方向からながめたときの反時計回りに，x 軸を中心軸として $\dfrac{\pi}{2}$ だけ回転すると，y 軸の正の部分が z 軸の正の部分に移るようにとるものとする。

[III] xy 平面において，0 でない実数 a に対し，原点 O を焦点，直線 $y = a$ を準線とする放物線を C_a とし，C_a の $x \geqq 0$ を満たす部分を D_a とする。また，$a, b > 0$ に対し，2 曲線 D_a, D_{-b} の交点を $P_{a,-b}$ とする。

(1) $P_{a,-b}$ の座標を求めよ。（結果のみを記せ。）

(2) $a, b > 0$ に対し，2 曲線 D_a, D_{-b} および y 軸で囲まれる領域の面積を求めよ。

(3) 条件

$$0 < r < a \quad \text{かつ} \quad 0 < r < b$$

を満たす a, b, r に対し，4 曲線 $D_{a+r}, D_{a-r}, D_{-(b+r)}, D_{-(b-r)}$ で囲まれる領域の面積を $S(a, b, r)$ とするとき，$a, b > 0$ に対して定義される関数

$$f(a,b) = \lim_{r\to +0} \frac{1}{r^2} S(a, b, r)$$

を求めよ。

(4) $a, b > 0$ が条件 $f(a, b) < 4$ を満たして動くとき，点 $P_{a,-b}$ の存在範囲を求め xy 平面上に図示せよ。

物　理

問題　　21年度

[I]　図1のように, 質量 M 〔kg〕の直方体の物体A (二辺の長さがそれぞれ a 〔m〕, b 〔m〕) が水平面に対してなす角 θ 〔rad〕の摩擦のある斜面に置かれている。長方形PQRSは紙面に垂直方向の辺の中点における断面を表している。Aは一様な物質でできていて, 重心はその中心の位置にある。S点からは, 質量の無視できるひもによって物体Bがぶら下がっていて, Bの質量 m 〔kg〕は変えることができる。重力加速度を g 〔m/s²〕として, 下の文章の _____ の中に適した答えを書きなさい。ただし, 力のモーメントは反時計回りを正とし, すべての答えに m' を用いないこと。

　　まず, Bの質量が十分小さく無視できる場合について考えてみよう。Aが斜面の上で静止しているとき, Aが斜面から受ける垂直抗力の作用点はP点とQ点の間にあり, P点から ア 〔m〕の位置にある。このとき, Aが斜面から受ける抗力によるP点のまわりの力のモーメントは イ 〔N·m〕である。

　　次に, Bの質量が無視できない場合について考えてみよう。m 〔kg〕の値を大きくしていくと, Aは斜面をすべらずにP点のまわりに時計回りに転倒し始めた。Aが転倒する直前のBの質量を m' 〔kg〕とすると, m' 〔kg〕は ウ 〔kg〕である。このとき, Aが斜面から受ける垂直抗力の作用点は, P点から エ 〔m〕の位置にある。

　　Bの質量を $2m'$ 〔kg〕とした場合にもAはすべらずに転倒し始める。このとき, Aが転倒しないように, R点とQ点の中点にひもをつないで斜面に平行で引き上げる方向に力 T 〔N〕を加えるとすると, T 〔N〕は オ 〔N〕以上である必要がある。

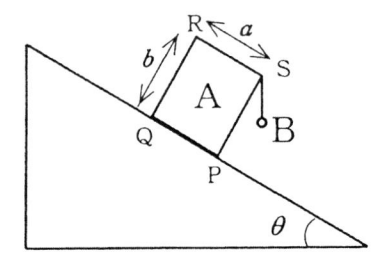

図1

[II]　静止している音源Aがあり, そこで発生させた振動数 f 〔Hz〕の音波が空気中を一定の速さ c 〔m/s〕で進んでいる。また, 音波の進行方向に垂直な小さい平面S (以後単に平面Sと表す) が音波と同じ向きに速さ v 〔m/s〕で進んでいる。c 〔m/s〕および v 〔m/s〕の値は両方とも正の値であり, v 〔m/s〕の値は c 〔m/s〕の値に比べて非常に小さい。なお,

風や温度の影響は無視できるものとする。下の文章の ☐ の中に適した答えを書きなさい。

まず，平面Ｓ上で観測される音波について考えてみよう（音波は平面Ｓに垂直に入射するものとする）。観測される音波の振動数は ☐ア☐〔Hz〕であり，その波長は ☐イ☐〔m〕である。

次に，平面Ｓから垂直に反射されてくる音波について考えてみよう。このとき，平面Ｓを振動数 ☐ア☐〔Hz〕の音波の発生源とみなすことができる。音源Ａの位置で静止して観測する場合，振動数は f〔Hz〕の ☐ウ☐ 倍であり，その波長は ☐エ☐〔m〕である。

平面Ｓに入射する音波と平面Ｓで反射した後の音波とが重なり合うと，うなりが生じるが，音源Ａと平面Ｓを結ぶ直線上で，音源Ａと平面Ｓとの間に静止した観測者が聞くうなりの回数は1秒間に ☐オ☐ 回である。

[Ⅲ]　下の文章の ☐ の中に適した答えを書きなさい。ただし，☐ア☐ と ☐カ☐ には「上」または「下」の漢字1文字を書きなさい。他の答えは整数または分数の正の数で書き，R_1, C_1, E などの記号は用いないこと。ただし，分数は約分すること。

図2の電気抵抗 R_1 (5 Ω), R_2 (3 Ω), R_3 (2 Ω), R_4 (3 Ω), R_5 (5 Ω)と内部抵抗が無視できる起電力 E (10 V)の電池からなる回路がある。R_1 と R_5 に流れる電流の大きさは等しく，R_2 と R_4 に流れる電流の大きさは等しい。R_3 の両端の電位を比較すると ☐ア☐ の方が高い。電気抵抗 R_1, R_2, R_3 を流れる電流の大きさは，それぞれ ☐イ☐ A, ☐ウ☐ A, ☐エ☐ A である。また，ＰＱ間の合成抵抗の値は ☐オ☐ Ω である。

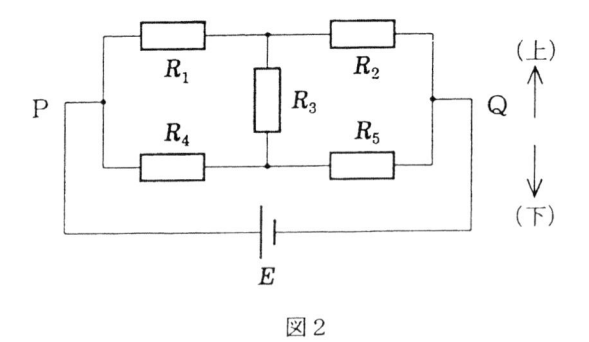

図2

図3のようにコンデンサー C_1 (5 μF), C_2 (3 μF), C_3 (2 μF), C_4 (3 μF), C_5 (5 μF)がつながっていて，どれも充電されていない。これに起電力 E (10 V)の電池を接続した。C_1 と C_5 にたまる電気量の大きさは等しく，C_2 と C_4 にたまる電気量の大きさは等しい。C_3 にたまる電気量は ☐カ☐ 側が正である。コンデンサー C_1, C_2, C_3 にたまる電気量の大きさは，それぞれ ☐キ☐ μC, ☐ク☐ μC, ☐ケ☐ μC である。また，Ｐ'Ｑ'間の合成容量の値は ☐コ☐ μF である。

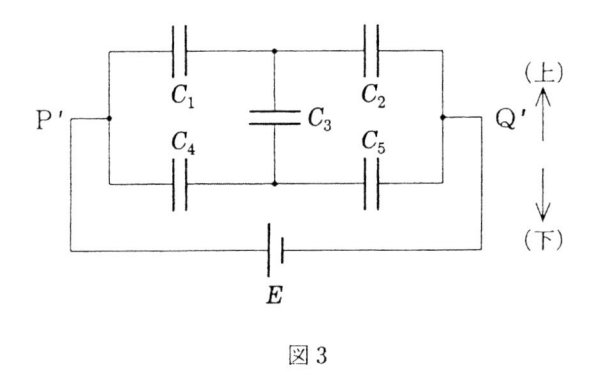

図 3

[IV]　図 4，図 5のように，断面積 S〔m²〕のシリンダーに，シリンダーの軸方向になめらかにすべることのできるピストンが入っている。全体は大気圧 p_0〔N/m²〕の大気の中に置かれている。シリンダー底面とピストンの内面までの距離を d〔m〕とすると，シリンダー内部の容積が最大になるときは $d = D$〔m〕である。最初，内部に温度 T_0〔K〕，大気圧に等しい圧力 p_0〔N/m²〕の単原子分子の理想気体が入っている。気体定数を R〔J/(mol·K)〕，重力加速度を g〔m/s²〕として，下の文章の □ の中に適した答えを書きなさい。ただし，d は用いないこと。数値が整数でない場合，小数でなく分数を用い，必ず約分すること。なお，シリンダーとピストンは断熱材でできているが，内部の気体の温度を調節することができる。

　まず，図 4のようにシリンダーをその軸が水平になるように置くと，ピストンは $d = \frac{1}{2}D$〔m〕の位置で止まった。内部の単原子分子の理想気体の量は | ア |〔mol〕である。

　次に，図 5のようにシリンダーをその軸が鉛直になるように置き，温度を T_0〔K〕に保ったところ，$d = \frac{1}{3}D$〔m〕になった。この状態を状態Aとする。このとき，気体の圧力は | イ |〔N/m²〕である。また，ピストンの質量は | ウ |〔kg〕であることがわかる。

　さらに，シリンダー内の気体をゆっくり熱したら，ピストンは $d = \frac{2}{3}D$〔m〕の位置に上昇した。このとき，気体の温度は | エ |〔K〕である。この状態を状態Bとする。状態Aから状態Bへの過程で気体の内部エネルギーは | オ |〔J〕だけ増加した。

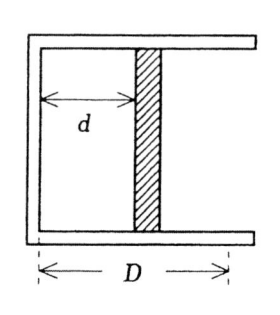

図 4

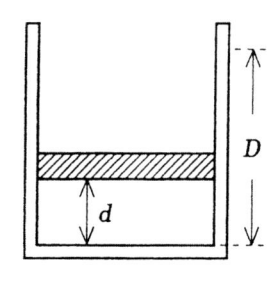

図 5

化　学

問題　　　　　　　　　　　21年度

［Ⅰ］　以下の問いに答えなさい。

(1)　氷の結晶中において，1個の水分子に隣接している水分子は何個ですか。数値で示しなさい。

(2)　塩化ナトリウムが水溶液中でモル比 1：1 に完全に解離することを，電気化学的な測定以外の方法で知るには何を測定すればよいですか。一つだけを5字以内で書きなさい。ただし，電気化学的な測定とは，溶液中に電極を入れる測定のすべてを指すものとする。

(3)　一般に金属は熱をよく伝える性質がある。その理由を 20 字以内で説明しなさい。

(4)　ブレンステッドの塩基の定義を 15 字以内で書きなさい。

(5)　C(固体) + CO$_2$(気体) = 2CO(気体) − 172 kJ　の反応で CO の生成率を低くするには，温度と圧力をどのようにすればよいですか。それぞれについて，「高くする」または「低くする」のように書きなさい。

(6)　アルミニウムが濃硝酸に溶けにくい理由を 30 字以内で説明しなさい。

(7)　次に示す分子の中で，炭素間の結合距離が長いものから順に，不等号の記号 ＞ を用いて並べなさい。

　　　　　エチレン，ベンゼン，エタン，アセチレン

(8)　次の分子を分子式に直し，非共有電子対を多く含むものから順に，不等号の記号 ＞ を用いて並べなさい。

　　　　　塩化水素，フッ素，アンモニア，メタン

［Ⅱ］　次の文章を読んで，以下の問いに答えなさい。

　　二クロム酸カリウムの結晶を蒸留水に溶解して 0.30 mol/L 水溶液を調製した。この二クロム酸カリウム水溶液に 0.60 mol/L 水酸化カリウム水溶液を過不足なく加えて，クロム酸カリウム水溶液を得た。これを溶液 A とする。

　　溶液中で二クロム酸イオンがクロム酸イオンへと変化する反応は，式①で表される。

$$Cr_2O_7{}^{2-} + \boxed{\text{ア}} \longrightarrow 2CrO_4{}^{2-} + \boxed{\text{イ}} \quad \cdots ①$$

　　溶液 A と同体積の 0.80 mol/L 硫酸カリウム水溶液を混合した後，この混合溶液を蒸留水で 5 倍に希釈して溶液 B を得た。

問 1　0.30 mol/L 二クロム酸カリウム水溶液に希硫酸とエタノールの混合液を加えて加熱した。溶液中の二クロム酸カリウムがすべて反応したとき，溶液は何色になりますか。

問 2　溶液 **A** を得る際，水酸化カリウム水溶液を加える前後で溶液の色は何色から何色に変化しますか。

問 3　反応式 ① の $\boxed{ア}$ および $\boxed{イ}$ に入る化学式を，必要ならば係数をつけて書きなさい。

問 4　溶液 **B** を攪拌しながら，0.040 mol/L 塩化バリウム水溶液を徐々に加えた。CrO_4^{2-} および SO_4^{2-} は加水分解しないものとして，(1)〜(4)に答えなさい。ただし，$BaCrO_4$ および $BaSO_4$ の溶解度積をともに $1.2 \times 10^{-10}\ (mol/L)^2$ とし，沈殿の生成にもとづく溶液の体積変化は無視できるものとする。

(1)　CrO_4^{2-} と SO_4^{2-} のどちらが先に沈殿を生じますか。

(2)　溶液 **B** に，それと同体積の 0.040 mol/L 塩化バリウム水溶液が加えられたとき，一方の陰イオンの沈殿だけが生じた。溶液中の Ba^{2+} の濃度は何 mol/L になっていますか。有効数字 2 桁で求めなさい。

(3)　溶液 **B** に 0.040 mol/L 塩化バリウム水溶液を加えていき，溶液全体の体積が溶液 **B** の a 倍になったとき，もう一方の陰イオンの沈殿が生じ始めた。このときの溶液中の Ba^{2+} のモル濃度を，a を用いて表しなさい。

(4)　(3)の時点において，(2)で沈殿を生じた陰イオンの何%が沈殿になっていますか。物質量の百分率(%)を有効数字 2 桁で求めなさい。

[Ⅲ]　一定の温度に保たれた容積 5.00 L の密閉容器に，はじめに気体の H_2 1.00 mol と気体の I_2 1.00 mol を入れて反応させると，ある反応時間 t (s) において，容器中の I_2 は 0.500 mol に減少した。この気体反応は ① 式で示される可逆反応であり，$[H_2]$ の減少速度は ② 式で示される。式中の k_1 と k_2 は速度定数であり，$k_1 = 6.43 \times 10^{-2}$ L/(mol·s)，$k_2 = 1.16 \times 10^{-3}$ L/(mol·s) である。気体はすべて理想気体とし，容器内の全圧は反応途中のどの時点でも一定であるとして，以下の各問いに答えなさい。ただし，答えはすべて有効数字 3 桁で，単位を付けて書きなさい。

$$H_2 \ + \ I_2 \ \rightleftharpoons \ 2HI \qquad \cdots ①$$

$$-\frac{\Delta[H_2]}{\Delta t} = k_1[H_2][I_2] - k_2[HI]^2 \qquad \cdots ②$$

問 1　反応時間 t において，容器中に存在する HI の物質量 (mol) を求めなさい。

問 2　反応時間 t における正反応の速度 v_1 を求めなさい。

問 3　反応時間 t における逆反応の速度 v_2 を求めなさい。

問 4　反応時間 t における $[HI]$ の増加速度 $\dfrac{\Delta[HI]}{\Delta t}$ を求めなさい。

問 5　この反応が平衡にあるときの v_1 と v_2 を求めなさい。ただし，反応 ① の平衡定数は $(7.45)^2$ とする。

[IV]　次の (1)〜(5) の文を読み以下の問いに答えなさい。ただし，原子量は C=12.0，H=1.00，O=16.0 とする。

(1)　分子内の炭素原子間に二重結合を一つ含む鎖状炭化水素は ア と呼ばれ，工業的には石油ナフサの イ で製造されるが，実験室ではアルコールを脱水することで得られる。例えば，ウ に濃硫酸を加え約 エ ℃に加熱するとエチレンが得られる。

(2)　ア の二重結合の確認には，硫酸酸性の過マンガン酸カリウム水溶液や オ が用いられる。ア を含む溶液と オ を混合してよく振り混ぜると，オ の色は赤褐色から無色に変化する。一方，硫酸酸性の過マンガン酸カリウム水溶液を用いると，二重結合は酸化されて結合が開裂し，カルボニル基を含む化合物が生成する。下式に示す化合物の場合はケトンとアルデヒドを生じるが，アルデヒドはさらにカルボン酸にまで酸化される。

注：R_1-, R_2-, R_3- は $C_nH_{2n+1}-$ で表されるアルキル基（n は正の整数）

この反応を利用して分子中に二重結合をもつ化合物の構造を決めることができる。

(3)　脂質には カ 脂質と キ 脂質とがあり，カ 脂質は脂肪酸とアルコールからなるが，キ 脂質にはリン酸，タンパク質，アミンや ク も含まれている。カ 脂質は主に油脂を示し，常温で固体のものを脂肪，液体のものを ケ という。油脂を酵素 コ で加水分解すると脂肪酸とグリセリンを生じる。

(4)　1 種類の脂肪酸からなる油脂 8.84 g を完全に加水分解したところ，脂肪酸 A と 0.92 g のグリセリンが生成した。

(5)　(4)で得られた脂肪酸 A の 1 mol を，硫酸酸性の過マンガン酸カリウム水溶液で酸化すると，ジカルボン酸 $HOOC-(CH_2)_7-COOH$ および，ケトン B $(C_nH_{2n+1})-\overset{\underset{\|}{O}}{C}-CH_3$ がそれぞれ 1 mol ずつ生成した。

問1　(1)〜(3)の ア 〜 コ の中に適当な語句または数値を入れなさい。

問2　(2)のように，硫酸酸性溶液中で過マンガン酸カリウムを用いて酸化反応を行ったときのマンガンの酸化数の変化を例にならって答えなさい。　　例：+3 →+1

問3　脂肪酸 A の分子量を求めなさい。

問4　脂肪酸 A の炭化水素基部分に含まれる二重結合の数を答えなさい。

問5　脂肪酸 A の分子式を書きなさい。

問6　(5)のケトン B におけるアルキル基の n の値を求めなさい。

問7　脂肪酸Aとして考えられる構造式をすべて書きなさい。ただし，長い直鎖部分は $-(CH_2)_4-$ のように省略して表すこと。

生　物

問題　21年度

[I]　動物の発生に関する A，B の 2 つの文章を読み，各問に答えよ。

A. 発生の初期に現れる始原生殖細胞は，将来 [1] となる場所に移動した後，[2] 細胞へと分化する。[2] 細胞は①分裂によって増え，やがてその一部は栄養分を蓄えて肥大し，[3] 細胞となる。[3] 細胞は，②分裂を経て最終的に受精可能な卵を形成する。哺乳類では，卵は精子と [4] 内で受精し，③分裂を繰り返して桑実胚を形成する。

問1　[1] ～ [4] に適する語句を記せ。ただし，[1] と [4] には器官の名称を入れよ。

問2　下線部①～③の分裂のうち，減数分裂であるものをすべて選び，番号で答えよ。

問3　[2] 細胞の 1 個あたりの DNA 量が D から $2D$ の範囲であるとき，分裂期直前の [3] 細胞および最終的に形成される卵の DNA 量は，細胞 1 個あたりそれぞれどれだけか。次の(ア)～(キ)から 1 つずつ選び，記号で答えよ。
(ア) $8D$　　(イ) $4D$　　(ウ) $2D$　　(エ) D　　(オ) $\frac{1}{2}D$　　(カ) $\frac{1}{4}D$　　(キ) $\frac{1}{8}D$

問4　8 個の受精卵を得るためには，[3] 細胞および二次精母細胞はそれぞれ何個必要か。ただし，すべての細胞は受精し，途中の過程で死ぬ細胞はないと仮定する。

問5　[2] 細胞の染色体数が $2n = 20$ であるとき，受精卵は何通りの異なる染色体の組合せをもつ可能性があるか。次の(ア)～(キ)から 1 つ選び，記号で答えよ。ただし，染色体の乗換えによる遺伝子の組換えは起こらないと仮定する。
(ア) 10^2　　(イ) 20^2　　(ウ) 10^4　　(エ) 20^4　　(オ) 2^{10}　　(カ) 2^{20}　　(キ) 2^{40}

B. 下図は，カエルの [5] 胚と尾芽胚の断面図である。図中の [10] では，[9] に近い部分が④軟骨細胞へと分化し，その後，脊椎の骨を形成することが知られている。そこで，[9] が [10] に及ぼす作用を調べるために，[10] 全体を尾芽胚から取り出し，薬品を用いて細胞をばらばらにした。この細胞を用いて以下の実験を行った。ただし，各実験における培養時間および記載事項以外の条件は同じとする。

(実験1)　[9] から抽出したタンパク質 X を高濃度で培養液に加え，細胞を培養したところ，すべての細胞が軟骨細胞へと分化した。これに対し，タンパク質 X を加えない場合

には，細胞は未分化な状態にとどまり，軟骨細胞には分化しなかった。

（実験 2）調節遺伝子 y の mRNA を合成し，細胞に注入した。この細胞を，タンパク質 X を加えない培養液で培養したところ，軟骨細胞へと分化した。

（実験 3）調節遺伝子 y の mRNA についてのみ，その翻訳を特異的に阻害する物質 Z がある。物質 Z を細胞に注入し，この細胞を実験 1 と同様にタンパク質 X を加えた培養液で培養したところ，細胞は未分化な状態にとどまり，軟骨細胞には分化しなかった。物質 Z は培養終了まで分解されず，細胞内に残っていた。

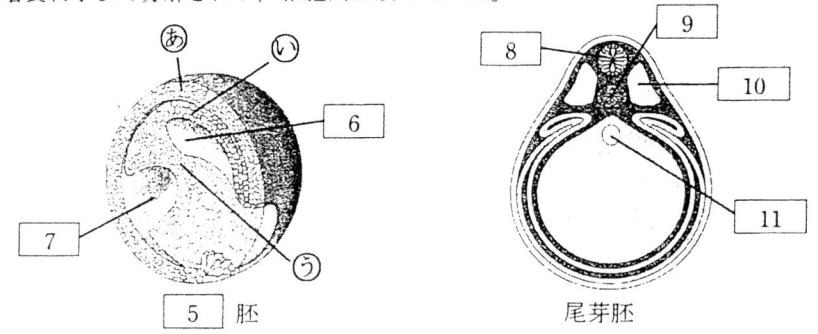

問 6 　 5 　～ 11 　の名称を，次の（ア）～（サ）から 1 つずつ選び，記号で答えよ。同じ記号を何度用いてもよい。

　（ア）桑実　　（イ）原腸　　（ウ）胞　　（エ）胞胚腔　　（オ）体腔　　（カ）神経管
　（キ）腸管　　（ク）脊索　　（ケ）原口背唇部　　（コ）体節　　（サ）腎節

問 7 　尾芽胚の 8 　～ 10 　は， 5 　胚のいずれの胚葉から形成されるか。図中の ⓐ～ⓒ からあてはまるものを 1 つずつ選び，記号で答えよ。同じ記号を何度用いてもよい。

問 8 　 8 　からは将来何が形成されるか。次の（ア）～（オ）からあてはまるものをすべて選び，記号で答えよ。

　（ア）眼の水晶体　　（イ）眼の錐体細胞　　（ウ）視床下部　　（エ）えら　　（オ）表皮

問 9 　下線部④以外に， 10 　から形成されるものを，次の（ア）～（カ）から 2 つ選び，記号で答えよ。

　（ア）真皮　　（イ）表皮　　（ウ）骨格筋　　（エ）心筋　　（オ）内臓の筋　　（カ）脊髄

問 10 　実験 2 で，調節遺伝子 y の mRNA を細胞に注入する代わりに，y からつくられる調節タンパク質 Y を培養液に加えて細胞を培養したところ，軟骨細胞には分化しなかった。実験 2 の結果と異なり，分化しなかったのはなぜか。この理由として可能性があるものを，次の（ア）～（オ）からすべて選び，記号で答えよ。

　（ア）タンパク質 Y は，細胞膜を通過できない。

（イ）タンパク質Yは，核膜を通過できない。

（ウ）タンパク質Yと結合するDNAの領域が細胞内に存在しない。

（エ）タンパク質Yと結合するmRNAが細胞内に存在する。

（オ）タンパク質Yは，培養液中で分解される。

問11　実験1〜3の結果をもとに，[10]のうち，[9]に近い部分がどのようにして軟骨細胞へと分化すると考えられるか，「タンパク質X」，「調節遺伝子y」の語句を使って説明せよ。

問12　物質Zはどのような性質をもつか。次の（ア）〜（オ）から最も適切なものを1つ選び，記号で答えよ。

（ア）タンパク質Xと結合する。

（イ）調節タンパク質Yを分解する。

（ウ）調節遺伝子yのmRNAと結合する。

（エ）ゲノムにある調節遺伝子yの領域を分解する。

（オ）tRNAを分解する。

[II]　下記の文章を読み，各問に答えよ。

　　春になると花を咲かせる長日植物（限界暗期14時間）がある。各個体の花の色は1組の対立遺伝子によって決められており，赤（対立遺伝子B）が白（対立遺伝子b）に対して優性である。赤花から集めた花粉を白花のめしべの柱頭につけ，多数の種子を得た。下図は，受粉後のめしべの縦断面と，完成した種子の1つを示している。

　　この植物の種子は，レタスにみられるような光発芽種子である。発芽に関与する色素タンパク質は，[1]と[2]の吸収によって，構造が可逆的に変化する。[1]の多い環境では，種子内に[2]を吸収する型の色素タンパク質が増え，発芽は促進される。

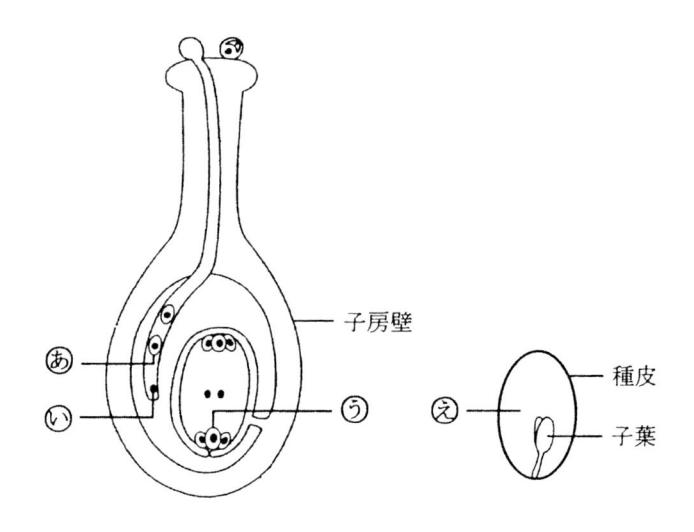

問1　□1□ と □2□ にあてはまる光の種類を，次の(ア)～(キ)から1つずつ選び，記号で答えよ。

(ア) 紫外光　　(イ) 青紫色光　　(ウ) 赤色光　　(エ) 黄色光　　(オ) 緑色光

(カ) 赤外光　　(キ) 遠赤色光

問2　種子が発芽すると，芽ばえは光合成を行って成長する。光合成色素であるクロロフィルaが主に吸収する光を，問1の(ア)～(キ)から2つ選び，記号で答えよ。

問3　発芽を促進する植物ホルモンと，抑制する植物ホルモンの名称を，それぞれ1つずつ記せ。

問4　文章中の植物にあてはまる記述を，次の(ア)～(エ)からすべて選び，記号で答えよ。

(ア) 維管束植物である。

(イ) 照葉樹林の地表に届く光は，種子の発芽を促進する。

(ウ) 芽ばえは，光合成をしているときには呼吸を行わない。

(エ) 12 時間の明期と 12 時間の暗期を交互に与えると，花芽は形成されない。

問5　文章中の植物の，次の(ア)～(エ)の細胞について，花の色を決める遺伝子の遺伝子型を答えよ。遺伝子型に複数の可能性がある場合は，それらすべてを記せ。また，花の色を決める遺伝子が存在しない場合は，解答欄に「無」と記入せよ。

(ア) 種子の⑤の部分の細胞　　　(イ) 種子から育つ芽ばえの葉の細胞

(ウ) ⑤の細胞　　　　　　　　　(エ) ⑥の遺伝子型がbである場合の，⑧の細胞

問6　次の(ア)～(エ)の記述が正しければ，解答欄に「正」と記入せよ。間違っている場合は，下線部を訂正せよ。

(ア) 種子植物における茎の肥大成長は，木部と師部の間にある<u>クチクラ層</u>とよばれる分裂組織のはたらきで起こる。

(イ) 被子植物の重複受精においては，精細胞と卵細胞による受精に加えて，<u>花粉管細胞</u>と中央細胞による受精も行われる。

(ウ) 光合成の作用スペクトル（作用曲線）とは，<u>光の強さ</u>と光合成速度との関係を示す曲線のことである。

(エ) 植物の根は，重力に対して<u>正の傾性</u>を示す。

［Ⅲ］　下記の文章を読み，各問に答えよ。

　　米やパンを食べると，デンプンは酵素 X によりマルトースに分解され，マルトースはさらに酵素 Y によりグルコースに分解されることが知られている。この酵素 X の性質を調べるために，次の①〜③の手順で実験を行い，表にまとめた。

① 前処理：　各試験管に一定量の酵素 X を入れた。さらに，試験管 E には濃塩酸を，試験管 F にはトリプシンをそれぞれ加えた。緩衝液（pH 7.5）を加えて各試験管の液量を一定にしたのち，表に示した温度に 30 分間保った。

② 酵素反応：　デンプンあるいはグルコースを各試験管に加え，30 分間 35℃ に保った。

③ 検出反応：　酵素反応後の液にデンプンが含まれているかどうかを調べるために，各試験管にヨウ素溶液を加えた。デンプンが含まれていると，デンプンがヨウ素を取り込んで複合体をつくり，青色を呈する。この反応で生じた色調を検出結果として表に示した。ただし，ヨウ素自身の色は無視した。

試験管記号	A	B	C	D	E	F
前処理	酵素 X	酵素 X	酵素 X	酵素 X	酵素 X　濃塩酸	酵素 X　トリプシン
	35℃	35℃	4℃	80℃	35℃	35℃
酵素反応	デンプン	グルコース	デンプン	デンプン	デンプン	デンプン
検出結果	透明	㋐	㋑	青色	青色	青色

問1　酵素 X と酵素 Y の名称をそれぞれ記せ。またヒトの体内では，分泌された酵素 X は主にどの部位で働くか。あてはまるものを次の(ア)〜(ク)から 2 つ選び，記号で答えよ。
　(ア) 口腔　　　(イ) 食道　　　(ウ) 胃　　　(エ) 小腸　　　(オ) 大腸
　(カ) 肝臓　　　(キ) 胆のう　　(ク) すい臓

問2　試験管 A での実験は，酵素 X がデンプンを分解することを検証するために行った実験である。これに対する対照実験を行ったところ，青色の検出結果を得た。この実験の条件として最も適切なものを，次の(ア)〜(オ)から 1 つ選び，記号で答えよ。ただし，他の条件は試験管 A での実験と同じとする。
　(ア) デンプンを加えない。
　(イ) デンプンの代わりに酵素 Y を加える。
　(ウ) 酵素 X を入れない。

（エ）酵素Xの代わりにマルトースを入れる。

（オ）酵素Xを入れず，デンプンも加えない。

問3　表の⑥と⑩の色調は，青色あるいは透明のどちらであると予想されるか。それぞれ記せ。

問4　試験管D，E，Fではどのようなことが起きて，検出結果が青色になったのか。その理由をそれぞれ説明せよ。

英　語

解答　21年度

Ⅰ　出題者が求めたポイント

[全訳]

　思いがけなく犬のほえ声を聞くと、あなたの心臓の脈は速くなり、筋肉を流れる血液の量は増加する。と同時に、大事なホルモン、ノルエピネフリンが脳に放出され、あなたを油断怠りなく用心深くする。しかし、本当に危険な状況の時には、この反応はすばやくはあっても、それでも遅すぎることがあるかもしれない。停電の時のように、体の要求が資源の供給を上回ることもある。多くの動物たちが、危機に反応するのに必要なほんの1秒で、他の動物のごちそうとなってきた。(1)彼らがいつパワーの供給を増やすかを前もって知り、もっと気をつけることができていたらよかった。もし彼らがこの危機を予測できていたら、もっと有効な反応が産み出されていたかも知れない。

　長い間にわたって、脳は未来を予測するための多くのメカニズムを進化させてきた。このようなメカニズムの生物学的目的は、体と心を未来のできごとに備えさせること、そして同時に、体のエネルギー資源の消耗を最小限にくいとめることである。生理学上の観点からすると、体のエネルギー消費に影響を及ぼしている、2つの相互に関係しているシステムがある。それは、「興奮」と「注意喚起」である。興奮のシステムは、脈拍や呼吸や発汗やその他多くの、動くことと結びついた体の機能をとりしきっている。注意喚起のシステムはもっと微妙だ。注意喚起が脳を、外界ともっと向き合うように促す。私たちは特に何も見てないのではなく、じっと見ると焦点が合うようになる。会話に注意を払わないのではなく、話されていることに強い関心を寄せる。空想にふけるのではなく、この場所この時間という現実には注意する。これはすべてエネルギーを使っている。

　興奮と注意喚起のレベルは、環境からの今現在の要求と予期される要求の両方によって変わる。興奮と注意喚起が環境にいかに反応するかを考えると、私たちはすぐに「増加させる」と思ってしまう。しかし興奮と注意喚起のシステムは、反応することを「減少させる」あるいは「抑制する」こともある。(2)退屈や眠いといった経験もまた、興奮や喜びの経験と同じく、環境が要求してくるものに対する体の反応の表れなのである。

　私たちはまた、興奮と注意喚起を、生活の不確実性を処理しているシステムと考えるかも知れない。しかし、私たちが生活の中でこれから起こるできごとのすべてを、きっちり正確に確実に知っていたとしても、私たちはなお、来たるべきできごとに対して心と体を準備しておくために、先回りの精神的肉体的変化を必要としている。たとえば、午前9時18分に道に障害物に遭遇し、自転車でそれをよけなければならなくなることを、私が知っていたとしよう。この、神のごとき予備知識は、その障害物に気を留め、予定の時間に適切な体の動きをすることから私を解放するものではない。また、必要とされる精神的肉体的動きを行うことを、要求されるまでしないで済ませることもできない。

　もちろん、このように未来を完全に知ることはありえないし、無数の可能性のある未来のために体と心の準備を整えることにかけては、私たちの本能はどうしようもなく悲観的である。つまり、自然は最悪を想定するものなのだ。たとえば、ドアをばたんと閉めることを考えてみよう。ドアがばたんと閉まりそうだと、たとえわかっていたとしても、本能的な衝撃と身を守ろうとする衝動を、押さえつけることは困難である。私たちはドアがなにも危害を及ぼさないことを知ってはいるが、ドアの閉まるばたんという音は、とりあえずは強力な身体反応を引き起こす。困ったことではあるが、自然は一番わかっているのだ。(ア)千の偽の警鐘に反応する方が、(イ)たったひとつの真に危険な状況を見逃すよりはいいのである。

[解説]

（問7の選択肢の訳）

a. 脳が未来のできごとを予期する能力を発達させてきた理由のひとつは、脳の持ち主が危機に対するより良い反応を形成するのを、手助けすることだった。

b. 私たちの興奮と注意喚起のレベルは、脳が未来に起こると予想するものに対する反応によってのみ異なる。

c. 何が起こるかを推測する脳の能力は、私たちの体がエネルギーを保存することを助けることはない。

d. 私たちが未来のできごとを正確に予測できれば、それに対処するための興奮と注意喚起のレベルを変える必要はないだろう。

e. どんな状況でも、本能が体に、好ましい結果を予想するように教えてくれる。

[解答]

問1. 他の動物の餌食となった動物は、いつパワーの供給を増やすかを前もって知り、もっと気をつけることができていたらよかった。

問2. 全訳中の下線部(2)を参照。

問3. though it is quick

問4. Instead

問5. c

問6. b

問7. a

問8. (1) エ　　　(2) エ

Ⅱ　出題者が求めたポイント

[全訳]

　問題を解決する必要があることは、私たちの生活の毎日毎日の特徴である。問題には単純なのから複雑なものまで、(1)些細なものから命に関わるものまで、多くの異なるタイプがある。複雑で命に関わる問題のよ

く知られている例が、アポロ 13 号の宇宙飛行の時に起こった。月へと向かう飛行の間、地球から 20 万マイルくらいのところで、ある爆発があり、宇宙船は広範囲にダメージを被った。これは、「ヒューストン、われわれには問題が発生した。」という、よく知られている抑制されたメッセージで宇宙管制センターに伝えられた。問題とは、限られたパワーと水と酸素で乗り組んでいる 3 人の宇宙飛行士の命を支えながら、いかに宇宙船をターンさせて地球に戻ってくるかであった。ほとんどの人々は、このようなドラマティックな問題に対処する必要はないが、それでも、日々、問題に対処している。たとえば、あなたは、バスに乗り損ねたときにいかに家に帰るかとか、電話番号をなくしたときにどうやってその人に連絡するかとか、楽しそうでない友だちをいかに助けるかとか、英語の宿題でどうやってすばらしい一節を作りだすかとかいう問題に直面するかもしれない。

　人々が対処する問題は実に(2)さまざまなので、問題とは何かを定義するのは必ずしも簡単ではない。問題は、人が(3)現在の状況、えして望ましくない状況から、もっと良い状況へと抜け出す方法がわからない時に発生するという学者もいる。どんな問題にも必ずある要素のうちのふたつは、最初の状況とゴール地点である。アポロ 13 号のクルーにとって最初の状況とは、損傷した宇宙船ではるかかなたの宇宙にいるということである。あなたが優れた英語の一節を書こうとしているのなら、最初の状況とは[　　　　　　]。到達点とはあなたが達成したいと思っている状況(無事地球に戻ってくるとか、最高点をもらうような一節を書くとか)である。あることが問題となるのは、スタート地点からゴール地点までの行き方がわからないときのみである。ゴール達成の方法がすぐにわかるのなら、問題ではないのだから。どんな問題に対しても、ひとつの状態からもっといい状態へと変えることのできる、さまざまなタイプの過程と行動がある。これはオペレーターと呼ばれる。アポロ 13 号のクルーにとって、オペレーターは飛行計画の変更、水の保持、月着陸船内の居住などであった。

　多くの問題のもうひとつの特徴は、スタート地点からゴール地点まで行く過程が、段階ひとつでは達成できないことである。ゴールに着くためには、多くの中間段階を通り抜けなければならない。複雑な問題を解決しようとすれば、あなたはそれを、一連の、それより小さい別のゴールに分解して、一度に一つずつ取り組んでいかなければならない。それぞれの小ゴールは、最初の地点とゴール地点との距離を縮めるのに役立つ。

[解答]
問 1. (1) ranging　(2) arose　　(3) sustaining
　　 (4) faced　　(5) produce　(6) indicates
問 2. (1) c　(2) d　(3) c　(4) d
問 3. (A) c　(B) b　(C) d
問 4. be that you cannot think of any good paragraph

Ⅲ　出題者が求めたポイント
[全訳]
　会話を読み、後に続く要約文のそれぞれの空白に、適語を 1 語ずつ入れて完成させなさい。

Ａ：ケン、ちょっと話していいかな。きみは今学期クラスでほんとによくやったと思う。それを言いたかったんだ。先週出したきみの課題もすばらしかった。

Ｂ：ありがとうございます、ジェンキンス先生。大変時間をかけてやったんです。

Ａ：ああ、そうだとわかるよ。きみの夏休みの予定はどうなんだろうとも思っているのだが。

Ｂ：長野でテニス部の合宿がある以外は、特に何も予定はありません。

Ａ：8 月の第 2 週にある、大学の集中英語プログラムのことは聞いたことある?

Ｂ：はい、聞いています。すばらしいプログラムのようですね。でも、テニス部の旅行が予定されている時期のような気がします。正確にはわかりませんが。

Ａ：調べてみなさい。きみがそのプログラムから得るものはたくさんあると思うし、きみが来てくれたら私も嬉しいんだけどね。

Ｂ：ありがとうございます。ひょっとして日にちを間違えているのかもしれませので、可能ならばぜひとも参加したいと思います。すぐに調べてみます。

Ａ：今日の午後研究室に立ち寄って、どうなったか教えてくれないか。

Ｂ：はい、わかりました。

要約
　ジェンキンス教授は、ケンのクラスでの勉強と最近提出した課題のことで、ケンを[A]ほめた。教授はまた、大学の夏季英語プログラムに[B]参加することを、ケンに勧めた。ケンはそれに興味を持っているの[C]だが、その英語プログラムはテニス部の合宿と同じ時期に[D]あるかもしれないと思った。彼は調べてみて、午後ジェンキンス教授に[E]知らせることに同意した。

[解答]
(A)：praised　(B)：participate　　(C)：Though
(D)：fall　　(E)：know

Ⅳ　出題者が求めたポイント
[全訳]
　英文を読んで後の問いに答えなさい。
　1990 年代の初め、ベルリンのエリートの音楽アカデミーで、優秀さがどれくらいの(1)程度生まれつきの才能から来るのかを調べるために、ある研究が行われた。研究者たちは、学校でヴァイオリンを勉強している生徒たちを 3 つのグループに分けた。1 番目はスター、世界的レベルのソリストになる可能性を持つ生徒たち。2 番目は「優秀」と見なされる生徒たち、つまり、トップレベルのオーケストラで演奏することになる生徒たち。3 番目がうまくはあるが、プロとして演奏する以外にキャリアを築きそうにない生徒たちだった。全員に「あなたは最初にヴァイオリンを持って以来、今まで何

時間練習してきましたか。」という同じ質問がなされた。

　この研究が明らかにしたのは、生徒たちのほとんどが 5 歳くらいでヴァイオリンを始め、最初の段階では 1 週間に 2、3 時間という、およそ同じ量の練習をしたということである。しかし、8 歳くらいで大きな違いが現われ始めた。クラスを最優秀で終えると思われる生徒たちは、他の生徒たちより多くの時間を練習に充てるようになり、20 歳までに 1 週間に 30 時間を優に越える時間練習していた。その年齢までに、エリートの演奏者はそれまでの生活の中で総計 10000 時間練習していた。優秀生徒は総計 8000 時間、そして単にうまいというレベルの生徒はたった 4000 時間を越えるくらいであった。この研究で興味深いのは、研究者たちは、「天才」すなわち仲間と同じくらいの練習もしないで、努力なしにトップまで登りつめることのできたミュージシャンは、見つけられなかったということだ。彼らはまた、「不毛な努力家」、すなわち他のだれより一生懸命練習したのに、トップレベルに入り込むのに必要なものを得ることもなかった生徒たちも、見つけることができなかった。最高の音楽学校に入れるくらいの能力を生来持っている生徒なら、どんなレベルになるかの違いが出てくるのは、単にどのくらい練習するかによることを、この研究は示している。

　実は、この考え方、すなわち、複雑な課業での優秀さは重要な最低レベルの練習を必要とするという考え方は、専門技術修得の研究に繰り返し現れるもので、研究者たちの意見は、彼らが本物の専門技術修得のための魔法の数字と思っている 10000 時間というところに落ち着いている。神経科医のダニエル・レヴィリンは次のように書いている。「作曲家、野球選手、小説家、アイススケーター、コンサートピアニスト、チェスプレーヤー、大犯罪人を調べていけばいくほど、この数字が登場する。10000 時間はだいたい、1 日およそ 3 時間、つまり 1 週間に 20 時間の、10 年以上にわたる練習に相当する。本物の世界的レベルの専門技術がこれ以下の時間で達成されたケースは、まだだれも見つけていない。」

　同じことが、私たちが天才だと思う人たちにも当てはまる。たとえばモーツァルトは、よく知られているように、6 歳で音楽を書き始めた。モーツァルトの初期の作品は卓越しているわけではない。最も初期の曲はすべて、おそらく父親によって作られたもので、次第に改善されていったのだろう。傑作と見なされる曲で最も早い時期のものは、モーツァルトが 21 歳になって初めて作られたが、彼はその頃までにはすでに 10 年間、コンチェルトを作ってきていた。

　10000 時間はもちろん膨大な時間の量である。全くあなた 1 人でこの数字に達することは不可能に近い。あなたは、励まし力になってくれる身内を持っていなければならない。あなたは貧乏であってはならない。なぜなら、生活費の足しにパートタイムの仕事をしなければならないとしたら、十分な時間が残されていないか

らである。実際、ほとんどの人々は、必要な練習をするためのチャンスを与えてくれる、ある種の途方もない機会を持つ場合にだけ、この数字に本当に到達できるのである。

問題 1. 英文によると、次の a から g までの内で正しい 2 つの文はどれか。

a. 英文に書かれている研究は 1995 年に行われたようだ。

b. 天性の才能は、その人が優秀になるための能力とは何も関係がないように思われる。

c. 20 歳までに総計 8000 時間練習した音楽学校の生徒たちは、音楽でまずまずの生計を立てることができそうだ。

d. 練習 10000 時間という魔法の数字に達してなければ、あなたはある分野での世界レベルの優秀さを獲得することはないだろう。

e. 10000 時間ルールというのは音楽の分野に限られている。

f. 10000 時間ルールということでは、モーツァルトは例外と見なさなければならない。

g. ほとんどの人々にとって、あることを十分に練習してその分野のトップになることは、実際にはそれほど難しくはない。

問題 2. 英文によると、次ぎのうち内容が合っていない 2 つはどれか。

a. ベルリンの研究の生徒はだれも、才能のないミュージシャンとは見なされていなかった。

b. 世界レベルのミュージシャンと単に上手なミュージシャンとを真に分けるのは、8 歳までにやった練習の量である。

c. 本物の優秀さはまず第一に天性の才能から来るものだということを、研究は示している。

d. 研究が示唆しているのは、5 歳くらいにやった練習の量は、あなたが後に獲得する成功のレベルにとっては決定的でないということだ。

e. 生来の能力だけでは、分野が何であれ、あなたをそこのトップに登らせるには十分ではない。

f. モーツァルトが天才だと思われているとしても、彼の子ども時代の作曲には本物の天性が欠けている。

g. どんな分野でも、卓越した技術を獲得するのに十分時間を使うことができるためには、あなたには家族の支え、財源、並はずれた幸運が必要である。

問 3. 下線部 (1) ～ (7) について、これに代わる同じような意味の英語を答えなさい。

問 4. 第 2 パラグラフの下線を引いた節にある well over を、節の意味を変えることなく書き変えなさい。下の [ ] に 1 語ずつ入れなさい。

問 5. 第 2 パラグラフの naturals と grinds で筆者が意味しているのは何かを日本語で説明しなさい。

[解答]

Question 1：c と d

Question 2：b と c

Question 3：(1) degree　(2) strange　(3) separates
　　　(4) repeatedly　(5) decided　(6) equal

(7) almost

Question 4 : [much]　[more]　[than]

Question 5 :

　naturals :「仲間と同じくらいの練習もしないで、
　　　　　　　努力なしにトップまで登りつめることのできた
　　　　　　　生徒たち」

　grinds :「他のだれより一生懸命練習したのに、ト
　　　　　　ップレベルに入り込むのに必要なものを得るこ
　　　　　　ともなかった生徒たち」

数　学

解答

21年度

1　出題者が求めたポイント（数学Ⅰ・数と式，数学A・確率，数学B・数列）

〔解答〕

(1) $2^1 = 2$, $2^2 = 4$, $2^3 = 7 + 1$　∴ $n = 3$ …（アの答）

$2^{12} = (2^3)^4 = (7+1)^4 = 7^4 + {}_4C_1 7^3 + {}_4C_2 7^2 + {}_4C_3 7 + 1$

よって7で割ったあまりは1…………………（イの答）

次に $2009 = 3 \times 669 + 2$ より

$2^{2009} = (2^3)^{669} \times 2^2$

ここで $(2^3)^{669} = (7+1)^{669}$

$= 7^{669} + {}_{669}C_1 7^{668} + \cdots\cdots {}_{669}C_{668} 7 + 1$

$= 7M + 1$ （Mは整数）

すると　$2^{2009} = (7M+1)4 = 7 \times 4M + 4$

よって，2^{2009} を7で割ったあまりは　4…………（ウの答）

次に二項定理より

$2^{2k+1} = (3-1)^{2k+1} = 3^{2k+1} + {}_{2k+1}C_1 3^{2k}(-1)$

$\qquad + \cdots\cdots + {}_{2k+1}C_{2k} 3(-1)^{2k} + {}_{2k+1}C_{2k+1}(-1)^{2k+1}$

$= 3M - 1 = 3(M-1) + 2 = 3N + 2$ （Nは整数）

すると　$2^{2009} = 3N_1 + 2$ と表わすことができる（N_1 は整数）

$2^{2^{2009}} = 2^{3N_1+2} = (2^3)^{N_1} \times 2^2$

$\qquad = (7+1)^{N_1} \cdot 4 = (7^{N_1} + \cdots\cdots + 1)4$

$\qquad = 7N_2 + 4$ （N_2 は整数）

よって，7で割ったあまりは4………………（エの答）

(2) サイコロを2回投げて最大値 a が $a \leqq 5$ となる場合は $5^2 = 25$ 通り

よって求める確率は　$\dfrac{25}{36}$ ………………（オの答）

同様に $a \leqq 4$ となる確率は　$\dfrac{16}{36} = \dfrac{4}{9}$ …………（カの答）

次に $a = 1, 2, 3, 4, 5, 6$ となる確率をそれぞれ P_1, P_2, P_3, P_4, P_5, P_6 とおくと

$P_1 = \dfrac{1}{36}$, $P_2 = \dfrac{4-1}{36} = \dfrac{3}{36}$, $P_3 = \dfrac{9-4}{36} = \dfrac{5}{36}$

$P_4 = \dfrac{16-9}{36} = \dfrac{7}{36}$, $P_5 = \dfrac{25-16}{36} = \dfrac{9}{36}$

$P_6 = \dfrac{36-25}{36} = \dfrac{11}{36}$

BがAに勝つ場合は

Aの得点	1	2	3	4	5
Bの得点	2～6	3～6	4～6	5, 6	6

これらの確率の合計Pは

$P = P_1 \times \dfrac{5}{6} + P_2 \times \dfrac{4}{6} + P_3 \times \dfrac{3}{6} + P_4 \times \dfrac{2}{6} + P_5 \times \dfrac{1}{6}$

$= \dfrac{1}{36 \times 6}(1\times5 + 3\times4 + 5\times3 + 7\times2 + 9\times1)$

$= \dfrac{55}{216}$ …………………………（キの答）

引き分けとなる確率はAとBの得点が同じ場合だから，

$P_1 \times \dfrac{1}{6} + P_2 \times \dfrac{1}{6} + P_3 \times \dfrac{1}{6} + P_4 \times \dfrac{1}{6} + P_5 \times \dfrac{1}{6} + P_6 \times \dfrac{1}{6}$

$= \dfrac{1}{36 \times 6}(1+3+5+7+9+11) = \dfrac{1}{6}$ …………（クの答）

(3) $n = 2m$ のとき OP_{2m} の中点が P_{2m+1} となるから

①$x_{2m+1} = \dfrac{1}{2} x_{2m}$……………………（ケの答）

$n = 2m+1$ のとき $P_{2m}P_0$ を $1:2$ に内分する点が P_{2m+2} となるから

②$x_{2m+2} = \dfrac{2x_{2m+1}+1}{1+2} = \dfrac{2}{3} x_{2m+1} + \dfrac{1}{3}$ ……（コ，サの答）

①を②へ代入して整理すると

$x_{2m+2} = \dfrac{1}{3} x_{2m} + \dfrac{1}{3}$ ………………（シ，スの答）

ここで，$x = \dfrac{1}{3}x + \dfrac{1}{3}$ を満たす $x = \dfrac{1}{2}$ より

$x_{2m+2} - \dfrac{1}{2} = \dfrac{1}{3}\left(x_{2m} - \dfrac{1}{2}\right)$

$x_{2m} - \dfrac{1}{2} = \left(\dfrac{1}{3}\right)^m \left(x_0 - \dfrac{1}{2}\right)$

$x_0 = 1$ より

$x_{2m} = \dfrac{1}{2} + \dfrac{1}{2}\left(\dfrac{1}{3}\right)^m$

$\displaystyle\lim_{m\to\infty} x_{2m} = \dfrac{1}{2}$ …………………………（セの答）

①へ代入して $x_{2m+1} = \dfrac{1}{4} + \dfrac{1}{4}\left(\dfrac{1}{3}\right)^m$

$\displaystyle\lim_{m\to\infty} x_{2m+1} = \dfrac{1}{4}$ …………………………（ソの答）

2　出題者が求めたポイント（数学Ⅱ・三角関数，数学Ⅲ・微分積分）

〔解答〕

(1) $P(\cos\theta, \sin\theta, 0)$

$Q(0, |\sin\alpha|\cos(\theta+\alpha), |\sin\alpha|\sin(\theta+\alpha))$ ……（答）

(2) $r = |\sin\alpha| > 0$ とおくと

$l^2 = (0-\cos\theta)^2 + (r\cos(\theta+\alpha)-\sin\theta)^2 + (r\sin(\theta+\alpha)-0)^2$

$= 1 + r^2 - 2r(\cos\alpha\sin\theta\cos\theta - \sin\alpha\sin^2\theta)$

$= 1 + r^2 - 2r\left(\dfrac{1}{2}\cos\alpha\sin2\theta - \sin\alpha\dfrac{1-\cos2\theta}{2}\right)$

$= 1 + r^2 + r\sin\alpha - r(\sin2\theta\cos\alpha + \cos2\theta\sin\alpha)$

$= 1 + \sin^2\alpha + |\sin\alpha|\sin\alpha - |\sin\alpha|\sin(2\theta+\alpha)\cdot$（答）

(3) $-1 \leqq \sin(2\theta+\alpha) \leqq 1$ だから　$\sin(2\theta+\alpha) = -1$ のとき最大となり，$\sin(2\theta+\alpha) = 1$ のとき最小となるから

$M = 1 + \sin^2\alpha + |\sin\alpha|\sin\alpha + |\sin\alpha|$ …………（答）

$m = 1 + \sin^2\alpha + |\sin\alpha|\sin\alpha - |\sin\alpha|$

(4)(a) $l \geqq 0$ だからつねに $1 \leqq l^2 \leqq 3$ となることから

$m \geqq 1$ かつ $M \leqq 3$

を満たす $\sin\alpha$ の値の範囲を求めれば良い。

（ア）$0 \leqq \sin\alpha \leqq 1$ のとき

$m \geqq 1$ より $1 + \sin^2 \alpha + \sin^2 \alpha - \sin \alpha \geqq 1$

$(2\sin\alpha - 1)\sin \alpha \geqq 0$ ∴ $\sin \alpha = 0$ または $\dfrac{1}{2} \leqq \sin \alpha \leqq 1$

$M \leqq 3$ より $1 + \sin^2 \alpha + \sin^2 \alpha + \sin \alpha \leqq 3$

$2\sin^2 \alpha + \sin \alpha - 2 \leqq 0$ ∴ $0 \leqq \sin \alpha \leqq \dfrac{-1+\sqrt{17}}{4}$

よって, 共通部分は $\sin\alpha = 0$ または $\dfrac{1}{2} \leqq \sin\alpha \leqq \dfrac{-1+\sqrt{17}}{4}$

（イ）$-1 \leqq \sin \alpha < 0$ のとき

$\quad m \geqq 1$ より $1 + \sin^2 \alpha - \sin^2 \alpha + \sin \alpha \geqq 1$

$\quad \sin \alpha \geqq 0$ となる。条件より不適

$\quad$ よって, 共通部分は存在しない。

（ア）と（イ）より $\sin\alpha = 0$ または $\dfrac{1}{2} \leqq \sin \alpha \leqq \dfrac{-1+\sqrt{17}}{4}$

$\qquad\qquad\qquad\qquad\qquad$ ………………（答）

（4のb）$l \geqq 0$ より $l^2 \leqq \dfrac{1}{3}$ を満たす θ が少なくともひとつ存在する α の条件を求めれば良い。

$x = \sin \alpha$ とおいて $m \leqq \dfrac{1}{3}$ となる x の範囲を求める

（ウ）$0 \leqq x \leqq 1$ のとき

$\quad m = 1 + x^2 + x^2 - x$

$\quad\quad = 2\left(x - \dfrac{1}{4}\right)^2 + \dfrac{7}{8}$

（エ）$-1 \leqq x < 0$ のとき

$\quad m = 1 + x^2 - x^2 + x = x + 1$

$\quad$（ウ）（エ）より $-1 \leqq \sin \alpha \leqq -\dfrac{2}{3}$ ……………（答）

（5）次の2の場合に分けて $m = 0$ を考える

$0 \leqq \sin \alpha \leqq 1$ のとき

$\quad m = 1 + \sin^2 \alpha + \sin^2 \alpha - \sin \alpha = 0$ より

$\quad 2\sin^2 \alpha - \sin \alpha + 1 = 0$ 判別式 $D = 1 - 8 = -7 < 0$

よりこの方程式を満たす実数 $\sin \alpha$ は存在しない

$-1 \leqq \sin \alpha < 0$ のとき

$\quad m = 1 + \sin^2\alpha - \sin^2\alpha + \sin\alpha = 0$ より $\sin \alpha = -1$

このとき $\cos \alpha = 0$ となるから

$\quad \sin(2\theta + \alpha) = \sin 2\theta \cos \alpha + \cos 2\theta \sin \alpha = -\cos 2\theta$

すると（2）の結果より

$\quad l^2 = 1 - 1 \times (-\cos 2\theta) = 1 + \cos 2\theta$

$\quad l = \sqrt{1 + \cos 2\theta} = \sqrt{2\cos^2\theta} = \sqrt{2}|\cos\theta|$

ここで $I = \displaystyle\int_{-t}^{t} |\cos\theta| d\,\theta$ の値を求める

$y = |\cos\theta|$ は偶関数であり, また, $\displaystyle\int_0^t |\cos\theta| d\,\theta$ は

$t = \dfrac{2n-1}{2}\pi + k$ とおくと, 下図のように $n - 1$ 個の山と, 1個の半山と, 区間 k の山の面積の合計となる。

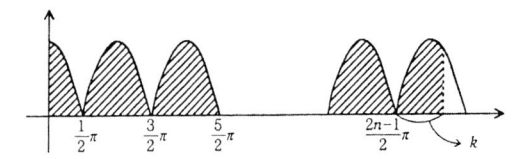

これらの山の面積は $y = \sin \theta$ と x 軸とで囲まれた部分の面積と同じだから

$\displaystyle\int_0^\pi \sin\theta d\theta = \Big[-\cos\theta\Big]_0^\pi = 2$

$\displaystyle\int_0^k \sin\theta d\theta = \Big[-\cos\theta\Big]_0^k = 1 - \cos k$

よって $\displaystyle\int_0^t |\cos\theta| d\,\theta = 1 + (n-1) \times 2 + (1 - \cos k)$

$\qquad\qquad\qquad\qquad = 2n - \cos k$

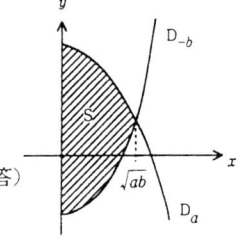

すると $I = 2\displaystyle\int_0^t |\cos\theta| d\,\theta = 2(2n - \cos k)$

与式 $= \displaystyle\lim_{t \to \infty} \dfrac{1}{2t}\int_{-t}^{t} \sqrt{2}|\cos| d\,\theta$

$= \displaystyle\lim_{t \to \infty} \dfrac{\sqrt{2}}{t}\int_0^t |\cos\theta| d\,\theta$

$= \displaystyle\lim_{n \to \infty} \dfrac{\sqrt{2}}{\dfrac{2n-1}{2}\pi + k}(2n - \cos k)$

$= \displaystyle\lim_{n \to \infty} \dfrac{2\sqrt{2}}{(2n-1)\pi + 2k}(2n - \cos k)$

$= \displaystyle\lim_{n \to \infty} \dfrac{2\sqrt{2}}{\left(2 - \dfrac{1}{n}\right)\pi + \dfrac{2k}{n}}\left(2 - \dfrac{\cos k}{n}\right) = \dfrac{2\sqrt{2}}{\pi}$ …………（答）

3 出題者が求めたポイント（数学Ⅲ・極限値, 数学Ⅱ・微分積分, 数学C・2次曲線）

〔解答〕

（1）放物線 C_a 上の点を (x, y) とおくと

$\quad x^2 + y^2 = (a - y)^2$

よって D_a は

$\quad y = -\dfrac{1}{2a}x^2 + \dfrac{1}{2}a$ $(x \geqq 0)$ ………………①

D_{-b} は D_a の a を $-b$ に変えたものだから D_{-b} は

$\quad y = \dfrac{1}{2b}x^2 - \dfrac{1}{2}b$ $(x \geqq 0)$ ………………②

①と②の連立方程式を解いて $P_{a, -b}\left(\sqrt{ab}, \dfrac{a-b}{2}\right)$

（2）求める面積を S とおくと

$\quad S = \displaystyle\int_0^{\sqrt{ab}}(D_a - D_{-b})dx$

$\quad\quad = \displaystyle\int_0^{\sqrt{ab}}\left(-\dfrac{a+b}{2ab}x^2 + \dfrac{a+b}{2}\right)dx$

$\quad\quad = \dfrac{1}{3}(a+b)\sqrt{ab}$ …………（答）

（3）積分計算が大変なので
（2）の結果を利用する

D_{a+r} と $D_{-(b+r)}$ と y 軸で囲まれた部分の面積を S_1 とおくと, S_1 は a に $a+r$, b に $b+r$ と置き換えたものだから,

$\quad S_1 = \dfrac{1}{3}(a+r+b+r)\sqrt{(a+r)(b+r)}$

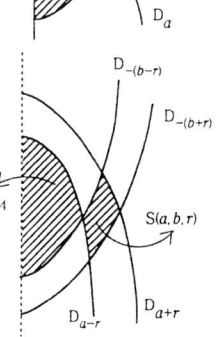

同様に D_{a+r} と $D_{-(b-r)}$ と y 軸で囲まれた部分の面積 S_2 は
$$S_2 = \frac{1}{3}(a+r+b-r)\sqrt{(a+r)(b-r)}$$

同様に D_{a-r} と $D_{-(b+r)}$ と y 軸で囲まれた部分の面積 S_3 は,
$$S_3 = \frac{1}{3}(a-r+b+r)\sqrt{(a-r)(b+r)}$$

同様に D_{a-r} と $D_{-(b-r)}$ と y 軸で囲まれた部分の面積 S_4 は,
$$S_4 = \frac{1}{3}(a-r+b-r)\sqrt{(a-r)(b-r)}$$

すると $S(a, b, r) = S_1 + S_4 - S_2 - S_3$
$$= \frac{1}{3}(a+b+2r)\sqrt{(a+r)(b+r)} + \frac{1}{3}(a+b-2r)\sqrt{(a-r)(b-r)}$$
$$- \frac{1}{3}(a+b)\sqrt{(a+r)(b-r)} - \frac{1}{3}(a+b)\sqrt{(a-r)(b+r)}$$
$$= \frac{1}{3}(a+b)(\sqrt{b+r}-\sqrt{b-r})(\sqrt{a+r}-\sqrt{a-r})$$
$$+ \frac{2}{3}r(\sqrt{(a+r)(b+r)}-\sqrt{(a-r)(b-r)})$$
$$= \frac{1}{3}(a+b)\left\{\frac{(b+r)-(b-r)}{\sqrt{b+r}+\sqrt{b-r}}\right\}\left\{\frac{(a+r)-(a-r)}{\sqrt{a+r}+\sqrt{a-r}}\right\}$$
$$+ \frac{2}{3}r\frac{(a+r)(b+r)-(a-r)(b-r)}{\sqrt{(a+r)(b+r)}+\sqrt{(a-r)(b-r)}}$$
$$= \frac{4}{3}(a+b)r^2\left\{\frac{1}{(\sqrt{b+r}+\sqrt{b-r})(\sqrt{a+r}+\sqrt{a-r})}\right.$$
$$\left. + \frac{1}{\sqrt{(a+r)(b+r)}+\sqrt{(a-r)(b-r)}}\right\}$$

よって, $a > 0$, $b > 0$ より
$$f(a,b) = \lim_{r \to +0}\frac{1}{r^2}S(a, b, r) = \frac{a+b}{\sqrt{ab}} \quad\cdots\cdots\cdots\cdots (答)$$

(4) $\sqrt{ab} = x > 0$, $\dfrac{a-b}{2} = y$ とおくと $ab = x^2$, $a-b = 2y$

このとき $a + b$ を x と y で表わすと
$$(a+b)^2 = (a-b)^2 + 4ab = 4y^2 + 4x^2$$
$$a + b > 0 \text{ より} \quad a + b = 2\sqrt{x^2+y^2}$$

これらを条件式に代入すると
$$\frac{a+b}{\sqrt{ab}} < 4 \text{ より} \quad a + b < 4\sqrt{ab}$$
$$2\sqrt{x^2+y^2} < 4x$$
$x^2 + y^2 > 0$ だから上式は
$4(x^2+y^2) < 16x^2$ と同値となる。
展開して整理し, 因数分解をすると
$$(\sqrt{3}x-y)(\sqrt{3}x+y) > 0$$

求める領域は右図の斜線の部分
ただし境界は含まない

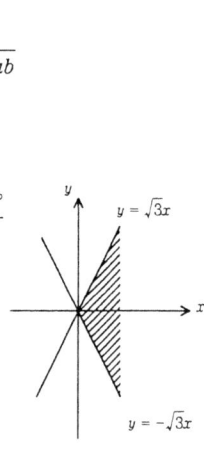

物　理

解答　21年度

I　出題者が求めたポイント……斜面上にある物体に働く力のモーメント

・重力と斜面からの抗力がつりあうので、抗力と重力は同じ作用線上にある。

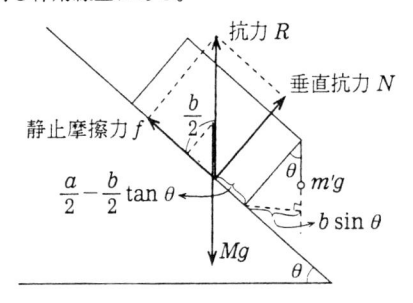

図より、$\dfrac{a}{2}-\dfrac{b}{2}\tan\theta$　　　…(アの答)

・斜面に垂直な力のつり合いより、垂直抗力 $N = Mg\cos\theta$、摩擦力 f のモーメント＝0だから、抗力 R のモーメント

$$= -N\times\left(\dfrac{a}{2}-\dfrac{b}{2}\tan\theta\right) = -\dfrac{Mg}{2}(a\cos\theta - b\sin\theta)$$
…(イの答)

・P 点のまわりに回転するので、A が受ける垂直抗力の作用点と P 点との距離は0である。
モーメントの和＝0より、

$$Mg\left(\dfrac{a}{2}-\dfrac{b}{2}\tan\theta\right)\cos\theta - m'gb\sin\theta = 0$$

$$\therefore\quad m' = \dfrac{M}{2}\left(\dfrac{a}{b\tan\theta}-1\right)\quad …(ウの答)$$

$$0 …(エの答)$$

・モーメントの和＝0より、

$$-2m'gb\sin\theta + Mg\left(\dfrac{a}{2}-\dfrac{b}{2}\tan\theta\right)\cos\theta + T\times\dfrac{b}{2} = 0$$

これを解いて、$T = Mg\left(\dfrac{a}{b}\cos\theta - \sin\theta\right)$
…(オの答)

II　出題者が求めたポイント……ドップラー効果

・静止している音源から出る音波の波長 $\lambda = \dfrac{c}{f}$、平面 S で観測される音波の速さ＝$c-v$

$$f' = \dfrac{c-v}{c}f\quad …(アの答)$$

$$\lambda = \dfrac{c}{f}\quad …(イの答)$$

・平面 S からの音波の波長 $\lambda' = \dfrac{c+v}{f'}$、音源 A で観測される音波の速さ＝c だから、

$$f'' = \dfrac{c}{\lambda'} = c\times\dfrac{1}{\frac{c+v}{f'}} = c\times\dfrac{c-v}{c+v}\times\dfrac{f}{c} = \dfrac{c-v}{c+v}f$$

$$\dfrac{c-v}{c+v}\quad …(ウの答)$$

$$\lambda' = \dfrac{c+v}{c-v}\times\dfrac{c}{f}\quad …(エの答)$$

・$f - f'' = \dfrac{2v}{c+v}f$　　　…(オの答)

III　出題者が求めたポイント……キルヒホッフの法則、コンデンサー回路

図のように、電流 I_1、I_2、I_3 を定めると、キルヒホッフの法則より次の式が成り立つ。

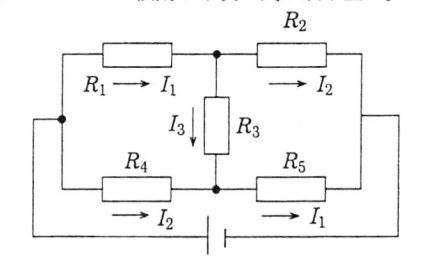

$I_1 = I_2 + I_3$、$5I_1 + 2I_3 - 3I_2 = 0$、$10 = 5I_1 + 3I_2$
連立させて解き次の値を得る。

$$I_1 = \dfrac{25}{23}、\quad I_2 = \dfrac{35}{23}、\quad I_3 = -\dfrac{10}{23}$$

また、PQ 間に流れる電流の和＝$I_1 + I_2 = \dfrac{60}{23}$、したがって、合成抵抗$= \dfrac{10}{\frac{60}{23}} = \dfrac{23}{6}\ \Omega$

下…(アの答)　$\dfrac{25}{23}$…(イの答)　$\dfrac{35}{23}$…(ウの答)

$\dfrac{10}{23}$…(エの答)　$\dfrac{23}{6}$…(オの答)

図のように、電流 Q_1、Q_2、Q_3 を定める。
電気量保存則より、$-Q_1 + Q_2 + Q_3 = 0$

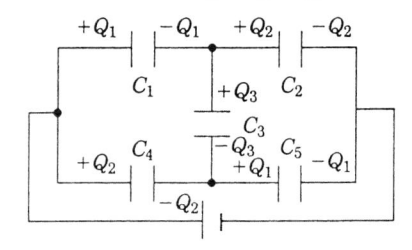

電圧の関係から、

$$\dfrac{Q_1}{5} - \dfrac{Q_2}{3} + \dfrac{Q_3}{2} = 0、\quad \dfrac{Q_1}{5} + \dfrac{Q_2}{3} = 10\quad が成り立つ。$$

3式を連立させて解くと、以下の値を得る。

$$Q_1 = \dfrac{125}{6}、\quad Q_2 = \dfrac{35}{2}、\quad Q_3 = \dfrac{10}{3}$$

全体として蓄えられる電気量＝$Q_1 + Q_2 = \dfrac{115}{3}$

したがって、合成容量 $= \dfrac{\dfrac{115}{3}}{10} = \dfrac{115}{30}$

上…（カの答） $\dfrac{125}{6}$…（キの答） $\dfrac{35}{2}$…（クの答）

$\dfrac{10}{3}$…（ケの答） $\dfrac{23}{6}$…（コの答）

Ⅳ 出題者が求めたポイント……ボイル、シャルの法則、気体の状態方程式、内部エネルギー

・気体の状態方程式より、$p_0 \times \dfrac{1}{2}DS = nRT_0$

$\quad \therefore \quad n = \dfrac{p_0 DS}{2RT_0}$ …（アの答）

・ボイルの法則より、$p \times \dfrac{1}{3}DS = p_0 \times \dfrac{1}{2}DS$

$\quad \therefore \quad p = \dfrac{3}{2}p_0$ …（イの答）

・ピストンに働く力のつり合いより、$mg + p_0 S = pS$

$\quad \therefore \quad m = \dfrac{S}{g}(p - p_0) = \dfrac{p_0 S}{2g}$ …（ウの答）

・シャルルの法則より、$\dfrac{\dfrac{1}{3}DS}{T_0} = \dfrac{\dfrac{2}{3}DS}{T}$

$\quad \therefore \quad T = 2T_0$ …（エの答）

・$\Delta U = \dfrac{3}{2}nR\Delta T = \dfrac{3}{2} \times \dfrac{p_0 DS}{2RT_0} \times R(2T_0 - T_0) = \dfrac{3p_0 DS}{4}$

…（オの答）

化　学

解答

21 年度

Ⅰ　出題者が求めたポイント……小問集

(1) 1 個の水分子に 4 個の水分子が水素結合する。

(2) 溶質粒子数で値が変わる浸透圧，沸点上昇度，凝固点降下度などを測定すればよい。

(3) 金属の熱伝導性のよさは自由電子による。

(4) 相手から H^+ を受け取る物質が塩基である。

(5) ルシャトリエの原理より，温度を低くすると発熱反応の方向へ，圧力を高くすると気体分子数の少ない方向へ平衡が移動する。

(6) Al を濃硝酸に加えると不動態となる。

(7) 炭素間の結合距離は単結合＞二重結合＞三重結合の順。ベンゼンは単結合と二重結合の中間。

(8) HCl は 3 個，F_2 は 6 個，NH_3 は 1 個の非共有電子対をもち，CH_4 は非共有電子対をもたない。

[解答]

(1) 4　(2) 浸透圧　または　沸点上昇度

(3) 自由電子が熱エネルギーをよく伝えるため

(4) 相手から H^+ を受け取る物質

(5) 温度を低くする，圧力を高くする

(6) 表面に酸化被膜を形成して内部を保護する不動態となるため

(7) エタン＞ベンゼン＞エチレン＞アセチレン

(8) F_2 ＞ HCl ＞ NH_3 ＞ CH_4

Ⅱ　出題者が求めたポイント……化学平衡

問 1. $Cr_2O_7^{2-}$ は Cr^{3+} に還元されるので緑となる。

問 2. $Cr_2O_7^{2-}$ は赤橙色から黄色。　CrO_4^{2-} は黄色。

問 3. $Cr_2O_7^{2-} + 2OH^- \rightarrow 2CrO_4^{2-} + H_2O$

問 4. 溶液 B では $Cr_2O_7^{2-}$ は 0.030mol/L，SO_4^{2-} は 0.080mol/L 含まれる。

(1) どちらの溶解度積も $1.2 \times 10^{-10}(mol/L)^2$ なので，濃度の大きい SO_4^{2-} が先に沈殿する。

(2) Ba^{2+} は全て $BaSO_4$ として沈殿する(電離する SO_4^{2-} は無視できる)。よって $BaSO_4$ の溶解度積から

$[Ba^{2+}] = (1.2 \times 10^{-10})/[SO_4^{2-}]$

ここで残っている $[SO_4^{2-}]$ は 1/2 となっているので

$[Ba^{2+}] = (1.2 \times 10^{-10})/0.020 = 6.0 \times 10^{-9} mol/L$

(3) 溶液 B の体積を x とすると

$[CrO_4^{2-}] = (0.030x)/ax = 0.030/x$

$[Ba^{2+}] < (1.2 \times 10^{-10})/(0.030/x) = 4.0 \times 10^{-9} a$

(4) $BaCrO_4$ が沈殿し始めるときの $[Ba^{2+}]$ は

$[Ba^{2+}] = (1.2 \times 10^{-10})/[CrO_4^{2-}] = (1.2 \times 10^{-10})/0.030$

$= 4.0 \times 10^{-9} mol/L$

$[SO_4^{2-}] = (1.2 \times 10^{-10})/(4.0 \times 10^{-9}) = 0.030mol/L$

$\{(0.080 - 0.030)/0.080\} \times 100 ≒ 63\%$

[解答]

問 1. 緑　　問 2. 赤橙色から黄色

問 3. (ア) $2OH^-$　(イ) H_2O

問 4. (1) SO_4^{2-}　(2) $6.0 \times 10^{-9}(mol/L)$　(3) $4.0 \times 10^{-9}a$

(4) 63 (%)

Ⅲ　出題者が求めたポイント……反応速度，化学平衡

問 1. 反応式①より H_2 と I_2 の 2 倍 HI が生成するので

$0.500 \times 2 = 1.00$ mol

問 2. $v_1 = k_1[H_2][I_2] = 6.43 \times 10^{-2} \times (0.500/5.00)^2$

$= 6.43 \times 10^{-4}$ mol/(L·s)

問 3. $v_2 = k_2[HI]^2 = 1.16 \times 10^{-3} \times (1.00/5.00)^2$

$= 4.64 \times 10^{-5}$ mol/(L·s)

問 4. HI の増加速度は H_2 の減少速度の 2 倍となるので

$\dfrac{\Delta[HI]}{\Delta t} = 2 \times (k_1[H_2][I_2] - k_2[HI]^2)$

$= 2 \times (6.43 \times 10^{-4} - 4.64 \times 10^{-5})$

$≒ 1.19 \times 10^{-3}$ mol/(L·s)

問 5. 平衡時の HI を $2x$ mol とすると

$K = \dfrac{[HI]^2}{[H_2][I_2]} = \dfrac{(2x/5.00)^2}{\{(1.00 - x)/5.00\}^2} = (7.45)^2$

$\therefore x ≒ 0.7884$ mol

これを $v_1 = k_1[H_2][I_2]$ にあてはめると

$v_1 = 6.43 \times 10^{-2} \times \{(1 - 0.7884)/5.00)\}^2$

$≒ 1.15 \times 10^{-4}$ mol/(L·s)

また平衡なので $v_1 = v_2$ である。

[解答]

問 1. 1.00 (mol)　　問 2. 6.43×10^{-4} mol/(L·s)

問 3. 4.64×10^{-5} mol/(L·s)　問 4. 1.19×10^{-3} mol/(L·s)

問 5. $v_1 = 1.15 \times 10^{-4}$ mol/(L·s)

$v_2 = 1.15 \times 10^{-4}$ mol/(L·s)

Ⅳ　出題者が求めたポイント……油脂の加水分解

問 2. MnO_4^- の酸化数は ＋7，Mn^{2+} は ＋2

問 3. グリセリン 0.92g は 0.01mol なので加水分解に使用された水は $0.01 \times 3 \times 18.0 = 0.54$ g

よって反応物は $8.84 + 0.54 = 9.38$ g

これより生成物である脂肪酸 A の質量は

$9.38 - 0.92 = 8.46$ g　A の分子量を x とすると

$8.46/x = 0.01 \times 3$　$\therefore x = 282$

問 4. 二重結合が 1 つと仮定すると

$C_nH_{2n-1}COOH = 282$　$\therefore n = 17$

よって二重結合は 1 つである。

問 5. $n = 17$ なので $C_{18}H_{34}O_2$

問 6. A が C_{18} であるので $n = 7$

[解答]

問 1. (ア) アルケン　(イ) 熱分解　(ウ) エタノール

(エ) 170　(オ) 臭素　(カ) 単純　(キ) 複合　(ク) 糖　(ケ) 脂肪油

(コ) リパーゼ

問 2. ＋7 → ＋2　問 3. 282　問 4. 1　問 5. $C_{18}H_{34}O_2$

問 6. 7　問 7.

$CH_3-(CH_2)_6$ ＼
　　　　　　　C＝C
H_3C ／　　　＼ ／ $(CH_2)_7-COOH$
　　　　　　　　　　　　H

H_3C ＼
　　　　　　C＝C
$CH_3-(CH_2)_6$ ／　＼ ／ $(CH_2)_7-COOH$
　　　　　　　　　　　　H

生　物

解答

21 年度

Ⅰ　出題者が求めたポイント(Ⅰ,Ⅱ・発生、遺伝子の形質発現)

問1.配偶子形成及び受精に関する基本的な設問である。

問2.一次卵母細胞から卵、一次精母細胞から精細胞が形成される細胞分裂が減数分裂である。

問3.核相が2nである卵原細胞のDNA量がDから2Dであるということは、細胞のDNA量は複製されたときに 2D となると考えられる。分裂直前の一次卵母細胞は DNA が複製されているので DNA 量は2D、卵の DNA 量は半減しているので1/2D となる。

問4.1個の一次卵母細胞からできる卵は1個、1個の一次精母細胞からできる二次精母細胞及び精子の数はそれぞれ2個、4個である。

問5.染色体数が2n＝20より相同染色体は10対あることが分かる。このことから精子及び卵の持つ染色体の組合せは2^{10}通りとなる。受精卵の染色体の組合せは、$2^{10} \times 2^{10}$通りである。

問6・7.両生類の発生に関する基本的な問題である。(あ)は外胚葉、(い)は中胚葉、(う)は内胚葉である。

問8.神経管からは脳、脊髄、神経系、網膜などが分化する。

問9.体節からは骨格、横紋筋、真皮などが分化する。

問10～問12.実験から言えることを整理すると、(実験1)タンパク質Xを加えると軟骨細胞が分化する、実験2)調節遺伝子yのmRNAを注入すると軟骨細胞に分化する、(実験3)調節遺伝子yのmRNAの翻訳の阻害物質Zを注入すると、タンパク質Xを加えても分化しないということである。

問10.調節遺伝子yから作られるタンパク質Yを培養液に加えても分化しなかったことは、(実験2)との条件の違い、つまり細胞に注入していないことが関係していることが分かる。このことから㋐が該当する。また、仮に細胞膜を通過するとしても培養液で分解されてしまうとする可能性もあるので㋔も該当する。

問11.①脊索で形成されたタンパク質Xの合成→体節での調節遺伝子yの活性化→軟骨細胞への分化という流れになる。

問12.問題文に翻訳を阻害するということがあるので、調節遺伝子yのmRNAから㋦が該当する。

[解答]

問1.(1)卵巣　(2)卵原　(3)一次卵母　(4)輸卵管

問2.②

問3.(3 細胞)ウ　(卵)オ

問4.(3 細胞)8個　(二次精母細胞)4個

問5.カ

問6.(5)イ　(6)イ　(7)エ　(8)カ　(9)ク　(10)コ　(11)キ

問7.8.(あ)　9.(い)　10.(い)

問8.(イ)・(ウ)

問9.(ア)・(ウ)

問10.(ア)・(エ)

問11.｜10｜のうち、｜9｜に近い部分の細胞が｜9｜で形成されたタンパク質Xの作用を受け、調節遺伝子yが活性化することで、軟骨細胞へと分化する。

問12.(ウ)

Ⅱ　出題者が求めたポイント(Ⅰ,植物の反応と調節、重複受精、遺伝)

問1.光発芽種子のしくみに関する設問である。フィトクロームは赤色光でPfr型に、遠赤色光でPr型になる。

問2.クロロフィルaの吸収スペクトルに関する問題である。可視光線のうち波長の長い赤色光と短い青紫色光を吸収する。

問3.5種類の植物ホルモンの代表的な生理作用をまとめておくと良い。

問4.(2)照葉樹林の地表には赤色光が吸収されて届かないので、種子発芽は促進されない。(3)呼吸は光合成が行われていてもいなくても行われている。(4)長日植物で限界暗期が14時間であるので、12時間の明期で花芽は形成される。

問5.赤色の植物（遺伝子型 BB、Bb）の花粉を、白色の植物（遺伝子型 bb）のめしべにつけている。㋐㋘の部分は種子の胚乳であり核相は3nである。精細胞と極核2個が受精するのでBbbまたはbbbが遺伝子型となる。(イ)芽ばえは精細胞と卵細胞が受精して出来る子葉から育つ。㋫㋚の卵細胞の核相はnである。㋓㋑は花粉の核が分裂してできる花粉管核である。㋐の精細胞と同じ遺伝子を持っている。

問6.(エ)屈性と傾性の違いを理解しておく必要がある。

[解答]

問1.1.(ウ)　2.(キ)

問2.(イ)・(ウ)

問3.(促進)ジベレリン　(抑制)アブシシン酸

問4.(ア)

問5.(ア)Bbb・bbb　(イ)Bb・bb　(ウ)b　(エ)b

問6.(ア)形成層　(イ)精　(ウ)光の波長　(エ)屈性

Ⅲ　出題者が求めたポイント(Ⅰ,Ⅱ・酵素)

問1.消化のしくみについては単元として扱われていないが、ヒトに関する事柄として理解しておく必要がある。

問2.酵素Xがデンプンを分解することを検証するために行った実験Aの対照実験であるので、酵素Xを加えない条件を設定することにより検証することができる。

問3.㋑はデンプンが分解されてしまいなくなっているので透明、㋕は4℃でほとんど反応が進まないので青色のままである。

問4.酵素のはたらきについての基本的な設問である。

[解答]

問 1.酵素 X：アミラーゼ　　　酵素 Y：マルターゼ

　　部位：㋐・㋓

問 2.㋒

問 3.ⓐ.透明　　ⓑ.青色

問 4.(試験管 D) 80℃という高温でアミラーゼが失活した
　ため。

　(試験管 E)酸性の環境になり最適 pH から大きく外れ
　たため

　(試験管 F)トリプシンのはたらきでアミラーゼが分解
　されたため

日本医科大学　医学部入試問題と解答

平成 30 年 7 月 12 日　初　版第 1 刷発行
平成 30 年 11 月 9 日　第二版第 1 刷発行

編　集　みすず学苑中央教育研究所
発行所　株式会社ミスズ　　　　　　　　　定価　本体 4,700 円＋税
〒167－0053
東京都杉並区西荻南 2 丁目 1 7 番 8 号
ミスズビル 1 階
電　話　0 3 （5 9 4 1）2 9 2 4 (代)
印刷所　タカセ株式会社

● 本シリーズ掲載の入試問題について、万一、掲載許可手続きに遺漏や不備があると思われる
ものがありましたら、当社までお知らせ下さい。
● 乱丁・落丁等につきましてはお取り替えいたします。
● 本書の内容についてのお問合せは、具体的な質問内容を明記のうえ、ハガキ・封書を当社宛
にお送りいただくか、もしくは下記のメールアドレスまでお問合せ願います。
〈 お問合せ用メールアドレス : info-mgckk@misuzu-gakuen.jp 〉